Medikamentöse Therapie rheumatischer Erkrankungen

Medikamentöse Therapie rheumatischer Erkrankungen

Wolfgang Miehle

2., vollständig überarbeitete und erweiterte Auflage

22 Abbildungen
76 Tabellen

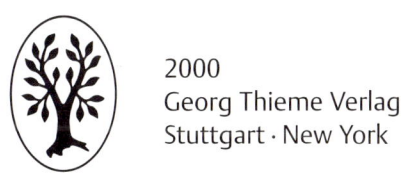

2000
Georg Thieme Verlag
Stuttgart · New York

Dr. med. Wolfgang Miehle
Leitender Arzt der Reha-Klinik Wendelstein der BfA
Rheumazentrum
Kolbermoorer Straße 56
83043 Bad Aibling

Umschlaggestaltung:
Stefan Killinger, Kornwestheim

Die Deutsche Bibliothek –
CIP-Einheitsaufnahme

Miehle, Wolfgang:
Medikamentöse Therapie rheumatischer
Erkrankungen : 76 Tabellen / Wolfgang Miehle. –
2., vollst. überarb. und erw. Aufl. –
Stuttgart ; New York : Thieme, 2000

1. Auflage 1985, erschienen unter dem Titel:
Medikamentöse Therapie rheumatischer Krankheiten

© 1985, 2000 Georg Thieme Verlag
Rüdigerstraße 14
D-70469 Stuttgart
Homepage: http://www.thieme.de

Printed in Germany

Satz: Ziegler + Müller, 72138 Kirchentellinsfurt
    3B2 (6.05)
Druck: Gulde-Druck GmbH, 72070 Tübingen
Verarbeitung: Held Buchbinderei OHG,
    72108 Rottenburg

ISBN 3-13-667302-6   1 2 3 4 5 6

Wichtiger Hinweis: Wie jede Wissenschaft ist die Medizin ständigen Entwicklungen unterworfen. Forschung und klinische Erfahrung erweitern unsere Erkenntnisse, insbesondere was Behandlung und medikamentöse Therapie anbelangt. Soweit in diesem Werk eine Dosierung oder eine Applikation erwähnt wird, darf der Leser zwar darauf vertrauen, daß Autoren, Herausgeber und Verlag große Sorgfalt darauf verwandt haben, daß diese Angabe **dem Wissensstand bei Fertigstellung des Werkes** entspricht.

Für Angaben über Dosierungsanweisungen und Applikationsformen kann vom Verlag jedoch keine Gewähr übernommen werden. **Jeder Benutzer ist angehalten,** durch sorgfältige Prüfung der Beipackzettel der verwendeten Präparate und gegebenenfalls nach Konsultation eines Spezialisten festzustellen, ob die dort gegebene Empfehlung für Dosierungen oder die Beachtung von Kontraindikationen gegenüber der Angabe in diesem Buch abweicht. Eine solche Prüfung ist besonders wichtig bei selten verwendeten Präparaten oder solchen, die neu auf den Markt gebracht worden sind. **Jede Dosierung oder Applikation erfolgt auf eigene Gefahr des Benutzers.** Autoren und Verlag appellieren an jeden Benutzer, ihm etwa auffallende Ungenauigkeiten dem Verlag mitzuteilen.

Annelies Sennes gewidmet

Vorwort zur 2. Auflage

Die Therapie rheumatischer Erkrankungen kann – nach dem heutigen Stand unseres Wissens – nur dann zu Erfolgen führen, wenn alle uns zur Verfügung stehenden medizinischen Möglichkeiten eingesetzt werden.

Medikamentöse, operative, physikalisch-therapeutische, rehabilitative und eventuell auch psychotherapeutische Behandlung sollen in verschiedenen Stadien verlaufsorientiert nebeneinander stehen bzw. einander folgen.

Die Linderung von Schmerzen, Dauerbegleitern dieser Krankheiten, ist ein Hauptanliegen. So soll das Kapitel „Schmerztherapie" auch einige nicht der medikamentösen Therapie zuordenbare Behandlungsformen aufzeigen.

Operatives Vorgehen erringt einen immer größeren Stellenwert im Therapiefahrplan. Früh- oder Spätsynovialektomie, korrigierende Operationen, Endoprothetik (um nur einige Methoden zu nennen) bieten wirkungsvolle und anerkannte Hilfen. Immer sollte der operierende Rheumatologe dem nichtoperierenden zur Seite stehen. Die Maximalforderung lautet: Jeder „Rheumatiker" sollte auch einen Rheumachirurgen konsultieren.

Physiotherapeutische Maßnahmen – im besonderen die aktive und aktivierende Krankengymnastik – sind das Fundament jeder Therapie, wirken sie doch aktiv funktionserhaltend und passiv lindernd. Physiotherapeutische Maßnahmen bilden mit der Ergotherapie, konservativen orthopädischen Behandlungsmethoden und sozialmedizinischen Abläufen das Rehabilitationsprogramm. Ein Teil der Krankheiten des rheumatischen Formenkreises, insbesondere der sogenannte Weichteilrheumatismus, steht der Behandlung durch Psychiater bzw. Psychologen offen. Diese Möglichkeit sollte ebenfalls genutzt werden.

Zwar bildet die physikalische Therapie das Fundament allen therapeutischen Bemühens, auf dem – jeweils nur kurzfristig – die operative, die rehabilitative und die psychologisch orientierte Behandlung indikationsgerecht gründen, die medikamentöse Therapie aber umfaßt gleichzeitig und meist langfristig das gesamte Spektrum aller „rheumatischen" Krankheiten. Das Medikament, das Skalpell des Nichtoperierenden, gut zu kennen, mit ihm vertraut zu sein, es über längere Zeiträume zu beherrschen, ist unsere Pflicht. Eine Pflicht, die um so ernster genommen werden muß, da sich diese medikamentöse Therapie in den letzten Jahren „dramatisch" verändert hat und in den nächsten Jahren verändern wird. Als Beispiele seien die Intensivierung der Kombinationstherapie verschiedener langsamwirkender Antirheumatika, die spezifische Hemmung der Cyclooxygenase 2 oder die Entwicklung monoklonaler Antikörper gegen TNF-α genannt.

Die komplexe medikamentöse Therapie rheumatischer Krankheiten kann sich weder an einer einzelnen isolierten Methode ausrichten noch nach einer Art Kochbuchrezept zusammengestellt werden. So wird dieses Buch keine festen Therapiefahrpläne anbieten, sondern versuchen, die heute gegebenen Möglichkeiten und Maßnahmen darzustellen und ihren Aufbau, ihre Wirkungsmechanismen sowie die Zusammenhänge zwischen den einzelnen Therapieformen transparenter zu machen.

Dieses Werk verdankt seine Entstehung auch der Mithilfe meiner Frau. Frau A. Sennes danke ich für ihre unermüdliche Hilfe beim Abfassen der Manuskripte. Nicht zuletzt danke ich – in einer immer wieder durch medikamentöse Überraschungen und Neuheiten geprägten Zeit – den Mitarbeitern des Georg Thieme Verlags für ihr geduldiges Entgegenkommen.

Bad Aibling, im Herbst 1999   W. Miehle

Inhaltsverzeichnis

Abkürzungen

AAD	atlantoaxiale Dislokation
ACA	Antizentromerantikörper
ACR	American College of Rheumatology
ACTH	adrenokortikotropes Hormon
AG	Antigen
AIMS	Arthritis Impact Measurement Scales
AK	Antikörper
AMA	antimitochondriale Antikörper
ANA	antinukleäre Antikörper
ANCA	antineutrophile zytoplasmatische Antikörper
APS	Antiphospholipidantikörpersyndrom
A.ps.	Arthritis psoriatica
ARA	American Rheumatism Association
ASS	Acetylsalicylsäure
AU	Auranofin (orales Gold)
AUC	Area under the curve
AZA	Azathioprin
BMD	Bone mineral density
C	Komplement
cA2	Antikörper gegen TNF-α
cANCA	klassische ANCA
CBG	Corticoid-bindendes Globulin
CIC	zirkulierende Immunkomplexe
CICLO	Ciclosporin A
CK	Kreatininkinase
COX	Cyclooxygenase
cP	chronische Polyarthritis
cPAN	klassische Panarteriitis nodosa
cPPD	Calciumpyrophosphatdihydrat
CQ	Chloroquin
CREST	Kalzinose, Raynaud-Phänomen, Ösophagusdysfunktion, Sklerodaktylie, Teleangiektasien
CRH	corticotropin releasing hormone
CRMO	chronisch rekurrierende multifokale Osteomyelitis
CRP	C-reaktives Protein
CS	Chondroitinsulfat
CSI/C2sI	Cyclooxygenase-2-spezifische Hemmer

CT	Computertomographie
CTS	Karpaltunnelsyndrom
CYC	Cyclophosphamid
DAS	disease activity score
DC-ART	disease controlling anti-rheumatic therapy
DIP	distales Interphalangealgelenk
DISH	diffuse idiopathische Skeletthyperostose
DM	Dermatomyositis
DMSO	Dimethylsulfoxid
DPA	D-Penicillamin
dsDNA	Doppelstrangdesoxyribonucleinsäure
DSSC	diffuse cutaneous systemic sclerosis
DXA	dual energy roentgen absorptiometry
EBV	Epstein-Barr-Virus
ELAM	endothelial leucocyte adhesion molecule
ELISA	enzyme-linked immunosorbent assay
ENA	extrahierbare nukleäre Antikörper
ESSG	European Spondylarthropathy Study Group
ET	extrakorporale Therapie
ETA	Etanercept
FMS	Fibromyalgiesyndrom
GAG	Glykosaminglykane
Gd-DPTA	Gadolinium-Diäthylentriamin-Pentaessigsäure
GFR	glomeruläre Filtrationsrate
GK	Glucocorticoide
GM-CSF	koloniestimulierender Faktor für Granulozyten (G) und Makrophagen (M)
HA	Hyaluronsäure
HAMA	humaner Antimausantikörper
HAQ	Health Assessment Questionnaire
HCQ	Hydroxychloroquin
HETE	Hydroxyeicosatetraensäure
HLA	humane Leukozytenantigene
HTLV	humanes T-lymphotropes Virus
HWZ	Halbwertszeit

ICAM	intracellular adhesion molecule
IFN	Interferon
Ig	Immunglobulin
IGF	insulin-like growth factor
IL	Interleukin
IN	Infliximab
IP-Gelenk	Interphalangealgelenk
ISG	Iliosakralgelenk
JCA	juvenile chronische Arthritis
JSPA	juvenile Spondarthritis
KT	Kombinationstherapie
LAR	langsamwirkende Antirheumatika
LDH	Lactatdehydrogenase
LEF	Leflunomid
LORA	Late onset rheumatoid arthritis
LPS	Lipopolysaccharid
LSSC	limited cutaneous systemic sclerosis
LT	Leukotrien
MAK	monoklonale Antikörper
MCP	Metakarpophalangealgelenk
MCTD	mixed connective tissue disease, Mischkollagenose
MFP	Monofluorphosphat
MHAQ	modifizierter Health Assessment Questionnaire
MHC	major histocompatibility complex
MMP	Matrixmetalloproteinase
mPA	mikroskopische Polyangiitis
MPS	mononukleäres phagozytäres System
MRT	Magnetresonanztomographie
MT	Monotherapie
MTP	Metatarsophalangealgelenk
MTX	Methotrexat
NAF	Natriumfluorid
NK-Zellen	natürliche Killerzellen
NNR	Nebennierenrinde
NO	Stickstoffmonoxid
NSA	nichtsteroidale Antiphlogistika
OSG	oberes Sprunggelenk
P	Plazebo
PAN	Panarteriitis nodosa
pANCA	perinukleäre ANCA
PAU	parenterales Gold
PCR	Polymerasekettenreaktion
PG	Prostaglandin
P.hs.	Periarthropathia humero-scapularis
PIP	proximales Interphalangeal-gelenk
PLA_2	Phospholipase A_2

PM	Polymyositis
PMA	Polymyalgia arteriitica
PMR	Polymyalgia rheumatica
PMR-RZS	Polymyalgia rheumatica-Riesenzellsyndrom
PSS	progressive systemische Sklerose
PTH	Parathormon
c/p QCT	zentrale/periphere quantitative Computertomographie
RA	rheumatoide Arthritis
RANA	rheumatoid arthritis-associated nuclear antigen
reA	reaktive Arthritis
RES	retikuloendotheliales System
RF	Rheumafaktor
RIA	Radioimmunoassay
RM	Rotatorenmanschette
RR	relatives Risiko
RS	Reiter-Syndrom
RZA	Riesenzellarteriitis
SAARD	slow acting antirheumatic drugs
SAPHO	Syndrom mit Synovialitis, Akne, Pustulose, Hyperostose und Osteitis
SCL70	Sklerodermie; Molekulargewicht 70 kDa
SE	shared epitop
SEA-Syndrom	seronegative Enthesopathie und Arthritis
SIP	sickness impact profile
SLE	systemischer Lupus erythematodes
SLEDAI	SLE disease activity index
SM-Antikörper	Smith-Antikörper bei SLE
Sp.a.	Spondylitis ankylosans
Sp.h.	Spondylitis hyperostotica
SRS	slow reacting substances
SS	Sjögren-Syndrom, Sicca-Syndrom
SS-A (Ro)	Sjögren-Syndrom Antikörper A
SS-B (La)	Sjögren-Syndrom Antikörper B
STH	somatotropes Hormon
SULFA	Sulfasalazin
SYSADOA	systemic slow acting drugs in osteoarthritis
TENS	transkutane elektrische Nervenstimulation
TGF	transforming growth factor
TH1	IL-2, TNF-α, TNF-β und INF-γ produzierende T-Zellen
TH2	IL-3 bis IL-6, IL-10 und IL-13 produzierende Zellen

TIMP	tissue inhibitor of metalloproteinase	TX	Thromboxan
TNF	Tumornekrosefaktor	TZR	T-Zell-Rezeptor
TNFR75-IgG1	lösliches Tumornekrosefaktor-Rezeptorprotein 75, das mit IgG1 verknüpft ist	U1-nRNP	uridinnukleäres Ribonuclein-protein
TSH	thyroideastimulierendes Hormon	UCTD	undifferentiated connective tissue disease
TTS	Tarsaltunnelsyndrom	VAS	Visual Analogue Scale
		WOMAC	Western Ontario McMaster University Index

1 Einleitung

Definition, Nomenklatur

Der diffuse Begriff „Rheuma" umschreibt Schmerzzustände am Bewegungsapparat und verbindet Krankheiten völlig unterschiedlicher Genese miteinander. Es ist nicht korrekt, den Patienten mit chronischer Polyarthritis (cP; Synonym: rheumatoide Arthritis) als „Rheumatiker" und die chronische Polyarthritis als „Rheuma" zu bezeichnen. Wenn man einerseits mit der Abkürzung cP für chronische Polyarthritis nicht zufrieden sein kann, so stellt andererseits der Terminus „rheumatoide Arthritis" (und mag er noch so sehr dem englischen Sprachraum entlehnt sein) eine sprachliche Perversion dar: Die häufigste aller entzündlichen Gelenkerkrankungen als rheumaähnlich zu bezeichnen, das ist so, als ob man einen Mercedes als „autoid" definiert (Mathies, persönl. Mitt.). Die Synovektomie ist keine Ergußentfernung und ein „rheumatischer" Vorfuß schmerzt auch den „Nichtrheumatiker". Die „Rheumadecke" deckt nicht nur „Rheumatisches", der „Rheumatee" heilt über 300 verschiedene Krankheiten usw. usw.

> ! Schmerz, meist begleitet von einer Funktionseinschränkung, ist das einzige gemeinsame Charakteristikum rheumatischer Krankheiten.

Eine kausale Therapie von „Rheuma" kann es nicht geben, da unter diesen Begriff ätiologisch-pathogenetisch wie auch klinisch/nosologisch unterschiedliche Krankheitsbilder fallen, die zum Teil primär nicht im Bewegungsapparat entstehen. Für die Therapie ist aber vor allem eine exakte Artdiagnose entscheidend.

Krankheiten des rheumatischen Formenkreises

Wir kennen drei Hauptgruppen rheumatischer Erkrankungen:

➤ Den Löwenanteil mit etwa 40–60% der Fälle halten die degenerativen Gelenk- und Wirbelsäulenkrankheiten.
➤ Entzündliche Gelenk- und Wirbelsäulenprozesse umfassen etwa 10–20%, das sog. Weichteilrheuma ist inzwischen, epidemiologisch gesehen, auf 30–40% der Fälle gestiegen.
➤ Schmerzen in der Gewebestruktur des Bewegungsapparats als Zeichen einer anderen Erkrankung werden als symptomatische Beschwerden pararheumatischer Krankheitsbilder eingestuft.

Entsprechend der Zuordnung zu einer dieser Gruppen und der weiteren Differenzierung auf dem Boden des jetzigen Wissens werden dann verschiedene Therapieformen an verschiedener Stelle hypothetisch formulierter pathogener Kausalketten ansetzen.

Genetische Disposition – Virusinfektion – Bildung eines Autoantigens und Autoantikörpers – Bildung von Immunkomplexen – Schädigung von Blutkapillaren durch Anlagerung von Immunkomplexen – Durchtritt von Blutplasma und Fibrinpolymerisation an der Oberfläche des Synovialgewebes – Auslösung einer unterschiedlich ausgeprägten Synovialzellproliferation im Gefolge von Plasmaexsudation und Fibrinpolymerisation – Zerstörung des Gelenkknorpels durch Übergreifen dieser kompakten synovialen Zellverbände auf den Knorpel: Dieser hypothetische Ansatz spiegelt die Entwicklung der *chronischen Polyarthritis* wider (335).

Im Gegensatz dazu führen verschiedene Noxen (Traumen, Gelenkfehlstellungen, nutritive oder toxische Schäden der Chondrozyten, Beeinflussung der Chrondrozyten durch Interleukin-1, TNF-α und andere Entzündungsmediatoren, mechanische Abnutzung usw.) bei der *Arthrose* zu Chrondrozytenuntergang und Minderproduktion von Proteoglykanen. Die Demaskierung der Kollagenfasern verursacht die progressive Destruktion des Kollagenfasergerüsts durch Abrieb. Entzündungsmediatoren werden frei, eine sekundäre Synovialitis kann entstehen.

Diese Beschreibungen von cP und Arthrose verdeutlichen, in/an welch unterschiedlichen Phasen/Stadien/morphologischen Substraten sich die uns bekannten Medikamente (nicht) anwenden lassen und wie sehr sich das Therapiespektrum der Arthritis von dem der Arthrose unterscheiden muß.

Die große Gruppe der Alterationen im Sehnen- und Kapselgewebe der „Weichteil- oder extraartikulären Rheumatismen" hat mechanische, traumatische oder psychische Irritationen als Ursache, die dann zur Fehlinnervation eines Skelettmuskelabschnitts und zum Dauertonus isolierter Muskelabschnitte führen. Es kommt zu einer reaktiven Hypoxie dieses Muskelabschnitts. Alterungs- und Degenerationsprozesse im benachbarten Sehnen- und Kapselgewebe, eine daraus folgende lokale Hypoxie in diesem ohnehin bradytrophen Gewebe und konsekutiv die Anhäufung von Pyruvat und Acetyl-Coenzym A führen zu einer gesteigerten Zellproliferation und bilden die mögliche pathogenetische Kette der Veränderungen im Sehnen- und Kapselgewebe.

Eine detaillierte Aufzählung aller einzelnen Krankheiten würde den Rahmen dieses Buches sprengen. Es sei auf die Klassifikationen der Erkrankungen des Bewegungsapparats (710), die Klassifikation der ACR von 1994 (378), die Einteilung der Qualitätssicherung für Rheumatologie 1995 (908) und die ICD10 verwiesen (1103). Ohne Anspruch auf Vollständigkeit nennen die Tab. 1.1 – 1.5, sich an diesen Klassifikationen orientierend, die wesentlichen Krankheitsbilder.

Das Medikament zwischen Arzt und Patient

Leider kommt das *Gespräch* mit dem Kranken und seinen Angehörigen oft zu kurz und verläuft dann nicht selten zu fachbezogen, obwohl es entscheidend zum Aufbau der zwischenmenschlichen Arzt-Patient-Beziehung beiträgt. Das Gespräch ist gleichzeitig wichtig für die ärztliche Führung.

Der Arzt sollte mit dem Herz des Patienten fühlen, in seine Haut schlüpfen und versuchen, mit dessen Ohren zu hören bzw. Augen zu sehen, um ihm dann – ohne Bewertung – das Gefühlte mitzuteilen.

Tabelle 1.**1**   Entzündliche Gelenk- und Wirbelsäulenerkrankungen

1. Arthritiden unklarer Genese

a) chronische Polyarthritis (cP, RA)
- seropositiv – seronegativ (IGM-RF)

b) juvenile Arthritiden (JCA)
- systemische Verlaufsform
- polyartikulärer Beginn
  – seropositiv, seronegativ
- oligartikulärer Beginn Typ I, Typ II

2. Reaktive Arthritiden, Spondarthritiden, Spondylitiden

a) reaktive Arthritiden durch
- Borrelien
- Yersinien (Yersinia enterocolica und pseudotuberculosis)
- Shigellen (Shigella flexneri und dysenteriae)
- Salmonellen (Gruppe B, C und D)
- Chlamydia trachomatis
- Campylobacter jejuni
- Streptokokken (rheumatisches Fieber)

b) Spondarthritiden, Spondylitiden
- Spondylitis ankylosans (Sp.a., Morbus Bechterew)
- Arthritis und Spondylitis psoriatica (A. ps.)
- Reiter-Syndrom (R.S.)
- bei Colitis ulcerosa, Morbus Crohn, Morbus Whipple
- juvenile Oligarthritis Typ I, oligartikulärer Beginn Typ II
- chronisch rekurrierende multifokale Osteomyelitis (CRMO), akquiriertes Hyperosteosesyndrom (AHS), Synovialitis-Akne-Pustulosis-Hyperostosis-Osteitis (SAPHO)

3. Konnektivitiden

a) systemischer Lupus erythematodes (SLE)
- systemisch, diskoid, medikamenteninduziert

b) Sklerodermie (Sklerose)
- zirkumskripte Sklerose
- diffuse Sklerose
- progressive systemische Sklerose (PSS)
- CREST (Calcinosis-Raynaud-Esophagus-Sklerose-Teleangiektasien)

c) Polymyositis-/Dermatomyositis-Syndrom

e) (eosinophile) diffuse Fasziitis

f) Mixed connective tissue disease (MCTD, Sharp-Syndrom, Mischkollagenose)

g) nekrotisierende Arteriitiden und andere Vaskulitiden: Polyarteriitis nodosa, Wegener-Granulomatose, Hypersensitivitätsangiitis

h) Polymyalgia rheumatica – Riesenzellarteriitis-syndrom

i) Sjögren-Syndrom
- primär
- sekundär

Tabelle 1.**2** Erkrankungen, deren Ursache nicht im Bewegungsapparat lokalisiert ist und die Schmerzen im Bewegungsapparat („rheumatische" Schmerzen) verursachen

1. Erkrankungen, die häufig mit einer Arthritis oder Spondylitis verbunden sind
   a) Sjögren-Syndrom
   b) Sarkoidose
   c) Morbus Behçet
2. Stoffwechsel- und endokrine Erkrankungen einschließlich Defektproteinämien als Ursache von Schmerzen am Bewegungsapparat
   a) Arthritis urica
   b) Chondrokalzinose (Pseudogicht)
   c) generalisierte Periarthritis (Peritendinitis) calcarea
   d) Ochronose (Alkaptonurie)
   e) Hämochromatose
3. Schmerzen am Bewegungsapparat bei Knorpel- und Knochenerkrankungen
   a) Osteoporose
   b) Osteomalazie
   c) Hyperparathyreoidismus
   d) Morbus Paget
   e) benigne/maligne Knochentumoren
   f) Knochenmetastasen
   g) Osteomyelitis
4. Schmerzsyndrome bei traumatischen und orthopädischen Erkrankungen
   a) traumatische Veränderung des Bewegungsapparats
   b) Fehlformen und Fehlstellungen des Skelettsystems

5. Durch allergische Reaktionen induzierte Arthritiden
   a) Arthritis durch spezifische Allergien (Serumkrankheit)
   b) Arthritis bei anaphylaktischer Purpura (Schönlein-Henoch)
6. Schmerzen am Bewegungsapparat im Rahmen hämatologischer Erkrankungen, von Neoplasmen, bei neurogenen Erkrankungen
   a) Hämophilie und Pseudohämophilie
   b) Hämoglobinopathie
   c) Leukämie
   d) Plasmozytom
   e) Morbus Hodgkin
   f) maligne und benigne Tumoren des Stützgewebes
   g) paraneoplastische Syndrome (hypertrophische Osteoarthropathie)
   h) neuropathische Arthropathie
   i) Algodystrophie (Morbus Sudeck)
7. Andere Erkrankungen, die am Bewegungsapparat Schmerzen verursachen
   a) Marfan-Syndrom
   b) Homozystinurie
   c) Ehlers-Danlos-Syndrom (Hypermobilitätssyndrom)
   d) Osteogenesis imperfecta
   e) Erythema exsudativum multiforme
   f) multizentrische Retikulohistiozytose

Tabelle 1.**3** Extraartikulärer „Rheumatismus"

1. Erkrankungen der Muskulatur
   a) entzündlich (Myositiden)
   b) nichtentzündlich (Myalgie, Myopathie, Myosen, Tendomyosen)
2. Erkrankungen der Sehnen, Sehnenscheiden und Sehneninsertionsstellen
   a) entzündlich (Tendinitiden, Tendovaginitiden, Insertionstendinitiden, Enthesitiden)
   b) nichtentzündlich (Tendinosen, Insertionstendinosen, Enthesopathien)
3. Erkrankungen der Faszien und Bursen
4. Erkrankungen des subkutanen Binde- und Fettgewebes
   a) entzündlich (z. B. Pannikulitis)
   b) nichtentzündlich (Pannikulose und Lipomatosen)
5. Erkrankungen der Nerven (periphere Engpaßsyndrome)
6. Kombinierte Weichteilerkrankungen (Periarthropathien) z. B. Periarthropathia humeroscapularis
7. Systemische Weichteilerkrankungen z. B. Fibromyalgiesyndrom

Tabelle 1.**4** Degenerative Gelenk- und Wirbelsäulenkrankheiten

1. Arthrosen der Extremitätengelenke
   a) primäre Arthrosen
   b) sekundäre Arthrosen
2. Degenerative Wirbelsäulenprozesse
   a) Chondrose und Osteochondrose mit/ohne Diskushernie
   b) lokalisierte/generalisierte Spondylose und Spondylarthrose
   c) Spondylosis hyperostotica (Morbus Forestier)

Tabelle 1.**5**   Internationale statistische Klassifikation der Krankheiten und verwandter Gesundheitsprobleme, 10. Revision (ICD-10). Krankheiten des Muskel-Skelett-Systems und des Bindegewebes (gekürzt) (nach 1103)

M00 – M25	Arthropathien
M00 – M03 **M01***	➤ **Infektiöse Arthropathien** • **Bakteriell induzierte (Poly)arthritiden** Direkte Gelenkinfektionen bei anderenorts klassifizierten infektiösen und parasitären Krankheiten, z. B. Meningokokken (01.0*), Tuberkelbakterien (01.1*), Arthritis bei Lyme-Krankheit (01.2*), bei lokalisierter Salmonelleninfektion oder Gonokokken (01.3*), bei Röteln und anderen Viruserkrankungen (01.4*, 01.5*), Mykosen (01.6*), parasitären Krankheiten (01.8*)
M02*	• **Reaktive Arthritiden** Nach intestinalem Bypass (2.0), postenteritisch (2.1), nach Impfung (2.2), Reiter-Syndrom (2.3)
M03*	• **Postinfektiöse und reaktive Arthritiden bei anderenorts klassifizierten Krankheiten** z. B. Enteritis durch Yersinia enterocolitica (3.2*), Virushepatitis (3.2)
M05 – M14	➤ **Entzündliche Polyarthropathien** • **Seropositive chronische Polyarthritis (cP)**
M05	Felty-Syndrom (5.0), Lungenmanifestation (5.1), Vaskulitis (5.2), andere Organbeteiligungen bei cP (5.3)
M06	• **Sonstige chronische Polyarthritis** Seronegative cP (6.0), adulte Form des Morbus Still (6.1)
M07	• **Arthritis psoriatica (A.ps.) und Arthritiden bei gastrointestinalen Grunderkrankungen** Distale interphalangeale Arthritis psoriatica (7.0*), Arthritis mutilans (7.1*), Spondylitis psoriatica (7.2*), Arthritis bei Morbus Crohn (7.4*), bei Colitis ulcerosa (7.5*), sonstige psoriatrische Arthritiden (7.3*)
M08	• **Juvenile Arthritis** Adulter Typ (8.0), juvenile Sp.a. (8.1), systemisch beginnende Form (8.2), seronegative, polyartikuläre Form (8.3), oligartikulär beginnende Form (8.4), sonstige (8.8)
M09*	• **Juvenile Arthritis bei anderenorts klassifizierten Krankheiten** Psoriasis (9.0*), Morbus Crohn (9.1*), Colitis ulcerosa (9.2*)
M10	• **Gicht** Idiopathisch (10.0), medikamenteninduziert (10.1), renal oder anders sekundär induziert (10.3, 10.4)
M11	• **Sonstige Kristallarthropathien** Apatitrheumatismus (11.0), familiäre und sonstige Chondrokalzinose (11.1, 11.2)
M12	• **Sonstige näher bezeichnete Arthropathien** Jaccoud-Arthritis (12.0), villonoduläre Synovialitis (12.2), palindromer Rheumatismus (12.3), Hydrops intermittens (12.4), traumatische und transitorische Arthropathien (12.5, 12.8)
M13	• **Sonstige Arthritis** z. B. Monarthritis (13.1), allergische Arthritis (13.9)
M14*	• **Arthropathien bei sonstigen anderenorts klassifizierten Erkrankungen** z. B. Kristallarthropathie bei Hyperparathyreoidismus (14.1*), diabetische Arthropathie (14.2*), multizentrische Retikulohistiozytose (14.3*), Arthritis bei Amyloidose (14.4*), Akromegalie, Hämochromatose, Hyper-/Hypothyreose (14.5*), neuropathische Arthropathie (14.6*), Arthritis bei Erythema multiforme, Erythema nodosum, Sarkoidose, Morbus Whipple (14.8*)

Fortsetzung nächste Seite

Tabelle 1.5 *Fortsetzung*

M15 – M19	➤ **Arthrose**
M15	• **Polyarthrose**
	Primäre generalisierte Arthrose (15.0), Heberden- und Bouchard-Arthropathie (15.1, 15.2), erosive Arthrose (15.4)
M16	• **Koxarthrose**
	Primäre (16.0), als Folge einer Dysplasie (16.2), posttraumatische (16.4), sekundäre (16.6)
M17	• **Gonarthrose**
	Primäre (17.0, 17.1), posttraumatische (17.2, 17.3), sekundäre (17.4, 17.5)
M18	• **Rhizarthrose**
	Primäre (18.0, 18.1), posttraumatische (81.2, 18.3), sekundäre (18.4, 18.5)
M19	• **Sonstige Arthrose**
	Primär, posttraumatisch, sekundär (19.0, 19.1, 19.2)
M20 – M25	➤ **Sonstige Gelenkerkrankungen**
M20	• **Erworbene Deformitäten der Finger und Zehen**
	Finger (20.0), Hallux valgus oder rigidus (20.1, 20.2)
M21	• **Sonstige erworbene Deformitäten**
	z. B. Valgus- bzw. Varusdeformation, andere nichtklassifizierte (21.0, 21.1)
M22	• **Krankheiten der Patella**
	z. B. Chondromalacia patellae (22.4)
M23	• **Binnenschäden des Kniegelenks**
	z. B. Kapselbandläsion (7), sonstige Meniskusschäden (23.3), freier Gelenkkörper (23.4)
M24	• **Sonstige näher bezeichnete Gelenkschäden**
	Freier Gelenkkörper (24.0), sonstige Gelenkknorpelschäden (24.1), Krankheiten der Bänder (24.2), Gelenkkontraktur (24.5)
M25	• **Sonstige Gelenkerkrankungen, anderenorts nicht klassifiziert**
	z. B. Hämarthrose (25.0), Gelenkinstabilität (25.3), Gelenkerguß (25.4), Gelenkschmerz (25.5)
M30 – M36	**Systemerkrankungen des Bindegewebes**
M30	• **Panarteriitis (PAN) und verwandte Zustände**
	PAN (30.0), PAN mit Lungenbeteiligung (30.1), juvenile PAN (30.2), Morbus Kawasaki (30.3)
M31	• **Sonstige nekrotisierende Vaskulopathien**
	Hypersensitivitätsangiitis (31.0), thrombotische Mikroangiopathie (31.1), letales Mittelliniengranulom (31.2), Morbus Wegener (31.3), Takayasu-Syndrom (31.4), Riesenzellarteriitis, bei Polymyalgie (31.5), sonstige (31.6)
M32	• **Systemischer Lupus erythematodes (SLE)**
	SLE arzneimittelinduziert (32.0), SLE mit viszeralen Manifestationen (32.1), sonstige SLE-Formen (32.8)
M33	• **Dermatomyositis – Polymyositis**
	Juvenile, sonstige Dermatomyositis (33.0, 33.1), Polymyositis (33.2)
M34	• **Systemische Sklerose (PSS)**
	PSS (34.0), CREST-Syndrom (34.1), von Arzneimitteln oder chemischen Substanzen induzierte PSS (34.2), sonstige Formen (34.8)
M35	• **Sonstige Systembeteiligung des Bindegewebes**
	Sicca-/Sjögren-Syndrom (35.0), MCTD (35.1), Morbus Behçet (35.2), Polymyalgia rheumatica (35.3), eosinophile Fasziitis (35.4), multifokale Fibrosklerose (35.5), rezidivierende Pannikulitis (35.6), Hypermobilitätssyndrom (35.7), sonstige (35.9)
M36*	• **Systemerkrankungen des Bundegewebes bei anderenorts klassifizierten Krankheiten**
	Dermato-/Polymyositis, Arthropathie bei Neubildungen (36.0*, 36.1*), Arthropathie bei Hämophilie und anderen Blutkrankheiten (36.2*, 36.3*), Arthropathien bei Hypersensitivitätsreaktionen (34.4*), sonstige (z. B. Ochronose: 36.8*)

Fortsetzung nächste Seite

Tabelle 1.**5** *Fortsetzung*

M40 – M54	Krankheiten der Wirbelsäule und des Rückens
M40 – M43	➤ Deformitäten der Wirbelsäule und des Rückens
M40	• Kyphose und Lordose z. B. Kyphose als Haltungsschaden (40.0), sekundäre Kyphose (40.1), Flachrücken (40.3), sonstige Lordose (40.4)
M41	• Skoliose z. B. idiopathische Skoliose, beim Kind (41.0), beim Jugendlichen (41.1), Sonstige (41.2), sekundäre Skoliose (41.5)
M42	• Osteochondrose der Wirbelsäule Juvenile Osteochondrose (42.0), Osteochondrose beim Erwachsenen (42.1), nicht näher bezeichnete (42.2)
M43	• Sonstige Deformitäten der Wirbelsäule und des Rückens z. B. Spondylose (43.0), Spondylolisthesis (43.1), Tortikollis (43.6)
M45 – M49	➤ Spondylopathien
M45	• Spondylitis ankylosans
M46	• Sonstige entzündliche Spondylopathien Spinale Enthesopathie (46.0), Sakroiliitis (46.1), pyogene Bandscheibeninfektion (46.3), Diszitis (46.4), sonstige infektiöse und entzündliche Spondylopathien (46.5, 46.8)
M47	• Spondylose Arteria-vertebralis-Syndrom (47.0), Spondylose mit Myelopathie (47.1), mit Radikulopathie (47.2), sonstige Spondylosen (47.3)
M48	• Sonstige Spondylosen z. B. Spinalstenose (48.0), Morbus Forestier – oft (48.1), Baastrup-Syndrom (48.2)
M49*	• Spondylopathien bei anderenorts klassifizierten Krankheiten z. B. Tuberkulose der Wirbelsäule (49.0*), Spondylitis brucellosa (49.1*)
M50 – M54	➤ Sonstige Krankheiten der Wirbelsäule und des Rückens
M50	• Zervikale Bandscheibenschäden z. B. mit Myelopathie (50.0), Radikulopathie (50.1), Bandscheibenverlegung, -degeneration, -schäden (50.2, 50.3, 50.4)
M51	• Sonstige Bandscheibenschäden (lumbal) Mit Myelopathie (51.0), mit Radikulopathie (51.1), sonstige (51.2), Schmorlsche Knötchen (51.3)
M53	• Sonstige Krankheiten der Wirbelsäule und des Rückens (anderenorts nicht klassifiziert) z. B. zervikozephales Syndrom (53.0), zervikobrachiales Syndrom (53.1), Wirbelsäuleninstabilitüät (53.2), Kokzygodynie (53.3)
M54	• Rückenschmerzen z. B. Pannikulitis in der Nacken- und Rückenregion (54.0), Radikulopathie (54.1), Zervikalneuralgie (54.2), Ischialgie (54.3), Lumboischialgie (54.4), Kreuzschmerz (54.5), Schmerzen im Bereich der BWS (54.6), sonstige Schmerzen (54.8)
M60 – M79	Krankheiten der Weichteilgewebe
M60 – M63	➤ Krankheiten der Muskeln
M60	• Myositis z. B. infektiöse Myositis (60.0), interstitielle Myositis (60.1), sonstige Myositis (60.8)
M61	• Kalzifikation und Ossifikation von Muskeln z. B. traumatisch (61.0), Myositis ossificans progressiva (61.1), sonstige Kalzifikation von Muskeln (61.4)
M62	• Sonstige Muskelkrankheiten z. B. Muskelkontraktur (62.4), Muskelschwund und -atrophie (62.5), Muskelzerrung (62.6)
M63*	• Muskelkrankheiten bei anderenorts klassifizierten Krankheiten z. B. bakteriell induziert (63.0*), bei Protozoen- und Parasiteninfektionen (63.1*), bei Sarkoidose (63.3*)

Fortsetzung nächste Seite

Tabelle 1.5 *Fortsetzung*

M65 – M68	➤ **Krankheiten der Synovialis und Sehnen**
M65	• **Synovitis und Tendosynovitis**
	z.B. Tendinitis calcarea (65.2), schnellender Finger (65.3), de Quervain (65.4), sonstige (65.8)
M66	• **Spontanruptur der Synovialis und Sehnen**
	Ruptur von Poplitealzysten (66.0), der Synovialis (66.1), Spontanruptur von Streck-, Beuge- und sonstigen Sehnen (66.2 – 66.4)
M67	• **Sponstige Krankheiten der Synovialis und Schmerzen**
	z.B. Synovialishypertrophie (67.2), transitorische Synovitis (67.3), Ganglion (67.4)
M68*	• **Krankheiten der Synovialis und der Sehnen bei anderenorts klassifizierten Krankheiten**

M70 – M79	➤ **Sonstige Krankheiten des Weichteilgewebes**
M70	• **Krankheiten des Weichteilgewebes in Zusammenhang mit Überbeanspruchung und Druck**
	Chronische Tendosynovitis crepitans an Hand/Handgelenk (70.0), Bursitiden (70.1 – 70.7), sonstige Krankheiten der Weichteilgewebe in Zusammenhang mit Überbeanspruchung und Druck (70.8)
M71	• **Sonstige Bursopathien**
	z.B. Baker-Zyste (71.2), Bursitis calcarea (71.4)
M72	• **Fibromatosen**
	z.B. Dupuytren-Kontraktur (72.0), Knuckle pads (72.1), Morbus Ledderhose (72.2), Fasciitis nodosa (72.3)
M73*	• **Krankheiten des Weichteilgewebes bei anderenorts klassifizierten Krankheiten**
M75	• **Schulterläsionen**
	Adhäsive Entzündung der Schultergelenkkapsel (Frozen shoulder, Periarthropathia humeroscapularis: 75.0), Läsionen der Rotatorenmanschette (75.1), Impingementsyndrom der Schulter (75.4)
M76	• **Enthesopathien der unteren Extremität (mit Ausnahme des Fußes)**
	Näher bezeichnete Tendinitiden und Bursitiden (76.0 – 76.9)
M77	• **Sonstige Enthesopathien**
	z.B. laterale, mediale Epikondylitis des Ellbogens (77.0, 77.1), Kalkaneussporn (77.3), Metatarsalgie (77.4), sonstige und nicht näher bezeichnete Enthesopathien (77.5 – 77.9)
	• **Sonstige Krankheiten des Weichteilgewebes, anderenorts nicht klassifiziert**
M79	z.B. Fibromyalgie (79.0), Myalgie (79.1), Neuralgie und Neuritis (79.2), Pannikulitis (79.3)

M80 – M94	**Osteopathien und Chondropathien**
M80 – M85	➤ **Veränderung der Knochendichte und -struktur**
M80	• **Osteoporose mit pathologischer Fraktur**
	z.B. postmenopausal (80.0), nach Ovarektomie (80.1), durch Inaktivität (80.2), durch postoperative Malabsorption (80.3), arzneimittelinduziert (80.4), idiopathisch (80.5)
M81	• **Osteoporose ohne pathologische Fraktur**
	81.1 – 81.5 wie 80.1 – 80.5, lokalisierte Osteoporose (81.6)
M82*	• **Osteoporose bei anderenorts klassifizierten Krankheiten**
	z.B. bei Plasmozytom (82.0*), endokrinen Störungen (82.1*), sonstigen Krankheiten (82.8*)
M83	• **Osteomalazie im Erwachsenenalter**
M84	• **Veränderungen der Knochenkontinuität**
M85	• **Sonstige Veränderungen der Knochendichte und -struktur**
	z.B. fibröse Dysplasie (85.0), Skelettfluorose (85.1), Hyperostose des Schädels (85.2), Ostitis condensans (85.3), Knochenzysten (solitär (85.4), aneurysmatisch (85.5), Sonstige (85.6)

Fortsetzung nächste Seite

Tabelle 1.**5** *Fortsetzung*

M86 – M90	➤ **Sonstige Osteopathien**
M86	• **Osteomyelitis**
	z. B. akute hämatogene (86.0), akute (86.1), subakute (86.2), chronische (86.3 – 86.6) Osteomyelitis
M87	• **Knochennekrosen**
	z. B. idiopathisch-aseptische (7.0), arzneimittelinduzierte (87.1), posttraumatische (87.2), sekundäre (87.3)
M88	• **Osteodystrophia deformans (Morbus Paget)**
M89	• **Sonstige Knochenkrankheiten**
	z. B. Neurodystrophie (89.0), Hypertrophie des Knochens (89.3), hypertrophische Osteoarthropathie (89.4)
M90*	• **Osteopathien bei anderenorts klassifizierten Krankheiten**
M91 – M94	➤ **Chondropathien**
M91	• **Juvenile Osteochondrose der Hüfte und des Beckens**
M92	• **Sonstige juvenile Osteochondrosen**
	z. B. näher bezeichnete juvenile Osteochondrosen (92.0 – 92.9)
M93	• **Sonstige Osteochondropathien**
	z. B. Morbus Kienböck (93.1), Epiphysiolysis capitis femoris (93.0), Osteochondrosis dissecans (93.2)
M94	• **Sonstige Knorpelkrankheiten**
	Tietze-Syndrom (94.0), Panchondritis (94.1), Chondromalazie (94.2), Chondrolyse (94.3)
M95 – M99	**Sonstige Krankheiten des Muskel-, Skelett-Systems und des Bindegewebes**
M95	• **Sonstige erworbene Deformationen des Muskel-Skelett-Systems und des Bindegewebes**
M96	• **Krankheiten des Muskel-Skelett-Systems nach medizinischen Maßnahmen, anderenorts nicht klassifiziert**
M99	• **Biomechanische Funktionsstörungen, anderenorts nicht klassifiziert**

! Das einfühlende Verstehen ohne Bewertung ist das entscheidende Kriterium der „Droge Arzt"; die drei Kernfaktoren sind Empathie, nicht an Bedingungen geknüpfte Wertschätzung, und Echtsein ohne Fassade (1204).

Die Bedeutung der Anamnese ist groß, sie dient der Übermittlung der Information und kann die Vertrauensbasis zwischen Arzt und Patient schaffen. Besonders wichtig ist die *Arzneimittelanamnese,* die frühere Unverträglichkeiten oder Nebenwirkungen aufdecken kann. Der Patient sollte seine grundsätzliche Einstellung zu Arzneien oder alternativen Therapiemethoden darstellen. Leider können Ärzte nicht immer ausreichend (Zeitfaktor?) mit ihren Patienten über die *Gebrauchsinformation* sprechen, nach deren Lesen etwa ein Drittel aller Patienten selbständig die Arzneimittel absetzt. Jede Erstverordnung eines Medikaments sollte für den Arzt Anlaß sein, mit Hilfe der Gebrauchsinformation die jeweiligen individuellen Schwerpunkte herauszuarbeiten

und zu besprechen. Der Patient bekommt so vom Arzt die wichtigsten Hinweise, bevor er sein Medikament zusammen mit der Information nach dem Kauf ohne helfende Interpretation in der Hand hält.

! Auf keinen Fall darf (und kann) die Gebrauchsinformation das aufklärende Gespräch mit dem Arzt ersetzen.

Gruppengespräche haben sich als positiv erwiesen, da vor allem auch die gegenseitige Information unter den Patienten wirkt. Selbsthilfegruppen sollten empfohlen und gefördert werden. Nur manche Ältere, die den Arzt uneingeschränkt respektieren, lesen die Gebrauchsanweisung nicht, die den mitentscheidenden Patienten über das Wie und Warum informieren muß, ohne ihm Angst zu machen. Die Auflistung auch der seltensten möglichen Nebenwirkungen kann negative Folgen haben: Mißverständnisse sind möglich, und der Patient zieht es vor, auf die Medikation zu verzichten oder sie zu reduzieren. Es ist besser, der Patient erfährt von möglichen ernsten Nebenwirkungen durch das Gespräch mit dem Arzt – nicht primär aus der Gebrauchsinformation! Viele Begriffe wie z.B. Suppositorien, chronische Obstipation bzw. orale Kontrazeptiva, sind für einen Teil der Patienten unverständlich. Oft stehen *Sprachbarrieren* einer patientengerechten Arzneimittelinformation entgegen.

Aufklärung des Patienten

Das Bemühen um Aufklärung des Patienten zielt darauf ab, Wissensunterschiede zwischen Arzt und Patient auszugleichen. „Der alte Arzt spricht Latein, der junge Englisch, und der gute Arzt spricht die Sprache des Patienten" (1204).

Gebrauchsinformationen erfüllen dort eine positive Funktion für die Interaktion zwischen Arzt und Patient, wo sie übernehmen, was der Arzt auch in einer guten „Minutenmedizin" nicht leisten kann, d.h. wo sie Informationen des Arztes ergänzen, ersetzen und ausgleichen: Der Patient kann sich dann in der Hausapotheke zurechtfinden, sich über die Dosierung informieren, den Schweregrad der Erkrankung einschätzen, und Informationen über den Wirkungseintritt erhalten.

Schwierige Patienteninformation

Für Arzt und Patient unerwünscht sind Informationen in sprachlich unverständlicher Form, Angaben von Nebenwirkungen ohne Häufigkeitszahlen, Untersuchungsergebnisse, deren Bedeutung und Aussagewert nicht angegeben ist; dies sind Informationen, die Entscheidungen abverlangen oder suggerieren, die sich mangels Kenntnis oder Einflußmöglichkeit nicht treffen lassen.

Eine „optimale" patientengerechte Arzneimittelinformation ist aus der Sicht des Pharmaherstellers, des niedergelassenen sowie des klinischen Arztes und des Apothekers nötig, da fehlende oder ungenau formulierte Informationen in Pakkungsprospekten straf- oder zivilrechtliche Bedeutung erlangen können. Der erste Schritt zu einer vernünftigen Patienteninformation ist eine vernünftige Information für Arzt und Apotheker. Die Gebrauchsinformation sollte sich darauf be-

schränken, in allgemeinen Worten zu erläutern, was der Arzt dem Patienten individuell sagen kann. Allerdings würde dem Arzt damit die juristische Verantwortung für alles zufallen, was er dem Patienten gegenüber nicht erwähnt hat.

Die heutigen Beipackzettel sind „Tabletteneinnahmeverhinderungsprospekte" (726).

Nur etwa 30% aller Patienten, die das Sprechzimmer verlassen, wissen zu Hause noch, was der Arzt gesagt hat. Deshalb braucht der Patient einfache und klare Informationen. Arztinformation und Patienteninformation sollten strikt getrennt sein. In die Beipackzettel für Patienten gehören keine Indikationen und keine Schilderungen von unerwünschten Wirkungen (954). 95% aller Patienten wollten wissen, wie ihr Arzneimittel speziell in ihrem Fall wirkt. In die Gebrauchsinformation gehören deshalb Informationen über das Arzneimittel, über seine Wirkung, die Folgen unregelmäßiger Einnahme der Medikamente und über unerwünschte Wirkungen und Kontraindikationen, die immer als Symptome zu beschreiben sind (442).

> **!** Vertrauen ist akzeptierte Abhängigkeit und nicht blinde oder bedingungslose Abhängigkeit des Patienten vom Arzt (262).

Für den Patienten bedeutet die Gesundheit, im Mittelpunkt der Beziehung von Arzt – Patient – Medikament stehend, ein Grundrecht. Sie ist definiert als körperliches und geistiges, seelisches und soziales Wohlbefinden (WHO). Daraus resultieren wachsende Risikosicht medikamentöser Therapie, größer werdende Erwartungshaltung und die Medizinalisierung der Gesellschaft, die auch den Arzneimittelsektor stark beeinflußt. Mißbefinden, Schmerz, Erwartung, Hoffnung, Vertrauen, Optimismus, aber auch Angst, Skepsis, Unsicherheit, Ratlosigkeit, Ausgeliefertsein, Subordination und Passivität (Patient) stehen Expertentum, die funktionale Autorität, eine emotionale Neutralität sowie die Aktivität des Arztes gegenüber. Diese Faktoren sollten eine Balance bilden (726), die aber bald zugunsten des Arztes aus dem Gleichgewicht gerät – das ist der neuralgische Punkt der Beziehung. Es ist Sache des Arztes, dieses Beziehungsgleichgewicht durch das stetige Bemühen, den Patienten mündig, verantwortlich und partnerschaftlich in den gesamten therapeutischen Prozeß einzubinden, wiederherzustellen. Personelle Würde und Selbstverantwortung des Patienten dürfen nicht verletzt werden. Informationsmangel steigert Unsicherheit und

Angst. Das Gefühl des „Objektseins" gegenüber Medikamenten („Versuchskaninchen") darf nie aufkommen. Da in Krankenhäusern und Kliniken Pflegekräfte die Medikamente austeilen, sind sie als Bezugspersonen oft noch wichtiger als der Arzt.

Compliance, interpretiert als Deckungsgleichheit zwischen ärztlichen Vorstellungen und dem Wünschen und Wollen des Patienten, spielt eine wichtige Rolle. Allerdings dient der Schmerz gerade bei chronischen Schmerzzuständen als immer mahnendes und erinnerndes Signal für die notwendige Tabletteneinnahme.

> ! Patienten mit Schmerzen zeigen nur selten eine unzureichende Compliance! Nehmen sie ihre Medikamente nicht ein, so tun sie es in der Regel absichtlich und sind demnach bereit, Schmerzen auszuhalten. Compliancefördernde Faktoren sind Information über Krankheitszusammenhänge, Patientenschulung usw.

Andere Voraussetzungen schaffen Substanzen, die der Patient über längere Zeiträume *ohne tägliche ärztliche Kontrolle* nehmen muß (z. B. Methotrexat, Sulfasalazin oder andere oral einzunehmende Medikamente aus der Gruppe der immunmodulierenden Substanzen, wie etwa Leflunomid) und die – sie sind keine primären Analgetika –, über unterschiedlich lange Zeiträume eingenommen, den Schmerz nicht bekämpfen. In diesen Fällen läßt sich die größtmögliche Deckungsgleichheit zwischen ärztlichem Wollen und dem Handeln des Patienten nur durch die Information über das Medikament erreichen – *Information als Motivation.*

Zielsetzungen der medikamentösen Therapie

Es gibt keine gemeinsame Therapie aller rheumatischen Krankheiten. Erst die diagnostische Differenzierung und – wenn möglich – eine ätiologisch-pathogenetische Zuordnung erlauben eine gezielte Therapie. Die Behandlung *„entzündlicher Rheumatismen"* bemüht sich, Entzündungsprozesse zu dämpfen, die Progredienz der Krankheit zu verlangsamen und durch unterschiedliche Wirkmechanismen bereits früh in die vermutete Pathogenese der Krankheit einzugreifen. Die Therapie der *Arthrose* ist bisher vorwiegend physikalisch-therapeutisch und medikamentös-analgetisch (Analgetika, analgetisch akzentuierte nichtsteroidale Antiphlogistika mit kurzer Halbwertszeit) orientiert. Steht der Hartspann der Muskulatur im Rahmen der Behandlung von *Weichteilerkrankungen* der Unterbrechung eines Circulus vitiosus entgegen, sind Myotonolytika und Analgetika, eventuell auch in Form nichtsteroidaler Antiphlogistika (NSA), indiziert. Zusätzlich werden gezielt, aber auch großflächig Infiltrationen, Salben und Gele eingesetzt.

2 Medikamentöse Therapie entzündlich-rheumatischer Erkrankungen

Wie in allen Bereichen medikamentöser Therapie gibt es auch in der Rheumatologie eine Fülle verschiedener Substanzen und Applikationsformen.

> **!** Das zunehmende Wissen um mögliche Interaktionen und die Bedeutung von Nebenwirkungen fordern von jedem mit einem Medikament arbeitenden Therapeuten ein „Basiswissen" über pharmakodynamische und pharmakokinetische Vorgänge.

Die epidemiologisch bedeutsamste entzündliche Krankheit des rheumatischen Formenkreises, die chronische Polyarthritis (cP), wird mit Cyclooxygenasehemmern (NSA; CSI/C2sI = spezifische Cyclooxygenase-2-Hemmer), Glucocorticoiden, langsamwirkenden Antirheumatika (LAR) und (selten) Analgetika ohne antientzündliches Potential behandelt. Viele der folgenden Hinweise beziehen sich ausschließlich auf die cP, jedoch können auch andere Krankheitsbilder, wie z.B. die Arthritis psoriatica (A.ps.), das Reiter-Syndrom oder eine Spondylitis ankylosans (Sp.a.) mit peripherer Beteiligung, den folgenden Empfehlungen zugeordnet werden.

Krankheiten des entzündlich-rheumatischen Formenkreises werden initial meist mit *NSA* behandelt. *Analgetika ohne antiinflammatorisches Potential* sind immer nur Adjuvanstherapie, können ergänzen, werden aber für sich allein nie oder nur sehr selten eingesetzt. Schmerztherapie läßt sich medikamentös auch mit *Psychopharmaka* durchführen. *Langsamwirkende Antirheumatika* (LAR) werden überwiegend bei chronischen Arthritiden verwendet. Der Terminus „LAR" grenzt diese Medikamentengruppe von allen schnell/sehr schnell wirkenden Substanzen (NSA, CSI, C2sI, Glucocorticoide, Analgetika usw.) ab. Er bezieht sich auf die Tatsache, daß der Wirkungseintritt der LAR um mehrere Wochen verzögert ist. Die (früher) üblichen Bezeichnungen „Basistherapeutika" und „Symptomatika" sind problematisch. Zum einen hemmen „Symptomatika" wie z.B. NSA die Progression der Krankheit (z.B. durch die Hemmung lysosomaler Enzyme bzw. anderer Entzündungsmediatoren) direkt und haben ebenso viele *indirekte*

Wirkungen (z.B. ermöglichen sie Krankengymnastik). Ihre Gesamtwirkung geht über eine rein symptomatische hinaus. Zum anderen sind Pathogenese und Ätiologie vieler Erkrankungen des rheumatischen Formenkreises noch nicht bekannt.

Pharmakologische Grundbegriffe

Die **Pharmakokinetik** erfaßt Veränderungen von Stoffkonzentrationen im Organismus. LADME: **L**iberation, **A**bsorption, **D**istribution, **M**etabolismus, **E**limination. Die Gesamtkinetik setzt sich aus *Invasions-* und *Eliminationskinetik* zusammen. Kenntnisse des zeitlichen Ablaufs der Freisetzung des Stoffes aus der Darreichungsform sowie über dessen Aufnahme in den Organismus sind für NSA wichtig. Ein Großteil der zentralnervösen Nebenwirkungen, z.B. des Indometacins, entsteht durch kurzfristig hohe Plasmaspiegel. Gelingt es, diese Spitzenspiegel zu nivellieren, entfallen meist auch die entsprechenden Nebenwirkungen. Die Kenntnis der Eliminationskinetik ist bei eingeschränkter Nierenleistung und für ältere Patienten sehr wichtig. Wirkung kann nur dann eintreten, wenn in loco die erforderliche Minimalkonzentration des Medikaments erreicht wird. Das Überwachen der Arzneimittelwirksamkeit mit Hilfe des Plasmaspiegels ist z.B. im Rahmen der Therapie mit Acetylsalicylsäure (ASS) üblich. Dagegen hat z.B. der Versuch, die Wirkung und Verträglichkeit von Goldsalzen über den Goldplasmaspiegel zu steuern, nicht zum erwünschten Ziel geführt.

Die **Pharmakodynamik** umfaßt ausschließlich die Reaktionen des Biosystems mit dem Arzneistoff und geht der Frage nach, was im Organismus unter dessen Einfluß geschieht.

Eine große Rolle spielt die **Bioverfügbarkeit** eines Arzneimittels, d.h. die Wirkstoffmenge pro Zeiteinheit, die aus der Darreichungsform abgegeben und am Zielort wirksam wird. *Absorption* (früher im deutschsprachigen Raum auch Resorption) ist die Aufnahme eines Arzneistoffs von der Körperoberfläche bzw. von Stellen im Körperinneren in die Blutbahn oder das Lymphsystem. Adsorption dagegen bedeutet die Anlagerung eines Arzneistoffes an Haut- oder Schleimhautoberflächen. Dringt die Substanz in tiefere Schichten der Haut oder der Schleimhaut ein, wird von *Penetration* gesprochen. Da Arzneistoffe meist oral gegeben werden, verdient die *enterale Absorption* die größte Beachtung. Sie erfolgt während des Transports durch den Gastrointestinaltrakt in Abhängigkeit von dessen pH-Wert, seinem Füllungszustand, seiner Motilität, der enzymatischen Inaktivierung und der bakteriellen Zersetzung. Viele der in der Rheumatologie eingesetzten Medikamente sind schwache Säuren, die abhängig vom pH-Wert weitgehend ionisiert werden und im wesentlichen auf Plasma- und extrazellulären Wasserraum beschränkt sind. Sie sind ausreichend lipophil und deshalb für biologische Membranen leicht durchlässig. Die meisten nichtsteroidalen Antiphlogistika (NSA) gleichen sich im Plasma dem Plasma-pH-Wert an und dringen im Normalfall nicht in das Gewebe ein. Am Entzündungsherd jedoch führt die gesteigerte Stoffwechselaktivität zu einem Abfall des pH-Werts (von 7,4 auf etwa 7,1 – 7,2) – NSA dringen in den Entzündungsherd ein. NSA können in Ionenform lipidreiche Zellmembranen kaum passieren, nichtionisiert dagegen diese Schranke leicht überbrücken. Im Gastrointestinaltrakt werden ionisierte Substanzen langsam, nicht-ionisierte schnell absorbiert. Der pH-Wert des Magensafts des nüchternen Patienten schwankt zwischen 1,2 und 1,8 und steigt durch die Nahrungsaufnahme auf Werte zwischen 3 und 5. Schwache Säuren (z. B. ASS) sind bei pH 5 besser löslich als bei pH 1,5. Die Löslichkeit eines Arzneistoffs ist Voraussetzung für seine Absorption. Die Bioverfügbarkeit schwer löslicher Arzneistoffe wird durch die Nahrungsaufnahme erhöht (712).

Meist verteilt sich das Arzneimittel in drei Kompartimente: das *intravasale,* das *interstitielle* oder *extrazelluläre* sowie das *intrazelluläre.* Viele der eingesetzten Medikamente sind im Plasma ionisiert und in hohem Maß über Van-der-Waal-Kräfte an Proteine gebunden. *Plasmaproteinbindungen* und die *Höhe des freien Plasmaspiegels* eines Medikaments entscheiden über das Interaktionsrisiko!

> **!** Meist sind Interaktionen Verdrängungsreaktionen und stellen Veränderungen im Ausmaß der Gleichgewichtsverschiebung zwischen freiem (wirksamem) und proteingebundenem (unwirksamem) Anteil dar.

Sich langsam auf- und abbauende Substanzen, die über 4 – 6 Tage hinweg zu einem *Steady state* (gleichbleibender Wirkstoffspiegel) gelangen, beinhalten kein so großes Verdrängungsrisiko wie Substanzen mit kurzer Halbwertszeit und hoher Proteinbindung. Bei jeder Einzelgabe eines z. B. 3- bis 4mal täglich zu applizierenden Wirkstoffs kann der kritische Bereich der Bindungskapazität mit einer pharmakodynamisch relevanten Erhöhung des freien Anteils erreicht werden. Die Gabe zweier saurer Substanzen in erlaubten Höchstdosen (z. B. zweier NSA gleichzeitig) führt zur Erhöhung des freien (ungebundenen) Anteils eines oder beider Medikamente. Das kann sowohl die Wirkung als auch die Nebenwirkung verstärken. So konkurriert z. B. Phenylbutazon mit Antikoagulanzien/Antidiabetika, was zur Blutungsneigung bzw. Hypoglykämie bei Nichtbeachtung dieses Interaktionsrisikos führen kann (712).

Wirkungsort aller NSA ist die entzündlich veränderte Synovialis. Abhängig vom Ausmaß der Entzündung treten NSA auch mit *Proteinen* in die Synovia über (Wirkstoffaffinität zum entzündeten Substrat; *Transsynovialkinetik;* 344). Die Konzentration-Zeit-Beziehung am Wirkungsort erlaubt es, Dosierungsintervalle und Wirkungsdauer zu korrelieren und hilft das Erklärungsdefizit zwischen einer durch die Plasmaeliminationskonstante festgelegten und der klinisch nachzuweisenden Wirkungsdauer aufzudecken.

Die chemische Umwandlung eines Arzneistoffs nennt man *Metabolismus,* seine Ausscheidung *Elimination.*

> **!** Metabolismus ist die Summe aller chemischen Reaktionen der Biotransformation endogener und exogener Substanzen, die in der lebenden Zelle stattfinden.

Obwohl es auch einige *extrahepatische Verarbeitungswege* (intestinale Mukosa, Nieren) gibt, ist die *Leber Hauptorgan* des menschlichen Metabolismus.

Die „Umarbeitung" wenig ionisierter zu stärker ionisierten Verbindungen läßt pharmakologisch aktive oder inaktive Metaboliten entstehen.

Man unterscheidet prinzipiell zwei verschiedene Metabolisierungsmechanismen. Im ersten Fall wird, dosisunabhängig, ein konstanter Prozentsatz der Substanz in einer bestimmten Zeiteinheit metabolisiert. Die Plasma- und Gewebespiegel dieser Substanz stehen in einer linearen Beziehung zur gegebenen Dosis: *lineare Kinetik.*

Im zweiten Fall, der besonders im Verlauf einer hochdosierten medikamentösen Therapie eintritt, ist der geschilderte Weg geblockt und andere, meist weniger effiziente Biotransformationen entstehen: *nichtlineare Kinetik.* Ein konstanter Prozentsatz der übriggebliebenen Menge wird metabolisiert und ausgeschieden. Geringe Erhöhungen der Dosis induzieren bereits unterschiedlich hohe Konzentrationen des Medikaments. Auch die Induktion *mikrosomaler Leberenzyme* durch verschiedene Medikamente (z. B. Phenylbutazon, Barbiturate usw.) kann den Metabolismus einer zweiten, vorwiegend durch mikrosomale Enzyme metabolisierten Substanz stimulieren.

Wichtige Ausscheidungsorgane sind die Nieren und der Verdauungstrakt. Schweiß, Speichel, Atemluft oder Milch spielen im Rahmen der *Elimination* eine untergeordnete Rolle. Je lipidlöslicher eine Substanz ist, um so schlechter können die Nieren sie ausscheiden.

Als **Plasmahalbwertszeit** bezeichnet man die Zeit, in der die Hälfte der im Plasma befindlichen Arzneistoffmenge entweder durch Ausscheidung oder durch Metabolismus eliminiert wird. Sie wird u. a. von der *enterohepatischen Rezirkulation,* vom Alter, von Erkrankungen oder interagierenden Arzneimitteln beeinflußt. Den Unterschied zwischen Plasmahalbwertszeit und *biologischer Halbwertszeit* demonstrieren die synthetischen Glucocorticoide, deren Plasmahalbwertszeit durchweg deutlich niedriger liegt als die biologische Halbwertszeit, in der exogen erzeugte Glucocorticoidspiegel eine endogene adrenokortikotrope Hormonausschüttung (ACTH) supprimieren. Präparate mit *langer Eliminationshalbwertszeit* haben den immer wieder ins Feld geführten Vorteil der „Einnahmetreue" der Patienten (nur eine, maximal zwei Applikationen pro Tag) und bieten auch theoretisch (Transsynovialkinetik) Vorteile. Andererseits passen sie sich den tageszeitlichen Schwankungen des jeweils individuellen Schmerzprofils nicht an und erreichen das Steady state meist deutlich später als Substanzen mit kurzer Halbwertszeit. Substanzen mit kurzer Plasmahalbwertszeit, also mit dem Zwang häufiger Gabe, führen in der Regel zu nicht so hohen Konzentrationen am Entzündungsherd (345). Die Höhe der den Herd umgebenden Plasmakonzentration ist von den Absorptionsvorgängen, der Verteilung im Körper, dem Metabolismus und der Elimination abhängig.

Für die tägliche Praxis sind die Begriffe der **therapeutischen Breite** und/oder des **therapeu-**tischen Fensters** relevant. Man versteht darunter den meist tierexperimentell ausgeloteten Spielraum zwischen einer gerade noch pharmakologisch wirksamen und der toxischen Dosis. Die therapeutische Breite bestimmt im engeren Sinn den Begriff Dosis.

Unter **Dosis** ist eine mittlere therapeutische Größe zu verstehen, die auf praktischen Erfahrungen beruht und als eine optimale Standardmenge für den Durchschnittspatienten gilt. Im allgemeinen läßt sich mit derartigen Durchschnittsdosen arbeiten, jedoch können sie im einzelnen Fall entweder zu therapeutisch unwirksamen Konzentrationen führen oder toxisch wirken.

Schmerztherapie

Analgetika ohne entzündungs-hemmende Wirkung

Unter dem Aspekt der Schmerzlinderung werden Analgetika ohne antientzündliches Potential manchmal adjuvant eingesetzt (Tab. 2.**1**). Viele Krankheiten des Bewegungsapparats entstehen mechanisch und bestehen fort ohne Entzündungsanteil. Die mechanische Reizung einer anatomischen Struktur (z. B. des Periosts) im Rahmen einer Periarthropathie, durch Erhöhung des Sympathikotonus induziertes Fehlverhalten, das z. B. in ein Raynaud-Syndrom oder eine Algodystrophie münden kann, und fehlerhafte motorische Steuerungen (Muskelhypertonus) sind nur einige Situationen, die Analgetika indizieren.

Paracetamol (ben-u-ron) ist der aktive Metabolit von Phenacetin. Es wirkt dem jetzigen Wissensstand nach *hauptsächlich peripher* und wird wegen seiner niedrigen renalen Toxizität bevorzugt. Es hat keine oder nur eine sehr geringe antientzündliche Wirkung, ist potent analgetisch und antipyretisch (157, 415) und wird schnell und fast vollständig aus dem Gastrointestinaltrakt, überwiegend dem Dünndarm, absorbiert. Die Absorption verlangsamt sich durch gleichzeitige Gabe von Substanzen mit anticholinergem Effekt (z. B. Gastrozepin) und Narkotika, beschleunigt sich durch Metoclopramid (z. B. Paspertin). *Maximale Plasmakonzentrationen* entwickeln sich in 30–60 Minuten, die *Plasmahalbwertszeit* beträgt 1–3 Stunden. Etwa 3% werden unverändert im Urin, 80% – nach der Konjugation in der Leber – ebenfalls über die Nieren ausgeschieden. Paracetamol führt nicht zur Methämo-

Substanz	Handelsname	Dosierung/Tag (mg)
Mefenaminsäure	Parkemed	$1 - 3 \times 250 - 500$
Diflunisal	Fluniget	$2 - 3 \times 250 - 500$
Acetylsalicylsäure	Aspirin	$4 - 8 \times 500 - 1\,000$
Paracetamol	ben-u-ron	$4 - 8 \times 500$
Metamizol	Novalgin	$1 - 4 \times 500 - 1\,000$
Flupirtinmaleat	Katadalon	$3 - 4 \times 100 - 200$
Dextropropoxyphen	Develin retard	$2 - 3 \times 150 - 300$
Dihydrocodein	DHC 60/90 Mundi-pharma retard	$2 - 3 \times 60 - 180$
Tramadol	Tramal long retard	$3 - 4 \times 100 - 300$
Tilidin	Valoron N	$3 - 4 \times 50 - 100$
Buprenorphin	Temgesic	$3 - 4 \times 0,2 - 0,4$
Morphin	Capros retard	$2 - 3 \times 50 - 100$

Tabelle 2.**1**   Nichtsteroidale Antiphlogistika mit analgetischem Akzent, Analgetika, Opioide (Auswahl)

globinbildung. In höheren Dosen – zwischen 4 und 7 g/Tag – induziert es irreversible Leberzellnekrosen (463); als Antidot dient Acetylcystein (130). Die Lebertoxizität von Paracetamol kann durch mikrosomale Enzyminduktion (z. B. durch Phenobarbital) steigen. Bei Patienten mit Lebererkrankungen und eingeschränkter Nierenfunktion muß die Dosis reduziert werden (157, 936). Paracetamol hat eine geringe therapeutische Breite. Paracetamol ist die (angelsächsische) Therapie der Wahl bei Arthrosen der Knie- und Hüftgelenke (40, 495). Empfohlene *Tageshöchstdosen* liegen zwischen 2 und 4 g.

Dextropropoxyphen (z. B. Develin retard) ist ein *zentral wirkendes* Analgetikum ohne antipyretische oder antientzündliche Wirkung. Im Rahmen des rheumatischen Formenkreises (der Arthrosen) wird es ausschließlich zur Schmerzlinderung und bei Gelenkentzündungen als Zusatztherapeutikum gegeben. Die Substanz wird schnell absorbiert, *maximale Plasmaspiegel* sind in 2 Stunden erreicht. Die *Plasmahalbwertszeit* beträgt etwa 12 Stunden. Die empfehlenswerte Dosis liegt bei 150 – 300 mg, entsprechend 2mal einer Kapsel Develin retard, morgens und abends. In Ausnahmefällen können bis zu 4 Kapseln täglich eingenommen werden – eine Dosis, die aber nicht überschritten werden sollte (Übersicht bei 712).

Entscheidungskriterien für unterschiedliche Analgetika sind Schmerzintensität, Schmerzprofil und Schmerzursache, Akuität und Dauer:

➤ gegen Schmerzen entzündlicher Genese: NSA (S. 15 – 30);
➤ gegen Schmerzen mechanisch-degenerativer Genese: *analgetisch akzentuierte NSA* bzw. *peripher wirkende Analgetika* ohne antientzündliches Potential;
➤ gegen akute und chronisch persistierende Schmerzen, die die genannten Substanzen nicht ausreichend unterdrücken können: *Opioidanalgetika.*

Schwache Opioide sind Dihydrocodein (Paracodein retard), Dextropropoxyphen (Develin retard), Tramadol-HCl (Tramal long retard) und Tilidin (Valoron N).

Für den älteren Patienten, der unter Arthrose leidet, stellt Tramadol (z. B. Tramal) eine Alternative zu NSA dar. Zwar können anfangs Übelkeit, Verwirrtheit, Verstopfung, Erbrechen und Schweißausbrüche auftreten – diese unerwünschten Wirkungen können aber durch langsames „Nach-oben-Titrieren" der Dosis reduziert werden. Tramadol verschlechtert einen bestehenden Hochdruck oder eine kongestive Kardiomyopathie nicht, verursacht kaum gastrointestinale Störungen, beeinflußt die Atmung nicht signifikant und hat kein relevantes Mißbrauchspotential. Bei Arthrosen gegeben, tritt die Wirkung nach schneller und vollständiger Absorption eine Stunde nach oraler Gabe ein. Dosierungsempfehlung: 50 – 100 mg alle 4 – 6 Stunden (562).

Starke Opioide sind z. B. Buprenorphin (Temgesic) oder retardiertes Morphin (MST Mundipharma retard) (1252, 1253).

Die „Stufenleiter" der Schmerztherapie orientiert sich am individuellen Schmerzprofil und eskaliert über NSA, Analgetika ohne Entzündungshemmung zu schwachen Opioiden und letztlich stark wirksamen Opioiden (Tab. 2.1).

> **Strikt zu beachtende Therapieregeln:** orale, das Schmerzprofil lückenlos abdeckende Medikation und prophylaktische Behandlung der Nebenwirkungen (908).

Nebenwirkungen der NSA werden auf S. 26 f. beschrieben. Leberfunktionsstörungen können sich unter Paracetamol entwickeln. Bei Metamizol ist auf Blutbildveränderungen zu achten. Opioide sind kontraindiziert bei zentraler Atemdepression und bestehender Medikamentenabhängigkeit. Häufigste *Nebenwirkungen der Opioide* sind Obstipation (lang anhaltend), Müdigkeit, Übelkeit/Erbrechen, Schwitzen und Hautjucken (meist passager).

Andere Analgetika

Glucocorticoide (S. 30 – 43), Calcitonin, Lokalanästhetika, psychotrope Substanzen (S. 160) und Antiepileptika werden schmerzursachenadäquat ebenfalls zur Schmerzbekämpfung eingesetzt.

Glucocorticoide (GK). Ihre Domäne sind Entzündungs-, aber auch Nervenkompressionsschmerzen. Gegen neuralgiforme Schmerzen werden Antiepileptika (z. B. *Carbamezin* = Tegretal; Erhaltungsdosis 800 – 1200 mg/Tag) eingesetzt.

Antidepressiva. Distanzierend, schlafanstoßend, schmerzfilternd wirken sedierende Antidepressiva (Amitriptylin = Saroten: 25 – 75 mg/Tag abends; Doxepin = Aponal: 20 – 50 mg/Tag abends). Antriebssteigernde Antidepressiva (Clomipramin = Anafranil: < 50 mg/Tag über den Tag verteilt) sind selten indiziert.

Calcitonin. Indikationen der Calcitoninapplikation zur Schmerzbekämpfung sind die Osteoporose (945), die Algodystrophie (587) und möglicherweise die chronisch rekurrierende multifokale Osteomyelitis (CRMO; 1001).

Eine (immer) intravenöse Testdosis von 100 – 200 IE/Tag über maximal 3 Tage entscheidet bei Nichtansprechen über den Abbruch dieser Therapie bzw. die Fortführung im Intervall (i. v., subkutan oder nasale Applikation) (687). Danach werden, z. B. bei der Algodystrophie, über 4 – 6 Wochen 100 IE Calcitonin/Tag z. B. als Nasenspray (Karil, Calcitonin Sanabo, Miacalcic) verabreicht.

Der Einsatz von Lokalanästhetika wird auf S. 158 f. beschrieben.

Nichtmedikamentöse Schmerztherapie

Einige nichtmedikamentöse Behandlungsstrategien sollen, auch wenn sie nicht eigentliches Thema dieses Buches sind, aufgeführt werden:

➤ Kälte-/Wärmeapplikationen,
➤ analgetische Krankengymnastik (z. B. manuelle Therapie, Schlingenkäfig),
➤ transkutane elektrische Nervenstimulation (TENS),
➤ neurochirurgische Methoden (z. B. Sympathektomie).
➤ Operative Verfahren (Auswahl), wie z. B.
  – die Arthrodese eines mutilierten hochschmerzhaften distalen Interphalangealgelenks der Arthritis psoriatica,
  – Versteifung im Mittelfußbereich der chronischen Polyarthritis,
  – Schmerztherapie mit Röntgenstrahlen,
  – psychologische Schmerztherapien (progressive Muskelentspannung, Biofeedbackverfahren, verhaltenstherapeutische Schmerzbewältigung usw.);
➤ Akupunktur.

Nichtsteroidale Antiphlogistika

Nichtsteroidale Antiphlogistika (NSA) und Cyclooxygenase(2)-spezifische Hemmsubstanzen (CSI, C2sI) sind die in der Therapie rheumatischer Erkrankungen gebräuchlichsten Medikamente mit antiphlogistischer und analgetischer, meist rasch eintretender Wirkung. Klinisch dominiert ihre *antiphlogistische Wirkung.* NSA sind bisher nach *chemischen Gruppen* (z. B. Salicylate, Arylessigsäuren, Propionsäuren, Oxicame usw.) nach ihrer *Halbwertszeit* (kurz, mittel, lang) bzw. nach Ausmaß und Art ihrer *Prostaglandinhemmung* (reversibel, irreversibel, kompetitiv, zeitabhängig, konzentrationsabhängig) eingeteilt worden.

COX-1-/COX-2-Hemmung

Eine weitere Möglichkeit der Differenzierung ist Art und Ausmaß der Cyclooxygenase-1- und -2- (COX-1-, COX-2-)Hemmung: spezifische COX-1-Hemmer (niedrigdosierte Acetylsalicylsäure), nichtspezifische COX-2-Hemmer (hochdosierte Acetylsalicylsäure, Indometacin, Piroxicam, Naproxen und Ketoprofen), Substanzen, die ein günstigeres COX-1-/COX-2-Verhältnis haben (Diclofenac, Ibuprofen) oder die COX-2 präferenziell hemmen (Meloxicam) und hochspezifische COX-2-Hemmer (COX-1-/COX-2-Ratio von < 0,001 in intakten Zellen; nach 380). Ein Index aus synovialer COX-2-Hemmung und systemischer COX-1-Hemmung (z. B. Magenschleimhaut) könnte eine weitere Klassifikationsmöglichkeit darstellen (347).

Nach der Entdeckung der COX-2 und der Objektivierung unterschiedlicher Konfigurationen und Bindungsstellen beider Isoenzyme (1264, 1270, 1272; Übersicht bei 1262) begann die Suche nach CSI. Es zeigte sich, daß CSI, C2sI – ähnlich wie einige saure NSA – die COX-2 zeitabhängig pseudoirreversibel hemmen. Ihre Hemmung ist konzentrationsabhängig (1260, 1268, 1270). Die COX-1-Hemmung durch konventionelle NSA dagegen ist kompetitiv (z. B. Ibuprofen).

Pharmakodynamik

Es gibt viele objektivierte, aber auch z. T. noch ungeklärte *Wirkungsmechanismen* der NSA, deren Effektivitätsspektrum sehr komplex ist.

Um NSA-Wirkungen zu erklären, konzentrieren sich

➤ Pharmakologen auf die Prostaglandine (PG),
➤ Biochemiker auf die freien Sauerstoffradikale,
➤ Biologen auf die lysosomalen Enzyme und die Makrophagenaktivitäten,
➤ Immunologen auf die Aktivitäten der Lymphozyten und deren Produkte.

NSA greifen in die frühe Phase der Entzündung (Exsudationsphase) – die primäre Gewebsschädigung, Freisetzung und Aktivierung lysosomaler Enzyme – ebenso ein wie in die nachfolgende katabole Periode, in der Entzündungsmediatoren gebildet werden. NSA wirken auf Histamin, Serotonin, Sauerstoffradikale, Kinine, Leukozytenmigration, PG-Synthese, lysosomale Enzyme und die Mucopolysaccharidsynthese. Sie entkoppeln die oxidative Phosphorylierung und hemmen Hy-

Tabelle 2.2 Wirkungsmechanismen nichtsteroidaler Antiphlogistika

Hemmung der Prostaglandinbiosynthese durch
- unterschiedliche Inhibition
  - der Cyclooxygenase 1 (COX-1)
  - der Cyclooxygenase 2 (COX-2)

Hemmung der Leukotriensynthese
- der Lipoxygenase

Stabilisierung der lysosomalen Membran

Hemmung der
- Histamin-Serotonin-Freisetzung
- Zellproliferation
- Zellmigration an den Entzündungsort
- Lymphozytentransformation
- Kollagenase, Hyaluronidase
- Aktivität lysosomaler Enzyme

Neutralisation von Sauerstoffradikalen

Beeinflussung der DNA-Synthese und Reparatur

drolasen (Tab. 2.2). Da Antihistaminika und Serotoninantagonisten die cP nicht beeinflussen, spielen Histamin und Serotonin im Entzündungsablauf dieser Krankheit wohl keine entscheidende Rolle. *Freie Sauerstoffradikale* werden von einigen NSA und Glucocorticoiden neutralisiert. Die Wirkung von NSA auf *Kinine,* die vasodilatatorisch wirken, die Gefäßpermeabilität erhöhen und Schmerz vermitteln, scheint von Bedeutung. Weitere NSA-Eigenschaften sind die *Stabilisierung* der lysosomalen Membranen, die *Neutralisierung* lysosomaler Enzyme und die *Hemmung* der *Leukozytenmigration.* NSA wirken durch ihr Eingreifen am Monozyten-Makrophagen-System *immunmodulatorisch.* Sie beeinflussen die Sensibilisierungs- und Effektorphase der Immunantwort im gleichen Maß wie die Phase der immunologisch induzierten Gewebezerstörung (279). Alle diese Wirkungsmechanismen wurden experimentell für einzelne NSA mit hohen Konzentrationen nachgewiesen, die sich humantherapeutisch nicht erreichen lassen. Dagegen modifizieren NSA *Leukotriene* und *Prostaglandine* relevant.

Die *Produkte des Lipoxygenasewegs* wirken unterschiedlich: 5-HETE hat eine gewisse leukotaktische Wirkung: LTB_4 wirkt ausgeprägt leukotaktisch (Leukozytenmigration, Leukozytenadhäsion) und beeinflußt die Chemotaxis und -kinetik Neutrophiler. LTC_4 (alte Nomenklatur: slow reacting substances of anaphylaxis – SRS-A) und LTD_4 wirken vaso- und bronchokonstriktorisch, und können urtikarielle, exanthematöse/erythema-

Synthese von Leukotrienen

Die Synthese von *Leukotrienen* (LT), biologisch aktiven Metaboliten der Arachidonsäure, wird von der 5-Lipoxygenase (aktiviert durch 5-Lipoxygenase aktivierendes Protein = FLAP) in Leukozyten, Neutrophilen, Monozyten, Makrophagen und Mastzellen katalysiert. LT finden sich vor allem in Leukozyten und Lungengewebe. Nach Calciumioneneinstrom in die Zelle, der die Phospholipase A_2 (PLA$_2$) aktiviert, wird aus Phospholipiden freigesetzte Arachidonsäure zu 5-Hydroxyperoxyeicosatetraensäure (5-HPETE), aus der die 5-Hydroxyeicosatetraensäure (5-HETE) und als labile Zwischenstufe LTA$_4$ entstehen (Abb. 2.**1**). Durch Hydrolasen (LTB$_4$) und Synthasen (LTC$_4$, LTD$_4$, LTE$_4$) entstehen aus LTA$_4$ die aufgezählten Leukotriene (483, 651).

Prostaglandine

Prostaglandine (PG) entstehen aus der mehrfach ungesättigten Fettsäure Arachidonsäure, die 20 Kohlenstoffatome enthält. Da PG ohne den Verlust dieser Kohlenstoffatome entstehen, werden sie auch Eicosanoide (eicosa = 20) genannt (Abb. 2.**1**). Die Cyclooxygenase ist ein Teil eines bifunktionalen Enzyms, der Prostaglandin-H-Synthase (PGH). Die beiden Isoenzyme der Cyclooxygenase – die Cyclooxygenase-2 (COX-2) und Cyclooxygenase-1 (COX-1) wandeln die durch die Phospholipase A_2 (PLA$_2$) aus der Zellmembran freigesetzte Arachidonsäure – via PGH$_2$ – zu Prostaglandinen (z.B. PGE$_2$), Prostacyclin (PGI$_2$) und Thromboxan A$_2$ (TXA$_2$) um. PG wirken u.a. vasodilatatorisch, steigern lokal die Gefäßpermeabilität (Extravasation) und den Blutfluß, verursachen Schwellung und Rötung, sensibilisieren Nozirezeptoren und fördern die Granulozytenmigration. Sie verstärken die Wirkung anderer Entzündungsmediatoren (Bradykinin, Histamin) und lösen lokal Schmerzen sowie zentral Fieber aus. Thromboxan (TXA$_2$) führt zur Plättchenaggregation und wirkt vasokonstriktorisch. Prostacyclin dagegen wirkt vasodilatatorisch und scheint Schmerzen zu verstärken (Übersicht bei 951).

töse Reaktionen induzieren (889; Übersicht bei 951). Einige NSA fördern die Lipoxygenaseaktivität indirekt, da durch die gehemmte Cyclooxygenaseaktivität vermehrt Arachidonsäure für die Umsetzung durch die Lipoxygenase zur Verfü-

Wirkungen von COX-1 und COX-2

Die Induktion von COX-2 durch LPS oder Zytokine wurde in humanen Monozyten, Mesangialzellen, Astrozyten und Mikroglia, in Endothelzellen, Synoviozyten, humanen Chondrozyten und Osteoblasten beobachtet (31, 156, 237, 586, 824, 863). Es finden sich annähernd gleiche Mengen von COX-1 und COX-2 im menschlichen Gehirn und Magen, dagegen heterogene Verteilungen in der Niere (462). Nierenprostaglandine werden im Nierenmark, der aufsteigenden Henle-Schleife und der Nierenrinde gebildet. Die COX-1-generierten PG beeinflussen den renalen Blutfluß, seine Verteilung und die Wasser- und Natriumrückresorption (1094). Nur die Reninsekretion scheint – abhängig vom Natriumgehalt – von der COX-2-Aktivität abzuhängen (379). Diese COX-1-/COX-2-Verteilungen legen nahe, daß beide COX-Formen eine physiologische Rolle spielen (544). COX-1-Spiegel sind in den Zellen konstitutiv in stabilen Mengen vorhanden. COX-1 hat als Hauptfunktionen die PG-Synthese im Magen (PGE$_2$), der Niere (PGE$_2$ und PGI$_2$), den Endothelzellen und Thrombozyten (TXA$_2$) (346). COX-1 kann auf das 2- bis 4fache ansteigen und wird durch Glucocorticoide (nahezu) nicht beeinflußt (951, 952, 1064). COX-2 – der wesentliche Teil des Entzündungsvorgangs – muß zur Synthese angeregt werden; das geschieht durch Wachstumsfaktoren, Zytokine (IL-1α, IL-1β, TNF-α, γ-Interferon usw.) oder z.B. durch LPS bzw. Hormone. COX-2 kann von aktivierten Zellen um das 10- bis 80fache vermehrt gebildet werden. Glucocorticoide hemmen diese Synthese (1064).

gung gestellt wird (das ist z.B. der Mechanismus des „Aspirin-Asthma").

> PGE$_2$ hat eine zentrale Rolle als Entzündungsmediator und im Rahmen der Hyperalgesie. Durch monoklonale Antikörper gegen PGE$_2$ gelingt eine vollständige Unterdrückung der Entzündung und der Hyperalgesie (891).

Die Entdeckung *zweier Cyclooxygenase-Isoenzyme* hat bekannte Relationen von Wirkungen zu unerwünschten Effekten unterschiedlicher NSA noch transparenter gemacht (621). Beide Cyclooxygenasen (COX-1, COX-2) werden sowohl transkriptional als auch posttranskriptional reguliert (807, 1065).

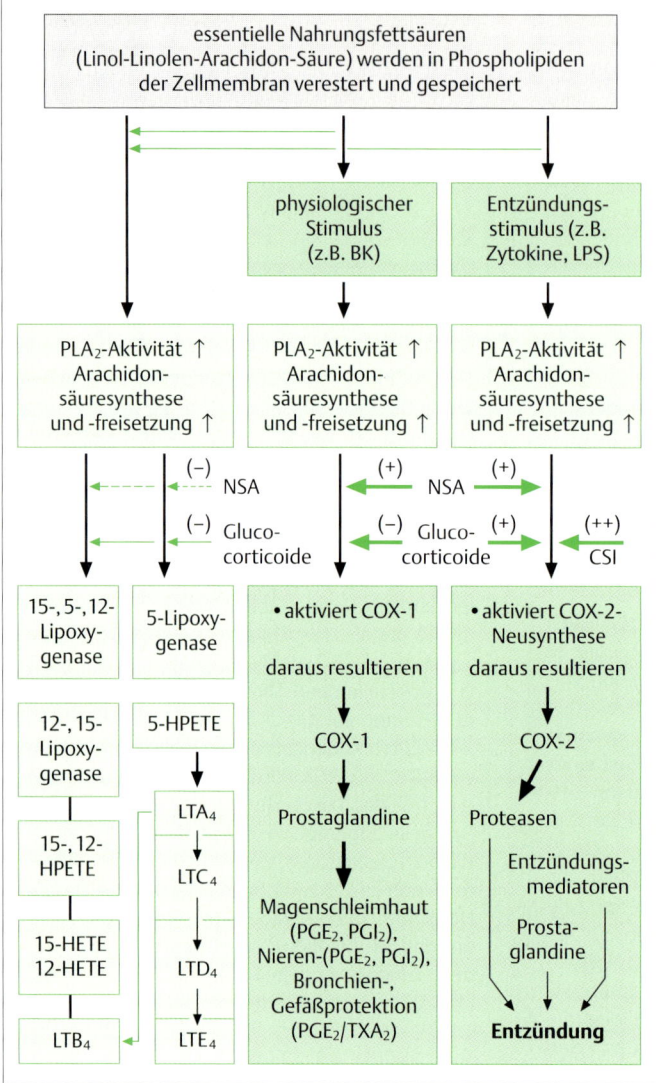

Abb. 2.**1**   Prostaglandin- und Leukotrienstoffwechsel.
PLA$_2$ = Phospholipase A$_2$,
BK   = Bradykinin,
LPS   = Liposaccharide,
COX-1/2 = Cyclooxygenase 1/2,
HPETE   = S-Hydroxyperoxyeicos-
              atetraensäure,
HETE   = Hydroxyeicosatetraen-
              säure,
LT   = Leukotrien.
CSI   = spezifische Cyclooxy-
              genase-2-Hemmer
Nicht dargestellt: Durch die bifunktionelle COX entsteht zunächst PGG$_2$ (diesen Schritt hemmen NSA), unmittelbar danach PGH$_2$.

Die Isoformen der Cyclooxygenase – COX-1 und COX-2 – sind in menschlichem Gewebe in unterschiedlicher Konzentration vorhanden (66, 172, 308, 309, 1158). COX-1 und COX-2 werden durch verschiedene Ausgangsmechanismen aktiviert. Über Phospholipase A$_2$ aus der Zellmembran freigesetzte Arachidonsäure wird von der konstitutiv in stabilen Konzentrationen vorhandenen COX-1 kontinuierlich zu PG (PGI$_2$, PGE$_2$) und TXA$_2$ metabolisiert, deren Funktionen dominierend „organprotektiv" sind (Abb. 2.**1**). Dagegen wird COX-2 ausschließlich durch einen Entzündungsstimulus getriggert (253, 708, 721, 1064, 1159).

Um die Funktionen von COX-1 und COX-2 aufzuklären, wurden jeweils COX-1- und COX-2-Knock-out-Mäuse „hergestellt" (252, 630, 787). Die COX-1-Knock-out-Mäuse (ohne COX-1-Enzym) überlebten erstaunlich gut (252, 630). Nach Behandlung mit Indometacin zeigten sie weniger Ulzerationen im Gastrointestinaltrakt als Mäuse des Wildtyps (630, 951). Aus diesen Befunden ließe sich schließen, daß das Fehlen von COX-1 allein nicht für die Ulzerationen im Gastrointestinaltrakt verantwortlich gemacht werden kann (406). Die COX-2-Knock-out-Mäuse (ohne COX-2-Enzym) zeigten keine Auffälligkeiten im Gastrointestinaltrakt, reagierten auf akute

Entzündungen durch Arachidonsäure normal, entwickelten aber sehr schwere tubuläre Nephropathien, die pränatal oder mit zunehmendem Alter zum Tod führten (252, 260, 787). Diese Ergebnisse zeigen, daß die COX-2 zwar die weitaus dominierend entzündungsvermittelnde PG-generierende COX ist, daß sie aber andererseits auch einige bisher nur (teil-/un-)bekannte physiologische Funktionen hat. ▪

Möglicherweise entwickeln COX-1-deprivierte Mäuse kompensatorische Wege, um den Verlust von COX-1-Produkten auszugleichen. Abgesehen von der Frage, ob diese Ergebnisse sich auf den Menschen übertragen lassen (Maus: bereits vorliegender genetischer Defekt in der embryonalen Entwicklung der Tiere; Mensch: Hemmung von COX-1-COX-2 in ausgereiften Geweben), beweisen diese Experimente weder, daß COX-1-Aktivität für den Magenschutz unwichtig ist, noch, daß eine totale COX-2-Hemmung Entzündungsabläufe vollständig beherrschen kann (1050).

Die Entwicklung hochselektiver COX-2-Hemmer muß auch die Entstehung neuer unerwünschter Wirkungen beachten (406), da die Funktionen beider Isoenzyme noch nicht in normalen, physiologischen Prozessen (wie Ovulation, Schwangerschaft oder Gefäßtonuskontrolle) untersucht sind (937). Zusätzliche interessante – überwiegend noch ungeklärte – Aspekte ergeben sich daraus, daß in Adenokarzinomen des Magens hohe COX-2-m-RNA-Spiegel gefunden wurden und daß Gliazellen des Gehirns COX-2 nach Zytokinstimulation exprimieren können (824, 949): spezifische COX-2-Hemmung zur Therapie bzw. Prävention von Adenokarzinomen des Magens, zur Therapie der Alzheimer-Erkrankung, neuroprotektiv bei Schlaganfall (820, 824, 825, 949)?

So könnte die Hemmung der COX-2-abhängigen Prostacyklinproduktion bei uneingeschränkter Aggregierbarkeit der Blutplättchen (keine Hemmung der COX-1-abhängigen Thromboxansynthese) zumindest theoretisch vaskuläre Risiken in sich bergen (1261).

Die *Hemmung der Cyclooxygenasen* und daraus resultierend der *Prostaglandinsynthese* (Abb. 2.**1**, Tab. 2.**2** [S. 16]) ist die dominierende NSA-Wirkung. Sehr viele Untersuchungsmodelle wurden in den letzten Jahren entwickelt, um die Hemmkapazitäten unterschiedlicher NSA auf die COX-2 bzw. COX-1 zu erkennen.

▨ Diese In-vitro-Untersuchungen hatten äußerst heterogene Rahmenbedingungen (menschliche oder tierische Enzyme, rekombinant/nicht rekombinant, gereinigt/nicht gereinigt, mit Zellfraktionen oder ganzen Zellen usw.). Die experimentellen Anordnungen waren so different, daß daraus unterschiedliche Ergebnisse resultierten. Letztlich sind die Ergebnisse dieser Studien heute nur als teilrelevant und als nicht miteinander vergleichbar einzuordnen (1160). ▪

Erst der *humane Vollblutassay* (mit intakten menschlichen Zellen, mit Serumproteinen), in vivo und in vitro ex vivo durchführbar, ist *aussagekräftiger* und schafft *Vergleichbarkeit,* da er die therapeutische Situation beim Menschen am besten widerspiegelt. Die Hemmkapazitäten verschiedener NSA werden als IC_{50}-Werte ausgedrückt (die Konzentration, bei der 50% der Enzymaktivität gehemmt ist). Der Spezifitätsindex ist als Verhältnis der IC_{50} von COX-1 zur IC_{50} von COX-2 definiert. Das bedeutet: je kleiner der Index um so COX-2-spezifischer die Hemmung; je größer um so mehr werden COX-1/COX-2 gleich oder COX-2 dominierend bis spezifisch gehemmt (848, 849).

In den letzten Jahren publizierte COX-1-/COX-2-Hemmpotenzen unterschiedlicher NSA sind für die klinische Praxis – vor allem aber für den Vergleich – sehr schlecht oder nur bedingt verwertbar. Das liegt an der extremen Streubreite der gewählten experimentellen Bedingungen dieser Untersuchungen. Die methodische Heterogenität läßt einen Vergleich der unterschiedlichen COX-1-/COX-2-Indizes nicht zu. Aussagekräftig sind halbmaximale Hemmkonzentrationen für COX-1 und COX-2 im humanen Vollblutassay (122, 1246).

Das individuelle „Hemmprofil" eines NSA ist für den klinischen Alltag wichtig:

➤ NSA, die überwiegend die COX-1 hemmen (niedrigdosierte Acetylsalicylsäure, Indometacin, Piroxicam, Naproxen) oder
➤ NSA, die COX-1 und COX-2 annähernd gleich hemmen (Diclofenac, Ibuprofen);
➤ NSA, die bevorzugt die COX-2 hemmen (Meloxicam);
➤ CSI – in der Entwicklung –, die die COX-2 hochspezifisch hemmen, wie
  – Rofecoxib* (Vioxx; 896),
  – Celecoxib* (Celebrex; 509).

---

* Noch nicht auf dem Markt bzw. in Deutschland nicht auf dem Markt.

➤ Dominierend bis spezifisch die COX-2-hemmende NSA verursachen weniger unerwünschte Wirkungen an Magen, Darm und Nieren. COX-2 wird möglicherweise durch ein weiteres Enzym, die Stickstoffmonoxid-(NO-II-)Synthase, gehemmt (4, 5, 1109).

➤ Intensiv COX-1-hemmende NSA wie Piroxicam, Indometacin, ASS usw. haben ein größeres Nebenwirkungspotential (1158).

> **!** NSA sind durch die unterschiedliche Beeinflussung des Lipoxygenasestoffwechsels, vor allem aber durch ihre unterschiedliche Hemmung von entweder COX-1 oder COX-2 bzw. eine jeweils NSA-typische COX-1- über COX-2-Ratio charakterisiert.

Für den Patienten und seinen Arzt bestünden Eigenschaften eines „idealen" nichtsteroidalen Antiphlogistikums aus kurzer bis mittellanger Halbwertszeit und potenter, die „richtigen" Prostaglandine treffender Hemmkapazität. Die Frage, wie hochspezifisch COX-2-Hemmer sein dürfen, wird zu weiteren Untersuchungen der Spezifität dieser Substanzen führen.

Pharmakokinetik

Stellvertretend für einzelne NSA soll die Pharmakokinetik einiger bisheriger Hauptvertreter besprochen werden: für die Salicylate die Acetylsalicylsäure (ASS), für die Phenylessigsäuren Diclofenac-Natrium, für die Arylessigsäuren Indometacin, für die Propionsäuren Ibuprofen und für die Oxicame Piroxicam (Übersicht bei 712). Als neuere NSA-Vertreter werden Lornoxicam, Aceclofenac und Meloxicam, als neueste spezifische COX-2-Hemmer (CSI) Celecoxib und Rofecoxib dargestellt.

Acetylsalicylsäure (**ASS**, z.B. **Aspirin**) ist quasi ein „Prodrug" der Salicylsäure. Sie wird durch Esterasen in 15 – 30 Minuten zu Salicylat metabolisiert. 50% einer oral gegebenen Salicylatdosis wird 2 Stunden nach Applikation überwiegend im Duodenum absorbiert. Nach 2 Stunden sind *maximale Blutkonzentrationen* erreicht. ASS findet sich in der Synovia, in zerebrospinaler, peritonealer sowie in der Tränenflüssigkeit und der Muttermilch. ASS passiert auch die Plazentaschranke. *50 – 90%* sind an *Albumin gebunden*. Da Salicylate unmittelbar nach der Applikation zu ca. 85% über den Urin ausgeschieden werden, hängt die Eliminationsrate von der gegebenen Dosis ab. Da die Eliminationsgeschwindigkeit

nach niedriger Dosierung zwischen 2 und 4, nach hohen Dosen zwischen 15 und 30 Stunden liegt und niedriger ist als die Absorptionsgeschwindigkeit, besteht die Gefahr der Kumulation. Niedrigdosierte ASS (< 2 g/Tag) wirkt überwiegend analgetisch – erst hochdosierte ASS (5 – 7 g/Tag) wirkt antiphlogistisch.

Diclofenac-Natrium (z.B. **Voltaren**). Die Absorption von Diclofenac-Natrium nach oraler und rektaler Gabe erfolgt schnell und fast vollständig. Diclofenac ist zu *99,5%* an *Plasmaproteine gebunden*. Nach oraler Applikation entstehen maximale *Plasmaspiegel* nach 0,5 – 2 Stunden. Die *Plasmahalbwertszeit* liegt zwischen 1 – 2 Stunden. Korrespondierend zu den Plasmaspiegeln finden sich – mit längerer Halbwertszeit – 40 – 50% des Diclofenacs in der Synovia. Die *Bioverfügbarkeit* liegt zwischen 25 und 75% – im Mittel bei 50%. Zwei der vier Hauptmetaboliten haben eine dem Diclofenac unterlegene antiphlogistische, analgetische und antipyretische, die beiden anderen eine mäßige analgetische Wirkung. Im Urin wird Diclofenac zu 60%, der Rest in die Fäzes ausgeschieden. 90% sind nach $1^1/_2$–$2^1/_2$ Stunden ausgeschieden, 10% folgen in weiteren 4 – 6 Stunden.

Indometacin (z.B. **Amuno**) gilt neben der ASS als eine der Referenzsubstanzen aller NSA. Es wird fast vollständig und sehr schnell aus dem Magen-Darm-Trakt absorbiert; maximale *Plasmaspiegel* sind 0,5 – 3 Stunden nach oraler Applikation erreicht. Die *Bindung an Plasmaproteine* beträgt *92 – 99%*. Die *Plasmahalbwertszeit* beträgt 2 – 4 – 8 – 11 Stunden. Dieser weite zeitliche Spielraum gilt als Beweis für eine *enterohepatische Rezirkulation*. Je 30% der Substanz werden unverändert im Urin und metabolisiert in die Fäzes ausgeschieden. Leichte Niereninsuffizienzen verändern Ausscheidung und Halbwertszeit nicht. Bei schwerer Einschränkung der Nierenfunktion werden die Indometacinmetaboliten nicht mehr renal, sondern langsamer über Galle und Darm ausgeschieden und kumulieren im Serum. Die *Bioverfügbarkeit* aller Applikationsformen ist hoch und schwankt nur gering zwischen 95 und 100%.

Ibuprofen (z.B. **Brufen**), ein Propionsäurederivat, wirkt gering antiphlogistisch, gut analgetisch und fiebersenkend. Die Substanz wird schnell absorbiert und erreicht innerhalb von 1 – 2 Stunden nach einer oralen Dosis die maximalen *Serumkonzentrationen*. Ibuprofen ist zu 99% an *Serumalbumin gebunden*. Auch die Ausscheidung, mit einer *Halbwertszeit* von etwa 1 – 2 Stunden, geht sehr schnell vor sich. Innerhalb von 24 Stunden werden nahezu 100 % einer oralen Dosis im Urin als Ibuprofen (10 %) oder als Metaboliten (90 %) ausgeschieden.

Piroxicam (z.B. **Felden**) wird rasch und vollständig absorbiert. Es ist zu ca. *98 % an Plasmaproteine gebunden.* Die hohe Absorptionsrate bei gleichzeitig niedriger Stoffwechsel- und Eliminationsrate führen zu einer *Plasmahalbwertszeit* von 45–57 Stunden und stabilen Plasmakonzentrationen. Die ausgeprägte Lipophilie hat eine gute Anreicherung im sauren (pH 4–5) und/oder entzündlich veränderten Gewebe zur Folge. Nach oraler Gabe von 20 mg/Tag beträgt die Konzentration in der Synovia etwa 40 % der zeitlich korrelierenden Plasmaspiegel und verläuft für diese parallel. Bei einmaliger täglicher Applikation wird etwa nach 7 Tagen das *Steady state* erreicht. Die Substanz kumuliert bei weiterer Einnahme nicht. Piroxicam wird in starkem Ausmaß metabolisiert. Weniger als 5 % der Tagesdosis werden in Urin und Fäzes unverändert ausgeschieden. Der Pyridinring der Seitenkette des Piroxicams wird hydroxyliert und an Glucuronsäure konjugiert. Diese Verbindung wird im Urin ausgeschieden (1229). Bei älteren (> 60 Jahre) Frauen kommt es zu einem 50- bis 60 %igen Anstieg der Piroxicamkonzentrationen (1).

Lornoxicam (Telos), ein Oxicam, wird nach oraler Gabe vollständig resorbiert. t_{max} wird in zweieinhalb Stunden erreicht. Lornoxicam wird in der Leber zu einem inaktiven Metaboliten umgebaut, der zu 42 % *renal* und zu 51 % über die *Fäzes* ausgeschieden wird. Die *Eliminationshalbwertszeit* beträgt 4 Stunden. Lornoxicam weist *keine enterohepatische Zirkulation* auf. Die lipophile Substanz ist zu 99 % an *Plasmaproteine* gebunden (131 a). Lornoxicam i.v. verabreicht führte zu einem deutlichen Anstieg von endogenen β-Endorphinen und Dynorphin (615 a) – die *zentral* schmerzhemmende Zentren und die spinale Fortleitung der Nozizeptoren beeinflussen und *peripher* wirken (614 a, 720 a). Zusätzlich hemmt Lornoxicam die *cyclooxygenasegenerierten Prostaglandine.* In einer randomisierten Doppelblindstudie mit 135 Arthrosepatienten erwies sich Lornoxicam (3 × täglich 4 mg bzw. 2 × /Tag 8 mg) ebenso wirksam wie 3 × täglich 50 mg Diclofenac (572 a). In einer 12monatigen nicht vergleichenden Langzeituntersuchung an 28 chronischen Polyarthritikern (> 65 Jahre), reduzierten sich nach 4wöchiger Therapie mit 2 × 8 mg Lornoxicam/Tag Funktionseinschränkungen, Schmerzempfinden und Gelenksteife signifikant (p < 0,001; 175 a). Lornoxicam zeigte in einer Dosierung von 3 × 4 mg bzw. 2 × 8 mg/Tag eine ebenso ausgeprägte Verbesserung von Griffstärke, Schmerzen und Morgensteife wie 150 mg Diclofenac/Tag (164 a, 450 a) und 1000 mg Naproxen/Tag (79 a). Die fehlende enterohepatische Zirkulation könnte seltener Ulzerationen der unteren Darmabschnitte verursachen. Nebenwirkungen und Interaktionen von Lornoxicam gleichen denen anderer NSA. Die schnelle Elimination von Lornoxicam macht Ödeme unwahrscheinlich (131 a). *Indikationen:* Arthritiden, Arthrosen, chronische Schmerzzustände. *Kontraindikationen:* Unverträglichkeit von Oxicamen, Schwangerschaft, Stillzeit, schwere Niereninsuffizienz (s. S. 142 f).

Aceclofenac (Beofenac) erreicht nach oraler Einzelgabe von 100 mg *Plasmaspitzenspiegel* nach 1,4–2 Stunden. Es wird überwiegend (zu 95 %) zu 4-Hydroxy-Aceclofenac und zu ca. 5 % zu Diclofenac und 4-Hydroxy-Diclofenac metabolisiert. In der Synovia werden 50 % der Plasmaspiegel erreicht. Etwa 70 % werden über den Urin, 20 % über die Fäzes ausgeschieden. Die mittleren *Eliminationshalbwertszeiten* liegen zwischen 3,5 und 6,2 Stunden (Übersicht bei 124). Bei Patienten mit Kniegelenkarthrose hemmte 200 mg Aceclofenac PGE_2 Diclofenac vergleichbar (427). Aceclofenac stimuliert in vitro die Glykosaminsynthese (261). Im Vergleich mit 100 mg Indometacin/Tag waren 200 mg/Tag Aceclofenac gleich wirksam, aber besser verträglich (65). Doppelbinde, plazebokontrollierte und vergleichende Studien lassen den Einsatz von Aceclofenac bei cP, Sp.a. und Arthrosen als gerechtfertigt erscheinen. In 2–24,5 % finden sich gastrointestinale *Nebenwirkungen* (Durchfall, Übelkeit, Meteorismus, Magenschmerzen). Aceclofenac kann zum Anstieg der Lebertransaminasen führen (701, 1175).

Meloxicam (Mobec) zählt zu den Oxicamen. Es hemmt die COX-2-vermittelte PG-Synthese beim Tier ausgeprägt in Pleura- und Peritonealergüssen. Die COX-1 des Magen-Darm-Trakts (PGE_2) wird dagegen nur schwach, die renale COX-1 ebenfalls nur gering gehemmt. Meloxicam *hemmt* bevorzugt die *COX-2-generierten Prostaglandine.* Antientzündliche Dosen hemmen die Leukozytenmigration, beeinflussen aber weder die Lipoxygenaseaktivität noch den Tonus der Bronchien (310). Die absolute *Bioverfügbarkeit* von Meloxicam nach Einmalapplikation von 30 mg beträgt 89 % (1141). Wie alle anderen NSA ist es hoch – zu ca. 99,5 % – an *Plasmaproteine,* überwiegend Albumin, *gebunden.* Maximale

Plasmaspiegel finden sich nach 5–6 Stunden – bei Einnahme nach einem Essen. Ein *Steady state* ist nach 3–4mal t½ (20 Std.) in 3–4 Tagen erreicht (1142). Hohe Konzentrationen finden sich in Blut, Niere, Leber, Lunge und entzündetem Gewebe sowie der Synovia (40–50%). Meloxicam wird nahezu vollständig in der Leber verstoffwechselt. Es entstehen vier inaktive Metaboliten, die je zur Hälfte renal und über die Fäzes eliminiert werden. Es besteht kein Unterschied pharmakokinetischer Parameter von jüngeren (< 55 Jahre) und älteren (> 65 Jahre) Männern, dagegen kommt es bei über 65jährigen Frauen im Vergleich zu jüngeren zu einem 59%igen Anstieg von Meloxicam-Plasmakonzentrationen (1143). Bei gleicher Verträglichkeit gegenüber Plazebo erwiesen sich 7,5 oder 15 mg Meloxicam in der Therapie der cP Plazebo überlegen (388).

▨ Doppelblinde Studien bei Gon- und Koxarthrosen (508, 646, 657) gegen Piroxicam bzw. Diclofenac und bei der chronischen Polyarthritis (7,5 mg vs. 15 mg; vs. Naproxen; 519, 932, 1235) sowie der Sp.a. vs. Piroxicam und Plazebo (1251) belegen die gute Wirksamkeit und Verträglichkeit von Meloxicam. In zwei großen Studien, die doppelblind, randomisiert und prospektiv durchgeführt wurden, wurden akute Exazerbationen von Hüft-, Knie-, Hand- oder Wirbelsäulengelenkarthrosen über 28 Tage mit Meloxicam 7,5 mg oder 100 mg retardiertem Diclofenac (MELISSA) bzw. 7,5 mg Meloxicam oder 20 mg Piroxicam (SELECT) behandelt. In der MELISSA-Studie entwickelten 5 Patienten der Meloxicamgruppe und 7 der Diclofenacgruppe eine Perforation, ein Ulkus oder Blutungen (PUB) des oberen Gastrointestinaltrakts. Perforationen und Blutungen wurden nur bei Patienten, die Diclofenac einnahmen, gesehen. Unter Meloxicam traten zwei unkomplizierte Ulzera, ein Fall von Hämatemesis (Tuberkulose) und zwei Fälle von Meläna auf. Während der SELECT-Studie entwickelten 7 Patienten der Meloxicamgruppe und 16 der Piroxicamgruppe Perforationen, Ulkus, Blutungen – wiederum entstanden Perforationen (n = 2) und Blutungen (n = 2) der Ulzera nur in der Piroxicamgruppe (239, 548). ▪

Celecoxib (**Celebrex** [noch nicht auf dem Markt]) hemmt COX-2 375fach ausgeprägter als COX-1. Nach oraler Applikation sind maximale *Plasmaspiegel* in 2–3 Stunden erreicht. Die *Eliminationshalbwertszeit* liegt bei 10–12 Stunden. Celecoxib wird vom menschlichen P-450-Enzym CYP2 C 9 metabolisiert. Es wird zu 99% biliär über die Fäzes und zu 1% in Form des unveränderten Wirkstoffs mit dem Urin eliminiert. Der Hauptmeta-

bolit ist inaktiv und erscheint zu 18% der Dosis im Urin und zu 52% im Stuhl. Ein *Steady state* im Plasma ist in 4–5 Tagen erreicht. Plasmakonzentrationen und AUC_{24} verhalten sich dosisproportional. Die *Bioverfügbarkeit* ist linear zur angewandten Dosis. Mit dem Essen gegeben, verlängert sich die Zeit bis zu maximalen Plasmaspiegeln um 40% (857,871). Celecoxib hat ein Verteilungsvolumen von 2–3 l/kg. Seine relative Bioverfügbarkeit nach oraler Gabe liegt bei 99%. Es ist im Plasma zu 90–97% an Albumin und α_1-saures Glykoprotein gebunden. Celecoxib ist plazentagängig und erscheint in der Muttermilch.

In einer Untersuchung an Hunden wurden Meloxicam und Nabumeton in therapeutischen Dosen über 2 Wochen gegeben. Celecoxib wurde in hoher therapeutischer Dosis über 13 Wochen verabreicht. Schäden im Gastrointestinaltrakt konnten bei Meloxicam bereits bei Plasmaspiegeln, die der 3fachen therapeutischen Dosierung folgten, beobachtet werden. Nabumeton verursachte gastrointestinale Schäden bei allen Hunden bereits in therapeutischer Dosis. Auch bei 16facher therapeutischer Dosierung und über einen längeren Zeitraum appliziert, waren durch Celecoxib verursachte Schäden nicht erkennbar (719).

▨ 128 gesunde Freiwillige mit endoskopisch gesicherter gesunder Magen-Darm-Schleimhaut wurden – 32 Patienten je Gruppe – in 4 Gruppen unterteilt: 2mal 100 mg Celecoxib, 2mal 200 mg Celecoxib, 2mal 500 mg Naproxen und Plazebo. Nach 7 Tagen wurde erneut gastroskopiert: Weder unter Celecoxib noch unter Plazebo hatten sich Magen-Darm-Schäden entwickelt, dagegen fanden sich bei 6 (19%) der Naproxenpatienten Magengeschwüre (633). ▪

▨ 500 von 655 cP-Patienten einer doppelblinden Parallelgruppenstudie (326 erhielten 2mal 200 mg Celecoxib/Tag, 329 2mal 75 mg Diclofenac/Tag) beendeten die Untersuchung nach 6 Monaten. Celecoxib und Diclofenac waren gleich wirksam. 8 bzw. 7% beendeten die Studie wegen mangelnder Wirkung. 10% der Celecoxibpatienten bzw. 19% der Diclofenacpatienten mußten die Studie wegen Nebenwirkungen beenden. Nach 24 Wochen (oder früher) wurden 430 Patienten gastroskopiert: Magengeschwüre entwickelten sich in 2 bzw. 11%, Duodenalulzera in 2 bzw. 7%, jeweils der Celecoxib- bzw. Diclofenacgruppe (p = 002, p = 003; 404). ▪

▨ 1149 cP-Patienten erhielten entweder Celecoxib (2mal 100 mg/Tag – n = 240; 2mal 200 mg/

Tag – n = 235; oder 2mal 400 mg/Tag – n = 218), Naproxen (2mal 500 mg/Tag – n = 225) oder Plazebo (n = 231) über 12 Wochen. Vor Beginn der Studie, nach 12 Wochen (oder wenn nötig früher) wurde der obere Gastrointestinaltrakt endoskopiert. Gastroduodenale Ulzera fanden sich in 26 % in der Naproxengruppe, in 6 % bei denen, die 2mal 100 bzw. 2mal 400 mg Celecoxib erhalten hatten, und in je 4 % bei denen, die Plazebo oder 2mal 200 mg Celecoxib eingenommen hatten (405). ■

In einem 10tägigen Vergleich von 2mal 600 mg Celecoxib versus 2mal 500 mg Naproxen und Plazebo verminderte Naproxen die kollagen- und arachidonsäureinduzierte Thrombozytenaggregation signifikant und verlängerte die Blutungszeit ebenfalls signifikant. Celecoxib dagegen *hemmte die Plättchenaktivität* von COX-1 nicht (p < 0,05) (729). Vergleichbare Ergebnisse resultierten aus einer Untersuchung, in der Ibuprofen (800 mg/Tag) vs. Celecoxib (100, 400 oder 800 mg/Tag) geprüft wurde (1265).

In einer einfachblinden Crossover-Studie erhielten 14 cP-Patientinnen neben (mindestens 3 Monaten) stabilen wöchentlichen MTX-Dosen von 5 – 20 mg über 7 Tage 2mal 200 mg Celecoxib. AUC und C_{max} von MTX waren mit und ohne Celecoxib gleich. Patienten, deren Prothrombinzeit durch die Gabe von Warfarin 1,2 – 1,7 niedriger lag und über 3 Tage stabil waren, erhielten über 7 Tage 2mal 200 mg Celecoxib/Tag oder Plazebo. Weder die Pharmakokinetik von Warfarin, die Prothrombinzeit noch der *MTX-Metabolismus* wurden signifikant beeinflußt (558). ■

330 Patienten mit *aktiver cP* erhielten über 4 Wochen Plazebo, 2mal 40, 2mal 200 oder 2mal 400 mg/Tag Celecoxib. Nach 1, 2 und 4 Wochen erwiesen sich Celecoxib 200 und 400 mg 2mal/Tag Plazebo statistisch signifikant überlegen (modifizierter ACR-Responder-Index). Wegen Ineffektivität beendeten 37 Patienten die Untersuchung (15 Plazebo, 14 bei 40 mg Celecoxib, 3 bzw. 5 in den 200-/400-mg-Celecoxib-Gruppen (633). ■

664 cP-Patienten erhielten über 12 Wochen Celecoxib (2 × 100 mg/Tag – n = 228; 2 × 200 mg/Tag – n = 219 und 2 × 400 mg/Tag – n = 217). Celecoxib wurde bei aktiver cP gegen Naproxen (2 × 500 mg/Tag – n = 218) und Plazebo (n = 221) geprüft. Zu allen Untersuchungszeitpunkten (nach 2, 6 und 12 Wochen) war Celecoxib Plazebo in den Bereichen „Zahl der geschwollenen/druckschmerzhaften Gelenke", „Einschätzung der Wirkung durch Patient und Arzt" statistisch signifikant (p < 0,05) überlegen

und Naproxen gleichwertig wirksam (1255). In dieser Studie zeigte sich auch, daß Celecoxib (und Naproxen) die Fähigkeit, tägliche Abläufe zu bewältigen (HAQ), signifikant gegenüber Plazebo verbesserte (p < 0,01). Einige HAQ-erfaßte tägliche Aktivitäten besserte Celecoxib ausgeprägter als Naproxen (z.B. Haarewaschen, Fleischschneiden usw.) (1254). ■

In einer doppelblinden plazebokontrollierten Parallelgruppenstudie wurden Wirksamkeit, Verträglichkeit und Sicherheit von Celecoxib bei 1004 Patienten mit *aktivierter Gonarthrose* untersucht. Nach Randomisation erhielten die Patienten Celecoxib (2mal 50 mg/Tag – n = 203; 2mal 100 mg/Tag – n = 197; 2mal 200 mg/Tag – n = 202), Naproxen (2mal 500 mg/Tag – n = 198) oder Plazebo (n = 204) über 12 Wochen. Als Beurteilungskriterien wurden die Meinungen des Arztes und des Patienten über den Erfolg der Behandlung, die Einschätzung des Schmerzes durch den Patienten und ein Osteoarthritisschwere-Index genützt. Celecoxib in Dosen von 2mal 100 bzw. 2mal 200 mg/Tag waren vergleichbar – beide Dosierungen waren Plazebo signifikant überlegen. Bezüglich der Wirksamkeit gab es keinen statistisch signifikanten Unterschied zwischen Celecoxib und Naproxen (510). ■

In einer doppelblinden, placebokontrollierten Parallelgruppenstudie über 12 Wochen wurde die Wirksamkeit von Celecoxib (2 × 50 mg/Tag – n = 216; 2 × 100 mg/Tag – n = 207; 2 × 200 mg/Tag – n = 213) vs. Naproxen (2 × 500 mg/Tag – n = 207) oder Plazebo (n = 218) an aktivierten Coxarthrosen geprüft. An den Untersuchungszeitpunkten 2, 6 und 12 Wochen waren die Wirkungen von 200 bzw. 400 mg Celecoxib und 1000 mg Naproxen vergleichbar wirksam und Plazebo statistisch überlegen (p < 0,05; Patienten-, Arztbeurteilung; Score der aktivierten Arthrose) (1267). ■

Zusammenfassend liegt Celecoxib in 100- und 200-mg-Kapseln vor. *Kontraindikationen* sind Sulfonamidallergie, Patienten < 18 Jahre, Schwangere, Stillende und Patienten mit Lactuloseintoleranz (Lactulose ist ein Hilfsstoff in den Kapseln). In mehreren Studien bei cP- und Arthrosepatienten erwiesen sich 200 – 400 mg/Tag Plazebo hochsignifikant überlegen und 500 mg Naproxen bzw. 150 mg Diclofenac als gleichwertig (404, 1051). *Interaktionen* (Fluconazol, Glibornurid) waren klinisch nicht relevant oder (Methotrexat) bestanden nicht. Celecoxib (Celebrex [noch nicht auf dem Markt]) wird in einer täglichen Dosis von 200–400 mg empfohlen. Gastrointestinale Nebenwirkungen wie Erosionen oder Ulzera entwickeln sich „im Plazebobereich". An *unerwünschten Wirkungen* zeigten sich eine flüchtige, nicht relevante Verminderung der renalen Natriumausscheidung und Nebenwirkungen am Respirationstrakt (die im Plazebobereich lagen). Celecoxib beeinflußt weder die Plättchenaggregation noch die Blutungszeit oder die GFR.

Rofecoxib (**Vioxx** [noch nicht auf dem Markt]), ein hochspezifischer COX-2-Hemmer, erreicht nach oraler Einnahme maximale *Plasmaspiegel* nach 2 Stunden. Die *Eliminationshalbwertszeit* liegt bei 17 Stunden. Die Substanz wird nahezu vollständig durch die Leber metabolisiert und über die Niere eliminiert. Eine *Steady state* im Plasma ist in 4 Tagen erreicht. Bei einer *Plasmabindung* von 85 % beträgt die *Bioverfügbarkeit* 93 %. Nahrungsaufnahme hat keinen Einfluß. Klinisch nicht relevanten *Interaktionen* (Marcumar + Rofecoxib: 8 %iger Anstieg der Prothrombinzeit; ACE-Hemmer + Rofecoxib: minimaler, im Mittel bei 2,8 mmHg liegender Blutdruckanstieg) steht eine 50 %ige Senkung der Rofecoxibkonzentrationen im Plasma bei paralleler Applikation von Rifampicin gegenüber. Rofecoxib beeinflußt in therapeutischen Dosen MTX-Spiegel: Die AUC-Werte von MTX erhöhen sich um ca. 20 %.

▨▨▨ Rofecoxib wurde in einer doppelblinden, randomisierten plazebokontrollierten multizentrischen Studie vs. Plazebo getestet. Patienten mit *Gon*- oder *Koxarthrosen* erhielten über 6 Wochen oral je 4mal 5 mg, (n = 149), 12,5 mg (n = 144), 25 mg (n = 137) bzw. 50 mg (n = 97, nur Gonarthrosen) oder Plazebo (n = 145). Primäre Studienparameter (WOMAC/VAS, Schmerzen beim Gehen, Urteil des Patienten und des Arztes) und sekundäre Zielparameter (Steifigkeit, Einschränkungsskala) waren für alle Rofecoxibdosen Plazebo überlegen (p < 0,001). Die 12,5- bis 50-mg-Dosen waren der 5-mg-Dosis überlegen (293–295). ▪

▨▨▨ 565 von 672 Patienten mit *Knie*- und *Hüftgelenkarthrosen* erhielten in einer doppelblinden, randomisierten, plazebokontrollierten multizentrischen Studie Plazebo (n = 145), Rofecoxib oral (5 mg – n = 149; 12,5 mg – n = 144; 25 mg – n = 137 und 50 mg/Tag – n = 90, nur Kniegelenkarthrosen) über 6 Wochen. Anschließend nahmen 472 dieser Patienten (auch jene die vorher Plazebo oder 5 mg Rofecoxib erhalten hatten) 12,5 mg, 25 mg Rofecoxib oder 150 mg Diclofenac ein. Primäre Zielparameter dieser Studie waren der WOMAC (VAS-Schema), Gehen auf flachem Boden und die Beurteilung der

Therapie durch den Patienten sowie das Urteil des Arztes über die Krankheitsaktivität. Nach 6 Wochen waren alle mit Rofecoxib behandelten Patienten gegenüber Plazebo signifikant verbessert (p < 0,001). Die 12,5- bis 50-mg-Dosen waren der 5-mg-Dosis überlegen. Im folgenden Zeitraum über 6 Monate konnte diese Besserung in den Rofecoxibgruppen gehalten werden. Patienten, die vorher Plazebo oder 5 mg Rofecoxib erhalten hatten, zeigten ebenso wie die Diclofenacpatienten eine deutliche klinische Besserung (296). Die somatisch und psychisch empfundene Lebensqualität (SF-36) zeigte sich in allen Rofecoxibgruppen vs. Plazebo signifikant verbessert (p < 0,05; 297). ▪

▨▨▨ In zwei doppelblinden, randomisierten plazebokontrollierten Parallelgruppenuntersuchungen wurde Rofecoxib (12,5 bzw. 25 mg/Tag) mit Plazebo, Ibuprofen (2,4 g/Tag) und Diclofenac (150 mg/Tag) verglichen. Gon- und Koxarthrosen wurden über 6 bzw. 26 Wochen behandelt. In beiden Studien waren die Rofecoxibdosen Plazebo signifikant überlegen. Die klinische Wirksamkeit von Rofecoxib war der von Ibuprofen nach 6 Wochen vergleichbar, ebenso wie der Wirksamkeit Diclofenacs nach 26 Wochen (154, 978). ▪

▨▨▨ In einer randomisierten, doppelblinden Multizenterstudie wurden 341 Patienten mit radiologisch und klinisch gesicherten Arthrosen von Knie- und Hüftgelenken untersucht. Diese Patienten waren durchwegs > 80 Jahre (im Mittel 83 Jahre). Sie erhielten über 6 Wochen (Untersuchungszeitpunkte 1, 2, 4, 6 Wochen) entweder 12,5 mg (n = 118) oder 25 mg (n = 56) Rofecoxib/Tag, bzw. Plazebo (n = 52) oder Nabumeton (n = 115) 1500 mg/Tag. Primäre Studienparameter waren die Patienteneinschätzung (100 mm VAS), die ärztliche Einschätzung (5-Punkte Lickert-Skala) und der WOMAC-VAS3,0-Osteoarthrose-Index. In der Reihenfolge Plazebo, 12,5 mg Rofecoxib, 25 mg Rofecoxib, Nabumeton ergaben sich folgende Veränderungen: – 13 mm, – 26 mm, – 25 mm, – 25 mm (p ≤ 0,001) (1271).

693 Patienten mit klinisch und radiologisch gesicherter Knie- oder Hüftgelenkarthrose wurden in einer doppelblinden, randomisierten vergleichenden Multizenterstudie untersucht. Sie erhielten über ein Jahr täglich entweder 12,5 oder 25 mg Rofecoxib oder 3 × 50 mg Diclofenac. In dieser Reihenfolge änderte sich die Patientenbeurteilung um – 2,18, –2,33 und –2,39. In ähnlicher Weise besserten sich die Parameter WOMAC-Steife, Funktionen und Gelenkempfindlichkeit. Die Wirksamkeit blieb in allen Gruppen über ein Jahr erhalten (1259). ▪

Tabelle 2.**3** Nichtsteroidale Antiphlogistika und Cyclooxygenase-2-spezifische Hemmer – Präparate, Tageshöchst-dosen und Plasmaeliminationshalbwertszeiten

Chemische Kurzbezeichnung	Präparat	Empfohlene Tages-höchstdosis (mg)	Plasmahalbwertzeit
Acetylsalicylsäure (ASS)	Aspirin	2000–6000	0,2–0,3
Salicylsäure[3]			2–5
Phenylbutazon°	Butazolidin	300–600	68–84
Mefenaminsäure	Parkemed	500–1500	3–5
Acemetacin[3]	Rantudil (retard)	120–180	3–5
Diclofenac-Natrium[1,3]	Voltaren (retard)	150–200	1–2
Aceclofenac[1]	Biofenac	100–200	3–6
Indometacin[2]	Amuno (retard)	150–175	2–11
Sulindac[1,3]	Imbaral	200–400	7–16
Tolmetin	Tolectin	600–1800	4–6
Ibuprofen[3]	Brufen	600–2400	1–2
Ketoprofen[3]	Alrheumun	150–300	1,5–2,5
Naproxen[1,3]	Proxen	750–1000	12–15
Piroxicam[1,2,3]	Felden	10–20	45–57
Meloxicam[1]	Mobec	7,5–15	18–22
Lornoxicam	Telos	8–16	3–5
Celecoxib*/**	Celebrex	200–400	10–12
Rofecoxib**	Vioxx	12,5–25 (37,5)	15–17

° Anwendungsbeschränkung beachten.
* In den USA auf dem Markt.
** Noch nicht auf dem Markt.
[1] Beeinflussung durch enterohepatische Rezirkulation.
[2] Starke Beeinflussung durch enterohepatische Rezirkulation.
[3] Dosisabhängige Elimination.

Im *In-vitro-Vollblutassay* reflektiert die TXB_2-Synthese die COX-1-Aktivität. Dagegen spiegelt die Menge von PGE_2 nach LPS-Stimulation die COX-2-Aktivität wider.

▬▬▬ In vier Gruppen wurden gesunden Probanden Plazebo (n = 8) bzw. Rofecoxib (25, 100, 250 oder 375 mg/Tag – n jeweils = 8) über 14 Tage gegeben und die COX-2- bzw. COX-1-Hemmung gemessen. Die maximale Hemmung von COX-2 nach 14 Tagen betrug (Plazebo, 25, 100, 250 oder 375 mg/Tag) 37,0, 77,0, 98,0 und 97 %. Keiner der mit Rofecoxib behandelten Probanden zeigte eine signifikante Hemmung von TXB_2 (p < 0,1). Rofecoxib hemmt potent und spezifisch die Aktivität von COX-2, auch in 10fach höheren Dosen, als für klinisch positive Ergebnisse bei der Arthrose (12,5–25 mg/Tag) nötig sind (245). ▬

Zusammenfassend wird Rofecoxib (Vioxx [noch nicht auf dem Markt]) bei Arthrosen voraussichtlich 1 × täglich mit 12,5–25 mg gegeben. Eine höhere Dosis für die cP (25–37,5 mg/Tag) bzw. die Schmerztherapie (50 mg/Tag) ist denkbar (s.

Kontraindikationen). In Studien an Gon- und Koxarthrosen zeigte es eine Ibuprofen und Diclofenac vergleichbare klinische Wirkung. Auch dieser hochspezifische Cyclooxygenase-2-Hemmer verursacht lediglich im Plazebobereich liegende, also sehr wenige Magen-Darm-Nebenwirkungen.

Indikationen

Bei entzündlich rheumatischen Krankheiten (cP, A.ps., reaktiven Arthritiden, Sp.a. u.a.) sind NSA (Tab. 2.3) zunächst als „Sofortmaßnahme" zur *Hemmung des Entzündungsprozesses* und seiner Folgen, der *Schmerzen* und schmerzbedingten *Funktionseinschränkungen,* indiziert. Sind LAR wirkungslos oder kontraindiziert, können NSA, neben Glucocorticoiden, die einzige medikamentöse Therapie bleiben. Bei entsprechender entzündlicher Aktivität der Krankheit kann eine Kombination mit einem Glucocorticoid notwendig werden. Bei degenerativen rheumatischen Gelenk- und Wirbelsäulenerkrankungen sind NSA vor allem bei den sog. aktivierten bzw. dekompensierten Stadien der Arthrose indiziert. Der Schmerz im Rahmen von Weichteilerkrankungen wird durch analgetisch akzentuierte NSA bekämpft, die damit oft den bestehenden Circulus vitiosus unterbrechen (712).

Kontraindikationen

Relative und *absolute* Kontraindikationen sind alle pathologischen Organ- oder Blutbildbefunde, die auch als mögliche Nebenwirkungen der NSA bekannt sind. Die Angabe der Schwangerschaft als Kontraindikation erfolgt vor allem aus Vorsicht, auch wenn Fruchtschäden nur sehr selten beobachtet worden sind. Spezifische COX-2-Hemmer sind in der Schwangerschaft und Stillzeit kontraindiziert, weil noch keine klinischen Erfahrungen vorliegen.

Wirkungseintritt, -dauer, -qualität

Nur der lokale *Wirkstoffspiegel im Gelenk* entscheidet über Ausmaß und Dauer der antiphlogistischen und analgetischen Wirkung. Synoviaspiegel und Synovialiskonzentrationen haben große Schwankungsbreiten, die gemeinsam mit differenten NSA-Wirkungsspektren und heterogenen Mustern der Entzündungsmediatoren zu *individuellen Unterschieden* in der klinischen Wirkung führen können. Häufig muß die Ansprechbarkeit ausprobiert werden, ehe ein Präparat für die Dauertherapie feststeht.

> **!** Als Faustregel gilt: Das Wirkungsmaximum, gemessen an der Höhe des Blutspiegels der eiweißgebundenen Substanz, wird etwa nach dem Vierfachen der Halbwertszeit erreicht. Das bedeutet, daß ein Präparat mit einer Halbwertszeit von etwa 2 Stunden schon am ersten Tag voll wirkt, während bei einer Halbwertszeit von z. B. 40 Stunden erst nach etwa einer Woche mit der vollen Wirkung gerechnet werden kann (712).

Die unterschiedliche *Wirkungsdauer* der Präparate hängt von der Verweildauer der Substanz im entzündeten Gewebe ab, die durch pharmakokinetische Faktoren, wie z. B. die Plasmaeliminationshalbwertszeit, mitbestimmt wird. Diese *Halbwertszeit* bestimmt sich nach dem an Eiweiß gebundenen inaktiven Anteil der Wirksubstanz: Halbwertszeiten fallen individuell sehr verschieden aus. Sie lassen sich nicht mit Exaktheit verwerten und erlauben nur bedingt Rückschlüsse

Tabelle 2.**4**   Halbwertszeiten nichtsteroidaler Antiphlogistika und spezifischer COX-2-Hemmer

NSA mit kurzer Halbwertszeit (3 – 7 Std.)	Acetylsalicylsäure Acemetacin Diclofenac Ibuprofen Indometacin Ketoprofen Lornoxicam
NSA mit mittlerer Halbwertszeit (8 – 16 Std.)	Celebrex Naproxen Sulindac
NSA mit langer Halbwertszeit (> 16 Std.)	Meloxicam Phenylbutazon Piroxicam Vioxx

auf die Dauer der Wirkung (Tab. 2.**4**). Die klinische Erfahrung lehrt, daß die Wirkungsdauer nicht immer mit der pharmakologischen Halbwertszeit übereinstimmt. Vor allem die Wirkdauer von Präparaten mit *langer* Halbwertszeit ist *kürzer*, als es der Halbwertszeit entspricht. Das birgt die Gefahren der Dosiserhöhung bzw. Frequenzsteigerung der Tagesdosen: Kumulativ erhöhte *bleibende Wirkstoffspiegel* können häufig zu Unverträglichkeiten führen. Präparate mit *kurzer* Halbwertszeit wirken dagegen meist *länger*, als es die Halbwertszeit erwarten läßt, so daß der Patient doch oft mit 3- bis 4 täglichen Gaben eines Medikamentes mit einer Halbwertszeit von nur 2 Stunden auskommt (712). Für die Wirkungsdauer ist die klinische Beurteilung maßgebend, wobei allerdings pharmakologische Daten zu berücksichtigen sind. Um die Wirkungsdauer der Präparate mit kurzer Halbwertszeit zu verlängern, sind *Retardpräparate* entwickelt worden.

Dosierung, Applikationsformen, Therapieschemata

Erlaubte Tagesdosen sind Resultate entsprechender Versuche und Erfahrungen.

> **!** Die Dosiserhöhung bringt entweder keine wesentliche Verbesserung der Wirkung mehr oder läßt eine zunehmende Unverträglichkeit erkennen.

Die für eine eventuelle Langzeittherapie als geeignet zu bezeichnenden Tageshöchstdosen sind in Tab. 2.**3** (S. 25) aufgeführt. Einzeldosen und Applikationshäufigkeit richten sich nach der Wirkungsdauer und -kapazität sowie den Halbwertszeiten. Der Kliniker muß oft variieren, um die Dosis dem individuellen Beschwerdebild des Patienten anzupassen. Unterschiedliche Dosierung von z. B. Suppositorien und Retardpräparaten erfordert Abweichungen von einem strengen Schema. Die gleichmäßige Dosierung (3mal/Tag) wird häufig variiert, da das individuelle Beschwerdebild nicht selten (morgens!) eine höhere Dosis erfordert, die tagsüber eingespart werden kann. Manchmal ist – eventuell nachts – eine zusätzliche Gabe sinnvoll (mit Milch, Zwieback). Die Morgendosis kann bei einer mit Glucocorticoiden kombinierten Therapie vielleicht entfallen. Die übrigen Einzelgaben werden dann erhöht oder die Tagesdosen auf spätere Zeitpunkte verschoben.

> ! Alle diese Abweichungen von einem strikten Schema sind problemloser bei Präparaten mit kurzer Halbwertszeit möglich, da sie sich den individuellen Verhältnissen leichter anpassen lassen.

Präparate mit *langer Halbwertszeit* und Retardpräparate haben den Vorteil der (nur) 1- bis 2maligen Einzelgaben. Das ist besonders für *Berufstätige* wichtig. Häufig erhöhen Patienten, z. B. bei klinisch nicht hinreichend lang und ausreichend wirkenden Präparaten mit langer Halbwertszeit, die Dosis („Overcompliance") oder nehmen – ihre Beschwerden tolerierend – aus Angst vor Nebenwirkungen ihre NSA nicht oder nur in verminderter Dosis ein. Wenn der Arzt von diesem Verhalten nichts erfährt, schätzt er den Erfolg der verordneten Therapie falsch ein (712).

Nebenwirkungen und Kontrolluntersuchungen, Interaktionen

Ein Toxizitätsindex aus Zahlen und Bewertungen von durch LAR-NSA-Prednison induzierten Symptomen, Laborwerten und Krankenhausaufenthalten zeigte bei den NSA – Grundlage waren 2747 cP-Patienten mit insgesamt fast 8000 Patientenbeobachtungsjahren – Ibuprofen und Naproxen als am verträglichsten, Ketoprofen, Tolmetin und Indometacin als am unverträglichsten. Von allen LAR wurde Hydroxychloroquin (HCQ) und i. m. appliziertes Gold am besten toleriert, gefolgt von D-Penicillamin (DPA), Methotrexat (MTX), Azathioprin und Auranofin. Der Vergleich der Toxizitätsindizes beider Gruppen zeigte, daß Piroxicam toxischer war als par-

Tabelle 2.**5** Seltene, seltene bis gelegentliche und häufige Nebenwirkungen nichtsteroidaler Antiphlogistika

Selten (< 5 %)
Schockzustände, Struma, Haarausfall, Pigmentdegeneration der Retina, Korneatrübung, Schleimhauterscheinungen, Asthmaanfälle, Ohrensausen, Leber- (Cholestase) und Nierenschäden (interstitielle Nephritis), Hypertonie, periphere Ödeme, Leukopenie, Thrombozytopenie, Anämie; sehr selten Agranulozytose; sehr selten Lyell-Syndrom
Selten bis gelegentlich (5 – 20 %)
➤ Hauterscheinungen (Juckreiz, Exanthem, Photosensibilität, allergische Reaktionen) ➤ zentralnervöse Erscheinungen (Kopfschmerz, Müdigkeit, Verwirrtheit, Schwindel, Konzentrationsschwäche) ➤ gastrointestinale Nebenwirkungen seltener: Ulkus, Blutungen, Ulzerationen von Dick- und Dünndarm
Häufig (> 20 %)
➤ Magen-Darm-Erscheinungen (Magenschmerzen, Völlegefühl, Übelkeit, Brechreiz, Durchfall)

enterales Gold, Tolmetin und Ketoprofen etwa gleich toxisch wie DPA und Azathioprin waren und Indometacin toxischer wirkte als DPA, MTX und Azathioprin (377). ■

Nebenwirkungen müssen in *Befindensstörungen* und *ernste Nebenwirkungen* unterteilt werden (Tab. 2.5). Ein besonderes Problem ist die *substanzbedingte Magenunverträglichkeit*, die zwangsläufig alle Substanzen aufweisen, die dominierend die COX-1-vermittelte PG-Synthese hemmen. Aber auch weniger über eine PG-Synthese-Hemmung wirkende Präparate können magenunverträglich sein. Aluminium- und Magnesiumpräparate mindern die Bioverfügbarkeit mancher NSA (z. B. für ASS, Diflunisal, Phenylbutazon, Indometacin). Ähnliches gilt auch für H_2-Antagonisten (z. B. Tagamet), H^+-Protonenpumpen-Hemmer (z. B. Antra), Sucralfat (z. B. Ulcogant) oder Misoprostol (Cytotec). NSA verdreifachen das gastrale Blutungsrisiko; kombiniert mit Glucocorticoiden wird diese gefährliche (weil oft symptomlose) Nebenwirkung vervielfacht.

> **!** Risikopatienten sind multimorbide, mehrfach medikamentös behandelte Patienten, meist Frauen in höherem Lebensalter (> 60 Jahre). Auch eine Ulkus- oder Blutungsanamnese, Helicobacter-pylori-Gastritis, Rauchen und Alkoholabusus zählen zu den Risikofaktoren. Die prophylaktische/präventive Gabe der erwähnten „Magenschutzpräparate" bei Patienten mit diesen Risikofaktoren ist indiziert.

▬▬▬ 8843 cP-Patienten (mittleres Alter 68 Jahre; 6273 Frauen, 2570 Männer), die kontinuierlich zehn verschiedene NSA einnahmen, wurden über einen Zeitraum von 2 Jahren zusätzlich doppelblind und randomisiert mit entweder 4mal 200 μg Misoprostol oder Plazebo behandelt. Ernsthafte NSA-induzierte Nebenwirkungen des oberen Gastrointestinaltrakts wurden durch Misoprostol vs. Plazebo um 40% (p = 0,049) reduziert (1049). ▪

Für die Prävention/Prophylaxe gastrischer und duodenaler Ulzera eignen sich H^+-Protonenpumpen-Hemmer (z.B. Antra) und Misoprostol (z.B. Cytotec), für die Heilung NSA-induzierter Ulzerationen H_2-Antagonisten (z.B. Tagamet) und Sulfacrat (z.B. Ulcogant) (269).

Suppositorien haben zwar keinen direkten Kontakt mit der Magenschleimhaut, jedoch wirkt die PG-Synthese-Hemmung systemisch. Ob als „Prodrug" vorliegende Substanzen besser magenverträglich sind, ist umstritten. Schweren, aber seltenen Nebenwirkungen liegt häufig eine individuelle, genetisch-immunologische *Prädisposition* zugrunde.

Da Patienten bereits in den ersten Behandlungswochen allergisch oder toxisch reagieren können, sind in den ersten 3 Behandlungsmonaten Kontrolluntersuchungen in 2wöchigen Abständen indiziert. Befragungen (ZNS, Gastrointestinaltrakt), Inspektion von Haut und Schleimhäuten, regelmäßige Blutuntersuchungen (Blutbild, Leber- und Nierenwerte) und Blutdruckkontrollen sind nach Ablauf der ersten 3 Therapiemonate in 1- bzw. 2monatigen Abständen nötig. Magenbeschwerden müssen gastroskopisch objektiviert werden. Gerade Magenschleimhautschäden durch NSA aber können sich unbemerkt entwickeln.

> **!** Da sich manche (vor allem gastrointestinale) Nebenwirkungen addieren oder potenzieren können, ist es falsch, zwei NSA zusammen zu geben.

Auch läßt sich die Gesamtwirkung zweier gleichzeitig verordneter NSA nicht abschätzen. Ein Teil des Wirkstoffs bzw. auch eines Metaboliten ist an Protein gebunden. Die Affinität einzelner Substanzen zu Plasmaprotein ist unterschiedlich. Ein schwächer wirksames NSA kann ebenso ein potenteres aus der Proteinbindung verdrängen wie ein stärker wirksames das schwächere (712).

Interaktionen zweier NSA spielen sich aber nicht nur auf der Ebene der Plasmaeiweißbindung ab, es ist auch die gegenseitige Beeinflussung der Absorption, Metabolisierung, Gewebebindung und Ausscheidung möglich (Tab. 2.6). Ein zweites NSA erhöht die Wirksamkeit (wenn überhaupt) häufig nicht, es kann sogar einen Wirksamkeitsverlust nach sich ziehen. Die Gabe zweier NSA zu verschiedenen Zeiten kann sinnvoller sein; z.B. hilft ein abends gegebenes hochdosiertes Suppositorium über die Nacht (dasselbe Präparat wird am Tage gegeben vielleicht nicht vertragen). Dann sollte der Patient tagsüber das verträglichere Präparat erhalten, das es nicht als Suppositorium gibt. In der Regel jedoch ist die kombinierte NSA-Therapie nicht günstig (712).

Besonders erwähnenswert sind Interaktionen von *NSA* mit *Ciclosporin* und *MTX* (S. 78, 96). Während ein 12- bis 24stündiges Intervall zwischen MTX- und NSA-Applikation nur bei zusätzlich eingeschränkter Nierenfunktion erforderlich ist, sollte die parallele NSA-Ciclosporin-Applikation möglichst vermieden werden.

Zusammenfassung

Jede NSA-Applikation orientiert sich am individuellen Schmerzprofil des Patienten. Freizeit, Arbeit und damit Belastung, Art der zugrundeliegenden Erkrankung mit tageszeitlichen Schmerzspitzen usw. diktieren die initiale Dosis; die klinische Wirkung bestimmt die Dosisfindung für die Dauertherapie.

Nierenfunktionseinschränkungen (besonders bei älteren Menschen) müssen zur Dosisreduktion führen. Faustregel: 50% Nierenfunktionseinschränkung bedeutet ⅓ Dosisreduzierung der NSA. Bevorzugte Applikationen: oral oder als Suppositorium. Auf eine parenterale Behandlung mit NSA kann verzichtet werden (287).

Es ist zum jetzigen Zeitpunkt der Entwicklung nicht mehr „willkürlich", sondern berechtigt, neben den konventionellen NSA von einer abzugrenzenden Substanzgruppe, den spezifischen Cyclooxygenase-2-Inhibitoren (CSI) zu sprechen:

Tabelle 2.**6**   Pharmakokinetische Interaktionen zwischen nichtsteroidalen Antiphlogistika und anderen Medikamenten (nach 128)

Medikamente, die NSA beeinflussen			
Medikament	**NSA**	**Klinische Relevanz**	**Auswirkungen und Therapie**
Antazida (z. B. *Gelusil, **Rennie)	ASS, Diclofenac, Indometacin und andere saure NSA	+	• Aluminium enthaltende Antazida * verringern die Absorption von ASS und Indometacin • Bicarbonat enthaltende Antazida ** erhöhen die Absorption von ASS und Indometacin • bei deutlich verminderter Absorption Dosis der NSA erhöhen
Sucralfat (z. B. Ulcogant)	wahrscheinlich alle NSA	±	• verzögerte Resorption • bei schneller Schmerzstillung relevant • Abstand zwischen beiden Medikamenten > 2 Stunden
H$_2$-Blocker (z. B. Tagamet)	wahrscheinlich alle NSA	±	• Absorption leicht verzögert
Kohlensäure-bindende Mittel (Colestyramin, Kohle, Pectin)	wahrscheinlich alle sauren NSA (z. B. Naproxen, Piroxicam)	+	• reduzierte Absorption • Einnahmeabstand zwischen beiden Medikamentengruppen > 4 Stunden
Probenecid (z. B. Probenecid)	wahrscheinlich alle NSA	±	• erniedrigter Stoffwechsel und renale Ausscheidung der NSA
Metoclopramid (Paspertin)	ASS	±	• erhöhte Absorption von ASS
Barbiturate (z. B. Phenobarbiturad: Luminal)	Phenylbutazon andere NSA?	±	• beschleunigte Ausscheidung anderer NSA
Methotrexat (z. B. Lantarel, Metex)	wahrscheinlich alle NSA	+ +	• die reduzierte Clearance von Methotrexat erhöht die Plasmakonzentration und das Risiko der Toxizität • gleichzeitige Gabe sollte bei Einschränkung der Nierenfunktion und hohen Medikamentendosen vermieden werden
Valprionsäure (z. B. Leptilan)	ASS	+	• die Hemmung des Valprionsäurestoffwechsels erhöht die Plasmakonzentration der Valprionsäure • ASS vermeiden • bei anderen NSA Blutkontrollen
Digoxin (z. B. Lanicor)	alle NSA	+ +	• bei eingeschränkter Nierenfunktion wird durch die parallele Gabe die Digoxin-Clearance reduziert • NSA vermeiden
Glucocorticoide (z. B. Urbason)	alle NSA	+ +	• erhöhte gastrointest. mukosale Absorpt. • hochdosierte Kombination vermeiden
Coffein	ASS		• erhöhte Absorption von Aspirin
Angiotensin-II-Hemmer (z. B. Lopirin Cor)	alle NSA	+	• reduzierte antihypertensive Wirkung

Fortsetzung nächste Seite

Tabelle 2.**6**   Pharmakokinetische Interaktionen zwischen nichtsteroidalen Antiphlogistika und anderen Medikamenten (nach 128)   *Fortsetzung*

NSA, die andere Medikamente beeinflussen			
NSA	**Medikament**	**Klinische Relevanz**	**Auswirkungen und Therapie**
Phenylbutazon Oxyphenbutazon Azapropazon ASS > 3 g/Tag	orale Antidiabetika (z. B. Pro-Diaban)	+ +	• die Hemmung des Metabolismus der sulfonylhaltigen Stoffe verlängert deren Halbwertszeit und erhöht das Risiko der Hypoglykämie • Kombination vermeiden
ASS	Antiepileptika (z. B. Luminal)	+ +	• Valprionsäurewirkungen sind gesteigert • Dosis der Valprionsäure erniedrigen oder Phenytoin vermeiden
Phenylbutazon Oxyphenbutazon Azapropazon	orale Antikoagulanzien (z. B. Marcumar)	+ +	• die Hemmung des Metabolismus von S-Warfarin erhöht den Antikoagulationseffekt • NSA vermeiden, wenn möglich; sorgfältiges Überwachen, wenn unmöglich
Wahrscheinlich alle NSA	Digoxin (z. B. Lanicor)	+ +	• unwägbare Erhöhung von Digoxinkonzentrationen beim Älteren und Neugeborenen • Kombinationen vermeiden
Wahrscheinlich alle NSA	Lithium (z. B. Quilonum)	+ +	• unvoraussagbarer Anstieg der Lithiumkonzentrationen • Kombinationen vermeiden
Wahrscheinlich alle NSA	Methotrexat (z. B. Lantarel)	+ +	• reduziert die Clearance von Methotrexat • Kombinationen bei eingeschränkter Nierenfunktion und/oder hoher NSA-/MTX-Dosierung vermeiden
Wahrscheinlich alle NSA	Ciclosporin (z. B. Sandimmun Optoral)	+ +	• Erhöhung der Ciclosporinkonzentration • Kombination vermeiden
Indometacin	Antibiotika (z. B. Refobacin)	+	• erhöhte Aminoglykosidkonzentrationen • Überwachen nötig
Indometacin Naproxen	Zidovudin (Retrovir)	±	• leichter Anstieg des Zidovudineffekts
ASS/einige NSA	andere NSA	±	• reduziert die Plasmabindung von NSA durch Eiweißverdrängung • Diflunisal kombiniert mit Indometacin: erhöhtes Risiko gastrointestinaler Ulzerationen und Blutungen • erhöhte Plasmakonzentrationen von Indometacin vermeiden
NSA, Indometacin wahrscheinlich alle NSA	Antihypertonika Betablocker Diuretika ACE-Hemmer Vasodilatatoren	+ +	• reduzierte Wirkung der Antihypertonika, beruhend auf der Hemmung der renalen Prostaglandinbiosynthese, deren Resultat in Salz- und Wasserretention und einer Vasokonstriktion besteht • wenn möglich, vermeiden

Fortsetzung nächste Seite

Tabelle 2.**6** Pharmakokinetische Interaktionen zwischen nichtsteroidalen Antiphlogistika und anderen Medikamenten (nach 128) *Fortsetzung*

NSA, die andere Medikamente beeinflussen			
NSA	**Medikament**	**Klinische Relevanz**	**Auswirkungen und Therapie**
Indometacin andere NSA	Diuretika (z. B. Lasix)	+ +	• reduzierte natriuretische und diuretische Wirkungen • kann einen kongestiven Herzfehler verschlimmern
Alle NSA	Antikoagulanzien (z. B. Marcumar)	+ +	• gastrointestinale Blutungen, Ulzerationen: aus der Hemmung der Plättchenaggregation resultierend • erhöhtes Risiko der Blutung bei Patienten unter Antikoagulanzien vermeiden
ASS, hochdosiert	hypoglykämische Substanzen (z. B. Pro-Diaban)	+ +	• Verstärkung hypoglykämischer Effekte • Blutzuckerspiegel überwachen
NSA	andere NSA	+ +	• erhöhtes Risiko von gastrointestinalen, renalen und anderen unerwünschten Wirkungen vermeiden

Zwei davon kommen in Kürze auch in Deutschland auf den Markt: Celecoxib (Celebrex) und Rofecoxib (Vioxx).

Deren Differenzierungsmöglichkeiten zu den konventionellen NSA resultieren pharmakodynamisch daraus, daß CSI die COX-2 pseudoirreversibel, zeit- und konzentrationsabhängig hemmen. Dies ist ein Vorgang, der möglicherweise mit Strukturveränderungen am COX-Enzym einhergeht. Das Ausmaß der COX-2-Spezifität beruht also auf dem unterschiedlichen Ausmaß verschiedener Hemmechanismen: kompetitive Hemmung der COX-1, dagegen zeitabhängige, pseudoirreversible Hemmung der COX-2.

Aber auch klinische Kriterien ermöglichen eine Abgrenzung: hier die konventionellen NSA mit ihrem gastrointestinalen Nebenwirkungspotential und der unterschiedlich intensiven Beeinflussung der COX-1 (mit klinischen Folgen) – da die CSI, denen dieses gastrointestinale Negativpotential nahezu völlig fehlt und die die COX-1 (fast) nicht beeinflussen. Sicher ist: das zunehmende Wissen um physiologische und pathologische Funktionen der COX-2 wird weitere Untersuchungen und Medikamentenentwicklungen mit sich bringen.

Glucocorticoide und ACTH

Glucocorticoide

Glucocorticoide wirken ausgeprägt immunsuppressiv und antiphlogistisch. Ihre analgetische Wirkung ist klinisch nur über den antiphlogistischen Effekt zu sehen. Deshalb haben sie auch in der Therapie der degenerativen Gelenkerkrankungen keine Berechtigung.

Wir unterscheiden die *Substitutionstherapie* (primäre/sekundäre Nebennierenrindeninsuffizienz) von der *Suppressionstherapie* (adrenogenitales Syndrom) und der im folgenden besprochenen *pharmakodynamischen Therapie* mit Glucocorticoiden.

Pharmakodynamik

Glucocorticoide passieren durch passive Diffusion die Zellmembran. In der Zelle binden sie sich an Rezeptorproteine – Glucocorticoidrezeptoren – die in nahezu allen Körperzellen vorhanden sind. Entstandene Glucocorticoidrezeptoren-Komplexe binden sich an Chromatin und beeinflussen die Transkription und damit die Synthese bestimmter Proteine (17).

Glucocorticoide hemmen die Translokation von NFκB zum Zellkern. Dieser Schritt ist sehr wichtig für den Ablauf der Gentranskription. Die

Tabelle 2.7   Wirkungen von Glucocorticoiden

- Nach Passage der Kernmembran bindet der Glucocorticoidrezeptorkomplex an den Zellkern und beeinflußt die Synthese bestimmter Eiweißstoffe
- Lipocortin wird vermehrt gebildet
- Glucocorticoide reduzieren oder verhindern die Bildung von Zytokinen, vor allem von IL-1, aber auch von IL-2, IL-6, IL-Rezeptoren, TNF-α und Interferon-α

Glucocorticoide
- hemmen die Phospholipase A_2, die Cyclooxygenase 2, die Stickstoffmonoxid-(NO-)Synthase, reduzieren dadurch die Entzündungsmediatoren (Prostaglandine, Leukotriene) und dichten das Gefäßsystem ab: Kapillarpermeabilität und Blutfluß in den Kapillaren nehmen ab
- hemmen die Neutrophilenmigration
- senken die Antigenpräsentation von T-Lymphozyten und die F_c-Rezeptor-Expression
- beeinflussen humorale (IgG und IgA sinken im Serum, die B-Lymphozyten-„Ansprechbarkeit" reduziert sich) und zelluläre Umverteilung mononukleärer Zellen (T-Lymphozyten-Zahl und -Funktion nehmen ab)

Einbindung von Transkriptionsfaktoren – wie NFκB – in eine große Zahl proinflammatorischer Phänomene und die Tatsache, daß Glucocorticoide diese Faktoren beeinflussen, läßt die außerordentlich große Breite antiinflammatorischer Wirkungen der Glucocorticoide verstehen (107).

Glucocorticoide inhibieren durch ein „Hemmprotein" – Lipocortin – die Aktivität der *Phospholipase A_2* und damit die Synthese von Prostaglandinen, Thromboxanen und Leukotrienen (1181). Sie inhibieren durch Glucocorticoidrezeptoren-Komplexe die Genexpression der zytokininduzierten *COX-2-Synthase*, beeinflussen die *COX-1-Synthase* jedoch nicht (707, 708).

Stickstoffmonoxid (NO) wird durch zwei konstitutive NO-Synthasen und eine durch z.B. TNF-α, γ-Interferon, IL-1 und IL-2 induzierbare NO-Synthase (NO II) gebildet (993, 1109). Vermutlich intraartikulär entstanden, findet sich NO bei cP-Patienten im Vergleich zu gesunden Kontrollpatienten signifikant erhöht (332, 563, 1092, 1093). Große Mengen von NO schädigen das Gewebe (338). Glucocorticoide hemmen die Induktion der induzierbaren *NO-II-Synthase* (263, 407) und reduzieren so die gesteigerte NO-Synthase und die Krankheitsaktivität.

Glucocorticoide beeinflussen je nach Konstellation die humorale und/oder zelluläre Entzündung (Tab. 2.7). Die in akuten Entzündungsphasen steigende Gefäßpermeabilität wird gesenkt (Blockierung von Adhäsionsmolekülen). Glucocorticoide hemmen die Synthese von IL-1, von TNF-α, von GM-CFS, von IL-2 und IL-6 (16, 131). In chronischen Entzündungsphasen hemmen sie die durch IL-1 induzierte *Fibroblastenproduktion* und *Kollagenasesynthese* (424).

Pharmakokinetik

Glucocorticoide werden nach oraler Applikation schnell und vollständig wahrscheinlich im oberen Jejunum absorbiert. Das adrenokortikotrope Hormon (ACTH) des Hypophysenvorderlappens steuert ihre Sekretion über die Höhe des peripheren Blutspiegels. Die ACTH-Ausschüttung wird wiederum vom im Hypothalamus gebildeten Corticotropin-Freisetzungshormon (CRH) geregelt. In der Leber werden Cortisol und Prednison – die keine Glucocorticoidaktivitäten besitzen – zu Cortison und Prednisolon umgewandelt. Durch die Substitution von Fluor in 9β-Position erreicht man eine Wirkungsverlängerung und -steigerung; allerdings muß man auch mit einer erhöhten Nebenwirkungsrate rechnen (Betamethason, Dexamethason). Cortison und seine synthetischen Derivate sind im Blut an ein Transportprotein, das corticosteroidbindende Globulin (CBG), ein Glykoproteid, gebunden. Proteingebundenes Glucocorticoid ist unwirksam. Ein kleinerer Teil ist an Albumin fixiert und ein noch kleinerer Teil bleibt frei und deshalb aktiv. Glucocorticoide werden in der Leber inaktiviert. Die Metaboliten werden zu 99% als Glucuronide über die Nieren ausgeschieden, weniger als 1% erscheint als freies Cortisol im Urin.

> **!** Glucocorticoide lassen sich in kurz-, mittel- und langfristig wirkende einteilen, je nachdem, wie lange eine Prednisolondosis von 50 mg (oder das Äquivalent davon) die ACTH-Ausschüttung supprimiert (Tab. 2.8).

Indikationen

Glucocorticoide sind indiziert, wenn es keiner anderen Medikation gelingt, die entzündliche Aktivität einer Gelenkerkrankung zu beherrschen. Selbst wenn es eine Therapie mit LAR ermöglicht, ohne Glucocorticoide auszukommen, wird man sie unter Umständen, bevor das LAR

Tabelle 2.**8**   Äquivalenzdosen, relative Wirkung, biologische und Plasmahalbwertszeit von Glucocorticoiden

Substanz (Handelsname) Auswahl	Dauer der ACTH-Suppression (biologische Halbwertszeit) (Std.)	Relative Glucocorticoidwirkung (Cortisol = 1)	Äquivalenzdosen (mg), auf Prednisolon bezogen (approximativ)	Mineralocorticoidwirkung (±)	Plasmahalbwertszeit (min)	Geschätzte Cushingschwelle (mg)
Cortisol	8–12	0,8	25	2 +	60–180	30
Cortison (Hydrocortison)	8–12	1,0	20	2 +	60–180	37,5
Prednison (Decortin, Ultracorten)	18–36	4	5	1 +	120–180	7,5
Prednisolon (Decortin H)	18–36	4	5	1 +	120–180	7,5
Prednyliden (Decortilen)	18–36	3,5	6	1 +	120–180	9
Methylprednisolon (Urbason)	18–36	5	4	0	90–180	6
Cloprednol (Syntestan)	18–36	4	2,5–5	0	120	7,5
Deflazacort (Calcort-6)	24–48	3,5	6	0	90	9
Fluocortolon (Ultralan)	24–48	4	5	0	80–120	7,5
Triamcinolon (Volon)	37–72	5	4	0	180–300	6
Paramethason (Monocortin)	37–72	10	2	0	300	3
Betamethason (Celestan)	37–72	25	0,75	0	300–420	1
Dexamethason (Fortecortin)	37–72	30	0,75	0	180–370	1

zu wirken beginnt, doch als „Sofortmaßnahme"
zunächst geben müssen. Sie können auch indiziert sein, wenn aus irgendeinem Grund NSA
oder auch LAR nicht gegeben werden können
(712).
Indikationen für Glucocorticoide sind

➤ alle Therapiephasen von LAR, in denen NSA
und physikalische Therapie bis zum Einsetzen
der LAR-Wirkung nicht genügend schmerzlin-
dernd wirken;
➤ akute oder exsudative (maligne oder lupoide)
cP-Verläufe bzw. durch Vaskulitiden oder andere viszerale Komplikationen charakterisierte Zeiträume bzw. cP-Verlaufsformen.
➤ Glucocorticoide sind in bestimmten Phasen
des SLE (S. 188), zur Therapie der Polymyalgia
rheumatica (S. 195), primärer und sekundärer
Vaskulitiden Therapeutika der ersten Wahl.

Auch individuelle *soziale Situationen* können eine
kurzfristige orale Stoßtherapie mit Glucocorticoiden indizieren, wenn Berufsverlust droht oder
wenn eine alleinstehende Mutter mehrere Kinder
versorgen muß.
  Neben der *oral-systemischen* Glucocorticoidgabe im Sinn einer pharmakodynamischen
Therapie – mit den zu beachtenden Schwierigkeiten des Beginns, des Absetzens, der Langzeitrisiken und der jeweils individuellen „Cushing-
Schwelle" – werden Glucocorticoide auch im
Rahmen besonderer Konstellationen in Form der
sogenannten *„Pulse-Therapie"* und lokal zur *intraartikulären* bzw. *Infiltrationstherapie* eingesetzt.
Muß eine cP-Patientin während der Schwangerschaft Medikamente einnehmen, sind Glucocorticoide, nicht aber NSA, Mittel der Wahl.

Kontraindikationen

Kontraindikationen resultieren aus Befunden, die
als mögliche unerwünschte Wirkungen bekannt
sind (Tab. 2.**9**). Ein Magenulkus ist keine absolute
Kontraindikation mehr – NSA wirken ulzeroge-
ner. Ihre Kombination mit Glucocorticoiden
kann unter Umständen die Ulkusentstehung
noch begünstigen (S. 27). Dagegen kann nicht
mehr als bewiesen gelten, daß Glucocorticoide
allein für Ulzera verantwortlich sind. Ulzera können unter alleiniger Glucocorticoidgabe wieder
abheilen (712).

„Cortison-ängste"

Jeder Arzt ist in seiner täglichen Arbeit mit Corti-
sonängsten der Patienten konfrontiert. Die gene-
relle Einstellung zum Medikament, individuelle
kognitive Voraussetzungen, körperliche (Schwere der Erkrankung) und soziale Merkmale (Verfügbarkeit von Informationen) sind ihre Grundlagen. Aktivierende Momente dieser Ängste verursachen Beipackzettel (Bedrohungspotential,
aber nicht Nebenwirkungswahrscheinlichkeit),
journalistisch aufgearbeitete Darstellungen in
Massenmedien, Angehörigeninformationen und
auch ärztliche Informationsdefizite (876).
Um diesen Ängsten – nicht selten unüberwindba-
re Barrieren für dringend nötige Therapien – ent-
gegenzuwirken, müssen Patienten umfassend
geschult werden. Informationsdefizite müssen
abgebaut, die Symptomwahrnehmung trainiert
und konkrete Alltagshilfen angeboten werden
(640).

Wirkungseintritt, -dauer, -qualität

Klinisch wird die *starke antiphlogistische* und die
an hohe Dosen gebundene *antiproliferative* Wirkung der Glucocorticoide genutzt. Die analgetische Wirkung ist sekundär.
  Die klinische Wirkung tritt dosisadäquat
rasch, meist innerhalb eines Tages ein. Manchmal
erreicht die tägliche Gabe die volle Wirkung jedoch erst am zweiten Tag. Die Wirkung jeder einzelnen Dosis im Rahmen einer längerdauernden
Therapie in entsprechenden Tagesdosen ist nur
kurz, höchstens ein Tag, obwohl die Plasmaeli-
nationshalbwertszeit nur 2 – 3 Stunden beträgt.
Dagegen ist die Dauer der *biologischen Wirkung*
(ACTH-Suppression), zwischen 18 und 24 Stunden (für Prednisolon und Methylprednisolon)
bzw. 37 und 72 Stunden (für Triamcinolon, Betamethason und Dexamethason), *sehr viel länger*.
Die klinische entspricht nicht ganz dieser biologischen Wirkungsdauer, zumindest nicht bezüglich einer ausreichenden Wirkung. Auf der anderen Seite kann sich der Zustand nach einer Gluco-
corticoid-Dosisreduktion manchmal erst am
dritten Tag verschlechtern. Um die klinische
Wirksamkeit einer Glucocorticoiddosis zu beurteilen, ist diese mindestens 3 Tage zu geben
(712).

Tabelle 2.9 Unerwünschte Wirkungen kurz- oder langfristig gegebener Glucocorticoide und daraus resultierende Symptome, Befunde, Kontrolluntersuchungen und relative Kontraindikationen

Glucocorticoide	Kurz- (K) oder langfristig (L) gegeben	Können zu folgenden Symptomen, Befunden führen	Deshalb sind diese Kontrolluntersuchungen nötig	Relative Kontraindikationen

• wirken katabol
• vermindern Osteoblasten
• stimulieren Osteoklasten
• behindern die enterale Calciumresorption und hemmen die Calciumrückresorption im distalen Tubulus
• wirken auf Gefäße und Blutgerinnung
	L	– schlechter Allgemein-
		  zustand
		– Rückenschmerzen
		  (Osteoporose)
		– Myopathie
		– Hautgefäßblutungen
		– Hüftkopfnekrosen
		– (Gefäßverschluß?)
			– Befragen
			– Knochendichtemessung
			– Röntgen der Wirbelsäule
			– klinische Untersuchungen
			– Gesamteiweiß bestimmen
				Osteoporose

• reduzieren die Glucoseaufnahme in die Muskelzelle
• steigern die Glukoneogenese
• wirken katabol
• hemmen die Fibroblasten
	K/L	– Diabetes mellitus
		– sekundäre Hyperlipo-
		  proteinämie
			– Blut-Urin-Zucker-
			  und Fettstoffwechsel-
			  kontrollen
				Diabetes mellitus
				Stoffwechselbeein-
				flussung

• hemmen die zelluläre Abwehr	L	– z. B. Aktivierung alter Tuberkulose – Pilzinfektionen	– laufende Kontroll- untersuchungen	Infektionen
• mit NSA kombiniert steigt die ulzerogene Wirkung	K/L	– Magenschmerzen – Ulkusnachweis	– Befragen – klinische Untersuchung – Gastroskopie	Ulkusanamnese (nur mit NSA)
• retinieren Wasser und Natrium (Prednisolon) • steigern die Kaliumausscheidung	K	– Ödeme – Hypertonie – Verschlechterung einer Herzinsuffizienz	– klinische Untersuchung	kardiale Dekompen- sation
• wirken auf Blutgerinnung und Gefäße	L (K)	– Thrombosen und Embolien (hohe Dosen von Gluco- corticoiden + Zytostatika)	– klinische Untersuchung	Thromboseneigung

Fortsetzung nächste Seite

Tabelle 2.9 Unerwünschte Wirkungen kurz- oder langfristig gegebener Glucocorticoide und daraus resultierende Symptome, Befunde, Kontrolluntersuchungen und relative Kontraindikationen   Fortsetzung

Glucocorticoide	Kurz- (K) oder langfristig (L) gegeben	Können zu folgenden Symptomen, Befunden führen	Deshalb sind diese Kontrolluntersuchungen nötig	Relative Kontraindikationen
• inaktivieren die Nebennierenrinde • führen zum Glucocorticoid-Pseudorheumatismus • führen zu hyperproliferierendem Fett, das intraossäre Arteriolen komprimiert	L L L	– Muskelschmerzen – cave: viszerale Gefährdung – aseptische Nekrosen	– präoperativ CRH-Test – bei Verdacht MRT	prospektive Streßbelastung
• hemmen die Proteinsynthese • wirken katabol • retinieren Wasser	L	– Vollmondgesicht – Stammfettsucht – Hochdruck – Osteoporose – Haut- oder Muskelatrophie	– Inspektion – Untersuchung	Langzeittherapie mit Dosen > 10 mg/Tag
• wirken psychotrop • haben vegetative Einflüsse	L (K)	– Euphorie – Depression – Psychosen – Schwitzen, Herzklopfen usw.	– Befragung – klinische Untersuchung – cave: Cortisonentzug	Depression
• hemmen das Wachstum • stören die Menstruation • führen zu Hirsutismus • wirken immunsuppressiv • inaktivieren die juvenile Nebennierenrinde (relativ geringe Bedeutung) • erhöhen den intrakraniellen Druck (bei Kindern)	L	– Wachstumsrückstand – Menstruationsstörung – vermehrte Behaarung Hirndruckzeichen – Kopfschmerz – Bradykardie – Bewußtlosigkeit – Krämpfe	– Befragung – Untersuchung – Befragung – Untersuchung (bezüglich Schwangerschaft) – Befragung – Untersuchung	jugendliches Alter Schwangerschaft
können zu • Katarakt und • Glaukom führen	L	– Sehstörungen – Augenschmerzen	– augenärztliche Untersuchung	Augenveränderungen

Dosierung, Applikationsformen, Therapieschemata

! Glucocorticoidäquivalenzdosen werden durch die applizierte Wirkstoffmenge, Gewebepenetration, Eiweißbindung, Rezeptoraffinität, Bioverfügbarkeit und Applikationsart beeinflußt. Eine gewisse Austauschbarkeit ist in den Kategorien „sehr kurz/kurz bis mittellang und lang wirksame Substanzen" möglich.

Dennoch sind aus Praktikabilitätsgründen bei allen Dosisangaben *Äquivalenzdosen* (Tab. 2.**10**) der eingesetzten Derivate zu beachten. Alle folgenden Angaben beziehen sich auf Prednisolonäquivalenzdosen. Zwar ist eine längerdauernde Therapie mit 7,5 mg Prednisolonäquivalent/Tag keine „Grenzdosierung" im üblichen Sinn (unerwünschte Wirkungen treten individuell sehr unterschiedlich auf); dennoch entstehen bei höheren Dosen, vor allem aber über 10–15 mg Prednisolonäquivalenz pro Tag, schwere Nebenwirkungen häufiger. Entscheidend ist die mit steigender Dosis zunehmende Inaktivierung der Nebennierenrinde (NNR). Die Atrophie der NNR entwickelt sich bei höheren Dosen rascher, ist aber auch eine Folge der Dauer der Gabe. Bei Dosen von etwa 15 mg/Tag, die länger als 4–5 Monate verordnet werden, ist mit einer Atrophie der NNR zu rechnen, wobei die Erholungszeit bis zur Wiederaufnahme der normalen NNR-Funktion Monate beträgt. Wenn Dosen von 10–15 mg nicht überschritten werden oder auch wenn höhere Dosen nur kurzfristig gegeben werden, nimmt die NNR in wenigen Tagen nach Absetzen der Therapie ihre Funktion wieder auf. Dabei bestehen jedoch nicht unerhebliche individuelle Unterschiede. Dexamethason und Betamethason hemmen, verglichen mit ihrer therapeutischen Äquivalenzdosis, die Hypophysen-NNR-Funktion stärker. Es ist schwer, einen mit überhöhten Dosen behandelten Patienten wieder auf vertretbare Tagesdosen einzustellen. Vor allem beim Unterschreiten der kritischen Dosis von etwa 10 mg/Tag treten Schwierigkeiten auf, wenn eine NNR-Atrophie vorliegt und nicht mit der raschen Wiederaufnahme der eigenen Hormonproduktion zu rechnen ist.

! Das Tempo der Dosisreduktion hat sich also weitgehend nach der Vormedikation, ihrer Dosierung und Dauer zu richten (Tab. 2.**11**).

Tabelle 2.**10**   Glucocorticoide zur oralen Applikation – approximative Äquivalenzdosen

Chemische Bezeichnung	Äquivalenzdosis (mg)
6-Methylprednisolon	4
Triamcinolon	4
Predison	5
Prednisolon	5
Cloprednol	2,5 – 5
Fluocortolon	5
Prednyliden	6
Deflazacort	6
Paramethason	2
Betamethason	0,75
Dexamethason	0,75

Eine zu langfristige hohe Dosierung während der Therapieeinstellung verliert den Vorteil einer noch zusätzlichen Eigenproduktion der NNR bei niedrigen Dosen. Wenn man aber selbst hohe Dosen nur kurzfristig appliziert und dann relativ rasch reduziert, kann man bei abnehmenden Dosen unter 10–7,5 mg Prednisolonäquivalenz wieder mit einer zunehmenden Eigenproduktion rechnen. Lange Zeit überdosiert behandelte Patienten gelten oft ungerechtfertigt als Fälle mit außergewöhnlich hohem Glucocorticoidbedarf (712).

Am frühen Morgen (6–7 Uhr), also zur Zeit der stärksten Cortisolsekretion, ist der Suppressionseffekt der Glucocorticoide am geringsten, während die NNR sich in den späten Nachmittags- und Abendstunden, in denen wenig Cortisol sezerniert wird, am ehesten supprimieren läßt.

Neben bewährten Präparaten (Prednisolon, Prednison, Methylprednisolon) stehen seit einigen Jahren Cloprednol und seit kurzem Deflazacort zur Verfügung.

Prednisolon (z. B. **Decortin H**) wird im Gastrointestinaltrakt schnell absorbiert, ist reversibel, mit hoher Affinität an ein α-Glykoprotein, mit geringer Affinität an Albumin gebunden. Da α-Glykoproteine in geringerem Umfang zur Bindung zur Verfügung stehen als Albumine, erhöht sich die Bindung an Albumin mit steigender Dosis. Eine Hypoalbuminämie bedeutet also automatisch höhere freie Substanzspiegel. Vorteile liegen in der sofortigen Verfügbarkeit, der steuerbaren kurzen Wirkungsdauer und geringen mineralokortikoiden Wirkungen.

Tabelle 2.**11**   Mögliche Absetzprobleme und Reduktionsschemata bei ausschleichender Glucocorticoidtherapie

Dauer der Gluco-corticoidtherapie bei Reduktions-beginn	Dosis bei Reduktions-beginn (mg)	Reduktionsmodus	Risiken, diagnostische Maßnahmen
4 – 8 Tage	niedrige (< 5) hohe Dosen > 20)	(meist) sofort	meist keine in Einzelfällen (Klinik!) ACTH-/CRH-Test vorschalten
≤ 1 Monat	≥ 30 15 – 30	• bis zu 15 mg/Tag täglich um 5 mg reduzieren; danach alle 3 Tage um 2,5 mg reduzieren	bei sofortigem Absetzen Nebennniereninsuffizienz, Exazerbation der Grundkrank-heit; evtl. CRH-/ACTH-Test vorschalten
	< 15	• alle 3 Tage um 2,5 mg reduzieren	CRH-Test vorschalten; evtl. rascheres Absetzen möglich
> 2 – 12 (24/36) Monate	≥ 30	• bis zu 15 mg um 2,5 mg alle 3 Tage absetzen. Danach pro Woche um 2,5 mg absetzen; ab 7,5 mg alternierend 1 bzw. 2,5 mg absetzen	bei sofortigem Absetzen Cortisonentzugssyndrom Nebennniereninsuffizienz Exazerbation der Grund-krankheit
	15 – 30	• bis 15 mg/Woche um 5 mg absetzen, dann pro Woche um 2,5 mg absetzen, ab 7,5 mg alternierend 1 bzw. 2,5 mg absetzen	ACTH-/CRH-Test vorschalten; evtl. rascheres Absetzen möglich
≤ 1 Monat	2 – 10	• alle 4 Tage 2 mg reduzieren	bei sofortigem Absetzen Exa-zerbation der Grundkrankheit
2 – 12 (24/36) Monate	2 – 10	• pro Woche 1,5 mg reduzieren	evtl. ACTH-/CRH-Test vor-schalten; rascheres Absetzen möglich?
> 12 Monate	2 – 10	• wöchentlich 1 bzw. 0,5 mg absetzen	bei schneller Reduktion Risiko der Exazerbation CRH-Test vorschalten Entzündungsaktivität kontrollieren

Theoretische Vorteile des **Cloprednol (Synte-stan)** liegen in der kurzen biologischen Halb-wertszeit, einer hohen relativen Glucocorticoid-wirkung bei nicht stark ausgeprägter Mineralo-corticoidwirkung.

Als Vorteil von **Deflazacort (Calcort-6)** wird durch die verminderte Fettlöslichkeit der Sub-stanz eine geringere Affinität zu Glucocorticoid-rezeptoren in Leber und Niere beschrieben. Redu-zierte Osteoporoseinduktion sowie verminderte Glukoneogenese werden postuliert (132, 408).

Deflazacort ist ein Oxazolinderivat von Pred-nisolon mit antiinflammatorischen und immun-suppressiven Eigenschaften (698). Studien über mehrere Wochen oder Monate zeigten es als ge-nauso effektiv wie Prednisolon oder Methylpred-nisolon bei der cP. Die Häufigkeit von uner-wünschten Wirkungen ist mit Deflazacort niedri-ger als mit Prednisolon oder Methylprednisolon. Deflazacort führt weniger als Prednisolon zu glu-cocorticoidinduzierter Osteoporose (182). Studi-en zeigten, daß Deflazacorttherapie signifikant weniger Knochenverlust als die konventionelle Prednisolontherapie verursacht (43, 739).

Nebenwirkungen und Kontroll-untersuchungen, Interaktionen

Die Nebenwirkungen der Glucocorticoide sind ei-gentlich ihre Wirkungen, also zwangsläufige Begleiteffekte, die die therapeutisch notwendige Dosierung, vor allem aber höhere Dosen und langzeitige Gabe verursachen kann (Tab. 2.**9**, S. 35 f.). Zu berücksichtigen sind Symptome, die aus der Nebennierenrindensuppression bis -atrophie resultierend, entsprechende Insuffizienzerscheinungen nach sich ziehen. Sichere Angaben über im Vergleich zur therapeutischen Wirkungsdosis mehr oder weniger günstige Cushing-Schwellendosen sind kaum zu machen. Die Cushing-Schwelle läßt sich nur schwer genau definieren, da viele Faktoren hierfür eine Rolle spielen: Dauer und Dosis der Glucocorticoide, die Verteilung der Tagesdosen, das Patientenalter und -gewicht usw. (712).

Über notwendige klinische und laborchemische Kontrollen und Interaktionen der Glucocorticoide informieren Tab. 2.**12** und 2.**13**.

Orale systemische Therapie

Glucocorticoide sollen in der Langzeittherapie nicht über 7,5 mg Prednisolonäquivalent pro Tag dosiert werden. Kurzfristig höhere Dosen, z.B. im Rahmen einer Stoßtherapie, sind durchaus möglich; die Dosen sollten jedoch relativ rasch reduziert werden.

> ! Langzeitige Gaben in höheren Dosen als 10 mg Prednisolonäquivalent pro Tag sind problematisch.

Die notwendige Tagesdosis ist am frühen Morgen zu geben. Bei höheren Dosen ist anfangs über kurze Zeit eine Dosisaufteilung (ultradiane Therapie) möglich. Werden NSA mit Glucocorticoi-

den kombiniert, gibt man die Glucocorticoiddosis am Morgen und überbrückt die restliche Zeit mit dem NSA. Entzündungsadäquat und falls ein Glucocorticoid überhaupt indiziert erscheint, startet eine Stoßtherapie mit 20–30 mg Prednisolonäquivalent pro Tag. Selten sind Dosen über 25 mg/Tag, sehr selten über 40 mg/Tag notwendig. Dann wird alle 3 Tage um 2,5 mg Prednisolonäquivalent reduziert, bis sich die Beschwer-

Tabelle 2.**12**   Routine-Kontrolluntersuchungen bei Glucocorticoidlangzeittherapie (nach 549)

Wenn nicht Klagen des Patienten oder besondere Situationen zu sofortigen Untersuchungen Anlaß geben, gelten folgende Vorschläge:
Befragung und Untersuchung bis 3. Monat alle 2 Wochen, dann jeden Monat
• Gesicht anschauen • Gewicht feststellen • Blutdruck messen • Temperatur prüfen • nach Magenschmerzen bzw. Blutstuhl fragen • nach Rückenschmerzen fragen
Untersuchungen alle 2 Monate
• Blutsenkung und Blutbild • Urinsediment, eventuell Kultur (Uricult) • Urin auf Zucker/postprandialen Zucker • augenärztliche Kontrolle: Hornhaut, Linse, Augeninnendruck
Untersuchungen alle 6 und/oder 12 Monate
• Knochendichtemessungen (bei Verdacht auf Osteoporose) • Thorax röntgen (bei Verdacht auf Tbc) • Gastroskopie (bei Verdacht auf Ulkus)

Tabelle 2.**13**   Glucocorticoidinteraktionen

Medikamentengruppe	Interaktion	Interaktionsresultat
NSA	zusätzliche Blockade der Phospholipase A$_2$	Wirkungsverstärkung von Glucocorticoiden deutliches Ansteigen des Nebenwirkungspotentials (insbesondere Ulkusneogenese)
Antidiabetika (Insulin, Sulfonylharnstoffe)	gegenseitige Glucocorticoid-Antidiabetika-Beeinflussung	schwierigere Zuckereinstellung durch katabole Wirkung und Verschlechterung der Glykolyse durch Glucocorticoide
Colestyramin	Colestyramin bindet Glucocorticoide	Wirkungsverlust von Glucocorticoiden
Tuberkulostatika (Rifampizin)	Biotransformationsenzyme der Leber werden aktiviert	Wirkungsverlust von Glucocorticoiden

den wieder verschlimmern. Die nächsthöhere Dosis ist dann die notwendige Glucocorticoiddosis, die man durch eine Kombination mit NSA noch zu reduzieren versucht (712).

Als „Faustregel" für *initiale Glucocorticoiddosierungen* bei einer cP können 0,25 – 0,5 mg/kg KG/Tag gelten. Das entspricht bei einem 70 kg schweren Menschen 17,5 – 35 mg/Tag. Vaskulitiden bzw. auf ihrem Boden entstandene viszerale Manifestationen erfordern dagegen 1 – 2 mg/kg KG/Tag (70 – 140 mg/Tag bei 70 kg Körpergewicht). Die *zirkadiane* Gabe, die neben der alternierenden die NNR am meisten schont – der Patient erhält das Glucocorticoid einmal am Tag, frühmorgens zur Zeit des höchsten endogenen Glucocorticoidspiegels – hat sich inzwischen als Therapie der Wahl etabliert. Dennoch wird dieses Konzept in der letzten Zeit erneut diskutiert.

Erleben cP-Patienten immer einen zirkadianen Rhythmus, von dem ausgehend wir heute therapieren? In einer jüngeren Arbeit wird postuliert, daß in aktiven entzündlichen Phasen *keinerlei zirkadiane Rhythmik* existiere.

Einem groben Raster folgend, lassen Patienten mit einer *BSG > 90 mm/Std.* keinerlei zirkadiane Rhythmik mehr erkennen. Dagegen finden sich um den Mittelwert vielfach Oszillationen unterschiedlichen Niveaus. Die Einzelwerte übersteigen nie die bei Gesunden unter Ruhebedingungen zu findenden Maximalwerte. Patienten mit einer *BSG zwischen 70 und 90 mm/Std.* zeigen zwar morgens gegen 8 Uhr die relativ höchsten Werte, dazwischen folgen jedoch wiederum Oszillationen um einen Mittelwert, ohne einem eigentlichen Minimum zuzustreben. Bei *BSG zwischen 40 und 60 mm/Std.* finden sich zwar eindeutige Maxima und Minima; im Unterschied zu den Verläufen Gesunder zeigen sie jedoch wieder mehr oder weniger ausgeprägte Oszillationen über den gesamten Tag und/oder eine Verschiebung der Minima in die Tagesmitte nach 20 – 22 Stunden. Erst *Senkungen < 30 – 35 mm/Std.* lassen eine deutliche *zirkadiane Rhythmik* erkennen (804).

Der Zusammenhang zwischen Entzündungsaktivität und zirkadianem Rhythmus hat wahrscheinlich seine Ursachen im Einfluß von *Entzündungsmediatoren* auf *hypothalamische Zentren,* analog zur Wirkung des endogenen Pyrogens beim Fieber bzw. zum primären Einfluß der *hypothalamisch-hypophysären Achse* auf die Entzündung und damit auf den Verlauf einer cP oder auch anderer entzündlich-systemischer Erkrankungen.

> **!** Entscheidend für die Wahl eines oralen Glucocorticoids sind dessen Bioverfügbarkeit, die metabolische Clearance und die Rezeptoraffinität sowie die Mineralocorticoidaktivität. Die Steuerbarkeit der Glucocorticoidwirkung ist bei oraler Medikation ungleich größer als bei (Depot-) Injektionen; deshalb sind letztere in der Therapie entzündlich-rheumatischer Erkrankungen obsolet.

Anfänglich hohe orale Dosen kann man in 2 – 3 Tagesdosen aufteilen und dann die Abenddosis reduzieren, so daß schließlich nur noch die Morgendosis übrig bleibt. Sie sollte von vornherein mit mindestens 15 mg Prednisolon festgesetzt werden, damit eine genügend hohe morgendliche Dosis als Ausgang für die weitere Einstellung bleibt (712).

Die *alternierende Therapie* mit der doppelten Tagesdosis alle zwei Tage ist zwar noch schonender für die NNR, aber im Bereich entzündlich-rheumatischer Erkrankungen oft nicht möglich, da es nicht immer gelingt, den Tag zwischen den Glucocorticoidgaben mit NSA zu überbrücken.

Sehr wichtig ist das *patientenindividuelle Reduzieren/Absetzen* der Glucocorticoide (Tab. 2.**11**, S. 38). Das gilt bereits für mittelfristige orale „Stoßtherapien", aber auch für die Beendigung einer „Low-dose-Therapie" (S. 41 f.). Unter mittel- bis langfristiger Glucocorticoidtherapie entsteht eine iatrogen induzierte Hemmung der hypophysären ACTH-Synthese und Sekretion: die Funktionsunfähigkeit des Hypophysenvorderlappens. Der zur Streßbewältigung nötige Vorgang „Corticotropin releasing hormone (CRH) – adrenokortikotropes Hormon (ACTH) – Cortisolproduktion" kann nicht anlaufen!

Cortisolspiegel

> Die Bestimmung des basalen Cortisolspiegels (morgens zwischen 8 und 9 Uhr, nach 24 stündiger Glucocorticoidkarenz), die i.v. Gabe von 0,25 mg ACTH (Synacthen) und die erneute Cortisolbestimmung 1 Stunde danach erfassen gut die Funktionskapazität der Nebennierenrinde (ACTH-Test). Die eigentliche hypophysäre Ursache der Insuffizienz des adrenalen Regelkreises kann damit aber nicht diagnostiziert werden.

Wird eine längerdauernde und höherdosierte Glucocorticoidtherapie zu abrupt beendet bzw. zu schnell reduziert, droht das *Glucocorticoident-*

zugssyndrom. Es ist durch Fieber, Anorexie, depressive Verstimmungen, Schwäche, Lethargie, diffuse Muskelschmerzen und Arthralgien gekennzeichnet.

Absetzmanöver bei mit unterschiedlichen Glucocorticoiddosen und über verschieden lange Zeiträume behandelten Patienten ließen erkennen, daß die Stimulation des Hypophysenvorderlappens durch CRH verschiedene ACTH- und Cortisolspiegel verursachte (1003). Noch differenzierendere Ergebnisse zeigte die *Stimulation* der Hypothalamus-Hypophyse-Nebennierenrinden-Achse durch *CRH* bei insgesamt 279 Patienten, die zwischen 1 Woche und über 2 Jahren wegen chronisch entzündlicher Erkrankungen (z. B. Vaskulitis) täglich mit zwischen 5 und 30 mg Prednisolonäquivalent behandelt wurden (1004). Drei verschiedene *Antworten* auf die *CRH-Stimulation* konnten registriert werden. In einer Gruppe fehlte der Cortisolanstieg, in einer zweiten zeigte er sich vermindert, und in der dritten Gruppe blieb der Anstieg normal.

Entgegen der Erwartung, daß die endogene Cortisonproduktion entscheidend von der täglichen Dosis, der Gesamtdosis und der Dauer der Glucocorticoidapplikation beeinflußt wird, zeigten diese Ergebnisse nur eine schwache Korrelation zwischen den genannten Faktoren und der Cortisolantwort im CRH-Test. Ein Rückschluß von der Dosishöhe und Dauer der Glucocorticoidtherapie auf den Funktionszustand der Hypophysen-Nebennierenrinden-Achse ist nicht möglich (1004).

Der CRH-Stimulationstest ermöglicht es, unter mittel- bis langfristiger Glucocorticoidtherapie Patienten mit einer intakten kortikotropen Achse zu berücksichtigen. Ein langsameres Ausschleichen könnte sich bei diesen Patienten erübrigen.

CRH-Test

Auch beim CRH-Test wird nach 24stündiger Glucocorticoidkarenz morgens zwischen 8 und 9 Uhr, nach 15- bis 30minütiger körperlicher Ruhe, der basale Cortisolspiegel bestimmt. Danach werden 100 µg Corticoliberin über die liegende Nadel im Bolus gespritzt (bei einem Körpergewicht von > 100 kg 1–2 µg/kg Körpergewicht). 60 Minuten danach wird erneut Cortisol bestimmt.

Wenn im ACTH-Test (basaler und stimulierter Wert) die völlige Suppression der NNR-Cortisolproduktion bewiesen ist, erübrigt sich der CRH-Test. Von Interesse für das Langzeitprozedere sind die Konstellationen, in denen eine diskrete Stimulierbarkeit – oft im „Grauzonenbereich" der Aussage „nicht/minimal/etwas stimulierbar" – entsteht. Hier hilft der CRH-Test in der hypophysären Differenzierung.

Eine Sonderkonstellation, die dem Kliniker nicht selten begegnet, muß erwähnt werden: Patienten mit juveniler chronischer Arthritis – inzwischen erwachsen – sind auf 2–4 mg Prednisolon/Tag eingestellt. Auf 0,5- oder 1-mg-Reduktionsversuche reagieren diese Patienten häufig (Sollwertverstellung?) mit einer extremen Exazerbation ihrer (schon über Jahre ruhigen) Krankheit.

Low-dose-Therapie

Abgrenzend zur niedrigdosierten Therapie von Glucocorticoiden (7,5 – 15 mg) wird eine Behandlung mit einer noch geringeren Glucocorticoidmenge, die im individuellen Fall noch ausreichend klinisch wirkt (häufig ≤ 5 mg/Tag) als „Low-dose-Glucocorticoidtherapie" bezeichnet.

Das englische Joint-Committee verglich Anfang der 50er Jahre in mehreren Untersuchungen der Therapie der cP Glucocorticoide mit Acetylsalicylsäure und konnte klinisch keinen Vorteil, röntgenologisch aber eine deutlich geringere Zunahme der Erosionen unter Glucocorticoiden feststellen. In einer späteren Untersuchung wurde Prednison – mit einer Initialdosis von 20 mg, nach einem Jahr 12 mg, nach 2 Jahren 20 mg/Tag – wiederum mit Acetylsalicylsäure verglichen: Die Glucocorticoidgruppe entwickelte signifikant weniger Erosionen. Dosen über 10 mg Prednisolonäquivalent/Tag wirken krankheitsmodifizierend, da sie artikuläre Erosionen hemmen, sind aber mit einem deutlich höheren Risiko von Nebenwirkungen belastet (542, 543, 1208). ▪

Diese Ergebnisse werden von einer jüngeren Studie bestätigt: 106 Patienten, deren cP-Beginn nicht länger als 2 Jahre zurücklag, erhielten randomisiert doppelblind plazebokontrolliert über 2 Jahre 7,2 mg Prednisolon oder Plazebo. Röntgenaufnahmen der Hände zu Beginn und nach 2 Jahren wurden anhand zweier Parameter verglichen: Der Larsen-Score stieg in der glucocorticoidtherapierten Gruppe nur um 0,72 Einheiten (vs. 5,37 in der Plazebogruppe; p = 0,004). Ausgehend von erosionsfreien Händen entwickelten 15 von 68 Patienten in der Prednisolongruppe und 36 von 79 der Plazebogruppe neue Erosionen (22,1% vs. 45,6%; p = 0,007) (577). ▪

Diese Studien und eigene Erfahrungen *zusammenfassend* ergeben, daß besonders bei der frühen cP Glucocorticoide vs. Plazebo die radiologische Progression hemmen bzw. aufhalten können, ein Aspekt, der für entsprechende Verläufe den Einsatz von Glucocorticoiden als „Basistherapie" denkbar macht, ohne daß dabei die dosiskorrelierten Risiken einer Langzeitbehandlung mit Glucocorticoiden vernachlässigt werden dürfen.

Die Synoviaanalyse von cP-Patienten unter Low-dose-Glucocorticoid-Langzeittherapie zeigt im Vergleich mit der von Patienten ohne Glucocorticoide eine signifikante relative Erniedrigung der Lymphozytengesamtzahl, der T-Lymphozyten und einen geringen Anteil von aktivierten T-Zellen (280).

Patienten mit cP, die – nach Bedarf – täglich 8,5 – 10 mg Prednisolon einnahmen und dadurch körperlich aktiv blieben, entwickelten weniger Gelenkzerstörungen, zeigten geringere Entzündungssymptome und waren in einem besseren Allgemeinzustand als Patienten, die sich schonten und kein Glucocorticoid einnahmen (761). Weitere *Indikationen* für eine niedrigdosierte Therapie mit Glucocorticoiden stellen *mild bis mäßig* aggressive *SLE-Verläufe* (eventuell in Kombination mit Chloroquin/Hydroxychloroquin), bestimmte Verläufe der *Alters-cP* und ein Teil der *Mixed-connective-tissue-disease-Verläufe* dar.

In den meisten Fällen folgt eine niedrigdosierte Langzeittherapie der Reduktion der initial nötigen, höheren Glucocorticoiddosis. Sonderkonstellationen wie die Schwangerschaft oder diskretentzündliche Verläufe in höherem Lebensalter erlauben jedoch auch den umgekehrten Weg: Beginn mit 3 – 5 mg Prednisolon/Tag, Steigerung – bis zu einem befriedigenden Wirkungsprofil – um 0,5 mg pro Zeitintervall (2 Tage).

Eine à priori als Langzeittherapie gestaltete (Mono-?)Therapie mit Glucocorticoiden enthält noch die Frage nach der *täglichen zeitlichen Applikation.* So können niedrigdosierte Glucocorticoide (< 10 mg) in einer höheren Dosis morgens, einer kleineren abends (z.B. 4/2 mg) oder einer höheren abends (z.B. 4/5 mg) oder einer kleineren Dosis morgens und einer höheren Dosis abends (z.B. 2/6 mg) gegeben werden.

▬ Patienten mit einer mittleren Dosis von 5,5 mg Prednisolon wurden in einer doppelblind kontrollierten Studie untersucht. Sie nahmen Prednisolon entweder um 8, um 13 oder um 23 Uhr ein. Nebennierenrinden-Suppressionssyndrome wurden nicht festgestellt (595). In einer doppelblinden

Crossover-Studie wurde die Wirkung von niedrigdosiertem Prednisolon (im Mittel 5,8 mg) an 41 cP-Patienten mit dem Ziel untersucht, den geeigneten Applikationszeitpunkt herauszufinden, um die Morgensteifigkeit zu verringern. Die Einnahme spätabends, zwischen 10 und 11 Uhr, wurde mit der morgendlichen verglichen. Die Morgensteifigkeit wurde durch die *abendliche Glucocorticoidgabe deutlich besser beeinflußt* als durch die gleiche Menge morgens (982). Die abendliche Gabe von 5 mg Prednisolon lindert die Morgensteifigkeit des cP-Patienten (30). ▪

Die Risiken der Entwicklung bzw. Verstärkung einer Osteoporose durch die niedrigdosierte Langzeittherapie mit Glucocorticoiden werden kontrovers diskutiert (568, 591, 607, 979).

> **!** Insbesondere bei jugendlichen Patienten mit chronischen Arthritiden und postmenopausalen Frauen scheint die Glucocorticoiddauertherapie auch im Low-dose-Bereich einen zusätzlichen Risikofaktor für den Verlust an Knochenmasse darzustellen (135, 248, 974; S. 131).

▬ Knochendichtemessungen (DXA) von 20 cP-Patienten, die 2,5 – 10 mg (im Mittel 7,5 mg) Prednisolon/Tag einnahmen, wurden mit denen von 20 cP-Patienten ohne Glucocorticoide und 20 gesunden Probanden verglichen. Die Knochendichte der Halswirbelsäule und des Trochanter major war in beiden cP-Gruppen, verglichen mit der gesunden Referenzgruppe, deutlich vermindert. Die mit Glucocorticoiden Therapierten zeigten eine signifikante Reduktion der Knochendichte der Lendenwirbelkörper LWK 2 – LWK 4 im Vergleich zur gesunden Referenzgruppe, aber auch zur cP-Referenzgruppe. Auch die Low-dose-Therapie mit Glucocorticoiden verringerte die Knochendichte der Lendenwirbelkörper (398). ▪

Deshalb sind bei langfristiger, auch niedrigdosierter Glucocorticoidtherapie die prophylaktische Gabe von Alfacalcidol (Doss), von 500 – 1000 mg Calcium/Tag, von 1000 Einheiten Vitamin D pro Tag und, wenn nötig, zusätzlich die Gabe von Östrogenen indiziert (S. 131).

Die Monotherapie mit Glucocorticoiden erhöht die gastrointestinale Toxizität nicht. Die prophylaktische Therapie mit Antazida oder H_2-Antagonisten entfällt. Die parallele Gabe eines NSA + Prednison-/Prednisolon-Dosen > 10 mg/Tag sollte strikt unterbleiben; NSA + Dosen unterhalb von 10 mg Prednisolon sollten möglichst vermieden werden, da ein zweifach erhöhtes Ulkusrisiko besteht (1250).

Pulse-Therapie

Infusions-therapie

Schon 1967 gab es Fellinger-Tröpfe. Die „Pulse-Therapie" wurde Anfang der 70er Jahre eingesetzt, um Abstoßungsreaktionen nach Nierentransplantationen zu verhindern. Danach folgten die Pulse-Therapie der lupoiden Nephritis des SLE und jetzt auch die Behandlung der chronischen Polyarthritis und der Spondylitis ankylosans. Vergleichende Untersuchungen von 1000-, 500- und 250-mg-Infusionen zeigten, daß bei 250 mg die Wirkungsdauer zwischen 7 und 10 Tage und bei 500 mg ebenso wie bei 1000 mg 21 Tage anhielt. Über Cortisol-Tagesprofile nach 1, 7 und 14 Tagen wurde die Nebennierenrindenfunktion geprüft. Dabei war die Antwort auf ACTH an allen Tagen normal und nicht unterdrückt, mit einer leichten Tendenz zur Suppression am 7. Tag (Josenhans, persönl. Mitt.).

Bei hoher therapierefraktärer Krankheitsaktivität und auch in komplizierten *(„malignen")* Fällen einer *cP* (BSG ≥100 mm/Std.; CRP ≥ 8 mg/dl) sowie auch bei *Kollagenosen* (z. B. SLE, Myositis, Polyarteriitis nodosa) läßt sich der ausgeprägte immunsupprimierende Effekt hoher Glucocorticoiddosen nutzen: 1 g Methylprednisolon in 250 ml physiologischer Kochsalzlösung i. v. an alternierenden Tagen, insgesamt 3mal infundiert, wirken oft nachhaltig über 4 – 10 Wochen (85, 459, 916, 1061, 1211), in denen man dann auf eine orale Glucocorticoidtherapie verzichten oder diese gering dosieren kann (Auswahl wasserlöslicher Glucocorticoide und Lokalanästhetika in Tab. 2.**38**, S. 121). Blutdruck- und Frequenzverhalten sind während der Infusion zu überwachen. Selbst bei diesen höchstdosierten, jeweils kurzfristigen Gaben bleibt die NNR-Funktion voll erhalten, wenn sie nicht schon vorher durch eine höherdosierte Langzeittherapie eingeschränkt war. Unerwünschte Wirkungen dieser Pulse-Therapie sind Blutdruckanstieg während der Behandlung (397, 1211), Gesichtsflush und Glucoseintoleranz. Zusammenhänge zwischen Pulse-Therapie und der Entwicklung eines Ulcus ventriculi bzw. einer Osteonekrose des Hüftkopfs – Wochen nach der Therapie – werden diskutiert (Übersicht bei 1211).

Akute und chronische bakterielle/virale Infektionen, eine unbehandelte arterielle Hypertonie, ein manifester Diabetes mellitus, ein Ulcus ventriculi und/oder duodeni, endogene Psychosen, eine Lungentuberkulose (anamnestisch) stellen ebenso wie gravierende renale Funktionsstörungen *Kontraindikationen* dar.

Grundlagen für den Einsatz dieses Therapieverfahrens sind Nichtansprechen auf NSA, auf Glucocorticoide (≥3 Monate), auf langsamwirkende Antirheumatika und ein persistierend hohes humorales Entzündungsprofil, das auch quantitativ gemessene hohe C-reaktive Proteinspiegel (radiologisches Destruktionspotential) mit einbezieht.

Erfolgsvoraussetzungen

Entscheidend für den langfristigen Erfolg ist, daß das durch diese Infusionstherapie nivellierte Entzündungsniveau durch eine parallel laufende oder zeitgleich beginnende Therapie mit LAR auf niedrigem Niveau gehalten wird. Ausschließlich 1000 mg Infusionen (nicht 250 oder 500 mg) sind geeignet, das zeitliche Intervall zwischen Wirkung der Pulse-Therapie und Wirkung der LAR-Therapie zu überbrücken. Das wurde für D-Penicillamin und Sulfasalazin sowie Natriumthiomalat bewiesen (811, 1182), für Azathioprin verneint (85). Langsamwirkende Antirheumatika mit schnellerem Wirkungseintritt (MTX, Ciclosporin, Sulfasalazin) eignen sich besonders für diese Kombinationstherapie.

Andere Applikationsformen

Wasserlösliche und kristallgebundene Glucocorticoide werden sehr häufig im Rahmen der *Infiltrationstherapie* in Verbindung mit Lokalanästhetika (S. 158) bzw. zur *intraartikulären Therapie* (S. 117 f.) eingesetzt. Die NNR-Beeinflussung *oral* applizierbarer Glucocorticoid-*Retardpräparate* entsprechen über den Tag verteilten Dosen und haben deshalb keine Berechtigung.

Intramuskuläre Glucocorticoidinjektionen mit *Depotwirkung* haben in der Rheumatologie *keinen Platz*. Sie entsprechen noch mehr als die oralen Retardpräparate über den Tag oder besser über Tage bis Wochen verteilten – je nach Präparat meist sehr hohen – Dosen, die die Inaktivierung und schließlich Atrophie der NNR fördern. Die NNR-Suppression nach intramuskulären Glucocorticoidinjektionen verhält sich bei verschiedenen Personen unterschiedlich. Mit Ausnahme einiger Patienten wird spätestens am 3. Tag nach der Injektion eine NNR-Suppression deutlich, die meist zwischen 10 und 20 Tagen nach der Injektion wieder abklingt. In der Dauertherapie ist es besonders verhängnisvoll, wenn die jeweils folgende Injektion auf eine durch die vorangehende Injektion schon bzw. noch supprimierte NNR trifft. Das ist auf jeden Fall bei Injektionen etwa alle 2 Wochen der Fall. Zu dieser Zeit ist meist nicht nur die NNR noch supprimiert, sondern auch noch ein Restspiegel vorhanden, der sich mit dem der neuen Injektion addiert. Ohnehin ist bei intramuskulären Depotinjektionen in den ersten Tagen – schon ab 3 Stunden nach der Injektion – der Spiegel viel höher als notwendig und im weiteren Verlauf der noch anhaltenden Resorption aus dem Depot zu niedrig. 10 Tage nach Injektion sinkt der Spiegel deutlich ab (712).

Patienten, die wiederholt i.m. Depotinjektionen erhielten, lassen sich oft sehr schwierig und langwierig auf eine gezielte Therapie einstellen. Wegen der bestehenden Nebennierenrindenatrophie können Dosen von 12,5 mg Prednisolonäquivalent nicht gleich unterschritten werden. Das ist dann häufig nur durch sehr langsame Dosisreduktion in kleinen Schritten über eine lange Zeit möglich. Eine erwünschte klinische Einstellung, der eine auch nur einmalige Injektion eines Depotpräparats voranging, ist zunächst nicht möglich, solange die Injektionswirkung noch anhält, da der tatsächliche Glucocorticoidbedarf nicht ermittelt werden kann. So gehen oft wertvolle Wochen zur Therapieeinstellung verloren (712). Prednisolon als *Suppositorium* wird nicht sehr zuverlässig absorbiert und sollte deshalb zur systemischen Therapie – von Ausnahmefällen abgesehen (lokale Wirkung, Schluckunfähigkeit) – nicht eingesetzt werden.

Dosierungsprobleme bei operativen Eingriffen

Jede Operation bedeutet Streß, der hinsichtlich einer laufenden oder vorangegangenen Glucocorticoidtherapie zu berücksichtigen ist. Bei einer partiellen oder totalen NNR-Insuffizienz sollte also in jedem Fall ein Glucocorticoidstoß mit einer höheren Dosis als bei der evtl. laufenden Therapie durchgeführt werden, der dann postoperativ wieder abzubauen ist. Ein Bild der Aktivität bzw. Reaktionsfähigkeit (Funktionsreserve) der NNR kann der CRH-Test liefern (1004). Je nach Intaktheit der Nebennierenrinden-Hypophyse-Hy-

pothalamus-Achse und nach der durch den CRH-Test ermittelten Ausgangslage sind operative (große, mittlere, kleine) Eingriffe korrelierend zum „Streßcortisolverbrauch" zu bedenken.

> **!** Wichtig ist es dabei, eine laufende Pharmakotherapie (z. B. Prednison bei cP) von der nötigen Substitutionstherapie (Hydrocortison) zu trennen. Beide Corticoide müssen simultan appliziert werden (580).

Kombination mit nichtsteroidalen Antiphlogistika und/oder langsamwirkenden Antirheumatika

Ist der Einsatz von Glucocorticoiden zwingend notwendig, versucht man, die Dosis durch überwiegend die COX-2-Synthese hemmende NSA zu vermindern. Für die Kombinationstherapie gilt, daß beide Substanzen so niedrig wie möglich dosiert werden sollen, wobei aber die Reduktion der Glucocorticoide immer den Vorrang hat. Die volle, noch „erlaubte" NSA-Dosis muß gegeben werden, wenn dadurch das größte Quantum an Glucocorticoiden eingespart werden kann. Eine zweite Regel lautet, daß bei der Einstellung auf die kombinierte Glucocorticoid-Nichtglucorticoid-Therapie nie mit zwei Unbekannten gearbeitet werden darf, damit man die Wirkung der Interaktionen jedes einzelnen Präparats beurteilen kann.

Die Technik der Einstellung ermittelt zunächst die notwendige Glucocorticoid-Tagesdosis, gibt dann ein NSA in der für die Dauertherapie noch akzeptablen Dosis dazu und reduziert dann wiederum das Glucocorticoid. Erst wenn es nicht mehr vermindert werden kann, wird man versuchen, auch das NSA geringer zu dosieren. Man darf also nie von vornherein beide Substanzen gleichzeitig applizieren, erst recht nicht als glucocorticoidhaltiges Kombinationspräparat.

Die morgendliche NSA-Dosis entfällt, wenn das Glucocorticoid frühzeitig genug eine Wirkung erkennen läßt. Manchmal ist es jedoch auch sinnvoll, noch nachts ein NSA zu geben (s. oben), um die Morgenbeschwerden besser zu überbrücken (712).

In den initialen Phasen einer Therapie mit LAR ist meist die Gabe eines NSA und/oder von Glucocorticoiden als „Sofortmaßnahme" nötig. Wirken LAR, werden Glucocorticoide und/oder NSA reduziert. Zunächst wird versucht, das Glucocorticoid zu reduzieren, mit dem Ziel des Absetzens. Dann soll auch die Dosis des NSA vermindert oder es sogar ganz abgesetzt werden. Kann die „symptomatische" Therapie nicht reduziert werden oder tritt keine entscheidende Besserung des Krankheitsbildes ein, ist das LAR nicht hinreichend wirksam.

ACTH

Eine ACTH-Therapie vermeidet nur sehr bedingt die Nachteile einer Glucocorticoidbehandlung. ACTH-Depot-Injektionen wirken in erster Linie durch Freisetzung von Cortisol (Hydrocortison). Das Ausmaß der Wirkung ist in Abhängigkeit vom Funktionszustand der Nebennierenrinde, evtl. beeinflußt durch eine Vormedikation, aber auch individuell bedingt, unterschiedlich. Die maximale Syntheseleistung bei NNR-Hyperplasie nach mehreren hochdosierten ACTH-Gaben beträgt etwa 200 mg Cortisol (entsprechend etwa 40 mg Prednisolon) pro Tag. Die ACTH-Therapie hat jedoch – mit Ausnahme der fehlenden NNR-Aktivierung – die gleichen Nebenwirkungen wie eine orale Glucocorticoidtherapie mit dem zusätzlichen Nachteil einer Mitaktivierung der Mineralocorticoidausschüttung (vermehrte Natrium- und Wasserretention und vermehrter Kaliumverlust) und einer Androgenausschüttung (mehr Virilisierungserscheinungen bei Frauen). Eine bestehende NNR-Insuffizienz (evtl. auch durch eine überdosierte Langzeitbehandlung mit oralen Glucocorticoiden) ist eine Kontraindikation. Als relative Indikation gilt die ausgesprochene Magen-Darm-Unverträglichkeit einer oralen Glucocorticoidtherapie. Auffällig ist, daß in manchen Fällen unzureichender Wirkung einer ausreichend dosierten oralen Glucocorticoidtherapie eine ACTH-Therapie einen besseren Erfolg erzielt. Das wurde zuerst bei Kindern beobachtet; die Gründe dafür sind nicht bekannt. Man hat eine zusätzliche periphere Wirkung des ACTH diskutiert. Der wesentliche Nachteil der ACTH-Therapie liegt in der meist gegebenen Notwendigkeit von 2 – 3 intramuskulären Injektionen pro Woche (1 – 0,5 mg Synacthen Depot pro Dosis).

Durch geschicktes Einsetzen von ACTH-Injektionen läßt sich oft eine vertretbare Kombinationstherapie von ACTH mit oralen Glucocorticoiden in nicht zu hohen Dosen in Fällen aufbauen, wo die Betreffenden sonst zu große Glucocorticoidmengen benötigen würden. Diese Patienten brauchen dann oft schon am Tag der ACTH-Gabe, zumindest aber am Tag darauf, kein Glucocorticoid. Dann sind meist wieder langsam ansteigende Glucocorticoiddosen notwendig, bis die nächste ACTH-Depot-Injektion fällig wird. Während einer Langzeittherapie sollten aber möglichst nicht mehr als 0,5 mg Synacthen Depot gegeben werden. Natürlich wird man auch hier versuchen, durch Kombination mit NSA die Glucocorticoid- und ACTH-Dosis zu verringern und evtl. auch die ACTH-Injektionsintervalle zu verlängern. Da man aber bei diesem Vorgehen nie kontrollieren kann, wieviel Cortisol aus der Nebennierenrinde insgesamt freigesetzt wird, stellt sich die Frage, ob die Dosisreduktion des oral zugeführten Glucocorticoids wirklich als Vorteil gelten kann.

> **!** Die wesentlichen Nachteile der ACTH-Therapie liegen in der Notwendigkeit von 1 – 2 intramuskulären Injektionen pro Woche (1 – 0,5 mg Synacthen Depot pro Dosis) und der individuellen (und damit nicht berechenbaren) endogenen Cortisolfreisetzung. Insgesamt ist die ACTH-Therapie weitgehend obsolet (712).

Therapie mit langsamwirkenden Antirheumatika

Die Therapie mit langsamwirkenden Antirheumatika (LAR) unterscheidet sich von der Behandlung mit NSA/CSI oder Glucocorticoiden durch

➤ den langsameren Wirkungseintritt,
➤ eine ihr Absetzen überdauernde Wirkung,
➤ die Besserung klinischer und laborchemischer Entzündungsparameter,
➤ die kurz-, mittel-, unter bestimmten Konstellationen auch langfristige Progressionsverlangsamung therapierter Krankheiten (meist der cP; die folgenden Beispiele beziehen sich überwiegend auf sie) (Tab. 2.**14**).

Nomenklatur

Im deutschsprachigen Raum werden langsamwirkende Antirheumatika als „Basistherapeutika" oder „Remissionsinduktoren" – in den angelsächsischen Ländern als „slow acting agents", „second line drugs (SLD)", „disease modifying antirheumatic drugs (DMARD)", „long acting drugs", „remission inducing drugs (RID)", „slow acting antirheumatic drugs (SAARD)", „SM-ARD (symptoms modifying antirheumatic drugs)" bzw. als „DC-ART (disease controlling antirheumatic therapy)" bezeichnet.

Wirkung/Zeitpunkt des Wirkungseintritts	NSA (Std., Tage)	LAR (Monate)	
Schmerz-Score, Pain visual scale Zahl schmerzender Gelenke Dauer der Morgensteife Handkraft	↓ ↓ ↑	↓ ↓ ↑	Klinik
Plasmaviskosität CRP BSG Thrombozytenzahl Hämoglobin Albumin	0 0 0 0 0 0	↓ ↑	Labor
Verzögerung von – radiologischer (?) und/oder – funktioneller Verschlechterung	0 0	↓	Röntgen

Tabelle 2.**14** Wirkungsunterschiede langsamwirkender Antirheumatika und nichtsteroidaler Antiphlogistika

Anforderungen

Therapieziele von LAR sind *Voll-* bzw. *Teilremissionen* (S. 51). Während Vollremissionen eine Parameternivellierung unterschiedlichster Ebenen (humoral, radiomorphologisch, klinisch usw.) beinhalten, sind Teilremissionen durch (eine zu graduierende) partielle Besserung charakterisiert. Von LAR erzielte Erfolge lassen sich nur mit Hilfe des *gesamten Parameterinventars* einstufen. Da LAR nicht heilen, werden sie – vorausgesetzt sie wirken und sind verträglich – als Dauertherapie geplant. Eine Unterdosierung macht sich oft erst nach langer Zeit durch eine Befundverschlechterung bemerkbar.

> ! Für alle LAR gilt, daß sie im Fall ihrer Wirksamkeit nur dann das Krankheitsgeschehen entscheidend modifizieren können, wenn sie frühzeitig gegeben werden.

Alte und neue Konzepte der Therapie mit langsamwirkenden Antirheumatika

Nomenklatorische Vielfalt signalisiert meist kausale Probleme. Auch der Vorschlag einer neuen Klassifikation macht hier keine Ausnahme und hilft im Grundsätzlichen nicht weiter: Die cP kontrollierende Medikamente und/oder Strategien sollen erst nach einem Zeitraum von einem Jahr,

in dem sie die in Tab. 2.**15** aufgeführten Kriterien erfüllt haben, DC-ART (disease controlling antirheumatic therapy) genannt werden dürfen. Dieses Ziel würde im Fall einer mild verlaufenden cP aber auch die Kombination „niedrigdosierte Glucocorticoide + Physiotherapie" erreichen. Auch das Zugeständnis, die vorgeschlagene neue Klassifikation sei provisorisch und müsse über längere Zeit getestet werden (289, 290), läßt viele Probleme unberücksichtigt, z. B. unterschiedlich aktive Phasen der cP, lange oder kurze Remissionen, unterschiedliches Ansprechen unterschiedlicher Patienten auf unterschiedliche Strategien, Entkopplungsphänomene usw.

Tabelle 2.**15** Neues Klassifikationskonzept antirheumatisch wirkender Substanzen (nach 289, 290)

> **1. Symptom-modifizierende antirheumatische Substanzen (SM-ARD)**
> lindern Symptome und Zeichen der Synovialitis
> I. nichtsteroidale Antiphlogistika
> II. Glucocorticoide
> III. langsamwirkende Antirheumatika wie Chloroquin/Hydroxychloroquin, DPA, parenterales Gold, Immunsuppressiva und Zytostatika usw.
> **2. Die Krankheit kontrollierende antirheumatische Therapie (DC-ART)**
> die über (zu definierende?) Zeiträume
> I. die Funktion verbessert bzw. erhält und die Synovialitis unterdrückt
> II. Gelenkschäden verhindert oder in ihrer Entstehung signifikant hemmt

Tabelle 2.**16**   Zur Langzeittherapie der cP eingesetzte Substanzen (Auswahl)

Substanz	Handelsname	Anwendungsform (mg)	Dosis anfangs	dauernd
Antimalariapräparate			körpergewichtorientiert	
Chloroquin	Resochin	250 Tbl.	1 × 1	1 × 1
Hydroxychloroquin	Quensyl	200 Drg.	2 × 1/ 1 × 1½	1 × 1½
Goldpräparate				
intramuskulär				
Aurothiomalat	Tauredon	10, 20, 50	s. Schema	
Aurothioglucose	Aureotan	10, 50, 100		
oral				
Auranofin	Ridaura	3 Tbl.	1–2 × 1	2–3 × 1
D-Penicillamin	Trolovol	300 Tbl.	1 × 1	2 × 1
	Metalcaptase	150, 300 Tbl.	1 × 1	2 × 1 (à 300)
	Artamin			
Sulfasalazin	Azulfidine-RA	500 Drg.	1 × 1 bis 2 × 2	evtl. 3 × 2
Leflunomid	Arava	Tbl. 10, 20, 100	3 Tage lang je 100 mg	1 × 20
Hochpotentes und langwirkendes Antiphlogistikum			nierenfunktionsorientiert	
Methotrexat	Lantarel	2,5, 7,5, 10 Tbl.	7,5 – 25	individuell
	Metex	7,5, 10, 15, 20 Amp.	(30)/Woche	
		7,5, 10 Tbl.		
		7,5 Amp.		
TNF-α-Hemmer	Enbrel	25 Amp.	2 × 25 mg/ Woche s. c.	
Etanercept				
Zytostatika und Immunsuppressiva				
Azathioprin	Imurek	50, 25 Filmtbl.	körpergewicht- individuell orientiert	
Cyclophosphamid	Endoxan	50, 100 Drg.	nierenfunktions- orientiert	
		100 – 1 000 Amp.		
Ciclosporin	Sandimmun	25, 100 Kps.		
	Sandimmun	50 ml Lösung		
	Optoral	1 ml, 5 ml Amp.		
OM-8980	Subreum	24 Kps.	1 × 1	1 × 1

Übersicht

LAR werden überwiegend zur Therapie der cP, aber auch bei bestimmten Verlaufsformen der A.ps., des Reiter-Syndroms oder der dominierenden peripheren Gelenkbeteiligung im Rahmen einer Sp.a. verwendet.

Tab. 2.**16** gibt – nach Substanzklassen geordnet – einen Überblick über die häufigsten langsamwirkenden Antirheumatika. Die Einteilung nach dem Zeitraum des Wirkungsbeginns läßt erkennen, daß die früher für alle LAR formulierte These des sehr *langsamen Wirkungseintritts* heu-

te differenziert betrachtet werden muß (Tab. 2.**17**).

Entscheidungskriterien, Vorgehen

Als Entscheidungskriterien für den Einsatz eines LAR dienen subjektive (z. B. Schmerz) und objektive (z. B. Schwellungen) klinische Parameter, die jeweilige *funktionelle* Kapazität (z. B. Health Assessment Questionnaire, HAQ), die *radiologische* Progredienz über einen bestimmten Zeitraum, das *humorale* Entzündungsprofil, die *immunpathologische* Konstellation und Kenntnisse von Pa-

Nicht systematische Forschung, sondern der Zufall führte zu vielen der früher überwiegend und zum Teil auch heute noch eingesetzten LAR. So wurden Goldsalze zuerst gegen die Tuberkulose, Sulfasalazin unter der Annahme einer bakteriellen Ätiologie der cP, D-Penicillamin zunächst beim Morbus Wilson und die Antimalarika initial zur Bekämpfung der Malaria eingesetzt (712). Erst das zunehmende Wissen um die pathogenetische Rolle der T-Lymphozyten und Zytokine (Interleukin-1, TNF-α) führte z. B. zur gezielten Entwicklung von monoklonalen Antikörpern gegen CD4 +, IL-1 und TNF-α.

Tabelle 2.**17** Einteilung langsamwirkender Antirheumatika nach Wirkungseintritt

Schnellwirkend **(Wirkungseintritt in den ersten Wochen)**		
Leflunomid	Arava	
Etanercept	Enbrel*	
Schnell bis mittelschnell wirkend **(Wirkungseintritt 4 – 12 Wochen)**		
Methotrexat	Lantarel, Metex	4 – 8
Ciclosporin	Sandimmun	Wo
	Sandimmun Optoral	
Cyclophosphamid	Endoxan	
Sulfasalazin	Azulfidine RA	8 – 12
Azathioprin	Imurek	Wo
	Zytrim	
Langsam wirkend (Wirkungseintritt **meist > 16 Wochen bis < 24 Wochen)**		
Chloroquin	Resochin	
Hydroxychloroquin	Quensyl	
Aurothiomalat	Tauredon	
Aurothioglucose	Aureotan	
Auranofin	Ridaura	
D-Penicillamin	Trolovol, Metalcaptase	
OM-8980	Subreum	

* Noch nicht auf dem Markt.

thogenese und Spontanverlauf der cP (749). Daneben spielte und spielt die Empirie eine große Rolle. Das über Jahrzehnte praktizierte *Pyramidenmodell* sah nach gesicherter Diagnose einer cP initial körperliche Schonung, physikalische Therapie, Krankengymnastik, Patientenführung

und -aufklärung vor. Als zweiter Schritt war die Gabe von NSA geplant. Danach waren in einem dritten Schritt („die Pyramide in der Pyramide") zunächst „milde" LAR wie Chloroquin, Hydroxychloroquin, Auranofin und Sulfasalazin vorgesehen, erst danach parenterales Gold, D-Penicillamin, Azathioprin, Methotrexat und Ciclosporin. Halfen diese Medikamente nicht, wurde eine Langzeitglucocorticoidtherapie erwogen. Versagte auch diese Behandlung, war die Spitze der Pyramide erreicht – „experimentelle Therapie" (z. B. Therapie mit monoklonalen Antikörpern gegen CD4, Interleukin usw.). Abb. 2.**2** zeigt eine sinnvolle Modifikation des alten „Die Pyramide in der Pyramide"-Modells.

■ *Stellenwert des Spontanverlaufs*

Jede rational begründete Therapie berücksichtigt die kausale Dualität „Ätiologie (oder zumindest Pathogenese) einerseits und Wirkmechanismen eingesetzter Substanzen andererseits".

Legt man dieses Prinzip zugrunde, stellt die Therapie mit LAR Fragen, die die langsamwirkenden Antirheumatika selbst betreffen oder in Unklarheiten um Ätiologie und Pathogenese der therapierten Krankheiten begründet sind:

➤ Erlauben es frühe Spontanverlaufsparameter und frühdiagnostische Kriterien, den Zeitpunkt einer frühen (aggressiven) Therapie mit LAR festzulegen?
➤ Ermöglichen Kenntnisse um Wirkungsmechanismen der LAR und die jeweilige Phase einer cP Antworten auf die Fragen:
  – Wie wirken LAR – gesondert betrachtet MTX – auf den Langzeitverlauf/die Pathogenese der cP?
  – Wie wirken LAR in frühen Phasen der cP?
➤ Warum wirken unterschiedliche LAR nicht bei jeder cP (Syndrom cP)?
➤ Wurden LAR bisher lange genug eingenommen?
➤ Ergänzen sich LAR in ihren Wirkungsmechanismen (Kombinationstherapie)?

Positive Wirkungen der in Tab. 2.**16** (S. **47**) angeführten LAR auf den Verlauf der cP über *kurze bis mittlere Zeiträume* (6 – 36 Monate) sind in zahlreichen Untersuchungen *bewiesen*. Die klinische Erfahrung lehrt, daß es kurz- und mittelfristige Erfolge gibt. Andererseits dokumentieren sehr viele Langzeitbeobachtungen, daß diese Substanzen (Ausnahme MTX) eine cP nur selten über einen längeren Zeitabschnitt vollständig kontrollieren

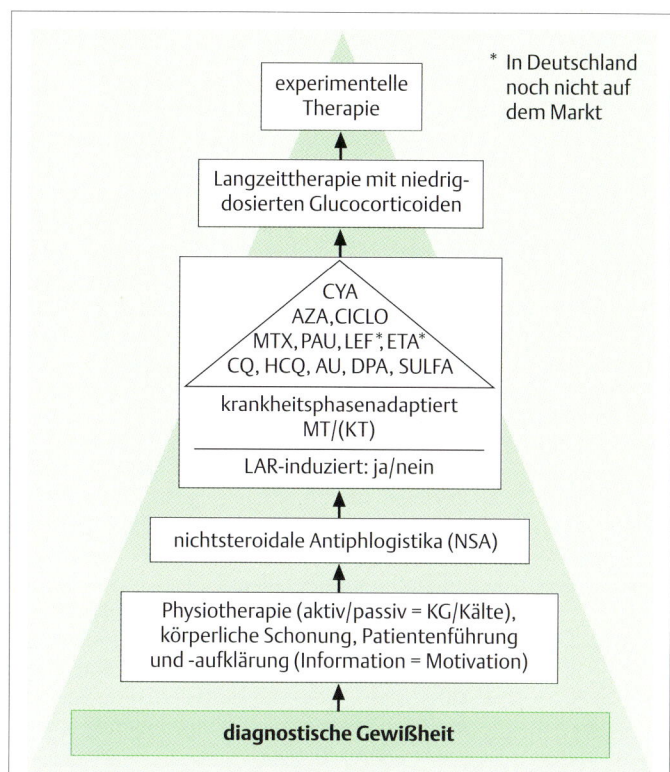

Abb. 2.**2** Modifikation des Pyramidenmodells.

können (88, 391, 521, 577, 618, 887, 1168, 1236). Heterogene Ausgangssituationen zu Beginn, unterschiedliche Phasen während und am Ende von Therapiestudien, differierende Studienprotokolle sowie individuelle Verlaufsspektren der cP unter Therapie erschwerten Aussagen über den Einfluß von LAR auf den *cP-Spontanverlauf.* Fast alle vorliegenden Untersuchungen erfaßten einen zu kurzen Zeitraum, meist waren die Patientenzahlen zu klein, und Kontrollgruppen fehlten. Individuelle Krankheitsschwere und -verläufe, Plazeboeffekte und Behandlungsausfälle komplizieren eine ausgewogene Bewertung längerer Zeiträume zusätzlich. Der Patient hatte meist bereits einige chirurgische Interventionen sowie physiotherapeutische Verfahren unterschiedlicher Intensität und Dauer hinter sich. Häufig hatte er schon mehrere NSA, eventuell Glucocorticoide und verschiedene LAR erhalten.

Die ursprünglichen diagnostischen cP-Kriterien der ARA (jetzt American College of Rheumatology, ACR), 1958 revidiert, dienten über Jahrzehnte als wissenschaftliche Grundlage vieler Untersuchungen (960).

Stellenwert der LAR

Die Individualität jeder cP gibt der Kenntnis ihres Spontanverlaufs in Abgrenzung zum Einfluß der LAR einen entscheidenden Stellenwert. (Noch) mangelnde Kenntnisse über den frühen (0–6 Monate) Spontanverlauf und die für eine frühe (aggressive) Therapie mit LAR unbedingt nötige diagnostische Sicherheit lassen einen entsprechenden Therapiebeginn in den Monaten 7–18 nach Krankheitsbeginn einer persistierend klinisch und humoral aktiven cP als sinnvoll erscheinen (381, 1237).

Die durch diesen *Kriterienkatalog* geschaffene *Einteilung* in mögliche, wahrscheinliche, definitive und klassische cP war für einige pro- und retrospektive *Fehleinschätzungen* sowohl der Wirkungen der LAR als auch der Einstufung der cP als „benigne Krankheit" mitverantwortlich. Diese Kriterien wurden 1987 revidiert. Argumente gegen diese neue Klassifikation konzidieren zwar eine höhere Spezifität, wenden sich jedoch gegen die spätere Zuordnungsmöglichkeit sowie das Fehlen von Ausschlußkriterien. Eine modifizierte Darstellung dieser Kriterien verwendet die Symptome Morgensteifigkeit und Rheumaknoten nicht mehr und ist ihrer diskret höheren Spezifität wegen etwas besser zur Frühdiagnose geeignet.

Viele Aussagen über Spontanverläufe beruhen allerdings auf den „alten" ARA-Kriterien. So entwickeln sich als wahrscheinlich bzw. definitiv diagnostizierte chronische Polyarthritiden im weiteren Verlauf zu einem Drittel bis zur Hälfte zu anderen Erkrankungen (339, 845). In früheren Untersuchungen wurden 50–60% progressive, remissionslose, 20–30% chronisch rezidierende und 10% von langen Remissionen durchsetzte Verläufe geschildert (1043). Nach 20jähriger Beobachtungszeit konnte von ursprünglich 100 cP-Patienten 46% ein chronisch persistierender, entzündlich-aktiver, bei je 22% ein chronisch rezidierender, von kurzen bzw. längeren Remissionen durchsetzter und bei 10% ein atypischer Verlauf beobachtet werden (925).

▪ *Graduierung des Erfolgs, welche Parameter?*

Die Einschätzung *radiologischer Spontanverläufe* war durch den Begriff der „stetigen radiologischen Progression" gekennzeichnet. Nach 10jährigem Verlauf befanden sich nahezu alle Patienten im radiologischen Steinbrocker-Stadium III/IV (1091).

Neuere Untersuchungen nutzen die *Funktionskapazität als prognostischen Parameter*. Um sie zu bestimmen, wurden früher die ARA-Klassifikationen (I–IV) eingesetzt, die einen weiten Spielraum funktioneller Beurteilung zuließen (1017, 1039). So fanden sich nach 4- bis 6jährigem Verlauf zwischen 12 und 75% aller Patienten in den Stadien III/IV (1017, 1039). In jüngeren Arbeiten werden überwiegend der *Stanford Health Assessment Functional Disability Index* (HAQ, 0–3) und der *Modified Health Assessment-Score* (MHAQ, 0–4) verwendet (886, 1236).

Die 1 Jahr nach Beginn der cP festgestellte Funktionskapazität von 17 cP-Patienten, die im Verlauf eines Beobachtungszeitraums von 20 Jahren an direkten oder von der chronischen Polyarthritis induzierten Ursachen starben, war signifikant schlechter als die der noch lebenden Patienten (925). Die Ausgangsbeurteilung der Funktionskapazität ist ein guter Voraussageparameter für die frühe Mortalität von cP-Patienten (924).

Entkopplungs- phänomene

Bei einer nicht kleinen Patientenanzahl kann eine deutliche radiologische Progression beobachtet werden, obwohl die Entzündungsaktivität über die gleichen Zeiträume nur gering ausgeprägt ist bzw. fehlt: Entkopplungsphänomene. Vielleicht sind zur Kontrolle der akuten Entzündungsaktivität andere medikamentöse Wirkungsmechanismen nötig als zur Beherrschung der chronischen Entzündungsprozesse (51)? Dennoch sollte die *totale und dauerhafte Entzündungskontrolle* angestrebt werden (232).

Inzwischen wurden eine Reihe von Kriterien/Indizes entwickelt – ACR, PAULUS, MIRA – die das Ansprechen der cP auf unterschiedliche Therapieformen graduieren (343, 865, 884). Ein Problem der objektiven Beurteilung des therapeutischen Einflusses der LAR auf die cP ist ihre Applikationsdauer. Der vorzeitige Abbruch der Therapie mit LAR ist ein oft angeführtes Argument für ihr (dadurch verursachtes, vermeintliches) „Nichtwirken". Jeder mit dieser Materie Vertraute weiß um die vertane Chance einer zu früh – aus vermuteter Ineffektivität, als Reaktion auf eine beherrschbare Nebenwirkung – abgebrochenen Behandlung. So wird das Ende einer Therapie mit LAR schon vor dem Ablauf von $1^1/_2$ Jahren nach Behandlungsbeginn beschrieben (845, 904). Weniger als 20% aller Patienten nehmen diese Substanzen über den Zeitraum von 5 Jahren (617). Für den Therapieabbruch spielen *Unwirksamkeit* und *Nebenwirkungen* eine große Rolle:

▬▬▬ 317 cP-Patienten wurden über 5 Jahre beobachtet. Nach 5 Jahren erhielten 92% der mit parenteralem Gold Therapierten kein Gold mehr (Unwirksamkeit 38%, Nebenwirkungen 57%), 83% der mit D-Penicillamin Therapierten kein DPA mehr (Unwirksamkeit 38%, Nebenwirkungen 41%) und 81% der mit Sulfasalazin Behandelten kein Sulfasalazin mehr (Unwirksamkeit 41%, Nebenwirkungen 37%) (1056). ▪

Die mittlere Dauer einer Therapie mit *parenteralem Gold* betrug 1,72 Jahre (1236). Etwa 30% aller Patienten beendeten die Therapie nach einem Jahr, 80–90% nach 3 Jahren und 92% nach 5 Jahren (1056). Etwa 25–40% aller mit Sulfasalazin behandelten Patienten beendeten die Therapie nach 1 Jahr wegen Ineffektivität, weitere 10–30% unterbrachen wegen Nebenwirkungen (68, 171).

Das für die Therapie mit NSA häufig angesprochene Problem der *Non-Compliance* spielt in der Behandlung mit LAR eine wichtige Rolle. 42 % der mit *D-Penicillamin* therapierten cP-Patienten waren „non-compliant" (1056).

Die in diesen Untersuchungen zitierten Zahlen und Zeiträume entstammen allerdings überwiegend Studien mit begrenztem Untersuchungszeitraum aus rheumatologischen Spezialzentren und kontrastieren nicht selten mit Ergebnissen des Einsatzes von LAR in der Praxis. In einer jüngeren Untersuchung werden die Verläufe von Basistherapien analysiert, die in einer rheumatologischen Spezialambulanz begonnen hatten und dann überwiegend von Hausärzten fortgesetzt wurden. Die Autoren schließen, daß eine hohe Rate an Behandlungsfehlern – wie z. B. ein Therapieabbruch vor Wirkungsbeginn oder die Fehleinschätzung vermeintlicher Nebenwirkungen – zur ungünstigen Langzeit-Compliance der Basistherapeutika beitragen (611).

Probleme der Frühdiagnose sind eng mit der Forderung nach früher „aggressiver" Therapie verknüpft. Das *früheste Symptom* einer cP ist vielleicht die *undifferenzierte Synovialitis*. Verlaufsbeobachtungen dieser Stadien zeigten, daß sich daraus nur zu einem Drittel eine cP entwickelt (816, 1248). Eine frühe cP zu definieren ist auch aus anderen Blickwinkeln problematisch: Grundlagen sind eine persistierende Synovialitis (> 12 Wochen?), die exakte Festlegung des Beginns (Schmerz, persistierender Schmerz und/oder Schwellungen?), symmetrische Schwellungen der kleinen (Finger-)Gelenke (304, 305).

Patienten mit einer nicht länger als 1 Jahr bestehenden chronischen Polyarthritis wurden einer Gruppe, die LAR erhielt, oder einer Gruppe ohne LAR – nur mit NSA – zugeordnet. Nach 12 Monaten wurden die Funktionskapazität, Schmerz, Gelenk-Scores und die BSG bestimmt. Sie waren in der mit LAR behandelten Gruppe signifikant reduziert. Jedoch war die radiologische Progression in beiden Gruppen die gleiche (476). Um eine persistierende inflammatorische symmetrische Arthritis (PISA) vorauszusagen, scheint immer noch der Nachweis von Rheumafaktoren am besten geeignet (1150). Zur Einschätzung der Entwicklung von Erosionen erwiesen sich der initial erhobene HAQ, die Dauer der Entzündungspersistenz (> 12 Wochen) und das frühe Erkranken großer Gelenke (Knie-, Schulter-, Ellbogengelenke) als am erfolgversprechendsten (117).

Da *erste Röntgenzeichen* immer innerhalb der ersten 2 Jahre nach Beginn der cP beobachtet

werden (381) und *hochtitrige Rheumafaktoren* für die Frühdiagnose (wieder) einen größeren diagnostischen Stellenwert bekommen (246), ist verständlich, daß einige Autoren zur frühen Diagnose der cP den Rheumafaktornachweis und typische radiologische Erosionen fordern (526).

> **!** Diese Forderung widerspricht jedoch einem schon früher und erst recht heute formulierten therapeutischen Postulat: „Die Therapie mit LAR soll vor den ersten radiomorphologischen Zeichen der cP beginnen".

Eine randomisierte doppelblinde 52 Wochen dauernde plazebokontrollierte Multizenterstudie sollte zeigen, welche Auswirkung das Absetzen von LAR hat. 285 chronische cP-Patienten, die auf LAR mit einer längerfristigen Besserung reagiert hatten, wurden untersucht. Die Patienten erhielten ein LAR (CQ, HCQ, Aurothioglucose, DPA, Sulfasalazin, Azathioprin oder MTX; n = 142) oder Plazebo (n = 143). Der primäre Studienzielparameter war das Auftreten eines (milden oder schweren) Krankheitsrezidivs, definiert als Wiederauftreten einer Synovialitis. Bei Eintritt in die Studie betrug die mittlere Anwendungsdauer der LAR 5 Jahre. Nach 52 Wochen waren Krankheitsrezidive in 38 % der Plazebogruppe, in 22 % der Verumgruppe aufgetreten (p = 0,002). Das Risiko eines Rezidivs war für Plazebopatienten 2fach höher als für Patienten, die mit einem LAR therapiert wurden (1234). ■

Immer ist sorgfältig zu prüfen, für welche chronischen Polyarthritiden LAR indiziert sind. Angesichts der bekannten Entkopplungsphänomene und (noch) fehlender verläßlicher Voraussagewerte für den Verlauf ist noch offen, welche *Entscheidungsebene* bei der Wahl eines LAR ausschlaggebend sein muß: die klinische, die humorale, die radiologische oder die immunpathologische usw.?

Als Voraussetzungen für diese Entscheidung sind bessere Kenntnisse der Spontanverläufe, vor allem aber relevantere Verlaufsparameter zu erarbeiten: Standardisierte Funktions-Scores wie der HAQ, MHAQ und andere (z. B. AIMS) erfassen die jeweilige Funktionskapazität gut. Das humorale und klinische Profil einer cP ist am besten mit über die Zeit gemittelten Werten bzw. kumulativen Werten (als „Area under the curve-Werte") darzustellen. Diese Parameter (BSG, CRP, Hb, Thrombozyten, Ritchie-Index, Zahl der geschwollenen Gelenke, Morgensteifigkeit und Griffstärke) dienen zum einen als retrospektive Aktivitätsbeurteilung/prognostische Hilfen und erfassen zum anderen die situative Aktivität der cP.

Schmerz und Funktionsverlust sind Ergebnisse persistierender Entzündungsaktivität und dienen der situativen Einstufung einer cP. Kumulative Verlaufsparameter wie radiologische Veränderungen, Mortalität und therapieinduzierte Nebenwirkungen runden die Einschätzung jeder einzelnen cP ab.

Zusammenfassung

LAR-Indikationen: ausgehend von einer *gesicherten Diagnose* (persistierende [Poly-]Synovialitis, begleitend hohe humorale und klinische Aktivität [die Summe reversibler entzündlicher Krankheitszeichen; 733]) und der Sicherheit einer mittelfristigen, mindestens 2 Jahre umfassenden *Prognose:* cP, juvenile chronische Arthritiden, Sonderverläufe der cP (adulter Still, Alters-cP, Felty-Syndrom) bei dominierend peripherer Gelenkmanifestation die Sp.a., chronische Verlaufsformen reaktiver Arthritiden (Reiter-Syndrom, chlamydieninduzierte Arthritis), einige Arthritisverläufe im Rahmen chronisch entzündlicher Darmerkrankungen, SLE, PSS, Poly- und Dermatomyositiden, MCTD und Vaskulitiden.

Nur für die cP stehen, abhängig von den genannten Anwendungskriterien *alle* im folgenden genannten LAR zur Verfügung. Einzelne LAR werden schwerpunktmäßig im Bereich chronisch gewordener reaktiver Arthritiden (z. B. MTX, Sulfasalazin) oder der Kollagenosen (z. B. MTX, CQ/HCQ, Azathioprin) eingesetzt.

Non-Indikationen sind die mit NSA und Physiotherapie beherrschbare cP, spezielle Verläufe juveniler chronischer Arthritiden, der palindrome Rheumatismus, die ausschließlich axial verlaufende Sp.a., Frühphasen reaktiver Arthritiden (mit der Möglichkeit der Selbstlimitierung), bland verlaufende Spondarthritiden, durch eine Psoriasis induzierte Arthralgien, die Osteopathia psoriatica, die Lyme-Arthritis, das rheumatische Fieber und die Polymyalgia arteriitica. Immer zu bedenken ist das „Antigenpotential" einzelner LAR (z. B. parenterales Gold bei SLE usw.).

Die genaue Beurteilung langfristiger positiver LAR-Wirkungen auf den Verlauf der cP erfordert (nicht realisierbare) doppelblinde 5- bis 10-Jahres-Studien und ist auch aus vielen anderen Gründen sehr schwierig. Als Grundlage wesentlicher Beurteilungsparameter bisheriger Untersuchungen dient ein Syndrom, dessen inhomogenes Spektrum das therapeutische Ansprechen bzw. Nichtansprechen erheblich beeinflußt.

Verlaufspathogenetische „Kulissen" einer cP verändern sich unter Therapie. Ist es die jeweilige Phase der cP, die bestimmt, ob und wie lange ein LAR wirkt? Viele LAR verursachen bei anderen Krankheiten weniger unerwünschte Wirkungen als bei cP (z. B. DPA). Auch hier scheint mehr die cP und weniger das LAR für unerwünschte Resultate verantwortlich.

> **!** LAR greifen mit differenten Wirkungsmechanismen in unterschiedlichen Phasen der cP ein.

Vor Beginn jeder LAR-Therapie steht die *Bestandsaufnahme der aktuellen Krankheitsaktivität.* Entsprechend dem zeitlichen Ausmaß der Retrospektive steht ein manchmal ausreichender, häufig aber unzureichender *Längsschnitt* (Resultate der Entwicklung) zur Verfügung. Bildet ausschließlich die augenblickliche Phase der cP, der *Querschnitt,* die Entscheidungsgrundlage, bleiben wesentliche, den Zugang zur Therapie mit LAR beeinflussende Fragen unbeantwortet: Wie lange persistierte die Entzündungsaktivität? Repräsentiert die jetzige Phase einen „Subset" der cP? Ermöglichen bisheriger Verlauf und jetziges Zustandsbild eine Aussage über den weiteren Verlauf?

Der Ruf nach einer „aggressiven", früh im Verlauf der cP einsetzenden Therapie ist verständlich. Diese Therapie erfordert Kenntnisse der frühen cP-Pathogenese und bessere Einblicke in den weiteren Verlauf der frühen cP.

Auf keinen Fall sollten wir angesichts der geschilderten Situation irrational (re)agieren. Für die Kombination verschiedener langsamwirkender Antirheumatika (teilbekannte Wirkungsmechanismen der LAR, teilbekannte pathogenetische Zielsubstrate, [noch] ungenügende Differenzierung des Syndroms cP und Schwierigkeiten in der Definition früher cP) ist die rationale Grundlage im Augenblick noch nicht vollständig gesichert (581).

Kombinationen (von z. B. DPA/HCQ bzw. parenteralem Gold und MTX werden entweder als nicht wirkungssteigernd (136), mäßig erfolgreich (DPA + HCQ; 413) oder erfolgreich (Cyclophosphamid + Azathioprin + Hydroxychloroquin; 675) eingestuft (Tab. 2.**34**, S. 104).

Aufschlußreiche Untersuchungen der relativen Toxizität von LAR helfen – auch wenn sie den Kliniker „verblüffen" – in der Entscheidung pro oder kontra ein bestimmtes LAR nicht zwingend weiter, da die Wirksamkeit ein ebenso wichtiges Entscheidungskriterium wie die Toxizität ist.

▨▨▨▨ Anhand eines Toxizitäts-Scores (bestehend aus Symptomen, pathologischen Laborwerten und der Hospitalisationsnotwendigkeit als Folge einer Nebenwirkung) konnte auf der Grundlage einer Untersuchung mit 2747 cP-Patienten und 3053 verschiedenen LAR-Behandlungen (über 7278 Patientenjahre) gezeigt werden, daß Hydroxychloroquin am wenigsten toxisch war. Es folgten (ansteigende Toxizität) parenterales Gold – DPA, MTX und Azathioprin – sowie Auranofin (!). Prednisolon und einzelne NSA (z. B. Indometacin) waren vergleichbar toxisch wie Methotrexat und Azathioprin (377). ▪

(Noch) nicht ausreichendes Wissen um die (Früh-)Diagnostik und (Früh-)Pathogenese der cP und ihren weiteren Verlauf in der Anfangsphase sowie mangelnde Untersuchungen limitieren den Einsatz von LAR, besonders als Kombinationstherapie, in diesem Zeitraum. Unser zunehmendes Wissen um bestimmte cP-Unterformen („benigne" cP), die sich verändernde Epidemiologie (abnehmende Schwere und Inzidenz der cP?) und die zunehmenden Differenzierungsmöglichkeiten zu anderen (seronegativen, reaktiven, HLA-B27-assoziierten) Arthritiden mahnen in den „frühen Frühphasen" einer cP zur therapeutischen Vorsicht.

> ❗ Den Zeitraum bis zum Behandlungsbeginn mit einem LAR muß ein intensives aktives, funktionserhaltendes krankengymnastisches Prozedere gemeinsam mit einem ebenso aggressiven, die Symptome Schmerz und Schwellung bekämpfenden symptomatischen Programm (NSA, eventuell Glucocorticoide, kryotherapeutische Maßnahmen) überbrücken.

Dieses therapeutische Prozedere gilt – in zeitlich erweitertem Rahmen — vor allem für diagnostisch noch nicht zu sichernde Phasen *undifferenzierter Arthritiden*. Die Kombination „NSA + aktive Krankengymnastik + schmerzstillende Balneologie" ist das Konzept, um z. B. zu vermeiden, einen beginnenden systemischen Lupus erythematodes bzw. eine sich vielleicht selbst limitierende reaktive Arthritis mit einem LAR zu therapieren (im ersten Fall gefährlich: Antigenpotential; im zweiten Fall gefährlich: die richtige Diagnose wird noch länger verschleiert und der Einsatz eines LAR ist von der Nutzen-Risiko-Abwägung her nicht vertretbar).

> ❗ Etwa 20 – 30 % aller chronischen Polyarthritiden entwickeln die Diagnose und Prognose sichernde und die Wahl eines LAR bestimmende Parameter in ihrem frühen 7- bis 18monatigen Verlauf (381, 1238). Wird eine cP in der Frühphase vom systemischen Profil dominiert (persistierende, polytope Synovialitis = > 8 – 12 Gelenke, frühe Erosionen; hochtitriger Rheumafaktor [RF] und Manifestation von Rheumaknoten), ist der Einsatz eines potenten LAR indiziert.

Die Kritik an der zeitlich gestaffelten, sich überwiegend an der „Nebenwirkungsarmut" orientierenden Pyramidenform bezieht sich vor allem auf die Behandlung solcher chronischer Polyarthritiden, die bereits im angesprochenen zeitlichen Rahmen mit MTX, parenteralem Gold oder das Immunsystem modifizierenden Substanzen therapiert werden müssen.

Therapeutisches Ziel bei diesen chronischen Polyarthritiden ist die dauerhafte Entzündungskontrolle. Auf dem Boden der Differenzierung des „Syndroms cP" muß die Indikationsstellung für LAR fokussierend sein.

Läßt sich im weiteren Verlauf – auf sicherem diagnostischem Boden – der von der cP eingeschlagene (pathogenetische) Weg einstufen, ergibt die Summe aller Verlaufs- und Voraussagewerte ein bestimmtes pathogenetisches Profil der cP. Verknüpft mit dem Wissen um unterschiedliche Potenz und Wirkungsprofile einzelner langsamwirkender Antirheumatika ist dann die Wahl eines LAR zur immer noch frühen, eingreifenden Therapie der cP möglich.

Substanzen mit langsamem Wirkungseintritt und immunmodulierender/antiphlogistischer Wirkung („Basistherapeutika")

Alle früher „Basistherapeutika" genannten LAR brauchen meist 4 – 8 Monate bis zu ihrem vollen Wirkungseintritt. Dazu zählen parenterales und orales Gold, D-Penicillamin sowie Antimalarika. Diese Substanzen werden im kommenden Abschnitt besprochen, in dem auch neue LAR mit noch nicht definiertem Stellenwert, aber langsamem Wirkungseintritt (OM-8980) bzw. fraglichem Wert (γ-Interferon) dargestellt werden.

Tabelle 2.**18** Chloroquin-/Hydroxychloroquinpräparate

Chemische Kurzbezeichnung	Handelsname (Land)	Darreich.form Dosiseinheit (mg)	Tagesdosis bei (mg Dauertherapie) Erwachsenen	Kindern	Therapiedauer
Chloroquindiphosphat	Resochin (D)	Tbl. 250	250	4/kg KG	bei Ansprechen auf die Therapie (Anlaufzeit von evtl. ≥6 Monaten beachten) und bei Verträglichkeit als Dauertherapie unter entsprechenden Kontrollen in gleicher Dosierung weitergeben
Hydroxychloroquindiphosphat	Quensyl (D) Plaquenil (A, CH)	Drg. 200	200–400 die Tagesdosis orientiert sich am Idealgewicht	4/kg KG	

Chloroquin/Hydroxychloroquin

Synthetische Antimalariapräparate wurden anfangs zur Behandlung der Hautmanifestation des Lupus eingesetzt. Später wurde entdeckt, daß sie Begleitarthritiden besserten (846). Zur Verfügung stehen Chloroquin (CQ; Resochin) und Hydroxychloroquin (HCQ; Quensyl) (Tab. 2.**18**).

Pharmakodynamik

Nichtrelevanten Wirkungsmechanismen (Hemmung von Phospholipasen, Antioxidanswirkung, Antihistamineffekte, ein Prostaglandinsyntheseantagonismus, die Beeinflussung von Chondroitin-, Mucoitinsulfat- und Hyaluronidasesynthese; 1178, 1179, 1180) stehen *relevante* Mechanismen wie die *Anreicherung in Lysosomen* gegenüber. Sie behindert die Antigenprozessierung, woraus die Hemmung der Antikörperproduktion, die Verminderung der Aktivität natürlicher Killerzellen und der Freisetzung von IL-1, IL-2 und TNF-α resultieren (368). Außerdem wird die rezeptorabhängige Endozytose des Rezeptorrecyclings gehemmt (609).

Die *immunsuppressive* Wirkung von CQ/HCQ im Rahmen der cP kann auf der Suppression der Lymphozytentransformation und der verminderten Ansprechbarkeit peripherer Lymphozyten von cP-Patienten auf PHA, CON A und andere spezifische Antigene beruhen. Auch die Spaltung von Immunkomplexen, die Hemmung von RF, antinukleären Antikörpern und Kälteagglutininen können Teil des Wirkungsmechanismus sein. Hydroxychloroquin (HCQ) *unterdrückt die Monozytensynthese* von IL-1 und IL-6. HCQ *beeinflußt* die Produktion von IL-2, IL-4 oder γ-Interferon durch T-Zellen nicht, jedoch die von *IL-6 deutlich*. HCQ könnte selektiv auf IL-1 und IL-6 wirken (1076). Dagegen beeinflußt Chloroquin (CQ) T-Zellen deutlich. Es hemmt die Monozytenproduktion von IL-1, TNF-α und IL-6 (882). Chloroquin/Hydroxychloroquin hemmen in hohen Konzentrationen die Funktionen der DNA- und RNA-Polymerase sowie die Bildung von LE-Zellen. CQ/HCQ lagern sich an Hautpigmente an; dadurch entsteht eine Art „Lichtfilter" (966). Antimalariapräparate akkumulieren im Knochen und hemmen konzentrationsabhängig die IL-1-beeinflußte Osteoklastenfunktion (34). Die reduzierte knöcherne Resorption im Vorfuß von cP-Patienten mit Antimalariamedikation wurde beschrieben (971).

Bekannt sind die Hemmung der Thrombozytenaggregation (666) und die Senkung glucocorticoidinduzierter Cholesterin- und Blutzuckererhöhungen (497, 879).

Pharmakokinetik

Chloroquin/Hydroxychloroquin werden rasch und nahezu vollständig resorbiert. Sie sind zu 90% bioverfügbar und reichern sich 2- bis 5fach in Erythrozyten und anderen Blutzellen, mehr als 10fach in Leber, Lunge, Nieren und Herz an. Lysosomen- oder melaninhaltige Gewebe speichern bis zu 1000fach. Da sehr wenig freie Substanz im Blut bleibt und die Gewebespeicher nur langsam entleert werden, beträgt die terminale Halbwertszeit mehr als 40 Tage (1126). Ein Plasma-Gewebe-Gleichgewicht erreicht Chloroquin nach 4 Wochen, Hydroxychloroquin erst nach 6 Monaten (63). Die *höchsten Konzentrationen* werden *im Auge* und dort speziell in melaninhaltigen Strukturen (Pigmentepithel der Retina, Uvea) gefunden (972). Die starke Bindung von CQ an Melanin und die Einlagerungen in dieses Makromolekül erklären, warum CQ in unveränderter Form bis zu 16 Jahre nach der letzten Einnahme im Pigmentepithel nachgewiesen werden kann. CQ wird nur sehr langsam, zu 40–70% unverändert renal, der Rest über Leber und Gallenwege sowie über die Fäzes ausgeschieden.

Indikationen

Nicht organbedrohende Verläufe des *systemischen Lupus erythematodes* (SLE), vor allem auch des *kutanen diskoiden Lupus erythematodes* sind Indikationen für Chloroquin/Hydroxychloroquin. Hier kann ausnahmsweise von Anfang an Chloroquin/Hydroxychloroquin mit einem Immunsuppressivum (z.B. Azathioprin) kombiniert werden. Im weiteren Verlauf wird versucht, das Immunsuppressivum abzusetzen und die Erkrankung durch Chloroquin/Hydroxychloroquin allein zu beherrschen. Die Erfolgsquote dieser SLE-Therapie ist relativ hoch.

Eine weitere Indikation ist die *chronische Polyarthritis;* die Erfolgsquote ist mit etwa einem Viertel der Fälle relativ niedrig. Wenn eine cP jedoch darauf anspricht, läßt sich ihr Verlauf meist sehr gut über lange Zeit und mit relativ geringem Risiko unter Kontrolle halten. *Wenig aktive Frühfälle sprechen besser an* als aktivere und schon länger fortschreitende (712). CQ/HCQ haben bei geringer Nebenwirkungsquote eine lange Anlaufzeit (bis zu 3–6 Monaten).

Als *spezielle Indikationen* gelten Frühfälle mit geringer Aktivität, in deren Verlauf „man es sich leisten kann, einen Therapieversager zu riskieren" und auf den eventuellen Erfolg relativ lange zu warten, ohne Wesentliches zu versäumen.

Kontraindikationen

Genetisch bedingter Glucose-6-Phosphat-Dehydrogenase-Mangel, Myasthenia gravis, Erkrankungen der blutbildenden Organe und des ZNS sind Kontraindikationen. Da CQ/HCQ zu einer etwa 10%igen Reduktion der Kreatinin-Clearance führen, verlangsamen sie – insbesondere bei älteren Menschen und eventuell schon bestehender Niereninsuffizienz – erheblich die Ausscheidung (628). Auf keinen Fall sollten Chloroquinpräparate bei bereits bestehenden Netzhautschädigungen (Retinopathien), in der Schwangerschaft und Stillzeit gegeben werden.

Wirkungseintritt, -dauer, -qualität

CQ/HCQ wirken gegen die cP in etwa 25% der Fälle. Daß es sich dabei nicht um eine zufällige Spontanremission gehandelt haben kann, bewei-

sen die Fälle, in denen bei Absetzen des Präparats das Krankheitsbild nach einiger Zeit wieder aktiv wurde, aber eine Wiederaufnahme der Therapie nach entsprechender Anlaufzeit wieder eine Besserung brachte, die unter der Weiterführung der Therapie dann auch anhielt. Nur wenig aktive Frühfälle scheinen besser anzusprechen (712). Bei der Arthritis psoriatica und der Spondylitis ankylosans ist die klinische Wirkung fraglich; beim systemischen Lupus erythematodes ganz eindeutig eine deutliche Besserung der Symptomatik und die Möglichkeit, Glucocorticoide und/oder NSA zu reduzieren.

Nach einer Übersicht über 24 Studien profitieren 60–80% aller cP-Fälle auf unterschiedliche Weise von der Therapie mit Antimalariapräparaten (971). Von diesen sprechen ca. 85% erst nach 6 Monaten an (569). 400 mg HCQ pro Tag hatten einen größeren Einfluß auf die BSG und die Plasmaviskosität als 200 mg (266). Als Resultat einer Metaanalyse war HCQ weniger wirksam als MTX, Azathioprin, parenterales Gold und DPA – vergleichbar mit Auranofin und Sulfasalazin (385). Im direkten Vergleich wirkte Sulfasalazin schneller als Hydroxychloroquin – unter der Therapie mit Sulfasalazin entwickelten sich weniger Gelenkschäden (477). ■

In kontrollierten Studien wurde gezeigt, daß HCQ die Beschwerden des *Sjögren-Syndroms* deutlich bessert (477) und daß sich unter der Therapie mit HCQ *weniger SLE-Exazerbationen* einstellen, wenn die Substanz kontinuierlich gegeben und nicht zwischendurch abgesetzt wird (150, 151).

Unwirksamkeit sowie Nebenwirkungen von CQ/HCQ sind häufig Gründe des Therapieabbruchs. Bei den Nebenwirkungen dominieren okuläre Erscheinungen deutlich vor unerwünschten gastrointestinalen Symptomen, Allergien/Exanthemen, Pigmentstörungen, Cholestase und Schlafstörungen. Selten wirken diese Substanzen ototoxisch.

Allerdings werden CQ-Nebenwirkungen häufig falsch interpretiert. Nur ein Viertel aller Therapieabbrüche wegen „Augennebenwirkungen" schien gerechtfertigt. Von 158 mit Chloroquin behandelten Patienten nahmen nach 1 Jahr noch 48,1%, nach 2 Jahren nur noch 16,5% die Substanz ein. 65 Patienten beendeten die Therapie wegen Ineffizienz – in einigen Fällen weit vor dem Zeitpunkt des zu erwartenden Wirkungseintritts – vorzeitig (611). Die in dieser Untersuchung objektivierte Dominanz des Absetzungsgrundes „Augensymptome" entspricht dem Ablauf in der Praxis.

> **!** Die Therapie mit CQ/HCQ ist für milde (nicht-erosive, ohne hohen initialen Rheumafaktortiter, ohne viszerale Komplikationen verlaufende) chronische Polyarthritiden indiziert, wenn absehbar ist, daß der nicht durch Medikamente beeinflußte Spontanverlauf der individuellen cP in den nächsten 6–12 Monaten nicht zu einer deutlichen Verschlechterung des Krankheitsbildes führen wird.

Der Stellenwert der Antimalarika für die Therapie von Kollagenosen, insbesondere des SLE (S. 187 f.) wird häufig unterschätzt. Unter CQ/HCQ bessern sich mehr als 85 % aller diskoiden Hautläsionen – spontan nur ca. 15 % (1178).

▬▬▬ 71 SLE-Patienten erhielten über 48 Wochen HCQ und bis zu maximal 10 mg Prednison/Tag. HCQ führte zu einer statistisch signifikanten Abnahme der Gelenkbeschwerden (1221). HCQ scheint die Schmerzschwelle zu erhöhen. Nach 3 wöchiger Gabe erfuhren Gesunde eine signifikante Erhöhung der dolorometrisch gemessenen Schmerzschwelle (744). CQ/HCQ wirken präventiv auf Exazerbationen. ▪

▬▬▬ 24 SLE-Patienten wurden über 12 Monate doppelblind plazebokontrolliert mit CQ (250 mg/Tag) bzw. Plazebo behandelt. In diesen 12 Monaten waren das relative Risiko einen Schub zu entwickeln in der Plazebogruppe 4mal größer, die Reduktionsmöglichkeiten von Prednison signifikant größer als in der Plazebogruppe, in der auch der SLEDAI-Index signifikant höher war als in der CQ-Gruppe (727). ▪

Erst nach 6 Monaten kann man endgültig entscheiden, ob eine Therapie mit Chloroquin/Hydroxychloroquin als unwirksam bezeichnet werden darf. Wenn trotz eines Therapieerfolgs das Präparat abgesetzt wird, ist nach einigen Wochen bis wenigen Monaten eine Wiederverschlimmerung zu erwarten.

Dosierung, Applikationsformen, Therapieschemata

Für Chloroquindiphosphat (Resochin) wird täglich 1 Tablette à 250 mg (entsprechend 150 mg Chloroquinbase) empfohlen. Die entsprechenden Angaben für Hydroxychloroquinsulfat (Quensyl): täglich 2mal 1 Dragee zu 200 mg (1 Dragee entsprechend 155 mg Chloroquinbase) (Tab. 2.**18**, S. 54). Die Differenzen in der Dosierungsempfehlung gegenüber Resochin sind nicht transparent (712). Wegen der ausgeprägten Abhängigkeit der

Augenerkrankungen von der täglichen Dosis variieren *Dosisempfehlungen* für HCQ. Initialtherapie bedeutet 6 mg/kg/Tag (also ca. 400 mg/Tag), bei Frauen eventuell nur 300 mg/Tag und bei kleinen und schlanken Frauen nur 200 mg/Tag (971). Da die Abhängigkeit der Retinopathie von der täglichen Dosierung erwiesen ist (301, 699), sind letztlich für die *Dauerbehandlung* mit HCQ maximal 1–1½ Dragees/Tag einzusetzen. Während früher als Ursache einer Makulopathie allein die *kumulative Gesamtdosis* verantwortlich gemacht wurde, spricht heute vieles dafür, daß die *Tagesdosis* entscheidend ist. Die tägliche Dosis von CQ darf 4 mg/kg KG, von HCQ 6 mg/kg KG nicht überschreiten (45, 1123). Ein Patient mit mittlerem Idealgewicht von 70 kg erhält durch die Dosierung von 1 Tablette Resochin pro Tag ca. 3,5 mg Chloroquin/kg KG – der Patient, der 2mal 1 Quensyl einnimmt, ca. 5,7 mg Hydroxychloroquin/kg KG.

Da Quensyl-Dragees nicht teilbar sind, stellt diese galenische Form bei einer Dosierung von z. B. 300 mg ein Problem dar. Zwei Lösungsmöglichkeiten bieten sich an: Die 3tägige Gabe von 1mal 1 Dragee, gefolgt von 4 Tagen mit 2mal 1 Dragee, oder das Zermörsern der Dragees und dosisgerechte Umfüllen in entsprechende Kapseln aus harter Gelatine.

Nach initialer Augenuntersuchung, Beurteilung von Leber- und Nierenfunktion orientiert sich die Suche nach der jeweils spezifischen Maximaldosis von HCQ/CQ am *Idealgewicht* des Patienten, da sich beide Substanzen im *Fettgewebe* übergewichtiger Patienten *nicht anreichern* (Folge Überdosierung; 828).

Die *Behandlungsdauer* wird unterschiedlich angegeben. Während einige Autoren kein Zeitlimit sehen, wurde durch Langzeituntersuchungen ermittelt, daß sich eine Retinopathie erst nach Einnahme einer Gesamtmenge von etwa 100 g Chloroquinbase entwickelt (andere Autoren 200 g). Aus dieser kumulativen Dosis wurde die Empfehlung zum Therapieende abgeleitet.

Nebenwirkungen und Kontrolluntersuchungen, Interaktionen

Die möglichen Nebenwirkungen sind in Tab. 2.**19** aufgeführt. Klinisch am bedeutsamsten sind die *Augenveränderungen*. Chloroquin- (in bis zu 90 %) und Hydroxychloroquinablagerungen (in bis zu 20 %) führen zu Flimmern, Akkommodationsstörungen und manchmal zu Halos, sind jedoch asymptomatisch und nach Dosisreduktion bzw.

Tabelle 2.**19**   Nebenwirkungen von Chloroquin/Hydroxychloroquin und notwendige Kontrolluntersuchungen (nach 711)

Mögliche Nebenwirkungen	Notwendige Kontrolluntersuchungen	Häufigkeit der Kontrollen
Magenunverträglichkeit, Übelkeit* Erbrechen, Bauchschmerzen	Befragung	bis 3. Monat alle 2 Wochen, dann einmal monatlich
Schlaflosigkeit, Nervosität	Befragung	
Kopfschmerz, Schwindel, Tremor	Befragung, Inspektion	
Hautallergie	Befragung, Untersuchung	
Korneaeinlagerung (reversibel)* Retinopathie (nicht reversibel, selten)***	augenärztliche Kontrolluntersuchungen	alle 3 Monate
Rotsehen (Zeichen der Retinopathie)** Augenflimmern (trotz Weitergabe reversibel)	Befragung (ggf. augenärztliche Untersuchung)	bis 3. Monat alle 2 Wochen, dann einmal monatlich
Haarentfärbung, Pigmentierung, Exanthem	Inspektion	
Neuromyopathie (Paresen)**	Befragung, evtl. neurologische Untersuchung	
Gewichtsverlust Leukopenie** Thrombopenie**	Gewichtskontrollen Leukozytenkontrollen Thrombozytenkontrollen	alle 2 Monate

*   häufig
**   Therapieunterbrechung
*** Therapieabbruch

Absetzen von CQ/HCQ reversibel (285). Seltener, aber schwerwiegender ist die *irreversible Retinopathie.*

> Risikokonstellationen für die Entstehung einer Retinopathie sind eine kumulative Dosis > 800 g + Patientenalter > 70 Jahre (762) sowie eine tägliche Dosis von CQ > 4 mg/kg KG bzw. HCQ > 6 – 6,5 mg/kg KG + Leber- und/oder Nierenfunktionseinschränkungen (79). Zur Diagnose einer Retinopathie ist ein Elektroretinogramm nötig.

Während in jüngsten Empfehlungen (24, 649) eine Untersuchung vor Therapie bei Patienten, die jünger als 40 Jahre sind und die keine Augenerkrankungen in ihrer familiären Anamnese haben, nicht für nötig gehalten wird, plädieren andere Autoren (828, 977, 1178) – um eine bereits bestehende, von der CQ/HCQ-Therapie unabhängige Retinopathie zu erkennen – für die *augenärztliche Untersuchung vor Beginn* einer geplanten Therapie. Die Untersuchung vor Therapiebeginn ist auch deshalb so wichtig, da zentrale Rotskotome bei bis zu 6% der Normalbevölkerung und – als Resultat von Vaskulitis, Antiphospholipidsyndrom und glucocorticoidinduziertem

Diabetes – gehäuft bei Patienten mit SLE auftreten (78). Bei Tagesdosen von ≤ 250 mg ist kaum mit einer Retinopathie zu rechnen. Ablagerungen in der Kornea treten bei längerer Behandlungsdauer häufiger auf. Der deshalb gegebenen Empfehlung, die Gesamtdosis von 100 – 200 g Chloroquinbase bzw. die Behandlungszeit von 2 Jahren nicht zu überschreiten, muß man jedoch bei eindeutigen Therapieerfolgen nicht unbedingt folgen, wenn entsprechend exakte und angemessene *augenärztliche Kontrollen* garantiert sind (Tab. 2.**19**).

> Die Induktion einer Retinopathie hängt mit großer Wahrscheinlichkeit von der täglichen Dosis und nicht von der Gesamtdosis ab (712).

Das Vollbild einer Retinopathie wurde bei 29 von 5675 mit CQ/HCQ therapierten Patienten (0,5%) beobachtet (Übersicht bei 712). Die Beobachtung von 1225 Patienten unter CQ und 275 Patienten unter HCQ über 15 Jahre ließ bei 3,4% der CQ-Patienten und 1,8% der HCQ-Patienten eine irreversible Makulopathie erkennen (285).

Häufigere *Nebenwirkungen* sind Befindensstörungen wie Magenunverträglichkeit, Nervosität, Schlafstörungen, Kopfschmerzen und Hautaffektionen. Patienten mit Unruhe und Schlafstörungen sollten das Präparat nicht abends erhalten. Treten nur leichtere Magenbeschwerden auf, die die Nachtruhe nicht stören, ist die abendliche Gabe besser. CQ verursacht deutlich häufiger als HCQ durch Glucose-6-Phosphat-Dehydrogenase-Mangel bedingte Hämolysen, aplastische Anämien und reversible Neuromyopathien (42).

Die *parallele Gabe* von CQ/HCQ und MTX *verringert die Bioverfügbarkeit* von MTX um ca. 25 % (1027). HCQ gleichzeitig mit Digoxin gegeben, erhöht die Digoxinplasmaspiegel (641).

Kombination mit anderen langsamwirkenden Antirheumatika

▨▨▨▨ In der Vorphase einer Studie wurden 18 cP-Patienten über insgesamt 156 Wochen zunächst mit 200 mg HCQ/Tag behandelt. Bei Exazerbation der cP der monotherapierten Patienten wurde zusätzlich parenterales Gold gegeben. Fast 90 % aller Patienten zeigten eine Besserung bzw. Remission ihres Krankheitsbildes durch die zusätzliche Gabe von parenteralem Gold (1055). ▪

▨▨▨▨ In einer doppelblinden, kontrollierten, multizentrischen Studie an 101 Patienten mit aktiver cP über 52 Wochen wurde die eine Hälfte der Patienten mit Goldsodiumthiomalat und HCQ (400 mg/Tag), die andere Hälfte mit Goldsodiumthiomalat und Plazebo behandelt. Nur in einem Parameter – dem CRP – war die Kombinationstherapie der Monotherapie signifikant überlegen. In der Kombinationsgruppe entwickelte sich eine größere Zahl unerwünschter Wirkungen (1018). ▪

▨▨▨▨ In einer Doppelblindstudie wurde die Wirkung von HCQ + Sulfasalazin, MTX + HCQ + Sulfasalazin bzw. MTX allein bei cP verglichen. Eine mindestens 50 % betragende Besserung von mindestens 3 von 5 Parametern ließ sich durch die Triple-Therapie in 77 %, durch die Kombination HCQ + Sulfasalazin in 40 % und durch MTX allein in 33 % erreichen (242). Die zusätzliche Applikation von HCQ + Sulfasalazin bei den Patienten, die allein MTX erhalten hatten, führte in einer sich anschließenden Studie zu einer signifikanten Besserung (243). Die Drop-out-Rate war (weniger Transaminasenerhöhungen durch HCQ?; 387) in der MTX-Gruppe höher als bei den Patienten, die MTX/HCQ/Sulfasalazin einnahmen. ▪

Zusammenfassende Bewertung

Die Antimalariapräparate Chloroquin/Hydroxychloroquin sind die „sichersten" langsamwirkenden Antirheumatika. Andererseits ist ihre Effektivität nicht sehr hoch. Belegt ist ihr antisynovialitischer Effekt, nicht bewiesen ist eine Hemmung der radiologischen Progression. Möglicherweise sind Chloroquin/Hydroxychloroquin „ideale" Kombinationspartner für andere LAR (s. später).

Orales Goldpräparat: Auranofin

Pharmakodynamik

Auranofin *hemmt zelluläre Abläufe* (wie die Phago- und Pinozytose) sowie die Helferfunktionen von Makrophagen. Andere nachgewiesene Wirkungen sind die *Beeinflussung zellulärer* und *humoraler Immunität* – wie die Hemmung der Freisetzung lysosomaler Enzyme, die Hemmung der Phagozytose, Chemotaxis, Prostaglandinwirkung und Thrombozytenaggregation sowie die Bindung von Sauerstoffradikalen. Auranofin hemmt die Synthese von IL-1 und TNF-α durch Monozyten (44).

Pharmakokinetik

Es gibt nur ein orales Goldpräparat: Auranofin (Ridaura) ist eine lipophile Komplexverbindung mit Gold als Zentralatom, das koordinativ an Triäthylphosphin und atomar an Schwefel und einen Zuckerrest gebunden ist. Deshalb hat Auranofin im Vergleich zu den intramuskulär applizierten Goldsalzen eine bessere Fettlöslichkeit, die die Penetration von Membranen erleichtert. 60 % des intravasalen Goldes sind an Serumeiweiß, 40 % überwiegend an Erythrozyten gebunden. Die Plasmahalbwertszeit beträgt 11 – 31 Tage, die Gesamtkörperhalbwertszeit 81 Tage. Nach 6monatiger Therapie ist mit einer Retention von ca. 59 mg Gold zu rechnen. Der Goldgehalt von 3 mg Auranofin beträgt 29 %, entsprechend 0,87 mg Gold. Nach oraler Gabe werden ca. 25 % im oberen Dünndarm absorbiert (383). Die übliche Dosierung – zwischen 3 und 9 mg pro Tag – läßt die Goldplasmaspiegel täglich ansteigen, bis nach 3 Monaten ein stabiles Plateau erreicht wird (0,6 ng/ml). Die Plasmahalbwertszeit des Auranofins liegt deutlich niedriger als die der intramuskulären Goldsalze (bessere Steuerbarkeit). Maximale Goldplasmaspiegel durch intramuskuläre Präparate betragen etwa das 10fache der Auranofinwerte. Auranofin reichert sich im Gegensatz zu den intramuskulären Goldsalzen in Erythrozyten und anderen Blutzellen an. Serum- und Blutspiegel liegen sehr nahe beieinander. Während intramuskuläre Goldsalze überwiegend über den Urin ausgeschieden werden, finden sich bei oraler Applikation nur 5 % des Goldes im Urin, dagegen 95 % im Stuhl (748). Auranofin zeigt die gleiche Verteilung (RES, Nieren, Gelenke) wie die intramuskulären Goldsalze (Lymphknoten, Leber, Nieren, Knochenmark und Milz), allerdings in wesentlich niedrigeren Konzentrationen.

Indikationen

Orale Goldpräparate haben eine etwas höhere Erfolgsquote als CQ/HCQ, induzieren aber auch häufiger Nebenwirkungen. Sie sind in allen Phasen chronischer Polyarthritiden indiziert, für die CQ/HCQ nicht mehr in Frage kommen, die jedoch prinzipiell eine Indikation für eine Therapie mit LAR sind (712). Auranofin wird auch bei A.ps. eingesetzt. Bei Sp.a. wird eine Goldbehandlung vor allem bei einer Beteiligung peripherer Gelenke empfohlen. Als Therapie der nichtkomplizierten Sp.a. erzielt sie keine überzeugenden Erfolge und kommt nicht in Frage.

Kontraindikationen

Die Psoriasis erfordert besonders strenge Kontrollen der Hautveränderungen. Wegen ihrer erheblichen Allergisierungstendenz sind Goldpräparate bei lupoiden/malignen Verlaufsformen der cP und beim SLE kontraindiziert. Weitere Kontraindikationen sind bekannte Allergieneigung, Lebererkrankung, Nierenkrankheiten.

Wirkungseintritt, -dauer, -qualität

▬▬▬ Im Rahmen einer 24monatigen doppelblinden Studie an 138 Patienten mit früher cP wurde der Einfluß von Auranofin auf klinische und radiologische Parameter untersucht. Patienten, die früh im Krankheitsverlauf Auranofin einnahmen, zeigten (gegenüber Plazebo) eine erhebliche Besserung der Parameter Gelenkschwellungen, HAQ, Keitel-Funktionsindex – und vor allem, die radiologische Progression war im Verhältnis zur Kontrollgruppe erheblich verringert (99). ▪

Orales Gold wirkt, im Gegensatz zur Injektionsbehandlung, etwas schwächer und verzögert (996). Nur in etwa ⅓ – ½ aller Fälle von cP kann mit einem Erfolg gerechnet werden. Anhaltspunkte über die Wirkung und ihr Ausmaß sind nicht bekannt. Bei oraler Therapie tritt im Fall des Ansprechens die Wirkung nach einer Dosis von etwa 0,18 – 0,24 g reinen Goldes (entsprechend etwa 0,045 – 0,06 g resorbierten Goldes) ein, also nach etwa 4 Monaten. Nach Absetzen der Behandlung einer wirksam gewordenen Goldtherapie ist nach einigen Wochen, unter Umständen noch nach über 1 Jahr mit einer Wiederverschlechterung zu rechnen. Man führt deshalb heute keine Intervalltherapie mehr durch, sondern eine Dauertherapie.

Dosierung, Applikationsformen, Therapieschemata

Auranofin (Ridaura) liegt in Tablettenform – 1 Tablette à 3 mg – vor. Die Behandlung der cP muß mit 1 – 2 Tabletten à 3 mg/Tag (entsprechend 1 mg Gold) begonnen werden. Diese Menge kann als Einmaldosis morgens oder in zwei Dosen morgens und abends jeweils zu den Mahlzeiten eingenommen werden. Da etwa 25 % absorbiert werden, erhält der Patient täglich 0,5 mg orales Gold. Nach 10 Wochen entsteht ein ausreichendes Goldspiegelplateau von 0,6 µg/ml. Nach Wirkungseintritt wird die gleiche Dosis auch weiter als Dauertherapie gegeben (Tab. 2.**22**, S. 70). Spricht die Krankheit nach 4 – 6 Monaten auf diese Dosierung nicht befriedigend an, soll auf 3mal 1 Tablette/Tag erhöht werden.

Nebenwirkungen und Kontrolluntersuchungen, Interaktionen

Da Auranofin überwiegend über den Darm ausgeschieden wird, erklären sich *Diarrhöen* als Folge der Medikation (30 %). Hauterscheinungen entwickeln sich in ca. 15 % aller Fälle. Auswirkungen auf das hämatopoetische System sind ebenso wie Proteinurien nur selten. Dagegen entstehen Alopezien relativ häufig.

> ❗ Auranofin senkt das renale Risiko auf Kosten des Darms.

Kontrollen des roten und weißen Blutbildes, der Transaminasen, der alkalischen Phosphatase, der harnpflichtigen Substanzen im Serum und des Urinstatus sind nötig. Im ersten Behandlungsjahr empfehlen sich monatliche, später Kontrollen in größeren Abständen.

Die *Langzeitcompliance* der Therapie mit Auranofin bei 112 erfaßten Verläufen: 50% der Behandlungen wurden nach dem 1. Jahr, 23,2% auch noch nach 2 Jahren fortgesetzt – das liegt an den im Verhältnis zur parenteralen Goldtherapie deutlich geringeren Raten nebenwirkungsbedingter (31,3%) und remissionsinduzierter (13,4%) Therapieabbrüche. Von den 18,7% wegen Ineffizienz im 1. Jahr beendeten Therapien wurden ⅓ bereits in den ersten Monaten, also vor Einsetzen der vollen Wirkungsstärke, aufgegeben (611).

Kombinationen mit anderen langsamwirkenden Antirheumatika

▨▨▨ 335 cP-Patienten wurden in einer kontrollierten doppelblinden multizentrischen prospektiven, randomisierten Untersuchung über 48 Wochen entweder mit *Auranofin allein* (6 mg/Tag) oder mit *Methotrexat allein* (7,5 mg/Woche) oder mit *Methotrexat und Auranofin* behandelt (6 mg/Tag Auranofin + 7,5 mg MTX/Woche). Die Kombinationstherapie erwies sich den beiden Monotherapien als gleichwertig. Allerdings besserten sich Patienten mit Methotrexat (allein oder in Form der Kombinationstherapie) rascher (1220). ▪

▨▨▨ In einer Vorphase von 6 Monaten wurden 267 cP-Patienten mit der *Kombination* Auranofin und Methotrexat behandelt. Zu diesem Zeitpunkt zeigten 89% der auswertbaren Fälle eine Besserung der klinischen Symptome – definiert als > 50% Rückgang betroffener Gelenke und der globalen ärztlichen Meinung. In einer sich daran anschließenden 6monatigen doppelblinden Phase erhielt die Hälfte der Patienten Plazebo statt Methotrexat. Bei 74% der Kombinationsgruppe und 51% der Auranofingruppe blieben die einmal erreichten Erfolge stabil. Es ließ sich keine erhöhte Toxizität unter Kombinationstherapie feststellen (557). ▪

Zusammenfassende Bewertung

Auranofin (Ridaura), in einer täglichen Dosis von 6 mg, gehört zur Gruppe der schwächer wirkenden LAR. Im Gegensatz zu parenteralem Gold ist das Nebenwirkungsrisiko von der Niere in den Darm verlagert. Erfolgsquoten von Auranofin liegen geringfügig über denen des Chloroquins/Hydroxychloroquins.

γ-Interferon

Pharmakodynamik

Zellen, die Interferone produzieren und/oder Kontakt mit Interferon haben, sind gegen eine Virusvermehrung geschützt. Interferone sind *körpereigene antivirale* und *antiproliferative Stoffe.* In großen Mengen wirken sie toxisch auf Zellen und hemmend auf die Zellvermehrung. Virusinduzierte Interferone (α- und β-Typ-I-Interferone) werden von γ-Interferon (IFN-γ, Immuninterferon) unterschieden.

Die durch die cP „aus den Fugen" geratene biologische Regulation könnte durch körpereigene Stoffe (z. B. Thymopentin, IFN-γ) im Sinn einer Deregulation korrigiert werden (644). Die therapeutische Rolle von IFN-γ im Verlauf einer cP ist noch unklar.

γ-Interferon fördert die Expression von Klasse-II-HLA-Antigenen auf Makrophagen, Monozyten usw. Es induziert die Expression dieser Antigene auch auf Zellen, die diese Moleküle normalerweise nicht auf ihrer Oberfläche tragen. γ-Interferon erhöht die antikörperabhängige zelluläre Zytotoxizität und die Funktion der natürlichen Killerzellen.

Zellen, die normalerweise nicht Klasse-II-Antigene tragen, sind z. B. vaskuläre Endothelzellen, Fibroblasten, Mastzellen, bestimmte Schilddrüsenzellen und Keratinozyten. Die Expression dieser HLA-Antigene durch IFN-γ beeinflußt – positiv wie negativ – das Immunsystem tiefgreifend. Am meisten betroffen ist die *T-Helferzelle.* IFN-γ erhöht die Dichte der HLA-Klasse-II-Antigene auf Membranen von Monozyten und Makrophagen und leistet so einen Hauptschritt für die verzögerte Hypersensitivität, die zellvermittelte Zytotoxizität und die meisten Antikörperantworten: IFN-γ *als „Immunstimulator".*

Diametral entgegengesetzt wirkt IFN-γ durch die Induktion der Expression von HLA-Klasse-II-Antigenen bei Zellen, die normalerweise HLA-Klasse-II-frei und deshalb nicht in der Lage sind, den T-Helferzellen Antigen(e) zu präsentieren. Ist das Antigen, das sich auf der Membran einer infizierten Zelle anbietet, viral, könnten aberrante HLA-Klasse-II-Expressionen und T-Helferzellaktivierung nützlich sein. Andererseits kann auch ein autoimmuner Angriff des Körpers auf die normalerweise nicht von HLA-Klasse II besetzten Zellen daraus resultieren.

Ob IFN-γ in *Immunvorgänge* aktivierend oder inhibierend *eingreift,* hängt von der *bestehenden Entzündungsaktivität* ab (133).

Mononukleäre Zellen in Ergüssen von cP-Patienten produzieren große Mengen von Interleukin-1, einem zentralen Entzündungsvermittler (764).

> **!** Während inaktive Monozyten und Makrophagen durch IFN-γ zur IL-1-Produktion stimuliert werden, hemmt IFN-γ die IL-1-Produktion aktivierter Monozyten/Makrophagen (465).

Im hochentzündeten Gelenk eines cP-Patienten findet sich nur wenig IFN-γ (358), was darauf beruhen könnte, daß die Synthese von IFN-γ bei cP unzureichend ist (692). Das läßt den Schluß zu, daß sehr kleine Mengen von körpereigenem IFN-γ die Interleukin-1-Synthese und damit die Entzündungsaktivität nicht hemmen können. Letztlich bilden die relativen Defizite von IFN-γ im Gelenk, seine Hemmwirkung auf die B-Zellen (370), Neutrophilen und Fibroblasten die rationale Basis für die Therapie mit IFN-γ.

Pharmakokinetik

γ-Interferon wird gentechnisch aus E. coli hergestellt. Es ist als Polyferon (Trockensubstanz + Lösungsmittel) zu 20 μg oder 50 μg erhältlich.

Indikationen

Indikationen stellen Phasen chronischer Polyarthritiden mit klinischen Aktivitätszeichen und ungenügendem Ansprechen auf NSA dar. Besserung von Lungenfunktion und Hautfibrose im Verlauf einer PSS sind beschrieben (480, 547; S. 191). Exakte Untersuchungen zur Indikation Sklerodermie fehlen aber noch.

Kontraindikationen

γ-Interferon ist bei Erkrankungen des zentralen Nervensystems (z.B. einem zerebralen Anfallsleiden), schweren Leber- und Nierenfunktionsstörungen, schweren Knochenmarkschäden und Herzerkrankungen (auch in der Anamnese) kontraindiziert.

Wirkungseintritt, -dauer, -qualität

Doppelblinde, teils plazebokontrollierte Studien (153, 644, 645), eine doppelblind kontrollierte

Phase-III-Studie (410) sowie einige offene Langzeitstudien über 12 Monate (579, 1078) lassen darauf schließen, daß IFN-γ gut verträglich und wirksam sei. Untersuchte Parameter (Ritchie-Index, Lansbury-Index, Griffstärke, Zahl der geschwollenen Gelenke, Morgensteifigkeit, BSG usw.) waren positiv beeinflußt.

> **!** Der therapeutische Wert von IFN-γ liegt darin, daß damit behandelte chronische Polyarthritiden auf einem Aktivitätsniveau gehalten werden, das eine weniger aggressive Therapie ermöglicht (410).

105 Patienten mit einer klassischen oder sicheren cP wurden im Rahmen einer doppelblinden multizentrischen Studie mit rekombinantem IFN-γ behandelt. 100 μg IFN-γ gegen Plazebo (Hilfsstoffe ohne IFN-γ) wurden 5mal pro Woche subkutan über einen Zeitraum von 12 Wochen appliziert. 7 Patienten der IFN-γ-Gruppe (4 Plazebo) schieden wegen einer exazerbierenden cP aus, 2 wegen unerwünschter Wirkungen (Plazebo 3). Insgesamt je 42 Patienten der IFN-γ- und der Plazebogruppe beendeten die Studie. Es gab keine statistisch signifikanten Unterschiede zwischen beiden Gruppen nach 12 Wochen, was auf eine sehr hohe Plazeboantwort zurückgeführt wurde. Die Therapie mit IFN-γ reduzierte die Zahl zirkulierender polymorphkerniger Neutrophiler und auch die von B-Lymphozyten. Mit folgenden Ausnahmen war jede parallele Therapie verboten: Die Dosis des NSA oder des Glucocorticoids mußte mindestens einen Monat vor Beginn der Untersuchung immer gleich sein. Die Dosis von Hydroxychloroquin, parenteralem Gold und D-Penicillamin mußte 3 Monate vor Beginn der Untersuchung gleich sein. Während dieser Untersuchung beschleunigte sich die BSG in beiden Therapiegruppen. Zur Beurteilung des Therapieerfolges wurde die „Important-improvement-Analyse" verwendet, die Patienten mit einer Besserung der vorgegebenen Parameter von 50% oder mehr identifiziert. In der IFN-γ-Gruppe waren mehr dieser Patienten als in der Plazebogruppe. Jedoch ergab sich auch hier mit Ausnahme der Gelenkschwellung nach 8 Wochen kein signifikanter Unterschied zwischen beiden Gruppen (152). ∎

In einer 12wöchigen doppelblind kontrollierten Phase-III-Multicenter-Studie wurden 126 Patienten mit IFN-γ und 123 Patienten mit Plazebo (Hilfsstoffe ohne IFN-γ) therapiert. Als Begleitmedikation waren NSA und Glucocorticoide (<10 mg/Tag) erlaubt, LAR dagegen nicht. Die Patienten erhielten in den ersten 3 Wochen 7, den folgenden 4 Wochen 3 und den abschließenden 5 Wochen je 2 wöchentliche Injektionen, subkutan, 50 µg IFN-γ oder Plazebo enthaltend. Zu Beginn, nach 2, 4, 6, 8 und 12 Wochen wurden der Ritchie- und Lansbury-Index untersucht, ein Funktionsstatus nach Lee erhoben, Schmerzen über eine visuelle Analogskala eruiert, die Zahl der druckempfindlichen Gelenke, die Morgensteifigkeit und die Griffstärke gemessen. Alle untersuchten Parameter (auch die BSG) besserten sich in der IFN-γ-Gruppe deutlicher als in der Plazebogruppe. Nach 12 Wochen wurden 49,5 % der Patienten aus der IFN-γ-Gruppe als *Responder* (Verbesserung der Ritchie- und/oder Lansbury-Indizes um mindestens 30 % im Vergleich zur Ausgangssituation) bezeichnet (in der Plazebogruppe 34,5 %). Unerwünschte Wirkungen traten in der IFN-γ-Gruppe bei 64 Patienten, in der Plazebogruppe bei 61 Patienten auf, wobei zu bedenken ist, daß beide Gruppen NSA erhielten (410). Eine multizentrische randomisierte doppelblinde Studie mit 197 cP-Patienten verglich Plazebo mit subkutan appliziertem IFN-γ, das über 24 Wochen in absteigender Dosis gegeben wurde. IFN-γ war nicht wirkungsvoller als Plazebo (1163). ∎

Dosierung, Applikationsformen, Therapieschemata

γ-Interferon wird *subkutan* appliziert. Von großer Bedeutung ist ein *flexibles* Therapieschema. In einer initialen, 3 Wochen umfassenden Phase werden 50 µg 5- bis 7mal pro Woche subkutan injiziert. In den darauffolgenden 4 Wochen werden alternierend 3 Injektionen pro Woche und abschließend über weitere 5 Wochen 2 wöchentliche Injektionen gegeben (645). Abweichend von diesem Therapieschema orientieren sich *Dosis* und *Applikationsfrequenz* an der erreichten Wirkung oder Wirkungslosigkeit bzw. dem Auftreten von Nebenwirkungen. Bei Wirkungseintritt werden die Applikationsfrequenz und später die Dosis reduziert. Tritt nach 6 Wochen keine Wirkung ein, so wird die Dosis zunächst gesenkt und erst bei weiterem Ausbleiben der Wirkung auf 100 µg erhöht (826). Ein besonderes Augenmerk ist auf Dosierung und Applikationsfrequenz zu richten, wenn Patienten länger als 3 Monate therapiert werden: So sank die wöchentliche Dosis, die bei 1jähriger cP-Behandlung mit IFN-γ eingesetzt wurde, nach 6 Monaten Therapie von 550 µg auf 150 µg und nach 12 Monaten auf 100 µg (1078).

Nebenwirkungen und Kontrolluntersuchungen, Interaktionen

Unter der Therapie mit IFN-γ treten bei etwa 10 % der behandelten Patienten Fieber, Übelkeit, Kopfschmerz, Verwirrung, Gefäßerweiterung an der Injektionsstelle, Müdigkeit, Durchfall und grippeähnliche Symptome auf. Die Induktion von antinukleären Antikörpern (1029), eines SLE bei cP-Patienten (434) und die Exazerbation eines SLE unter IFN-γ sind beschrieben (678). Weitere Nebenwirkungen können sich an der Haut (Pruritus, Haarausfall, Hauttrockenheit, Schwitzen) und am Herzen (Arrythmie, Tachykardie, Herzinsuffizienz) entwickeln.

Zusammenfassende Wertung

Eine abschließende bzw. überwiegend positive Einschätzung von IFN-γ zur Therapie der cP fällt aus verschiedenen Gründen schwer. Trotz eines „attraktiven hypothetischen Konzepts" scheinen durch IFN-γ und Plazebo erzielte Effekte *nicht entscheidend voneinander entfernt* zu sein (152, 1163). Auch ist das angestrebte Ziel dieser Therapie „… die cP über einen längeren Zeitraum auf einem niedrigeren Aktivitätsniveau zu halten, um den Einsatz toxischerer langsamwirkender Antirheumatika hinauszuzögern…" unbefriedigend. Die Beeinflussung wesentlicher *pathogenetischer Parameter* (z. B. Rheumafaktoren, zirkulierende Immunkomplexe usw.) ist bisher ebensowenig dokumentiert wie der Einfluß von IFN-γ auf die *radiologische Progression*. Ein großes Problem stellt die auf dem Boden der Wirkungshypothese des IFN-γ postulierte *Flexibilität der Dosierung* dar. Welches sind die Parameter, die zu welchem Zeitpunkt der cP dazu auffordern, die Dosis bzw. Applikationsfrequenz zu erhöhen bzw. zu verringern (750)?

OM-8980

Der OM-8980-Komplex (Subreum, ModimMunal) ist ein aus ausgewählten *E.-coli-Stämmen* gewonnener lyophilisierter Extrakt, der 10%ige lipopolysaccharidfreie Peptidfraktionen mit immunmodulierenden Eigenschaften enthält. Die Endotoxinkonzentration ist kleiner als 0,1 µg/1 mg aktiver Fraktion. OM-8980 enthält Aspartate und Glutamate und geringe Mengen von Argeninlysin.

Pharmakodynamik

Eine der möglichen pathogenetischen Abläufe der cP ist der des „molekularen Mimikry". Das Immunsystem reagiert falsch auf eine strukturelle Ähnlichkeit zwischen pathogenem Antigen und körpereigenen Molekülen. Experimentelle Arbeiten der letzten Jahre zeigten eine weitgehende *Sequenzhomologie* zwischen *bakteriellen* und *humanen Streßproteinen* (Heat-shock-Proteine) – Grundlage der Hypothese, daß bakterielle hochimmunogene Proteine bei Autoimmunerkrankungen als mögliche pathogene Antigene wirken können.

CD4positive Zellen produzieren und setzen lösliche Lymphokine frei, initiieren die Differenzierung der B-Zellen und fördern die Antikörperproduktion der Plasmazellen. In der Synovia von cP-Patienten vermehrten sich im Vergleich zum peripheren Blut die CD4positiven Zellen (Helferzellen) signifikant, während die Zahl der Suppressor-Inducer-Zellen in der Synovia auffallend reduziert war (636).

Die in OM-8980 enthaltenen Peptidfraktionen *aktivieren* die in den Peyer-Plaques lokalisierten *B-Lymphozyten,* was zu einem deutlichen Anstieg von IgA führt (105). Zusätzlich wird die selektive Migration von *T-Suppressorzellen* aus den Peyer-Plaques stimuliert, T-Zellfunktionen werden aktiviert und T-Suppressorzellfunktionen erhöht (664, 1152).

Oral verabreichte Peptide/Peptidfragmente können entweder über eine sequentielle Strukturhomologie zu pathogenen Antigenen werden und/oder nach Erkennung durch MHC-II-Strukturen zur Toleranz gegen diese Auslöser führen (12, 1071). Sie wird über die T-Suppressorzellen erzeugt, die bereits in den Peyer-Plaques aktiviert werden. Die Krankheitsaktivität wird durch von den Suppressorzellen freigesetztes TGF-β gehemmt (706, 757). Nach 14tägiger Einnahme von täglich 1 Kapsel OM-8980 (24 mg immunaktive Peptide enthaltend) war die Zahl aktiver T-Lymphozyten signifikant erhöht; die absolute Zahl von T- und B-Lymphozyten war nicht signifikant verändert (963).

Pharmakokinetik

Pharmakokinetische Untersuchungen von Naturprodukten und -extrakten lassen sich schwer realisieren, da zum Nachweis von Verteilung, Absorption, Blut- und Organkonzentrationen sowie Ausscheidung meist entsprechende analytische Methoden fehlen. Auch spielen indirekte Wirkungen auf das Immunsystem eine wichtige Rolle. Nach oraler Verabreichung mit ^{14}C-radioaktiv markierten Fraktionen bei der Ratte zeigte sich eine Absorption um 50%. Der maximale Blutspiegelwert entstand zwischen der 4. und 8. Stunde in einer Konzentration von 20 µg Fraktion/ml. Die Eliminationshalbwertszeit lag bei ca. 30 Stunden (256).

Indikationen

Leichte und mittelschwer verlaufende chronische Polyarthritis.

Kontraindikationen

Erstes Trimenon der Schwangerschaft.

Vor und nach oral verabreichten Lebendimpfstoffen sollte eine Frist von 2 Wochen bis zur Einnahme von OM-8980 eingehalten werden.

Wirkungseintritt, -dauer, -qualität

Die Wirksamkeit von OM-8980 ist in randomisierten und kontrollierten Doppelblindstudien gegen Plazebo belegt.

In einer 6monatigen doppelblinden multizentrischen Studie mit 107 cP-Patienten wurde OM-8980 (24 mg, 1 Kapsel täglich) mit Plazebo verglichen. Der Ritchie-Index, die Zahl der geschwollenen Gelenke und die Pain visual scale besserten sich signifikant mehr als durch Plazebo. Die Griffstärke nahm zu, die Morgensteifigkeit ab, und die BSG reduzierte sich unter OM-8980-Therapie deutlicher als unter Plazebo, ohne allerdings statistische Signifikanz zu erreichen. OM-8980 ermöglichte es, analgetische und antiinflammatorische Begleitmedikationen zu verringern (110). ◼

Eine doppelblinde plazebokontrollierte Studie an 95 cP-Patienten verglich die gleiche Dosis von OM-8980 mit Plazebo über 6 Monate. Die Zahl geschwollener Gelenke, die Morgensteifigkeit, die BSG besserten sich unter OM-8980 deutlicher als unter Plazebo, ohne statistische Signifikanz zu erreichen. Signifikant zugunsten von OM-8980 fiel die Reduktion von NSA und oralen Glucocorticoiden aus (470). ◼

Insgesamt 145 cP-Patienten wurden im Rahmen einer multizentrischen, doppelblinden kontrollierten klinischen Prüfung untersucht. Gegeben wurde zum einen orales Gold, zum anderen OM-8980

(1169). Nach 6monatiger Dauer (bzw. bereits nach 3 Monaten) besserten sich in beiden Gruppen statistisch signifikant: Ritchie-Index, Anzahl der geschwollenen Gelenke, Dauer der Morgensteifigkeit, Schmerzskala, Griffstärke, BSG und Bedarf an NSA. Die Verträglichkeit von OM-8980 war statistisch signifikant besser als die des Auranofins (p < 0,01). ■

Über 6 Monate wurden OM-8980 und Auranofin gegeneinander geprüft. Danach folgte eine 6monatige offene Beobachtungsphase, in der 100 mit OM-8980 behandelte Patienten beurteilt werden konnten. Am Ende dieser Phase hatten sich Ritchie-Index, Zahl der geschwollenen Gelenke, Schmerzskala, Morgensteifigkeit, Griffstärke und BSG weiter verbessert (Ausgangslage waren die signifikanten Verbesserungen nach 6 Monaten) wie auch bei Auranofin (1170). ■

40 Patienten mit einer aktiven chronischen Polyarthritis nahmen in einer doppelblinden randomisierten Studie entweder OM-8980 oder D-Penicillamin. Nach 12monatiger Behandlung hatten sich Ritchie-Index, Morgensteifigkeit, Pain visual scale, Zahl der geschwollenen Gelenke, Griffstärke und BSG unter OM-8980 signifikant verbessert wie auch der Ritchie-Index, die Zahl der geschwollenen Gelenke und die BSG unter D-Penicillamin. Deutliche Unterschiede zwischen OM-8980 und DPA ergaben sich beim Schmerz, beim Ritchie-Index und bei der Zahl geschwollener Gelenke (die beiden letzten Parameter zugunsten von DPA). OM-8980 war signifikant besser verträglich als DPA (1162). ■

32 Patienten mit einer mittleren Beobachtungszeit von 5 Jahren unter OM-8980-Therapie wurden untersucht. Statistisch signifikant reduzierten sich Morgensteifigkeit, Gelenkindex, Schmerz und BSG. Besserung bzw. sehr gute Besserung wurde bei 23 von 32 Patienten beobachtet (964). Nach 12monatiger Therapie OM-8980 vs. DPA zeigten sich in der OM-8980-therapierten Gruppe alle geprüften 12 Parameter gebessert. Nebenwirkungen traten unter DPA in 60%, unter OM-8980 in 25% der Fälle auf (247). ■

Dosierung, Applikationsformen, Therapieschemata

OM-8980 gibt es in Kapselform (24 mg immunaktive Peptidanteile) als Subreum bzw. Modim-Munal. Die Dosierung beträgt 1 Kapsel pro Tag. Mit dem *Eintritt der klinischen Wirkung* ist zwischen dem 3. und 6. Monat nach Therapiebeginn zu rechnen.

Nebenwirkungen und Kontrolluntersuchungen, Interaktionen

19% von über 900 Patienten mit einer Therapiedauer über jeweils 12 Monate zeigten unerwünschte Wirkungen – eine mit Plazebo vergleichbare Frequenz (110). *Nebenwirkungen* sind passagere und milde gastrointestinale Beschwerden (Diarrhö, Magenschmerzen, Übelkeit und Erbrechen, abdominelle Krämpfe) und allergische Hauterscheinungen (Exantheme). Hinweise auf *Interaktionen* liegen nicht vor.

Kombinationen mit anderen langsamwirkenden Antirheumatika

Studien über die Kombinationstherapie von OM-8980 mit anderen LAR gibt es bisher nicht. Legt man die postulierte, von anderen LAR-Wirkungsmechanismen deutlich differierende Wirkungsweise und die niedrige Toxizität zugrunde, könnten Kombinationen, z.B. mit MTX oder Sulfasalazin, erfolgreich sein. Weitere Untersuchungen sind nötig.

Zusammenfassende Wertung

Zusammenfassend beeinflußt OM-8980 klinisch und humoral den cP-Verlauf. Das beweisen randomisierte und kontrollierte Doppelblindstudien gegen Plazebo über 6 Monate (110, 470), randomisierte doppelblinde Studien gegen Auranofin (6 Monate) (1170) und DPA (12 Monate) (1162) sowie eine Reihe offener, teils multizentrischer Studien über 12 Monate (471, 1170) und eine retrospektive Langzeitstudie (im Mittel wurden die Patienten 60 Monate beobachtet; 964).

Wie bei (fast) allen anderen LAR ist die Hemmung der radiologischen Progression – ohnehin erst nach mindestens 6monatiger Therapie zu erwarten – (noch) nicht bewiesen. Die orale Applikation einer Substanz, die Bestandteil des Zielsubstrats ist und die Pathogenese regulierender T-Zellen beeinflußt (Erzeugung oraler Toleranz gegen ein Tolerogen) ist schon lange im Gespräch. Hypothetischer Ansatz der ermutigenden Resultate der oralen Gabe von Kollagen II bei cP (1138) ist die Nivellierung organspezifischer autoimmuner Antworten. Dieser Ansatz liegt auch bei OM-8980 zugrunde; neben dieser Hypothese hat es auch die Vorteile bewiesener signifikanter klinischer Einflüsse, einen selektiven Wirkungsmechanismus, d.h. die potentielle Eignung zur Kombinationstherapie und wenig unerwünschte

Wirkungen. Offen bleiben, inwieweit – über Langzeitbeobachtungen zu klären – die radiologische Progredienz beeinflußt werden kann und ob das Wirkungsprinzip nur in sehr frühen Phasen der cP eingreift.

D-Penicillamin

D-Penicillamin (D-(-)-2 Amino-3-mercapto-3-methylbutyrilsäure, DPA) ist ein Penicillinmetabolit. Jedoch haben Penicillin und D-Penicillamin weder die gleiche Toxizität noch ein sich ähnelndes allergisches Potential (750).

Pharmakodynamik

DPA kann Schwermetalle durch seine Reaktion mit R-SH- und R-NH$_2$-Gruppen in unterschiedlichem Ausmaß binden. Die Depolymerisierung immunkomplexer Makroglobuline durch Sprengung intermolekularer Disulfidbrücken in vitro und eine Reduktion zirkulierender Immunkomplexe im Serum von mit DPA behandelten Patienten sind bewiesen (z.B. des IgM-RF) (532). DPA verdrängt Zytokine von deren Bindungsstellen an α_2-Makroglobulinen; „freie Zytokine" werden schneller abgebaut (1124). DPA hemmt die Transformation peripherer Lymphozyten, die Proliferation rosettenbildender Lymphozyten, speziell und selektiv T-Zellfunktionen. Sowohl aktivierte T-Zellen als auch ruhende T-Zellen werden vom DPA-Kupfer-Komplex beeinflußt. Therapeutische DPA-Konzentrationen hemmen weder die monozytäre Produktion von IL-1 noch TNF-α (227, 832). Dagegen hemmt DPA die Proliferation und IL-8-Gen-Expression sowie Synthese durch Endothelzellen (241) und verringert die Neovaskularisation in vivo (714). Diese antiangiogenetischen und antifibrotischen Eigenschaften sind für Erfolge in der Therapie der cP und der PSS bedeutend. Weitere postulierte *Wirkungsmechanismen:* Einfluß auf den Mesenchymstoffwechsel (Kollagen, Proteoglykane, Elastin), der Angriff an den Syntheseorten der Immunglobuline, die Stabilisierung von Lysosomen (in vitro) und die Hemmung des Wachstums von Viren und tierischen Tumoren (749).

Pharmakokinetik

D-Penicillamin (DPA) wird zu etwa 40–70% im Duodenum und Jejunum absorbiert. Die Absorption des Präparats erhöht sich durch proteinreiche Diät in saurem Milieu und wird durch die gleichzeitige Gabe eines oralen Eisenpräparats verringert. Nüchterne oder fastende Patienten absorbieren nahezu die doppelte Menge D-Penicillamin. Dagegen führen Krankheiten des gastrointestinalen Trakts (wichtig z.B. bei der Therapie der progressiv-systemischen Sklerose; 482) zu einer reduzierten Absorption. Der Metabolismus der absorbierten Substanz ist komplex; mindestens drei Metaboliten, D-Penicillamin-Disulfid, D-Penicillamin-Cystein sowie S-Methyl-Derivat werden renal eliminiert. DPA reichert sich vor allem in kollagenreichem Gewebe, so in der Haut und in Sehnen und in proteinreichen Organen (Pankreas, Hoden) an. DPA bindet sich im Plasma vorwiegend an Albumin, aber auch an α-Globuline und Caeruloplasmin (trotz hoher „Chelat-Avidität" zu Kupfer ist die Reduktion erhöhter Kupferspiegel im Serum von cP-Patienten als Folge der Abnahme des Akute-Phase-kupferbindenden Proteins Caeruloplasmin zu interpretieren). Die Halbwertszeit im Plasma beträgt 70–100 Stunden. Die Ausscheidung aller Metaboliten erfolgt zu 75–80% über den Urin und zu 15–20% über die Fäzes. Die Elimination geschieht biphasisch mit einer kurzen (1,4 Stunden) und einer längeren (7,4 Stunden) Halbwertszeit (Übersicht bei 748).

Indikationen

Die Indikationen decken sich im allgemeinen mit denen der Goldtherapie. Chronische Polyarthritiden, deren bisheriger Verlauf eine auch nur vorübergehende Remission nicht erwarten läßt, die über einen längeren Zeitraum ein persistierend pathologisches Akute-Phase-Protein-Profil zeigen und/oder die extraartikuläre Manifestationen (z.B. Lungenbeteiligung, Vaskulitis, Amyloidose usw.) entwickeln, sind Indikationen für DPA. Antifibrotische Eigenschaften lassen DPA als Therapie der PSS sinnvoll erscheinen.

Kontraindikationen

Lupoide Verlaufsformen einer cP, Schwangerschaft sowie alle Bindegewebserkrankungen sind eine *absolute Kontraindikation,* während der Nachweis niedrigtitriger antinukleärer Faktoren ohne Anti-DNA-Antikörper allein nicht unbedingt eine Kontraindikation ist. Eine die cP begleitende Vaskulitis und vaskulär bedingte Polyneuropathie werden nicht als Kontraindikation, sondern eher als spezielle Indikation angesehen. *Weitere Kontraindikationen:* Leukopenie und

Tabelle 2.**20**   D-Penicillamin-Präparate und Dosierungsempfehlungen

Präparat	Darreich.form Dosiseinheit (mg)	Dosierung Erwachsene	Kinder	Dauer der Gabe
Metalcaptase Trolovol Artamin Distamine	Tbl. 150/300 Tbl. 300	Beginn mit 150 mg täglich; nach 2 Wochen Steigerung auf 300 mg; danach – bis zum Thera- pieerfolg – Steigerung alle 4 Wochen um 300 mg Maximaldosis (nur kurz- fristig) 900 – 1 200 mg; Erhaltungsdosis in der Dauertherapie 600 – 750 mg täglich	Beginn mit 150 mg täglich; alle 2 Wochen um 150 mg täglich steigern bis maximal 15 mg/kg KG täglich	nach weitgehender Befundbesserung oder nach Absetzen der sym- ptomatischen Therapie – was noch nach 4, 6 und 8 Monaten nach Beginn der Therapie zu erwarten ist – Fortführung mit einer Dauerdosis von 600 – 750 mg täglich

Thrombozytopenie stärkeren Ausmaßes sowie Leberschädigungen und nephrotisches Syndrom, nicht aber z. B. eine Pyelonephritis.

Wirkungseintritt, -dauer, -qualität

Bisher nur teilbekannte pharmakologische und immunologische Effekte entsprechen größten- teils nicht der klinischen Wirkung bzw. erklären sie nicht. Da klinische Wirkungen und auch Ne- benwirkungen denen der Goldtherapie ähnlich sind, werden (noch) unbekannte gemeinsame Angriffspunkte diskutiert.

Das zusammenfassende Ergebnis von Unter- suchungen der cP-Therapie mit DPA: cP-Patien- ten sprechen auf DPA durchschnittlich zu 50 – 70% gut bis sehr gut an. Der Wirkungseintritt von DPA ist nach 6 – 8 – 10 Monaten zu erwarten. Blutspiegelbestimmungen sind für Erfolg oder Mißerfolg bzw. das Auftreten oder Nichtauftre- ten unerwünschter Wirkungen ebenso irrelevant wie bei parenteralem Gold. Wenn nach 6 – 8 Mo- naten die bis dahin erreichte Therapiedosis von 900 (– 1200) mg keinen Erfolg hat, kann ein The- rapieversager angenommen werden.

Da nach Absetzen von DPA eine etwa eingetre- tene Wirkung nach einigen Wochen bis Monaten wieder abklingt, sollte die Therapie bei entspre- chender Verträglichkeit mit der empfohlenen Dosis als Langzeittherapie weitergeführt werden (Tab. 2.**20**). Wenn dann nach einigen Wochen bzw. Monaten trotzdem die Beschwerden wieder zunehmen, ist die Dosis entsprechend zu erhö- hen (712).

Dosierung, Applikationsformen, Therapieschemata

Es stehen Präparate aus synthetischen (Metal- captase) und halbsynthetischen (Trolovol) Her- stellungsverfahren zur Verfügung (Tab. 2.**20**).

> **!** Wichtigstes Prinzip der initialen Behandlung ist die niedrigdosierte, schrittweise Einführung des Medikaments, gefolgt von einer langsamen Dosissteigerung bis zur objektivierbaren positi- ven Reaktion.

Das Motto „go low, go slow" kennzeichnet den Therapiebeginn mit DPA, das am besten 1 – 2 Stunden nach dem Essen, auf keinen Fall zusam- men mit anderen Medikamenten, eingenommen wird. Die tägliche initiale Dosis von 150 oder 300 mg wird im 2-Wochen-Rhythmus um 150 bzw. 4-Wochen-Rhythmus um 300 mg bis zum eindeutigen Wirkungseintritt bzw. maximal und nur kurzfristig (3 – 5 Wochen) auf 900 (– 1200) mg/Tag gesteigert. Nach vollem Wirkungseintritt beträgt die Dauerdosis 600 mg/Tag, eine Menge, die heute allgemein maximale Wirksamkeit bei minimaler Toxizität verspricht.

Nebenwirkungen und Kontroll- untersuchungen, Interaktionen

Nahezu alle Nebenwirkungen des DPA sind nach Dosisreduktion bzw. Absetzen reversibel. *Am häufigsten* finden sich unerwünschte Wirkungen *dermatologischer Natur.* Juckende makulopapulö- se Hautausschläge, Flecken, Blasen können ent- stehen wie auch ein autoimmuninduzierter Pem-

Tabelle 2.**21** Nebenwirkungen des D-Penicillamins und notwendige Kontrolluntersuchungen (nach 711)

Nebenwirkungen	Kontrolluntersuchungen	
• Haut und Schleimhäute Pruritus, Exanthem, Dermatitis, Enanthem, Stomatitis, Gingivitis, Geschmacksstörung, -verlust	wenn nicht Klagen des Patienten zu früheren Untersuchungen Anlaß geben: Befragungen und Inspektion alle 2 bis höchstens 4 Wochen, während der Langzeittherapie alle 2 Monate, bei entsprechenden Befunden absetzen (bei geringen Befunden evtl. zunächst Dosis vermindern)	
• Nervensystem, Muskulatur Myasthenie (Doppelbilder, Kauschwäche, Schluckbeschwerden, Müdigkeit, allgemeine Schwäche)	Befragung alle 2 Monate gegebenenfalls neurologische Untersuchung	
• Hämatopoetisches System Eosinophilie, Leukopenie, Agranulozytose, Thrombozytopenie	ganzes Blutbild Thrombozyten	erste 3 Monate alle 2 Wochen, dann jeden Monat bis zum Beginn der Langzeittherapie; während der Langzeittherapie alle 2 Monate; bei pathologischen Befunden absetzen
• Niere Proteinurie, Hämaturie, Zylindrurie (Immunkomplexnephropathie)	Urinstatus Harnstoff-N Kreatinin	
• Leber Leberschädigung	SGOT, SGPT, γ-GT, alkalische Phosphatase	

phigus (493) oder die sehr lästige aphthöse Stomatitis. Gefürchtet sind *hämatologische* Nebenwirkungen. Die initial nicht seltene Eosinophilie kündigt nicht immer eine allergische Nebenwirkung an. In 10% der Fälle entstehen Thrombozytopenien; auch Leukopenien und seltene aplastische Anämien kommen vor. Dosiserhöhung ist oft eine besonders gefährliche Phase für das Auftreten von Knochenmarkdepression. In 20–30% der Fälle können *Proteinurien als renale Nebenwirkungen* auftreten (454). Etwa die Hälfte davon entwickelt sich zum nephrotischen Syndrom. Bei Patienten, die weniger als 500 mg DPA/Tag erhalten, tritt deutlich seltener eine Proteinurie auf. Ähnlich wie bei der parenteralen Goldtherapie ist die DPA-induzierte Proteinurie mit HLA-B8/-DR3 und die Thrombozytopenie mit HLA-A1-/-DR4 assoziiert (768, 1096). DPA induziert einige *autoimmune Nebenwirkungen* wie die Myasthenia gravis, das Goodpasture-Syndrom, den SLE, das Sjögren-Syndrom, die Polymyositis und – wie schon erwähnt – den Pemphigus. Nicht selten führen die Hypo- bzw. Dysgeusie zum Abbruch der Therapie. Weitere zum *Absetzen der Therapie* zwingende Nebenwirkungen sind aplastische Anämie, Leukopenie (< 2500/ml), Thrombozytopenie (< 100 000/ml) und eine persistierende Hämaturie. Auch Autoimmunkrankheiten, ein nephrotisches Syndrom und eine Proteinurie mit 2 g/24 Stunden geben Anlaß zum Absetzen des DPA. Von Interesse ist, daß mit DPA behandelte cP-Patienten im Vergleich zu nichttherapierten vermehrt Antizentromerantikörper (446) und Antikörper gegen Histone (801) bilden. Besonders gefährdet in dieser Hinsicht scheinen Anti-SS-A-Träger zu sein (1057).

Sehr seltene Nebenwirkungen der DPA-Therapie sind durch Vitamin-B$_6$-Mangel induzierte periphere Neuropathien und die Mammahyperplasie (1073).

Die Therapie mit DPA erfordert *engmaschige Kontrolluntersuchungen* (Tab. 2.**21**):

➤ In der Initialphase sollte der Patient durch *Eigenuntersuchungen* den *Urin* auf Eiweiß und rote Blutkörperchen testen.

➤ Alle 14 Tage Untersuchung im Labor: Differentialblutbild, Urinstatus, alkalische Phosphatase.

➤ Alle 4 Wochen: antinukleäre Antikörper und die die Prozeßaktivität dokumentierenden unspezifischen Entzündungszeichen.

➤ Fragen nach Hauterscheinungen, Seh- und Geschmacksstörungen sowie die Suche nach okulären Frühformen einer Myasthenia gravis ergänzen das Kontrollprogramm.

In den ersten 3 Monaten der Therapie zwingen in 20–30% aller Fälle Nebenwirkungen zum *Abbruch* (1081). Die Rate der *„Non-Compliance"* ist unter DPA-Behandlung *ungewöhnlich hoch.* 1 bzw. 2 Jahre nach Therapiebeginn nahmen nur 32,5% bzw. 9,6% aller Patienten DPA noch ein. Abbrüche wurden überwiegend durch Nebenwirkungen erzwungen. Auffallend hoch ist die 40%ige Rate der Abbrüche, die die Patienten von sich aus entscheiden (611).

DPA sollte auf *leeren Magen* eingenommen werden und nicht gleichzeitig mit anderen Medikamenten. Die *Absorption* von DPA wird durch gleichzeitige Einnahme von Eisenpräparaten oder Magnesium bzw. Aluminium enthaltenden Antazida um bis zu 66% *reduziert* (838). Die parallele Einnahme von Indometacin oder HCQ erhöhte die Plasma-DPA-Spiegel um bis zu 34% (1028).

Pyritinol

Penicillaminähnliche Substanzen wirken sowohl auf extraartikuläre Manifestationen als auch auf Gelenke, reduzieren die Blutsenkungsgeschwindigkeit und den Rheumafaktortiter, verlangsamen möglicherweise die radiologische Progression und verändern damit den Krankheitsverlauf. Neben diesen Eigenschaften und der chemischen Verwandtschaft zum DPA sind es auch die unter Pyritinoltherapie (Encephabol) beschriebenen Nebenwirkungen, die ein ähnliches Agieren glaubhaft machen: nephrotisches Syndrom, Pemphigus vulgaris sowie Myasthenia gravis. Der Vorteil des Pyritinols im Vergleich zu anderen LAR liegt in geringeren Nebenwirkungen (15–20%), die sich überwiegend als Hautunverträglichkeiten – zu etwa 50% – in Form von Pruritus und Hautausschlägen manifestieren. Selten zwingen Dyspepsie, Diarrhö oder Proteinurie zum Absetzen des Medikaments. Es ist schwierig, für Pyritinol im Spektrum der etablierten Basistherapeutika einen festen Platz zu finden (712); jedoch kann man sich unter dem Vorbehalt weiterer prospektiver Analysen folgender Interpretation anschließen (75).

Gemessen an seinem Wirkungs- bzw. Nebenwirkungsindex ist es eine Alternative zu Chloroquin/Hydroxychloroquin. Initiale, nicht zu aggressive Verläufe von cP ohne Hinweis auf viszerale Manifestationen sind Indikationen.

Kombinationen mit anderen langsamwirkenden Antirheumatika

■ In einer offenen kontrollierten Untersuchung über 24 Wochen wurden 30 Patienten mit aktiver cP in zwei Gruppen eingeteilt: Die erste Gruppe erhielt 2 g Sulfasalazin/Tag und 500 mg D-Penicillamin/Tag, die zweite Sulfasalazin allein (1113). Die Kombinationstherapie erwies sich der Monotherapie mit Sulfasalazin im Ritchie-Index und der Plasmaviskosität signifikant überlegen. 7 von 15 Patienten (vs. 3 von 15) entwickelten in der Kombinationsgruppe unerwünschte Wirkungen. ■

■ In einer Vorphase wurden 38 cP-Patienten mit Sulfasalazin allein (1,5–3 g/Tag) therapiert. Nonresponder gegenüber Sulfasalazin wurden dann entweder zusätzlich mit Gold oder mit DPA behandelt: Die Kombinationstherapie war Sulfasalazin überlegen (329). ■

■ In einer doppelblinden kontrollierten Studie – Dauer 2 Jahre – erhielten 56 cP-Patienten entweder 2,2 mg/kg/Tag HCQ oder 7 mg/kg/Tag DPA allein oder in Kombination. Am Studienende zeigten sich 43% der DPA-Behandelten, 17% der HCQ-Therapierten und 7% der Kombinationstherapiegruppe deutlich gebessert. Zur Dosisreduktion bzw. zum Therapieabbruch führende Nebenwirkungen traten bei DPA in 43%, bei der Kombinationstherapie in 29% und bei HCQ in 22% der Fälle auf (136). ■

■ 250 mg CQ/Tag wurden über 1 Jahr mit maximal 750 mg DPA jeweils allein oder in Kombination verglichen. 57% der Kombinationspatienten entwickelten unerwünschte Wirkungen (vs. 42% in der DPA-Gruppe und 15% in der CQ-Gruppe). Die Kombinationstherapie und DPA waren gleich wirksam, CQ allein wirkte am wenigsten (413). ■

Zusammenfassende Wertung

Die hohe Nebenwirkungsrate, insbesondere das *renale Risiko* einer DPA-Therapie, verknüpft mit dem *sehr späten Wirkungseintritt* und der offensichtlich darin begründeten *hohen Non-Compliance* der Patienten, aber auch die Resultate mehrerer Metaanalysen und vergleichender Untersuchungen, die das Nutzen-Risiko-Verhältnis von DPA im Verhältnis zu anderen langsamwirkenden Antirheumatika ungünstig abschneiden ließen, führten dazu, daß diese Substanz (zu Unrecht?) im Augenblick als nur zweite Wahl der Therapie der cP gewertet wird. Andererseits bietet DPA doch, betrachtet man seine Wirkungsmechanismen in Verbindung mit der Pathogenese der cP, „stichhaltige" theoretische Ansätze.

Parenterales Gold

Pharmakodynamik

Kein anderes langsamwirkendes Antirheumatikum läßt das in vivo und in vitro erforschte Wirkspektrum so gut demonstrieren wie parenterales Gold. Sehr viele, zum Teil sich widersprechende Wirkungsmechanismen – die Up-and-down-Regulation pathogenetischer Schritte – sind dokumentiert.

Parenterale Goldpräparate wirken *immunmodulierend,* da sie die Synthese von Immunglobulinen und von Rheumafaktoren reduzieren (660), die Anzahl zirkulierender Immunkomplexe (488) und peripherer Lymphozyten (670) senken und die mitogeninduzierte Antwort der Lymphozyten dämpfen. Parenterale Goldsalze hemmen die von Interleukin-1 und Interleukin-2 induzierte Lymphozytenproliferation (465). Sie modulieren die Expression von HLA-DR-Antigenen auf Lymphozyten, Makrophagen und Deckzellschicht der Synovialis (1183) und die IL-1- und IL-6-Synthese von Monozyten (44, 173). Ein interessanter Ansatz ihrer Wirkung ist die frühe Beeinflussung der Pathogenese der cP durch die Hemmung der ELAM-1-Expression (204). Parenterale Goldsalze beeinflussen Monozytenfunktionen und Komplementsynthese (985).

Parenterale Goldsalze wirken *antientzündlich.* Sie reduzieren die Synthese von Akute-Phase-Proteinen (1207), hemmen in vitro die Synthese von Sauerstoffradikalen (220), von NO (444) und lysosomale, zelluläre und extrazelluläre Enzyme (wie z. B. Elastase, Kollagenase, Hyaluronidase; 1060). Sie reduzieren die Prostaglandinbiosynthese (466, 1059), senken die Proteinkinase (466), hemmen Adenosinphosphat und setzen antiinflammatorisches Tryptophan frei (803).

Pharmakokinetik

Bei einer wöchentlichen Gabe von 50 mg Natriumaurothiomalat (Tauredon) erreicht die Konzentration des elementaren Goldes 2 Stunden nach der Injektion im Serum einen Spitzenwert von etwa 700 µg/dl. Dieser Spiegel sinkt dann in den nächsten 7 Tagen auf die Hälfte des erreichten Werts. Aurothioglucose (Aureotan), ölgebunden, wird langsamer absorbiert; der Goldspiegel steigt langsamer an. 6–8 Wochen nach wöchentlichen Injektionen stabilisieren sich die Goldspiegel zwischen 300 und 400 µg/dl. Eine Erhaltungstherapie von 50 mg alle 3–4 Wochen führt zu einem Steady-state-Goldspiegel zwischen 75 und 125 µg/dl. Nur sehr wenig des applizierten Goldes wird am Anfang in den Erythrozyten gefunden. Raucher „speichern" etwa 18 % Gold in den Erythrozyten (Nichtraucher 3 %). Im Serum von Rauchern entstehen erhöhte Spiegel von Cyanid und Thiocyanid – beide Verbindungen können mit Gold Komplexe bilden, die dann fähig sind, in die Erythrozyten zu dringen. Gold ist zu ca. 99 % stabil an Plasmaprotein, fast ausschließlich an Albumin, gebunden. 80–90 % einer i. m. Injektion werden über die Nieren, 10–20 % über den Darm eliminiert. Patienten, die wöchentliche Injektionen erhalten, speichern etwa 60 % des Goldes. Werden die Injektionen monatlich gegeben, werden nur 20 % retiniert. Gold speichert sich vorwiegend im retikuloendothelialen System; Lymphknoten, Leber, Milz und Nieren sind am „goldreichsten". Die Affinität von Goldsalzen zu entzündeten Geweben (z. B. der Synovialis) ist bekannt. Die Vorgänge Speicherung, Akkumulation, Entspeicherung und Elimination brauchen lange Zeitintervalle (Monate). Noch ein Jahr nach parenteraler Applikation wird Gold ausgeschieden (464, 995).

Indikationen

Parenterale Goldpräparate mit ihren gegenüber den Antimalarika höheren Erfolgs-, aber auch Nebenwirkungsquoten kommen für alle Fälle von cP in Frage, die keine Indikation mehr für CQ/HCQ, jedoch prinzipiell eine Indikation für eine Therapie mit LAR sind. Ihr Allergisierungspotential verbietet sie allerdings bei lupoiden Verlaufsformen der cP und beim SLE. Gold wird auch bei der A. ps. mit Erfolg eingesetzt. Die Psoriasis erfordert besonders strenge Kontrollen der Hautveränderungen. Bei der Sp. a. wird eine Goldbehandlung nur bei dominierender Beteiligung peripherer Gelenke empfohlen. Als LAR-Therapie der nichtkomplizierten Sp. a. erzielt sie keine überzeugenden Erfolge und kommt deshalb nicht in Frage (712).

Kontraindikationen

Kontraindikationen sind bekannte Allergie gegen Goldsalze, Lebererkrankungen, Nierenerkrankungen, lupoide und maligne Verlaufsformen der cP (antinukleäre Faktoren), SLE.

Tabelle 2.**22** Dosierungsschemata bei Goldtherapie

Chemische Kurzbezeichnung	Handelsname (Goldgehalt %)	Therapie bis Wirkungseintritt	Therapie nach Wirkungseintritt
Aurothiomalat	Tauredon (46)	2mal wöchentlich i. m. Injektionen: 1.–3. Injektion je 10 mg, 4.–6. Injektion je 20 mg, ab 7. Injektion je 50 mg oder maximal 1 × 100 mg bis zur eindeutigen Wirkung, maximal bis etwa 1,7 g Tauredon (ca. 0,8 g Gold), die in ca. 9 Monaten erreicht werden	nach Wirkungseintritt weiter monatlich 100 mg Tauredon, bei nachlassender Wirkung Verkürzung der Injektionsintervalle (bei evtl. reduzierter Dosis auf 50 mg)
Aurothioglucose	Aureotan (50)	2mal wöchentlich Injektionen: 1.–3. Injektion je 10 mg, 4.–6. Injektion je 20 mg, ab 7. Injektion 50 mg bis zur eindeutigen Wirkung, maximal bis etwa 1,7 g Aureotan (ca. 0,85 g reinem Gold entsprechend), die in knapp 9 Monaten erreicht werden	nach Wirkungseintritt weiter monatlich 100 mg Aureotan, bei nachlassender Wirkung Verkürzung der Injektionsintervalle (bei evtl. reduzierter Dosis auf 50 mg)
Auranofin	Ridaura (29)	2mal 1 Tbl. zu 3 mg (1 mg Gold) täglich, wovon etwa 25 % absorbiert werden; damit erhält der Patient täglich 0,5 mg Gold; nach 10 Wochen wird ein ausreichendes Goldspiegelplateau von 0,6 µg erreicht (etwa ⅓ des Spiegels bei i. m. Therapie)	Weitergabe der gleichen Dosis auch in der Dauertherapie; bei Wirkungsverminderung oder nicht ausreichender Wirkung 3 × 1 Tbl. à 3 mg

Wirkungseintritt, -dauer, -qualität

Die volle Wirkung der intramuskulären Therapie mit dem in Tab. 2.**22** angegebenen Dosierungsschema tritt in der Mehrzahl der Fälle zwischen dem 3. und 6. Monat, manchmal jedoch auch erst später ein. Goldinduzierte Remissionen sind aber auch deutlich vor und nach diesem Zeitpunkt möglich.

> **!** Blutspiegelbestimmungen korrelieren weder mit Erfolg oder Mißerfolg noch mit unerwünschten Wirkungen bzw. deren Ausbleiben.

Durch parenterale Goldsalze induzierte Remissionen sollen einerseits weniger als 10 % der behandelten Patienten erfahren (312), die Langzeitbehandlung korreliert andererseits mit einer hohen Überlebensrate der cP-Patienten (642). Nach Absetzen der Behandlung einer wirksam gewordenen Goldtherapie ist nach einigen Wochen, u. U. noch nach über einem Jahr, mit einer Wiederverschlechterung zu rechnen. Man führt deshalb heute *keine Intervalltherapie* mehr durch, sondern eine *Dauertherapie* mit bei intramuskulärer Therapie entsprechend verlängerten Applikationsintervallen. Entsteht während der Langzeittherapie eine Unterdosierung, kann sich das Krankheitsbild ebenfalls noch nach Monaten, bis noch nach $1^1/_2$ Jahren, verschlechtern. Oft denkt man dann nicht an die Ursache der Verschlimmerung, glaubt an den Verlust der Wirkung und setzt die Goldbehandlung ab, anstatt das Depot durch kürzere Injektionsintervalle bzw. Dosiserhöhung wieder aufzufüllen. Es werden teils etwas unterschiedliche Dosierungsschemata für die i. m. Therapie angegeben. Im allgemeinen kann man nach dem Schema für die intramuskuläre Goldtherapie in Tab. 2.**22** vorgehen (712).

▬ Überwiegend kurz- und mittelfristige offene Beobachtungsstudien aus dem Zeitraum zwischen 1930 und 1955 sahen in 35–45 % von insgesamt 11456 Verläufen klinisch positive Effekte (vollständige Remission: komplette Reduktion klinischer und humoraler Symptome bzw. Persistieren eines unbedeutenden Rests; absolute Glucocorticoidfreiheit, Absetzen bzw. Minimierung von NSA/Analgetika) und in 25–35 % gute Erfolge (entscheidende Verbesserung klinischer und humoraler Symptome, Glucocorticoidfreiheit, deutliche Reduktion von NSA/Analgetika (Übersicht bei 748). Obwohl diese

Untersuchungen nicht den Anforderungen und Standards heutiger Studien entsprechen, sind ihre Aussagen von großem Wert. So resultiert z. B. die Analyse, in der 70 – 80 % von 550 Patienten sehr gut auf die Therapie ansprachen, in detailreicheren und präziseren klinischen Daten als viele Studien der letzten Jahre (361). Auch ist die kurzfristige Beeinflussung des Verlaufs (6, 12, 18, 24 Monate) in sehr vielen auch doppelblind gegen Plazebo geführten Untersuchungen objektiviert (567). Der langfristig positive Einfluß wird überwiegend verneint (617, 1038). ▪

Ein neuer metaanalytischer Ansatz, der zwischen verschiedenen Studien Verum mit Verum oder Verum gegen Plazebo vergleichen kann, beweist ebenfalls die Wirksamkeit von parenteralem Gold (183, 341). Interessant ist die Korrelation zwischen zum *Therapieabbruch* zwingenden *Hautnebenwirkungen* und danach einsetzenden *längerdauernden Remissionen* (168, 746, 928).

Eine retrospektive Analyse von 78 mit parenteralem Gold behandelten cP-Patienten (je zur Hälfte Aurothioglucose und Aurothiopolypeptid) beobachtete den durch Nebenwirkungen erzwungenen Therapieabbruch in 32 Fällen (41 %), von denen 8 eine komplette oder weitgehende Remission zeigten. In 7 Fällen konnten Nebenwirkungen ihres nicht gefährdenden und passageren Charakters wegen toleriert werden – die Therapie wurde weitergeführt. Keiner dieser Verläufe wurde als Mißerfolg interpretiert. Zeitlich nur passagere und leichte (zu ignorierende) Nebenwirkungen erhöhen die klinischen Erfolgschancen im Vergleich zu Nebenwirkungen, die zum Absetzen zwingen (746). ▪

Ist parenterales Gold toxisch und ineffektiv in der Therapie der cP (311) und nur noch aus medizinisch-historischer Sicht von Bedeutung (349)? Oder ist es nur wertvoll für Patienten, die es langfristig vertragen? Auf diese Fragen gibt es eine klare Antwort: Gold hat seinen *festen* und *gesicherten Stellenwert* in der Therapie der cP. Parenterales Gold wirkt vermutlich in frühen Phasen nichterosiver, seronegativer chronischer Polyarthritiden – innerhalb der ersten 12 – 16 Monate nach Krankheitsbeginn gegeben – am besten (170, 373, 673). Kontrollierte klinische Studien über lange Zeiträume der Therapie mit parenteralem Gold, die auch unbehandelte Patienten vergleichen, sind nicht denkbar. Jeder cP-Patient ist dankbar für eine Substanz, die bis zu 24 Monaten wirkt. Und – nicht zuletzt – anders als in kurzfristigen, Gruppen vergleichenden Studien, sind in

Langzeituntersuchungen „Responder und Nonresponder" wichtig.

In einer klinischen Beobachtungsstudie wurden 98 cP-Patienten, die mindestens 1 Jahr lang parenterales Gold erhalten hatten, beobachtet. Nach Abzug des Plazeboeffekts und des möglichen positiven Einflusses der aus der Studie ausgeschiedenen Patienten auf die Ergebnisse zeigte sich eine gute kurzzeitige Wirksamkeit von Gold (1239). ▪

Wenige Untersuchungen objektivieren eine *Verzögerung der radiologischen Progredienz* durch die parenterale Goldtherapie (203, 935, 1046). Eine deutlich verlangsamte radiologische Progredienz unter Therapie im Vergleich zur Zeit vor der Therapie ist bisher nur in einer Studie geschildert (671, 672).

Mit Hilfe eines Gelenkzerstörungsindex, für jeden Einzelfall durch Röntgenbefunde errechnet, wurden retrospektiv Behandlungsresultate von 235 cP-Patienten untersucht. Nach durchschnittlich 6 Jahren hatten 188 dieser Patienten im Mittel insgesamt ca. 2400 mg Natriumaurothiomalat erhalten. Als Kontrollgruppe dienten 47 Patienten, die die Goldtherapie nach einer mittleren Dosis von 285 mg wegen Nebenwirkungen abbrechen mußten. Diese Patienten durften NSA, Glucocorticoide und HCQ – aber kein anderes LAR – einnehmen. Unter der Voraussetzung, daß sich die Verläufe beider Gruppen nicht voneinander unterscheiden, ergab sich der größte Unterschied zwischen Behandlungs- und Kontrollgruppe bei Patienten, deren Goldtherapie weniger als 11 Monate nach Krankheitsausbruch eingeleitet worden war. Die radiologische Progredienz war nach 5 – 6 Jahren Dauerbehandlung geringer als bei einem späteren Beginn, z. B. im 3. Krankheitsjahr (14 % zu 33 %). ▪

Aus diesen Ergebnissen kann man folgern, daß eine langfristige Goldtherapie der cP um so wirksamer ist, je frühzeitiger sie nach Krankheitsausbruch eingeleitet wird.
Der radiologische Vergleich (Hände, Handgelenke, Vorfüße) von 22/18 bzw. 14/12 mit Auranofin/Aurothioglucose über 6/12 Monate behandelten cP-Patienten machte deutlich, daß parenterales Gold die neue *Entwicklung von Erosionen* signifikant *besser hemmt* als Auranofin (940). Das wurde auch schon in einer parenterales Gold, Auranofin und Plazebo vergleichenden Untersuchung festgestellt. In dieser wie in anderen Studien wurde in den ersten 6 Monaten der Therapie mit parenteralem Gold *keine Beeinflussung der radiologischen Progression* sichtbar. *Nach*

12monatiger Therapiedauer war jedoch die Zahl *reparierter Erosionen deutlich erhöht* (134). Ähnliche Beobachtungen wurden unter der Therapie mit Methotrexat oder Natriumaurothiomalat gemacht (484, 735).

> ❗ Die all diesen Studien gemeinsamen Aussagen: Keine Retardierung der radiologischen Progredienz in den ersten 6 Therapiemonaten, danach – je früher im Verlauf der cP (< 12 – 18 Monate), die Therapie eingesetzt wurde, um so besser – Hemmung der radiologischen Progression.

Die Quote der nach 1 bzw. 2 Jahren noch fortgesetzten Therapien betrug 42,3 bzw. 19,6 % (bei 194 Behandlungen). Häufiger als nach anderen LAR wurde die Therapie wegen Remissionen beendet (9,3 % im 1., 10,3 % im 2. Jahr). Im 1. Jahr wurde in 6,7 %, im 2. Jahr in 7,2 % der Fälle wegen Ineffizienz abgebrochen. In fast der Hälfte aller Fälle mußte die Behandlung wegen Nebenwirkungen vorzeitig beendet werden (611).

Unwirksamkeit und Nebenwirkungen (vielleicht auch die größere Zahl von Remissionen?) limitieren die zeitliche Dauer der Anwendung parenteraler Goldsalze. So wurde für die mittlere Dauer einer Therapie mit parenteralem Gold 1,72 Jahre ermittelt (1236). Etwa 30 % aller Patienten beendeten die Therapie nach 1 Jahr, 80 – 90 % nach 3 Jahren und 92 % nach 5 Jahren (27, 1056). Unwirksamkeit bzw. Nebenwirkungen führten in 30 bzw. 57 % der Fälle zum Therapieende.

Dosierung, Applikationsform, Therapieschemata

Wichtig ist die Berechnung der bis zu einem gewissen Zeitpunkt verabreichten *reinen Goldmenge* in mg: Die *Aufsättigungsschemata* und *Dosisempfehlungen* variieren zwischen den Goldpräparaten entsprechend ihrem reinen Goldsalzgehalt. Eine initiale kleine Testdosis (10 mg) von Aurothioglucose oder Natriumaurothiomalat soll mögliche allergische Reaktionen aufdecken. Danach folgt eine Woche mit einer Injektion von 25 oder 50 mg. 50 mg werden dann wöchentlich weiter gegeben bis zur Dosis von 0,8 – 1,2 g Substanz (ca. 400 – 600 mg „reines" Gold bei Aurothioglucose bzw. Natriumaurothiomalat). Bis zur Besserung aller klinischen Symptome oder zum möglichen Absetzen der symptomatischen Therapie (z. B. mit NSA), aber höchstens bis zu einer Gesamtgolddosismenge von 0,8 – 1,2 g wird ent-

sprechend den jeweiligen Schemata weitertherapiert. Nach dem Wirkungseintritt wird die Therapie mit jeweils dem Goldsalzgehalt des Präparats entsprechenden Dosen alle 3 – 4 Wochen fortgeführt. Bei Verschlechterung der cP werden die Applikationsintervalle verkürzt.

Nebenwirkungen und Kontroll-untersuchungen, Interaktionen

Die Therapie mit Goldsalzen ist eine differente Therapie! Der möglichen *Nebenwirkungen* wegen sind engmaschige Therapiekontrollen nötig (Tab. 2.**23**). Viele Nebenwirkungen kündigen sich bereits im Urin (Eiweiß), im Differentialblutbild (Eosinophilie) oder bei der Prüfung der Leberwerte an und können durch sorgfältige Überwachung abgefangen werden. Laborchemische Untersuchungen (Blutbild, Thrombozyten, Urinstatus, Kreatinin, Harnstoff, γ-GT, alkalische Phosphatase, SGOT, SGPT) sollten in den ersten 3 Monaten alle 2 Wochen, dann jeden Monat bis zum Beginn der Langzeittherapie stattfinden. Während der Langzeittherapie sind sie alle 2 Monate nötig. Von den Nebenwirkungen, deren Häufigkeit unterschiedlich (5 bis über 50 %) angegeben wird, sind Hautallergien, Proteinurie und Stomatitis am häufigsten, aber auch die übrigen Nebenwirkungen sind oft schwerwiegend (566). Die notwendigen Kontrolluntersuchungen sind in Tab. 2.**23** zusammen mit den möglichen Nebenwirkungen dargestellt. Bei den Thrombopenien, die plötzlich und massiv oder sich langsam entwickelnd auftreten können, sind manchmal therapeutische Gegenstrategien wie britisch Anti-Lewisit (BAL), Dimercaprol oder Immunglobulininfusionen (1 mg/kg/KG/Tag) nötig. Goldinjektionen können (durch kurzfristigen Blutdruckabfall nach der Injektion?) zu vasomotorischen nitritoiden Reaktionen wie Gesichtsrötung, Palpitationen und Dyspnoe führen (798). Möglicherweise treten diese Reaktionen bei paralleler Gabe eines ACE-Hemmers häufiger auf (366, 473).

Kombinationen mit anderen langsamwirkenden Antirheumatika

▬▬▬ Beginnend 1987 wurden cP-Patienten in eine Studie aufgenommen, die zu einer gut tolerierten, aber unzureichend wirkenden parenteralen Goldtherapie Methotrexat bekamen (n = 126), während eine zweite Gruppe von 97 Patienten mit therapierefraktärer schwerer cP mit einer Methotrexatmonothera-

Tabelle 2.**23**   Parenterale Goldtherapie – mögliche Nebenwirkungen und Überwachungsprogramm

Selten	Überwachungsprogramm		Häufig

– Alopezie, Photosensibilität
– nephrotisches Syndrom
– Hämaturie
– Niereninsuffizienz
– Thrombozytopenie oder Granulozytopenie
– aplastische Anämie
– Konjunktivitis, Iritis
– Anaphylaxie
– Geschmacksverlust
– Synkopen, Kopfschmerzen
– diffuse Lungeninfiltration
– Enterokolitis
– periphere Neuritis
– Enzephalopathie
– Cholestase
– Leberzellnekrose
	• Befragungen (z. B. Geschmacksverlust), Inspektionen (z. B. Schleimhaut, Haut) bzw. Untersuchungen (z. B. Neuritis) vor jeder neuen Injektion
	• Laborchemische Untersuchungen
	  – ganzes Blutbild
	    Thrombozyten
	  – Urinstatus
	    Kreatinin
	    Harnstoff-N
	  – γ-GT
	    alkalische Phosphatase
	    SGOT
	    SGPT
		in den ersten 3 Monaten alle 2 Wochen; dann jeden Monat bis zum Beginn der Langzeittherapie, während der Langzeittherapie alle 2 Monate	– Dermatitis, Stomatitis
			– Enanthem
			– Gingivitis
			– Metallgeschmack
			– Pruritus
			– Proteinurie
			– Eosinophilie (> 10 %)
			– Leukopenie (< 2 500)
			– Einlagerung in die Kornea oder Linse
			– vasomotorische Reaktionen
			– Myalgie
			– Gelenkschwellungen
			– Gelenksteife

	• ab einer „Reingoldmenge" von 1 g alle 3 Monate ophthalmologische Kontrolle		

pie behandelt wurde. Nach 1 Jahr Therapie lag die mittlere Methotrexatdosis in der Monotherapiegruppe bei 11,8 mg/Woche, in der Kombinationstherapiegruppe bei 12,6 mg/Woche. Ein Jahr nach Therapiebeginn zeigten 3 % der Patienten eine Inaktivierung ihrer cP. 35 % hatten eine Reduzierung geschwollener Gelenke und der BSG um 50 %, etwa 26 % eine Besserung um mindestens 20, aber < 50 %. Der Unterschied zwischen den beiden Therapiegruppen war jeweils nicht signifikant. Im ersten Jahr nach Behandlungsbeginn hatten etwa 60 % der Patienten *unerwünschte Therapiewirkungen:* In der Kombinationsgruppe in 35 % eine, in 19 % zwei und in 7 % mehr als zwei unerwünschte Wirkungen. In der Monotherapiegruppe waren es 37, 19 bzw. 10 %. Nach einer mittleren Beobachtungszeit von 10 Jahren wurde in den Jahren 1995 und 1996 der Verlauf von 91 der 97 Patienten aus der MTX-Monotherapie-Gruppe und 119 der 126 Patienten aus der Kombinationsgruppe beurteilt. 37 von 91 Patienten der Methotrexatgruppe bzw. 39 von 118 Patienten der Kombinationsgruppe waren bis zum Jahr 1996 gestorben (599). ▪

Der Autor schlußfolgert, daß die Kombination von MTX mit einer zuvor gut tolerierten parenteralen Goldtherapie nicht mehr an unerwünschten Wirkungen erzeugt als eine MTX-Monotherapie. Die Langzeitergebnisse bezüglich Krankheitsaktivität und funktioneller Parameter sind in beiden Gruppen ähnlich. Die Mortalitätsrate in den Subgruppen spricht für die Möglichkeit einer Verbesserung der eingeschränkten Lebenserwartung von Patienten mit schwerer chronischer Polyarthritis durch eine wirksame Methotrexat- bzw. MTX-Gold-Kombinationstherapie.

▬▬▬ 142 cP-Patienten wurden in einer kontrollierten doppelblinden multizentrischen Studie über 26 – 52 Wochen therapiert. In einer Vorphase erhielten die Patienten *parenterales Gold* über einen Zeitraum von 6 Monaten. In der Studienphase wurden dann nur bei Therapieversagern intramuskuläres Gold und HCQ gegen Plazebo getestet. Gold und HCQ war Gold und Plazebo ebenbürtig (892). ▪

▬▬▬ In einer offenen retrospektiven, nichtrandomisierten Studie über insgesamt 48 Monate an 269 cP-Patienten wurden folgende Gruppen gebildet: Methotrexat + parenterales Gold gegen Methotrexat + andere LAR gegen Methotrexat allein (Dosis 20 – 10 mg/Woche; 927). Es fanden sich signifikante Besserungen in jeder Gruppe, ohne Gruppenunterschiede. Die radiologische Progredienz verringerte sich durch MTX auch nach Versagen vorausgegangener Therapie. Die Häufigkeit von Teilremissionen war unter MTX etwas höher als in der Kombinationstherapie. Die Nebenwirkungen in allen drei Gruppen

Tabelle 2.**24**   Immunsuppressiva

Chemische Kurz-bezeichnung	Handels-name	Darreich.form Dosiseinheit (mg)	Dosierung (mg)	Dauer der Gabe
Cyclophosphamid (Alkylantium)	Endoxan	Drg. 50 Amp. 100, 200, 500	50 – 100/Tag (Gesamtdosis 6 – 12 g)	individuell: cave kumulative Dosis
Chlorambucil (Alkylantium)	Leukeran	Tbl. 2, 5	0,1 g/kg/Tag in 3 Einzeldosen über den Tag verteilt	keine langfristige Therapie; bei Wirkungslosigkeit nach 8 Wochen absetzen
Podophyllin	Proresid	Amp. 200	initiale Infusions-therapie; in hoch-aktiven Fällen 1 g/Tag in 500 ml 5%iger Lävulose	Infusionen über 20 Tage, dann Fortsetzung der Therapie mit Azathioprin
Azathioprin (Purinantagonist)	Imurek	Tbl. 50	nach Blutbild-befund: initial 1 – 3 × 50 mg Kinder: 2,5 – 3 mg/kg/Tag	nach Wirkungsein-tritt Reduktion auf 2 × 50 mg; bei Wirkungslosigkeit trotz suffizienter Dosis über 8 – 16 Wochen absetzen
Ciclosporin (zyklisches Polypeptid)	Sandimmun Sandimmun Optoral	Amp. 1 ml 50 Lösung 1 ml 100 Kps. 25, 50, 100	individuell 5 – 10 ml/kg KG individuell körper-gewichtorientiert, nierenfunktions-orientiert initial 2,5 mg/kg KG danach bis zum Wir-kungseintritt nach oben „titrieren"	individuell individuell

waren ohne signifikante Unterschiede gleichmäßig verteilt. ■

Zusammenfassende Wertung

Parenterales Gold, jahrzehntelang der „Goldstandard" der Therapie der cP, hat durch die Entwicklung der letzten Jahre (MTX, Sulfasalazin, TNFα-Hemmer usw.) einen anderen, meist zu niedrig angesetzten Stellenwert erhalten. Ohne Zweifel hat es einen berechtigten und festen Platz in der Therapie der cP. Voll- oder Teilremissionen entwickeln sich in ca. ⅔ aller Fälle. Ein „harter" Kern der mit parenteralem Gold Therapierten erlebt Langzeitvollremissionen.

Substanzen mit schnellem Wirkungseintritt und überwiegend immunsuppressiver Wirkung

Substanzen des folgenden Abschnitts sind teils schon lange Zeit als „Basistherapeutika" im Einsatz (Azathioprin, Cyclophosphamid), teils sind sie erst in letzter Zeit entwickelt worden und haben (fast noch) experimentellen Charakter (Ciclosporin). Während Ciclosporin und Cyclophosphamid sich in der Wirkungseintrittsdauer ähneln, liegt Azathioprin aus dieser Sicht zeitlich näher an den (früher so definierten) Basisthera-peutika. All diesen Sustanzen ist der *dominierend immunsuppressive Wirkungsmechanismus* gemein. Eine Übersicht über Immunsuppressiva, ihre häufigsten Nebenwirkungen und nötige Kontrolluntersuchungen geben die Tab. 2.**24** und 2.**25**.

Tabelle 2.**25**   Nebenwirkungen der Therapie mit Immunsuppressiva (Zytostatika)

Mögliche Neben-wirkungen	Kontrolluntersuchungen Vorsichtsmaßnahmen	Besondere Risikostoffe	Erhöhtes Risiko Einzelsubstanzen
Hämatopoetisches System • Leukopenie • Thrombozytopenie • Anämie	ganzes Blutbild, Thrombozyten: in den ersten 3 Monaten alle 2 Wochen, dann jeden Monat; bei Cyclophosphamid die Leukozyten 3mal in der Woche; cave Granulozyten < 2 000, Thrombozyten < 20 000	Alkylanzien Purinantagonisten Podophyllinanalogie	Chlorambucil Cyclophosphamid Azathioprin Podophyllin
Niere und Harnwege • Nierenschädigung • hämorrhagische Zystitis • Blutdruckanstieg • Kreatininanstieg	Harnstoff-N, Kreatinin, Kreatinin-Clearance, Urinstatus	Alkylanzien	Cyclophosphamid Ciclosporin
Leber • Leberschädigung • Cholestase	SGOT, SGPT, γ-GT, alkalische Phosphatase	Purinantagonisten	6-Mercaptopurin
Haut und Schleimhäute • Alopezie • Stomatitis • Nagelveränderungen • Photosensibilisierung • Hypertrichosis • Gingivahyperplasie	Inspektion		Cyclophosphamid Ciclosporin
Schwächung der Infektabwehr	Anamnese/Inspektion/Untersuchung; bei Infektionen frühzeitig antibiotische Behandlung und evtl. Substitution mit γ-Globulinen		dosisabhängig, alle Zytostatika
Teratogene, mutagene, kanzerogene Wirkung	Zytostatika und Immunsuppressiva sind im gebärfähigen Alter zu vermeiden; ist das nicht möglich, evtl. Kontrazeption oder zumindest entsprechende Aufklärung – auch für Partnerinnen von männlichen Patienten, die Immunsuppressiva bekommen	Alkylanzien	Chlorambucil Cyclophosphamid

Azathioprin

Azathioprin ist 6([1-Methyl-4-nitro-5-imidazol-] thiol-)purin. Es wird in Leber und Erythrozyten zu 6-Mercaptopurin (6-MP) verstoffwechselt (187).

Pharmakodynamik

Azathioprin unterdrückt in vitro die Proliferation von T- und B-Lymphozyten (1247). Die gemischte Lymphozytenreaktion und eine bestimmte Lymphozytenpopulation (Killerzellen) werden gehemmt (48, 899). Immunoglobulinkonzentrationen und Rheumafaktoren werden von Azathioprin nicht beeinflußt. Azathioprin (und 6-MP) hemmen die Bioaktivität von IL-6 (61, 62).

Pharmakokinetik

Nach oraler Gabe von Azathioprin werden ca. 88 % absorbiert; nach 1 – 3 Stunden sind maximale Blutspiegel erreicht (517). 12 % unverändertes Azathioprin werden im Stuhl ausgeschieden. Unverändertes Azathioprin bindet sich zu ca. 30 % an Plasmaproteine. In vivo entstehen mehrere *Metaboliten,* deren Endprodukt immunsuppressiv inaktive 6-Thioharnsäure ist. Die Plasmahalbwertszeit beträgt beim Erwachsenen etwa 60 – 90 Minuten, bei Kindern ist sie etwas kürzer. Während der Verstoffwechselung hemmt Azathioprin mehrere Enzyme des Purinstoffwechsels (143). Die *Ausscheidung* erfolgt hauptsächlich (50 % als Mercaptopurin) über die Nieren (142); Azathioprin und seine Metaboliten lassen sich dialysieren.

Indikationen

Azathoprin wird bei verschiedenen Kollagenosen (z.B. SLE, MCTD, primäres Sjögren-Syndrom usw.) eingesetzt. Die cP ist dann Azathioprin*indikation,* wenn andere LAR unwirksam, unverträglich oder kontraindiziert sind – in hochaktiven Fällen besonders bei hohem Glucocorticoidbedarf und bei extraartikulären viszeralen Manifestationen (709).

Kontraindikationen

Während der Schwangerschaft sowie bei deutlicher Leber- und Knochenmarkvorschädigung oder Azathioprinüberempfindlichkeit bei Frauen im gebärfähigen Alter und zeugungsfähigen Männern ist Azathioprin kontraindiziert, bzw. es muß während der Azathioprinbehandlung und bis zu 6 – 12 Monaten danach eine Kontrazeption empfohlen werden.

Wirkungseintritt, -dauer, -qualität

In vergleichenden Studien bei der cP mit DPA, parenteralem Gold, Cyclophosphamid und Chloroquin wurde für Azathioprin eine diesen Substanzen adäquate Wirkung bewiesen (80, 223, 284). Die Wirkung *tritt langsam,* nicht vor 3 Monaten, eher erst nach 6 Monaten ein (864). Die *Hemmung der radiologischen Progression* wird kontrovers beurteilt (141, 453, 515).

Dosierung, Applikationsformen, Therapieschemata

Azathioprin (Imurek) gibt es in Tabletten zu 25 bzw. 50 mg. Die Höhe der *initialen* Dosis ist strittig. Die anfangs niedrige, später ansteigende Dosis hat den Vorteil, toxische bzw. myeloproliferative Einflüsse frühzeitig erkennen zu lassen. Ein brauchbarer Weg scheint die *kg-Körpergewicht-Dosis-korrelierte Applikation* zu sein: Erwachsene erhalten 1,5 – 3 mg/kg KG (2,5 mg/kg/Tag haben sich am meisten bewährt), Kinder 2,5 – 3 mg/kg KG/Tag.

Nebenwirkungen und Kontrolluntersuchungen, Interaktionen

Häufigste Nebenwirkungen sind *hämatologische Komplikationen* (dosiskorrelierte, meist reversible Leukopenie, Thrombozyto- und Neutropenien, Anämien bzw. Knochenmarkaplasie), die Herabsetzung des Widerstands gegen *Infektionen* und *gastrointestinale Beschwerden* (Übelkeit, Erbrechen, Durchfälle). In 15 – 25 % der Fälle muß die Therapie wegen ernsthafter Nebenwirkungen abgebrochen werden. Fast alle Nebenwirkungen sind reversibel. Die Wirkung des Azathioprins auf die Leukozytenzahl beginnt erst nach einigen Tagen und hält auch noch nach dem Absetzen mindestens 3 – 4 Tage an. Eine erhöhte Inzidenz maligner Lymphome und anderer bösartiger Tumoren nach langzeitiger Einnahme von Azathioprin ist sowohl wegen der kontrovers geführten Diskussion um die erhöhte Inzidenz von Neoplasien im Verlauf der cP selbst, als auch in direktem Bezug auf Azathioprin nicht bewiesen, wird jedoch diskutiert (452, 525, 650).

Eine *erfolgreiche Therapie* muß – an entsprechenden Kontrollwerten (Differentialblutbild, Nierenfunktion) orientiert – *über Jahre hinweg* fortgeführt werden, da die Grundkrankheit nach Absetzen der Substanz häufig wieder aufflammt. Es versteht sich von selbst, daß ein so differentes Medikament einer lückenlosen ärztlichen und laborchemischen *Überwachung* bedarf. Azathioprin darf nur unter laufender Blutbildkontrolle gegeben werden, die während der ersten 8 Wochen mindestens einmal wöchentlich, später mindestens einmal monatlich durchzuführen ist. Als unterster zu tolerierender Bereich für die Leukozytenzahl gelten 2500 – 4000/mm³. Werte unter 2500 mm³ zwingen zum Verringern der Dosis, oft zum Absetzen des Medikaments. Ein Abbruch der Behandlung ist bei Infekten und eventuell im perioperativen Umfeld in Betracht zu ziehen. Der Vergleich täglicher und alternierender Applikationen von 300 mg Azathioprin an je 15 cP-Patienten über 12 Wochen ließ Vorteile der alternierenden Anwendung erkennen (217). Da die Substanz maßgeblich durch das Enzym Xanthinoxidase abgebaut wird, das auch durch Allopurinol/Oxypurinol (z. B. Zyloric) gehemmt wird, muß die Azathioprindosis bei gleichzeitiger Allopurinolapplikation auf 25 % (!) des Ausgangswerts gesenkt werden.

Kombinationen mit anderen langsamwirkenden Antirheumatika

▨▨▨▨ Insgesamt 49 Patienten erhielten parallel Azathioprin (37: 67 mg/Tag; 12: 25 – 50 mg/Tag), MTX (37: 9 mg/Woche; 12: 5 – 12,5 mg/Woche) und 200 – 400 mg HCQ/Tag. Die Beobachtungszeiträume betrugen 30 Monate (n = 37) bzw. 14 – 18 Monate (n = 12). In beiden Studien reduzierte sich die Zahl betroffener Gelenke um 60 % und die BSG um 47 bzw. 38 %. Unerwünschte Wirkungen entwickelten sich in 40,5 (reversible Leukopenie, Herpes zoster, bakterielle Pneumonie, gastrointestinale Beschwerden, Transaminasenerhöhungen, Haarausfall) bzw. 10 % der Fälle (Übelkeit) (1216). ▪

▨▨▨▨ 209 Patienten wurden in drei Therapiegruppen eingeteilt: MTX (5 – 15 mg/Woche), Azathioprin (50 – 150 mg/Tag) und die Kombinationsgruppe mit 5 – 7,5 mg MTX/Woche + 50 – 100 mg Azathioprin/Tag. Nach 48 Wochen Beobachtungszeit konnten die Daten von 110 Patienten ausgewertet werden: Eine Besserung um 30 % vom Ausgangswert von mindestens 3 von 4 Variablen (Zahl schmerzender und geschwollener Gelenke, Beurteilung durch den Patienten und den Arzt) war nötig, um von einem Responder zu sprechen. In der MTX-Gruppe waren 45 %, in der Azathiopringruppe 26 % und in der Kombinationsgruppe 38 % Responder. Unerwünschte Wirkungen traten in der Kombinations- und Azathiopringruppe häufiger auf als in der MTX-Gruppe (1225). ▪

Zusammenfassende Wertung

Azathioprin – bei lupoiden bzw. malignen Verlaufsformen einer cP, SLE, Polyarteriitis nodosa, Felty- und Sjögren-Syndrom eingesetzt – ist nach Abwägen aller Risiken (und bei engmaschiger Kontrolle) ein gut wirksames LAR.

Ciclosporin

Ciclosporin (CICLO; Sandimmun, Sandimmun Optoral) ist ein aus dem Bodenpilz Tolypocladium inflatum Gams isoliertes zyklisches Polypeptid.

Pharmakodynamik

Ciclosporin *hemmt* dosisabhängig und reversibel die *Aktivierung* von *T-Helfer-Lymphozyten* (474). Die Synthese verschiedener Zytokine, insbesondere von Interleukin-2, aber auch γ-Interferon und BCGF, und die Expression von deren Rezeptorprotein an der Lymphozytenmembran sowie die Bildung von nukleären Transkriptionsfaktoren werden gehemmt (534). Dieser Wirkungsmechanismus könnte in den *frühen Phasen der cP-Pathogenese* erfolgreicher sein (976) und eine Grundlage für Kombinationstherapien darstellen (S. 102). Ciclosporin und HCQ hemmen in vitro synergistisch die T-Lymphozytenproliferation und die γ-Interferon-Produktion (257). CICLO modifiziert die Gentranskription der Lymphokine und die Expression der HLA-DR-Antigene (745). CICLO wirkt in therapeutischen Dosen nicht zytotoxisch und interferiert nicht mit dem DNA-Stoffwechsel. Es hemmt die IL-1-Sekretion von Makrophagen und die Proliferation menschlicher Keratozyten. Die Modifikation der Lymphokine (auch von IL-6; 212) erklärt antiphlogistische Wirkungen, die des IFN-γ die reduzierte Expression von HLA-Antigenen. Zum Zeitpunkt des ersten Antigenkontakts gegeben, „stoppt" CICLO alle zellulären und humoralen T-Helfer-Immunreaktionen. Schon differenzierte zytotoxische T-Lymphozyten werden nicht modifiziert (355).

Pharmakokinetik

Ciclosporin (Sandimmun) wird im oberen Dünndarm absorbiert. Die Bioverfügbarkeit schwankt zwischen 4 und 26 % und steigt im Verlauf der Therapie bis auf 50 % an. Die neue, orale – auf einer Mikroemulsionsgalenik beruhende – Form von CICLO (Sandimmun Optoral) ist im Mittel um 29 % bioverfügbarer als Ciclosporin aus Sandimmun. Von der Gesamt-CICLO-Dosis sind 50 – 70 % zellulär gebunden (101). *Primärer* Bindungspartner (80 %) sind *Erythrozyten.* Die restlichen 30 – 50 % der Plasmafraktion sind zu 85 – 90 % vor allem an Lipoprotein gebunden. Ciclosporin wird im Menschen zu etwa 28 Metaboliten abgebaut und *reichert sich* in *fast allen Geweben,* besonders in Niere, Leber, Haut und Fettgewebe, an. CICLO wird intensiv in der Leber (mikrosomal oxidativ) metabolisiert. Andere Substanzen, die mit diesem Metabolisierungssystem (P450-Cytochrom) interferieren, können die Pharmakokinetik von CICLO erheblich verändern (355). CICLO wird *überwiegend biliär*, zu einem kleinen Teil (ca. < 1%; 546) renal ausgeschieden. Die durchschnittliche *Eliminationshalbwertszeit* nach oraler Verabreichung beträgt bei Patienten mit normaler Nierenfunktion 6–20 Stunden. Sandimmun Optoral weist eine verbesserte Linearität zwischen verabreichter Dosis und erzielten Blutspiegeln auf, eine schnellere und gleichmäßigere Absorption, geringere Abhängigkeit von Nahrungsaufnahme und biologischem Tagesrhythmus. Die intraindividuelle Pharmakokinetik von Sandimmun Optoral ist konstanter als die von Sandimmun. Für die Mikroemulsion zeigte sich in einer multizentrischen doppelblinden Vergleichsstudie eine bessere Wirksamkeit bei niedrigerer benötigter Durchschnittsdosis und gleicher Verträglichkeit (613).

Indikationen

War bis vor 1–2 Jahren nur die hochaktive therapierefraktäre cP eine Indikation, ist der Einsatz von CICLO aus heutiger Sicht dem anderer LAR gleichzusetzen. Auch die Psoriasis und die foudroyante Uveitis anterior gelten als etablierte Indikationen. Trotz bisher guter Ergebnisse bei allerdings eingeschränkten Erfahrungen sind die Indikationen SLE und Arthritis psoriatica noch zurückhaltend zu stellen (Übersicht bei 614, 819).

▬ Dennoch schildert jüngste Literatur positive Ergebnisse: 30 SLE-Patienten, die ungenügend oder nicht auf Zytostatika und/oder Glucocorticoide angesprochen hatten, wurden in einer prospektiven nichtrandomisierten Studie mit CICLO behandelt. Hypertone und niereninsuffiziente Patienten wurden ausgeschlossen. 27 Patienten erhielten mindestens über 24 Monate CICLO in Dosen zwischen 2,5 und 5 mg/kg KG/Tag. Es wurden ein signifikanter Glucocorticoidspareffekt (p < 0,01) und Rückgang der Krankheitsaktivität (p < 0,01) beobachtet (140). 7 SLE-Patienten, die nicht positiv auf Cyclophosphamid oder Glucocorticoide reagiert hatten, wurden mit CICLO (3–5 mg/kg KG/Tag) über 3 Jahre therapiert. Die retrospektive Analyse ergab eine komplette Remission bei 4 dieser Patienten und eine partielle bei 3 (895). ■

Das gilt auch für die A.ps., die in offenen Studien günstige Effekte der Low-dose-Ciclosporintherapie erkennen ließ. Die klinische Ansprechrate wurde mehrheitlich mit über 60% (Bereich 13–100) angegeben; der Wirkungseintritt wurde nach 4–8 Wochen deutlich (443, 686, 888; Übersicht bei 833).

Weitere mögliche Indikationen, bei denen die Wirksamkeit von CICLO im Augenblick untersucht wird, sind das adulte Still-Syndrom und das primäre Sjögren-Syndrom (598, 697).

▬ 55 Patienten mit Arthritis psoriatica wurden über eine Dauer von 6 Monaten prospektiv, offen mit niedrigdosiertem Ciclosporin (mittlere Dosis 2,7 mg/kg/Tag) behandelt. Eine 50%ige Verminderung der Gelenkbeschwerden trat nach insgesamt 24 Wochen ein, während eine 50%ige Verminderung des Hautbefalls nach 5–6 Wochen Behandlung erreicht war (686). ■

Kontraindikationen

Bestehende oder frühere Malignome, Situationen, die Malignomentstehungen begünstigen (z.B. monoklonale Gammopathie, Leukoplakie), ein nicht einstellbarer Hypertonus und die eingeschränkte Nierenfunktion stellen ebenso Kontraindikationen dar wie „Immunschwäche", schwere Organerkrankungen, Knochenmark- und Leberfunktionsstörungen, eine Behandlung mit Cyclophosphamid ≤ 3 Monate vor Therapiebeginn sowie Gravidität und Stillzeit (CICLO tritt in die Muttermilch über; 33). Mit Vorsicht ist CICLO bei Patienten, die älter als 65 Jahre sind, bei kontrollierter Hypertonie und deutlichem Übergewicht einzusetzen.

Wirkungseintritt, -dauer, -qualität

Der Wirkungseintritt ist nach 4–8 Wochen zu erwarten. Die *klinische Wirkung* korreliert nicht mit der Beeinflussung der BSG oder der Rheumafaktoren, jedoch in 30% mit einer Reduzierung des CRP (1205) und reicht nicht über den Zeitraum der Verabreichung hinaus (612). Wirkt Ciclosporin nach insgesamt 6monatiger Therapie (3 Monate davon maximale Dosis) nicht, ist es abzusetzen.

▬ Elf Patienten mit therapierefraktärer cP wurden über jeweils 2wöchige Perioden mit einem NSA (Sulindac, Naproxen), Ciclosporin (5 mg/kg KG/Tag) oder der Kombination NSA + CICLO behandelt. Die Hälfte aller Patienten, die NSA oder CICLO erhielten, zeigten einen Abfall der glomerulären Filtrationsrate, des effektiven renalen Plasmaflusses und eine diskrete Minderung der Filtrationsfraktion. Die *Kombinationstherapie* NSA + Ciclosporin induzierte ausgeprägte Einschränkungen aller Nierenfunktionswerte nach 2 Wochen, die bis zu 20 Wochen anhielten (22). ■

■■■■ 59 Patienten mit schwerer und aktiver cP, die auf unterschiedliche LAR-Behandlungen nicht angesprochen hatten, wurde CICLO gegeben. Die initiale Dosis von 2,5 mg/kg KG/Tag wurde in Schritten von 25 mg/Tag bis zu einem Maximum von 5 mg/kg KG/Tag – immer in Abstimmung mit der Nierenfunktion und dem Blutdruck – erhöht. Nach 5 Monaten war eine mittlere Erhaltungsdosis von 3,9 mg/kg KG/Tag – gleichbleibend bis zum Studienende – erreicht. 21 Patienten beendeten die Studie nach einem Jahr (Unwirksamkeit n = 13; Nebenwirkungen n = 17; Unwirksamkeit und Nebenwirkungen n = 5; Non-Compliance n = 3). Die Besserung bei den Patienten, die die Studie beendeten, setzte innerhalb der ersten 3 Monate nach Therapiebeginn ein und blieb bis zum Ende der Studie für den Lee-Index, den Ritchie-Index und die Zahl geschwollener und druckempfindlicher Gelenke erhalten. Nicht beeinflußt wurden die Griffstärke sowie biologische und immunologische Parameter. Der mittlere Serumkreatininspiegel stieg von 0,81 mg/dl zu Beginn bis auf 1,1 mg/dl nach 5 bzw. 12 Monaten Therapie. Die niedrigdosierte CICLO-Therapie ist eine wichtige Option für therapierefraktäre chronische Polyarthritiden (694). ■

In *plazebokontrollierten* Untersuchungen wurde eine eindeutige Wirkung nachgewiesen (272, 362). *Vergleichende Studien* mit Azathioprin zeigten CICLO als gleichwertig (362, 610). Mit Ausnahme der BSG wurden – Resultat einer Metaanalyse von fünf Studien – die Morgensteifigkeit, die Zahl geschwollener Gelenke, die Funktion und das CRP von CICLO signifikant besser beeinflußt als von Plazebo (1205). In einer weiteren Analyse bisheriger Untersuchungen reagierten Schmerz, Funktion, Entzündung (Akute-Phase-Proteine – nicht die BSG) vorteilhaft auf Ciclosporin (273, 275).

■■■■ In einer *doppelblinden plazebokontrollierten Studie* über 48 Wochen verlangsamte sich die radiologische Progression (363). In einer offenen randomisierten Langzeitstudie (12 Monate) wurden 167 Patienten mit aktiver cP (Dauer < 4 Jahre) mit CICLO, 173 mit unterschiedlichen LAR (Ausnahme MTX) behandelt. Nach 12 Monaten zeigte sich in der CICLO-Gruppe vs. LAR-Gruppe eine Verlangsamung der Gelenkdestruktion an Händen und Vorfüßen (p < 0,01).

Zu Studienbeginn erosionslose Gelenke entwickelten nur in 10,8 % der CICLO-Patienten vs. 51,8 % der Vergleichsgruppe Erosionen (862). Nach 24 Monaten zeigten 129 CICLO-Patienten signifikante Vorteile gegenüber den 124 LAR-Behandelten. Das galt sowohl für neue Erosionen als auch generell die radiologische Progression (p < 0,05) (350). ■

Dosierung, Applikationsformen, Therapieschemata

Ciclosporin (Sandimmun, Sandimmun Optoral) gibt es als 25 mg-, 50 mg- und 100 mg-Kapseln, als Lösung zur Einnahme (1 ml enthält 100 mg CICLO) und als Infusionslösungskonzentrat (1 ml enthält 50 mg CICLO). Zu empfehlen ist eine initiale Dosis von 2,5 – 3 mg/kg KG/Tag; 4 (in Ausnahmefällen 5) mg/kg KG sollten nicht überschritten werden. Für CICLO gilt das Motto „go low, go slow" (852). Studien, die mit 10 mg, 5 mg bzw. 2,5 mg CICLO/kg KG/Tag begannen, entwickelten überwiegend nephrotoxisch induzierte *Abbruchraten* von 30 % bei 10 mg (1244) bzw. 10 – 25 % bei 5 mg, im 2,5-mg-Bereich dagegen nur von 5,5 % (1144). Die tägliche CICLO-Dosis kann in mehreren oder in einer einzigen Dosis eingenommen werden. Anfangsdosen unter 2,5 mg sind möglicherweise nicht effizient (z.B. 1 mg; 1244).

> **!** Es besteht eine inverse Beziehung zwischen Körperfett und der nötigen Ciclosporindosis. „Dicke" brauchen weniger Ciclosporin!

Wenn CICLO nach 4 – 8 Wochen wirkt, wird mit dieser Dosis weiter therapiert. Stellt sich keine (Teil-)Remission ein, wird CICLO in Schritten von 0,5 – 1 mg bei Intervallen von 1 – 2 Monaten nach oben titriert, bis zu einem Maximum von 4 mg/kg KG/Tag (in Ausnahmen bis zu 5 mg). Erreicht eine Dosis eine stabile, über 3 Monate andauernde klinische Wirkung, kann CICLO in Intervallen von 1 – 2 Monaten um jeweils 0,5 mg/kg KG/Tag bis zur niedrigsten noch effektiven Dosis gesenkt werden (853). Soll bei laufender Sandimmuntherapie zu Sandimmun Optoral gewechselt werden, muß das im Verhältnis 1 : 1 geschehen.

> **!** Da – ähnlich wie bei der niedrigdosierten Therapie mit MTX – das Absetzen von Ciclosporin zu einem raschen Wiederauftreten der Symptome, manchmal sogar zu einem ausgesprochenen Reboundeffekt führt, wird ausschleichendes Absetzen empfohlen.

Nebenwirkungen und Kontroll-untersuchungen, Interaktionen

Erhöhte Nebenwirkungsrisiken birgt die Komedikation mit Allopurinol, Cholsäure, Danazol, Josamycin, (hochdosiertem) Methylprednisolon, Metoclopramid, Ketozonolac, Nicardipin, Propafenon, Erythromycin, Verapamil, Diltiazem, antiepileptischen Medikamenten und oralen Kontrazeptiva. Diese Medikamente *erhöhen die Ciclosporinkonzentration* im Blut. Dagegen *erniedrigen* Metamizol, Rifampicin, Carbamezin, Phenobarbital, Phenytoin, Octreotid, Nafcillin, Prolucol, Sulfonamide und Trimethoprim (letztere i.v.) den Ciclosporinspiegel (612). Jede *Komedikation mit NSA* beeinflußt über hemmende Effekte via Prostaglandinbiosynthese die renale Elimination negativ (1128). Jeder Wechsel von einem NSA zu einem anderen ist sorgfältig zu überwachen (Serumkreatinin).

Wenn eine Komedikation unumgänglich ist, sind engmaschige Wirkstoffspiegelbestimmungen nötig (439). Ein Vorlauf von Cyclophosphamid (≤3 Monate) ist zu beachten. Infektionen und chirurgische Eingriffe können die Unterbrechung der Ciclosporintherapie erzwingen. Als Komedikation sind niedrigdosierte Glucocorticoide zu empfehlen (610). Über 6–12 Monate gegebenes Ciclosporin zeigt ein vorteilhaftes Nutzen-Risiko-Profil (98). Behandlungszeiträume von 21 und 29 Monaten bewiesen, daß die Höhe der CICLO-Dosis über Entstehung bzw. Nichtentwicklung renaler Schäden entscheidet und daß renale Funktionen bei langfristiger Ciclosporin-Applikation engmaschig überwacht werden müssen (683, 1144).

Weitere *Nebenwirkungen* sind Hypertrichosis, Gingivahyperplasie, Hyperkaliämie, Hyperurikämie, Muskelkrämpfe, Übelkeit, Erbrechen, Kopf- und Bauchschmerzen (wie insgesamt *gastrointestinale Erscheinungen*), Parästhesien und Schwindel (610, 1186). Einer von 1000 Ciclosporinpatienten entwickelt ein Lymphom; das entspricht der Häufigkeit von Lymphomen unter Azathioprintherapie (189). Das erhöhte Risiko von Neoplasien erfordert immer das individuelle Abwägen von Nutzen und Risiko der Therapie, insbesondere bei einer geplanten Langzeittherapie junger Menschen.

Im Mittelpunkt der *Kontrolluntersuchungen* stehen die Nierenfunktion (Serumkreatinin) und die Entwicklung einer Hypertonie. Während der ersten 3 Behandlungsmonate sind Blutdruck und Serumkreatinin in *14tägigen Abständen* zu kon-

Nephro-toxizität

Im Rahmen der CICLO-induzierten Nephrotoxizität fällt die ausgeprägte Vasokonstriktion präglomerulärer Arteriolen auf (680). Im Vordergrund der vaskulär interstitiellen Toxizität steht die interstitielle Fibrose (745). Die nicht an morphologische Läsionen gebundene funktionelle Nephrotoxizität läßt sich bereits im therapeutischen Bereich nachweisen und resultiert aus Ciclosporin-Vollblutspiegeln zwischen 200 und 500 ng/ml. *Serumkreatininwerte von weniger als 30%* des vor der Therapie gemessenen Ausgangswerts induzieren die Reduktion der CICLO-Dosis oder das Absetzen.

trollieren, danach *monatlich.* Diastolische Blutdruckwerte von ≥105 mmHg dürfen nicht mit Diltiazem oder Verapamil behandelt werden, sondern z.B. mit Nifedipin, Nitredipin oder Isradipin (853). *Blutspiegelbestimmungen* von Ciclosporin können sich zur Abschätzung der Compliance oder medikamentöser Interaktionen als nützlich erweisen. Sie werden 12 Stunden nach der letzten Ciclosporineinnahme durchgeführt (1075). Obwohl publizierte Ansichten über das Interaktionsrisiko NSA/CICLO divergieren (147, 1147), besteht bei nicht zu umgehender Komedikation erhöhte Überwachungspflicht, insbesondere für die Kombination Diclofenac/CICLO; der Diclofenacspiegel kann bei dieser Kombination um das Doppelte erhöht sein (593).

208 mit Ciclosporin behandelte cP-Patienten wurden mit 415 Kontrollpatienten, die ebenfalls unter einer chronischen Polyarthritis litten, zwischen 1984 und 1995 verglichen. Die Patienten wurden über einen Zeitraum von im Mittel 5 Jahren beobachtet (1,4–12 Jahre). Insgesamt wurden 48 Malignome entdeckt, davon 8 in der Ciclosporingruppe und 40 in der Kontrollgruppe. 8 davon waren maligne lymphoproliferative Erkrankungen (2 in der Ciclosporin-, 6 in der Kontrollgruppe), 14 waren Hautkrebserkrankungen (2 in der Ciclosporin-, 12 in der Kontrollgruppe). 73 Patienten starben (16 in der Ciclosporin-, 57 in der Kontrollgruppe) überwiegend an kardiovaskulären Krankheiten (4 in der Ciclosporin-, 22 in der Kontrollgruppe) oder einem Malignom (3 in der Ciclosporin-, 8 in der Kontrollgruppe [104]). ■

Die Behandlung von chronischen Polyarthritiden mit Ciclosporin erhöht das allgemeine Risiko, Malignome zu entwickeln, und insbesondere das

Risiko von malignen lymphoproliferativen Erkrankungen nicht. Darüber hinaus ist die Mortalität bei mit Ciclosporin behandelten cP-Patienten vergleichbar mit der nicht mit Ciclosporin behandelten.

Kombinationen mit anderen langsamwirkenden Antirheumatika

In zwei offenen Pilotstudien zeigte sich bei Patienten mit therapierefraktärer cP ein gutes klinisches Ansprechen auf eine Kombinationsbehandlung mit *Ciclosporin + Methotrexat* bzw. *Gold,* ohne daß es gleichzeitig zu einem Anstieg des Nebenwirkungsprofils gekommen wäre (74).

In einer randomisierten, doppelblind angelegten Studie zeigten Patienten mit schwerer cP und nur partiellem Ansprechen auf MTX unter der Kombinationstherapie mit CICLO klinisch eine deutliche Besserung bei nicht substantiell erhöhtem Nebenwirkungsprofil. An dieser 6 Monate dauernden Multicenterstudie nahmen 148 Patienten mit aktiver cP teil. Sie mußten folgende Eingangskriterien erfüllen: gleichbleibende MTX-Dosis (≤ 15 mg/Woche), gleichbleibender klinischer Status mit Befall von mindestens 6 Gelenken, Glucocorticoiddosis < 10 mg/Tag Prednisolon und/oder gleichbleibende NSA-Dosis während der letzten 4 Wochen vor Studienbeginn. Patienten, die auf eine maximal tolerierte MTX-Dosis nur ungenügend angesprochen hatten, erhielten zusätzlich CICLO in einer initialen täglichen Gesamtdosis von 2,5 mg/kg KG oder Plazebo. CICLO wurde abhängig von Verträglichkeit und Kreatininwert bis zum optimalen Dauerdosisbereich (durchschnittlich 2,97 mg/kg KG) nach oben titriert. Nach 6 Monaten zeigten Patienten der Kombinationsgruppe (n = 56) eine statistisch signifikante Besserung der klinischen Symptomatik. Verglichen mit der MTX-Gruppe (n = 61) lag die Zahl schmerzhafter und geschwollener Gelenke jeweils um 25% niedriger. Die Schmerzintensität wurde ebenso wie das Ausmaß der Behinderung deutlich geringer bewertet (– 23 bzw. – 26%). In der gewählten Dosis entsprach die Nebenwirkungshäufigkeit der Kombinationstherapie etwa der einer Monotherapie mit einer der beiden Substanzen (1145). ■

In einer kürzlich veröffentlichten offenen Fortsetzungsstudie konnten diese Ergebnisse – ohne Toxizitätszunahme – über weitere 6 Monate stabilisiert werden. Patienten der MTX + Plazebo-Gruppe, die in die MTX + CICLO-Gruppe neu wechselten, erzielten ebenfalls diese Erfolge (1088). Ist in frühen Phasen der cP HCQ nicht ausreichend erfolgreich, wirkt die zusätzliche Gabe von niedrigdosiertem CICLO sehr positiv (102). Patienten mit cP, die auf die 3monatige Gabe von MTX (10 mg/Woche) nicht gut genug angesprochen hatten, erhielten in 4 Gruppen (n = je 25) zusätzlich entweder 6 mg Auranofin/Tag, 100 mg AZA/Tag, 3000 mg SULFA/Tag oder 4 mg/kg KG CICLO/Tag. Nach einem Jahr waren in der MTX + AU-Gruppe 20%, in der MTX + AZA-Gruppe 40%, der MTX + SULFA-Gruppe 36% und in der MTX + CICLO-Gruppe 52% deutlich gebessert. Die Kombinationstherapie MTX + CICLO erwies sich als die wirkungsvollste Therapie (1243). In einer doppelblinden randomisierten Studie wurde parenterales Gold + CICLO mit parenteralem Gold + Plazebo über 6 Monate verglichen. Untersucht wurden 40 cP-Patienten. Zusammenfassend waren durch die Kombinationstherapie weder Effektivität noch Risiko höher, als man es bei den Monotherapien erwartet hätte (72).

Je 14 gegenüber intramuskulär appliziertem MTX und HCQ therapieresistente cP-Patienten bekamen zusätzlich CICLO über 6 Monate. Die initiale Dosis betrug in beiden Gruppen 2,5 mg/kg KG/Tag. Alle 24 die Studie beendenden Patienten (12 in jeder Gruppe) zeigten eine deutliche klinische Besserung. Die am Schluß der Untersuchung gegebene CICLO-Dosis betrug 3,3 ± 0,8 mg/kg KG/Tag in der HCQ + CICLO-Gruppe und 3,1 ± 0,9 mg/kg KG/Tag in der MTX + CICLO-Gruppe. In Kombination mit HCQ oder MTX kann CICLO – ohne steigende Toxizität – über eine Periode von 6 Monaten die Wirksamkeit verbessern. MTX + CICLO scheint der anderen Kombination überlegen zu sein (980). Nach 16 wöchiger offener Therapie mit CQ wurden 88 cP-Patienten (Dauer der cP < 3 Jahre) in drei Gruppen geteilt: CQ + Plazebo, CQ + CICLO 1,25 mg/kg KG/Tag und CQ + CICLO 2,5 mg/kg KG/Tag. Primäre Zielparameter waren die Zahl schmerzhafter Gelenke und die ACR-Remissionskriterien. Nach 24 Wochen doppelblinder Untersuchung (ausgeschieden waren 2 Plazebo, 7 CICLO-1,25-mg- und 8 CICLO-2,5-mg-Patienten wegen Ineffektivität und Nebenwirkungen) sank die Zahl schmerzhafter Gelenke in der Plazebogruppe um 17% vs. 14% der CICLO-1,25-mg-Patienten und 40% der CICLO-2,5-mg-Patienten (p = 0,04). Am Studienende erfüllten 26% (Plazebo) vs. 41% (CICLO 1,25 mg) vs. 55% (CICLO 2,5 mg; p = 0,04) die ACR-Remissionskriterien (102). ■

Zusammenfassende Wertung

Anfangs mit den Schwierigkeiten einer zu hoch angesetzten Dosierung behaftet, ist Ciclosporin auf dem Weg zur „Low-dose-Therapie". Von Vorteil ist die Entwicklung von Sandimmun Optoral: bessere Absorption, Bioverfügbarkeit und lineare Kinetik. Dennoch sind die Probleme der initialen Dosis, vor allem aber auch der Nierentoxizität noch nicht endgültig gelöst (258). Charakteristisch sind schneller Wirkungseintritt, die niedrige Dosierung und rasches Wiederauftreten der Symptome nach Therapieabbruch (272, 1191). CI-CLO wirkt sehr selektiv und als Chemosensitizer bei Patienten mit Multidrug-Resistenz (981), Gründe, die für CICLO als *Kombinationspartner* sprechen.

In frühen cP-Phasen verlangsamt bzw. hemmt CICLO die *radiologische Progression* (282, 350, 364, 862).

Cyclophosphamid

Cyclophosphamid ist ein N-Lost-Derivat. Es gehört zur Gruppe der Alkylanzien. Es wurde 1951 zum erstenmal gegen therapierefraktäre chronische Polyarthritiden eingesetzt (255).

Pharmakodynamik

Die Untersuchung der Wirkungsmechanismen von Cyclophosphamid in vitro ist schwierig, da die Substanz selbst inaktiv ist. Aus diesem Grund müssen die *aktiven Metaboliten* untersucht werden. Deren Wirkungen sind teils dosisabhängig, teils hängen sie von der Dauer der Therapie ab. Lymphatisches Gewebe wird supprimiert (516), das betrifft sowohl die T- als auch die B-Zellen (416). B-Zellen scheinen gegen Cyclophosphamid empfindlicher als T-Zellen zu reagieren (1097).

Zusammenfassend wirken alkylierende Substanzen und hier besonders Cyclophosphamid über zytotoxische Einflüsse auf viele Komponenten, die Teile entzündlicher Vorgänge und von Immunantworten sind. Das Resultat ist sowohl eine *antientzündliche* als auch eine *immunsuppressive Wirkung*.

Pharmakokinetik

Cyclophosphamid, ein reaktionsträges Prodrug, wird nach oraler Einnahme schnell und fast vollständig absorbiert, erreicht Plasmaspitzenspiegel nach etwa 1 Stunde und wird überwiegend in der

Leber zu aktiven Metaboliten umgewandelt. Die *Plasmahalbwertszeit* beträgt 2–10 Stunden. Weniger als 20% der Substanz wird innerhalb der ersten 24 Stunden unverändert im Urin ausgeschieden (594). Der Metabolismus von Cyclophosphamid wird durch Glucocorticoide, Phenobarbital, Allopurinol und viele andere Medikamente beeinflußt. Cyclophosphamid wird zunächst zu 4-Hydroxycyclophosphamid metabolisiert, das sich im Steady state mit Aldophosphamid befindet. Eine zusätzliche Oxidation führt dann zur Bildung inaktiver (4-Ketocyclophosphamid, Carboxyphosphamid) und aktiver Metaboliten (Phosphoamidmustard und Acrolein) (142).

Indikationen

Erfahrungsberichte über die Therapie mit Cyclophosphamid gibt es im Rahmen der Sp.a., cP – die Entstehung neuer knöcherner Erosionen und die Reparatur bestehender Erosionen sind beobachtet worden –, A.ps. und SLE, besonders bei Nierenbeteiligung. Diese letzte Konstellation führt oft zur *Kombination von Cyclophosphamid mit einer Plasmapherese*. Die akute Verlaufsform der granulomatösen Vaskulitis (allergische Granulomatose Churg-Strauss, Wegener-Granulomatose) und die akute Polyarteriitis nodosa können entweder mit Cyclophosphamid oder aber mit der Kombination Cyclophosphamid-Glucocorticoid behandelt werden. Größere Überlebenschancen dieser Patienten sind bewiesen. Allerdings schneidet Cyclophosphamid im Vergleich zu Azathioprin oder parenteralem Gold im Rahme der Therapie der cP nur geringfügig besser ab. Angesichts der möglichen Nebenwirkungen und der Langzeitrisiken – Entwicklung eines Karzinoms, Mutagenität – sind deshalb parenterales Gold und Azathioprin vorzuziehen. Die Cyclophosphamidbehandlung der Sp.a., der A.ps. und der überwiegenden Zahl aller Polyarthritiden ist wegen des ungünstigen Verhältnisses zwischen Wirkung und Nebenwirkung abzulehnen.

Kontraindikationen

Nach hohen intravenösen Einzeldosen werden etwa 15% der Substanz unmetabolisiert, 60% in Form von Metaboliten renal ausgeschieden. Daraus erklärt sich, daß schon leichtere Formen von Niereninsuffizienz eine Dosisreduktion induzieren müssen, mittlere Formen stellen eine Kontraindikation dar. Weitere Kontraindikationen:

Blutbildveränderungen (z. B. Leukopenie), Gravidität und Stillzeit, schwere Organschäden (z. B. Leber, ableitende Harnwege), manifeste Infektionen.

Wirkungseintritt, -dauer, -qualität

Viele kontrollierte und unkontrollierte Studien (1067a, 1137, 1217) haben den erfolgreichen Einsatz von Cyclophosphamid gegen die cP dokumentiert. Eine klinische Besserung erfuhren zwischen 50 und 90 % der Patienten. Nur schwerste Verlaufsformen mit Organbeteiligung und vorangegangenem Versagen mehrerer LAR (insbesondere MTX) stellen Indikationen dar. Das gilt in gleichem Maß für den an Organmanifestationen (Niere, ZNS) gebundenen SLE. Insbesondere die Lupusnephritis läßt sich durch Cyclophosphamid positiv beeinflussen (106, 559, 1090). Mit dem Eintritt der Wirkung nach Beginn einer oralen Dauertherapie kann nach 3–5 Wochen gerechnet werden (336), nach intravenöser Bolustherapie vergehen 7–11 Wochen (2. bis 3. Bolus) bis zum Wirkungseintritt.

Dosierung, Applikationsformen, Therapieschemata

Cyclophosphamid (Endoxan) gibt es als 50 mg Cyclophosphamid enthaltende Dragees bzw. zur parenteralen oder intramuskulären Applikation in Injektionsflaschen mit unterschiedlichen Mengen. Am häufigsten – im Rahmen der oralen Dauertherapie – wird eine Dosierung von 1,0–3,0 mg/kg KG/Tag eingesetzt (336). Diese Applikationsform führt jedoch schnell zu einer hohen *kumulativen Dosis* (z. B. 150 mg/Tag über 6 Monate: kumulative Dosis 27 g).

Die Dauer der oralen Behandlung richtet sich nach dem klinischen Ansprechen. Die Dosis muß je nach Eintritt und Ausmaß einer Knochenmarkdepression angepaßt werden.

> ! Die kumulative Gesamtdosis von 50 g Cyclophosphamid darf nie überschritten werden: Hier steigt das Risiko einer Spätneoplasie deutlich an (1249).

Nach den Empfehlungen der Deutschen Gesellschaft für Rheumatologie (911) sollen sowohl eine orale als auch eine intravenöse (s. später) Cyclophosphamidtherapie möglichst nur stationär erfolgen. Bei der oralen Dauertherapie sollte die gesamte Dosis morgens eingenommen werden. Auf eine ausreichende Trinkmenge ist bei der Dauer- und Bolustherapie zu achten.

Im Rahmen der intravenösen Bolustherapie werden – meist im Abstand von 3–4 Wochen – 15–20 mg/kg KG Cyclophosphamid als Infusion mit ausreichend parenteraler Flüssigkeitszufuhr appliziert (41). Als Harnblasenprotektivum wird parallel Mesna (Uromitexan) gegeben, verteilt auf drei Tagesdosen: Stunde 0, 4 und 8.

Um die Toxizität des Cyclophosphamids zu reduzieren und gleichzeitig seine Effektivität zu erhalten, wird die Behandlung mit niedrigeren Dosen und einer intermittierenden intravenösen Stoßtherapie durchgeführt, die 200 mg Cyclophosphamid i. v. jeden 2. Tag über einen Zeitraum von 3 Wochen umfaßt. Daran schließt sich eine orale Gabe von 100 mg/Woche bis zu einer gesamtkumulativen Dosis von 3 g an, die nach 13 Wochen erreicht ist.

In jüngerer Zeit ist von der erfolgreichen oralen Stoßtherapie mit Cyclophosphamid bei Autoimmunerkrankungen (SLE, Pemphigus, Glomerulonephritis, Thrombozytopenie) berichtet worden (234).

16 Patienten mit Pemphigus (2), membranoproliferativer Glomerulonephritis (1), zerebraler Vaskulitis (1) und SLE (12) erhielten (zu 95 % ambulant) 195 orale Cyclophosphamidstöße von 285 mg/m^2 bis zur bei intravenösen Gabe üblichen hohen Dosierung von 1000 mg/m^2. Verabreicht wurde Cyclophosphamid als 50-mg-Endoxan-Tabletten. Zur Reduktion des Risikos einer cyclophosphamidinduzierten hämorrhagischen Zystitis wurden die Patienten instruiert, am Tag der Einnahme mindestens 2,5 l Flüssigkeit zu sich zu nehmen. 5 der 16 Patienten mit höheren Cyclophosphamiddosierungen wurde das Harnblasenprotektivum Mesna (Uromitexan) gegeben. An den Cyclophosphamidstoßtagen wurden 3 der derzeit handelsüblichen Ampullen zur intravenösen Injektion à 400 mg Mesna in Flüssigkeit verdünnt zum Trinken verordnet. Jeweils 1 Ampulle wurde zusammen mit den Cyclophosphamidtabletten sowie 4 und 8 Stunden danach eingenommen. Als antiemetische Therapie erhielten 12 Patienten stets oder teilweise Ondansetron (Zofran) in der Dosierung von 3 Tabletten à 8 mg am Tag des Cyclophosphamidstoßes. Vorgeschrieben war die Einnahme innerhalb von 2 Stunden. 77 % der Stöße verliefen ohne Nebenwirkungen, in 22 % traten Übelkeit oder Erbrechen auf, je einmal Mundsoor und Pneumonie. Die Krankheitsaktivität von 12 der 16 Patienten verringerte sich. Der SLE-Aktivitätsindex SLAM sank im Mittel um 30,5 %, neurologische Ausfälle

bei zerebraler Vaskulitis besserten sich signifikant; in einem Fall von Pemphigus kam es zu weitgehender Remission (208). ■

Nebenwirkungen und Kontrolluntersuchungen, Interaktionen

Als die häufigsten Nebenwirkungen *hämatologischer* Art sind beschrieben Leukopenien (367), Thrombozytopenien (1137), Anämien einschließlich aplastischer Anämien, Panzytopenien und Eosinophilien. Die durch eine Cyclophosphamidtherapie verursachte Leukopenie ist dosisabhängig; sie kann nach dem Absetzen der Substanz über einige Monate persistieren (1217).

Gastrointestinale Nebenwirkungen wie Aufstoßen, Stomatitis und Durchfall sind häufige unerwünschte Wirkungen (202).

Während der Therapie mit Cyclophosphamid können sich *bakterielle* und andere *Infektionen* entwickeln (111). Häufige Komplikation bei cP ist ein Herpes zoster (1067a).

Urologische Komplikationen sind besonders zu beachten: Blasenschäden in Form einer Blasenfibrose, unbehandelbare hämorrhagische Zystitis und Blasenkarzinome (der *toxische Metabolit* wird über die *Nieren/die Blase ausgeschieden*) (251) sind nicht seltene und sehr ernstzunehmende Nebenwirkungen. Schon bei nur „leichten" Blasenbeschwerden sollte deshalb zystoskopiert werden. Außerdem können zytotoxische Metaboliten des Cyclophosphamids durch die gleichzeitige Injektion von Mesna (Uromitexan) inaktiviert werden.

Unter Cyclophosphamidtherapie können *makulopapulöse Ausschläge* entstehen (1067a). Zu beachten ist das cyclophosphamidinduzierte Risiko *männlicher Unfruchtbarkeit*. Sie wird entweder auf eine Dysfunktion der Leydig-Zellen (175) oder auf eine Schädigung des Fertilitätsapparats anderer Art zurückgeführt (616). Auch *ovarielle Fehlfunktionen* und *Amenorrhö* sind gut dokumentierte Komplikationen (1137).

Die Häufigkeit von *Tumoren* bei cP-Patienten mit Cyclophosphamidmedikation wurde im Vergleich zu einer Patientengruppe ohne diese Therapie ermittelt (58). Es wurde ein 4facher Anstieg solider Tumoren bei den Cyclophosphamidpatienten und eine 16fache Zunahme lymphoretikulärer bösartiger Tumoren festgestellt. Neben dieser Untersuchung zeigen auch viele andere vorliegende Daten, daß Cyclophosphamid das *Risiko* eines Tumors *erheblich erhöhen* kann (917). Es versteht sich, daß sowohl am Beginn als auch

(zumindest) in Zeitabschnitten von 4 Wochen während der gesamten Therapie mit Cyclophosphamid *Blutbild, Differentialblutbild* und *Thrombozytenzählung* nötig sind. Patienten mit einer intermittierenden Behandlung sollten wegen der Gefahr einer Leukopenie 8–12 Tage nach jeder Behandlung untersucht werden. Alle Patienten, die Cyclophosphamid einnehmen, sollten immer wieder angehalten werden, *viel zu trinken*. Eine mögliche Zystitis sollte durch *regelmäßige Urinanalysen* so früh wie möglich erkannt werden. Leberfunktionstests und Leberwerte zu Beginn der Therapie, nach einem Monat und nach 3–6 Monaten sind nötig. Klinisch sind Hautausschläge, unerwünschte Wirkungen des Gastrointestinaltrakts und Schleimhautentzündungen im Auge zu behalten.

Kombinationen mit anderen langsamwirkenden Antirheumatika

▬▬▬ In einer unkontrollierten Studie an 31 cP-Patienten mit einer durchschnittlichen Krankheitsdauer von 10 Jahren wurden die als resistent gegenüber einer vorherigen Kombinationstherapie mit intramuskulärem Gold und Hydroxychloroquin eingestuften Patienten über 12–102 Monate mit Cyclophosphamid und Azathioprin in Niedrigdosierung und HCQ behandelt. 52% erfuhren eine komplette Remission, 4 Patienten entwickelten Tumoren, 2 Patienten mußten die Therapie wegen Lungenembolie, einer wegen einer Thrombozytopenie abbrechen (218). In einer kontrollierten offenen randomisierten 3armigen Studie an 18 Patienten mit therapieresistenter cP wurden MTX (5 mg/Woche), Cyclophosphamid (25 mg/Tag) und HCQ (400 mg/Tag) verabreicht. Die Referenzgruppe erhielt 10–15 mg MTX/Woche. In einer zweiten Referenzgruppe wurde die bisherige nichtzytotoxische Behandlung fortgesetzt. Jede Gruppe bestand aus 6 Patienten. Durch die Kombinationstherapie besserten sich klinisches Erscheinungsbild und Laborwerte um 50–90% (1131). ■

Zusammenfassende Wertung

Cyclophosphamid ist eine wirksame Substanz in der Therapie therapierefraktärer, mit Organmanifestationen verlaufender chronischer Polyarthritiden und auch des SLE. Des Risikos der Tumorinduktion (kumulative Dosis!) wegen ist sein Einsatz jedoch sicherlich auf einige wenige, keinen anderen Ausweg lassende cP-Verläufe limitiert.

Substanzen mit schnellem Wirkungseintritt und antiphlogistischer/immunmodulierender Wirkung

Sulfasalazin

Im Gegensatz zu den meisten anderen LAR wurde Sulfasalazin speziell zur Behandlung der cP entwickelt (1106). Eine 1949 veröffentlichte unkontrollierte Untersuchung, die parenterales Gold, Sulfasalazin und eine „nichtspezifische Therapie" miteinander verglich, sprach Sulfasalazin jedoch jede Wirkung auf die cP ab (1052). Erst 30 Jahre später legten kontrollierte Untersuchungen einen positiven Einfluß auf die cP nahe (676).

Pharmakodynamik

Sulfasalazin wirkt *immunmodulierend,* da es Immunglobulinspiegel, besonders IgA, erniedrigt (817). Die IgM-RF-Produktion wird gedrosselt (192). Sulfasalazin hemmt in vitro die mitogeninduzierte Proliferation peripherer Lymphozyten, erniedrigt die RNA-Synthese und hemmt die IgE-vermittelte Degranulation der Mastzellen (192). Es hemmt die Proliferation von Endothelzellen (682). Sulfasalazin beeinflußt weder Synthese noch Aktivität von IL-6 (61, 228, 437), reduziert aber die T-Zellsynthese von IL-2 und γ-Interferon (163). Proliferative wie antiangiogenetische Wirkungen (IL-8-Gen-Expression und Synthese in der Endothelzelle) sind beschrieben (241).

Patienten mit cP (Dauer der cP $\geq$ 1 Jahr, keine Erosionen, keine LAR-Vorbehandlungen) wurden über 6 Monate entweder mit Sulfasalazin (n = 17) oder Plazebo (n = 22) behandelt. Die Serumspiegel von IL-1α, IL-1β, IL-6 und TNF-α wurden vor Therapie und dann in 2monatigen Abständen gemessen. In der Sulfasalazingruppe sanken IL-1α, IL-1β und TNF-α stetig und signifikant während der gesamten Therapiedauer. IL-6 war erst nach 6 Monaten signifikant erniedrigt. Die Zytokinsenkung korrelierte mit der Besserung klinischer und der von Laborparametern. Bei den Plazebobehandelten änderten sich weder Interleukinspiegel noch Befunde (228). ∎

Abhängig von der Konzentration zugefügter Arachidonsäure kann Sulfasalazin in vitro die PG-Synthese in Mukosazellen sowohl stimulieren als auch hemmen (874). Sulfasalazin hemmt die Entwicklung von Leukotrien B$_4$ (1036): *entzündungshemmende Wirkung.*

Pharmakokinetik

Sulfasalazin ist eine Azoverbindung zwischen Sulfapyridin und 5-Aminoacetylsalicylsäure (5-ASA). Zwischen 10 und 20% oral verabreichten Sulfasalazins werden absorbiert (49). Ein Teil der absorbierten Substanz kommt über den enterohepatischen Kreislauf und die biliäre Exkretion in den Dickdarm und wird dort durch Bakterien in Sulfapyridin und 5-ASA gespalten. Sulfasalazin wird primär und unverändert renal ausgeschieden (583). Die Ausscheidung wird genetisch vom Azetylierphänotyp gesteuert. Die Halbwertszeit liegt zwischen 5,5 und 15 Stunden und ist von der Schnelligkeit der Azetylierung abhängig.

Noch *nicht endgültig geklärt* ist der *Einfluß* der einzelnen Substanzen auf die unterschiedlichen *Krankheiten.* So scheinen Sulfapyridin überwiegend bei cP, die 5-ASA im Rahmen entzündlicher Darmerkrankungen und Sulfasalazin bei beiden Krankheitsbildern zu wirken. Sulfasalazin verändert die Flora des Dickdarms; Klostridien und anaerobe Bakterien werden reduziert (230). Sulfasalazin hemmt – im Gegensatz zu Sulfapyridin oder 5-ASA – den Folsäuremetabolismus; erniedrigte Folsäureserumspiegel können resultieren (455, 1110).

Indikationen

Frühe Stadien von mit geringer bis mittlerer Aktivität verlaufenden chronischen Polyarthritiden, chronisch verlaufende reaktive Arthritiden, Spondarthritiden mit peripherer Gelenkbeteiligung (z. B. Spondylitis ankylosans) sind Indikationen.

Kontraindikationen

Kontraindikationen sind eingeschränkte Leber- und Nierenfunktion; Sulfonamid-/Salicylatallergie, Krankheiten des hämatopoetischen Systems, Glucose-6-Phosphat-Dehydrogenase-Mangel, Asthma, Schwangerschaft (teratogene Schäden sind allerdings bisher unbekannt).

Wirkungseintritt, -dauer, -qualität

Der Eintritt der Wirkung ist zwischen der 8. und 12. Woche zu erwarten.

60% von mehr als 400 Patienten erlebten unter Therapie mit Sulfasalazin eine Besserung der Symptome (1107). Sulfasalazin zeigt – in Studien von 6, 12, 18 Monaten – gute klinische Effekte

(328, 1187). In einer einfachblinden, 4 Monate dauernden Untersuchung wurde die Wirkung von 2 g Sulfasalazin/Tag mit der von 500 mg DPA/Tag verglichen. In beiden Gruppen glichen sich die positiven Effekte, aber Sulfasalazin wirkte früher als DPA (810). In einer weiteren mit DPA vergleichenden Studie zeigten sich Wirkungen bis zu über 2 Jahre nach der Therapie hinaus (158). Eine 6monatige einfachblinde Untersuchung, die magensaftresistente Sulfasalazinkapseln (3 g/Tag) mit Natriumaurothiomalat und Plazebo verglich, ließ keine Wirkungsunterschiede zwischen den Substanzen erkennen (901). Natriumaurothiomalat, Sulfasalazin (2 g/Tag) und Plazebo wurden in einer doppelblinden Studie verglichen (1219); es ergaben sich keine signifikanten Unterschiede zwischen den Gruppen. Eine 15wöchige doppelblinde plazebokontrollierte Untersuchung mit 3 g Sulfasalazin/Tag zeigte eine signifikante Verbesserung der Gelenkempfindlichkeit, von Schwellungen, Morgensteifigkeit, Griffstärke und Schmerz-Score in der Sulfasalazingruppe, verglichen mit der Plazebogruppe (885). Jedoch scheint Sulfasalazin dem parenteralen Gold vor allem in der Langzeittherapie unterlegen (997). Sulfasalazin soll die radiologische Progression der cP *im 2. Jahr nach Therapiebeginn* verzögern (903). Im Rahmen einer ausführlichen Metaanalyse wurde ermittelt, daß Sulfasalazin parenteralem Gold, Methotrexat und DPA entspricht – sowohl was Wirksamkeit als auch was Toxizität angeht (341).

In mehreren doppelblinden Studien wurde der Einfluß von Sulfasalazin (Azulfidine RA) auf die *Spondylitis ankylosans* geprüft. Während einerseits eine durchgehende Tendenz zur Verlangsamung der BSG besteht, wird die Wirkung auf Morgensteifigkeit, nächtlichen Schmerz und knöcherne Compliance des Thorax teils verneint, teils bejaht – auf die Wirbelsäulenbeweglichkeit vollständig verneint. Im Rahmen der Therapie der cP mit Sulfasalazin konnte Sulfapyridin als der wirksame Bestandteil von Sulfasalazin ausgemacht werden.

▬▬▬ 90 Patienten mit aktiver Sp.a. erhielten über 6 Monate randomisiert entweder 5-ASA, Sulfapyridin oder Sulfasalazin in täglichen Dosen von 800 mg, 1,25 g oder 2 g. In der 5-ASA-Gruppe konnte keinerlei Änderung der Krankheitsaktivität beobachtet werden. Sulfapyridin senkte die Serumspiegel von IgM, IgA und IgG. Letztere wurden auch von Sulfasalazin beeinflußt, das zusätzlich den allgemeinen und nächtlichen Schmerz verringerte. Sulfapyri-

din – so die Autoren – scheint die aktive Substanz in der Behandlung der Sp.a. zu sein (1114). ▬

▬▬▬ In einer anderen doppelblinden randomisierten plazebokontrollierten Studie an 264 Sp.-a.-Patienten über 9 Monate mit 2 g/Tag Sulfasalazin vs. Plazebo zeigte am Ende die Verumgruppe in 38,2 %, die Plazebogruppe in 36,1 % Erfolg. Dagegen sprach die Sp.-a.-Subgruppe mit peripherer Arthritis deutlich besser auf Sulfasalazin an (186). ▬

Der Einsatz von Sulfasalazin scheint *nicht* gerechtfertigt bei

➤ ausschließlich axialen Sp.-a.-Verläufen;
➤ mittel- bis spätaxialen Verläufen, deren muskuläres Schmerzpotential aus abgelaufenen ossären Prozessen resultiert. Ausnahme: ein persistierend hohes Entzündungsprofil, dessen Suppression zur Schmerzreduktion führen kann.

Der Einsatz von Sulfasalazin ist *diskutierenswert*

➤ bei endoskopisch-bioptisch-histologisch gesicherter Darmentzündung,
➤ bei gesicherter Klebsielleninfektion,
➤ bei dominierendem peripheren Gelenkbefall.

Dosierung, Applikationsformen, Therapieschemata

Sulfasalazin gibt es als 500-mg-Tabletten (Azulfidine RA). Die Therapie wird mit 500 mg/Tag begonnen. In 1wöchigen Intervallen wird die Dosis um jeweils 500 mg erhöht bis auf 2mal 2 Dragees, bei Unwirksamkeit auf 2mal 3 Dragees/Tag.

Nebenwirkungen und Kontrolluntersuchungen, Interaktionen

Die besondere Aufmerksamkeit gilt den Nebenwirkungen in den ersten Wochen der Therapie (bis zu 4 Monaten) und hier insbesondere Hautreaktionen sowie Blutbildveränderungen (Tab. 2.**26**). Viele der Nebenwirkungen sind harmlos und verschwinden nach Abbruch der Therapie. Vom *Azetylierphänotyp abhängige* und *dosiskorrelierte unerwünschte Wirkungen* sind Nausea, Übelkeit, Kopfschmerz, hämolytische Anämie, Retikulozytose, Methämoglobinämie und Leberstoffwechselstörungen (578). Dagegen sind hypersensitive Reaktionen wie Ausschläge, aplastische Anämie und Autoimmunhämolysen unvorhersehbare unerwünschte Wirkungen (1112). Übelkeit, Brechreiz, Anorexie und Magenschmer-

Nebenwirkungen	Kontrollprogramm
Häufige Nebenwirkungen	
• Gastrointestinaltrakt	Befragen
– Übelkeit, Erbrechen	Komedikation
– Aufstoßen	Intervall
– Magenschmerzen	wenn nötig Gastroskopie
– Dyspepsie	
• ZNS	Befragen
– Kopfschmerzen	Medikamentenpause
– Lichtempfindlichkeit	
– Verwirrtheit	
• Allgemein	
– Allergien	Inspektion
Seltene Nebenwirkungen	
• Haut	Inspektion
– Hautausschlag	Differentialblutbild
– Juckreiz	
– Alopezie	
• Leber	in den ersten 3 Monaten
– Leberenzymanstieg	alle 14 Tage Blutunter-
• Blut	suchungen, später
– Leukopenie (1–3%)	1mal monatlich
– Thrombozytopenie (selten)	(außer bei Anlaß)
– Anstieg MCV	
Sehr seltene und schwere Nebenwirkungen	
– Steven-Johnson-Syndrom	sofort absetzen
– Serumkrankheit	
– Leberzellnekrose	
– fibrosierende Alveolitis	
– Methämglobinämie	
– aplastische Anämie	
– Agranulozytose	
– irreversible ZNS- und Nierenschäden	

Tabelle 2.**26** Sulfasalazin – Nebenwirkungen und Kontrollprogramm

zen sind die häufigsten gastrointestinalen Nebenwirkungen. Gemeinsam mit Fieber und Kopfschmerzen treten sie meist in den ersten Therapietagen oder in den ersten Therapiewochen auf. Sie sind dosiskorreliert. Nahezu 50% aller Patienten, die 4 g oder mehr pro Tag einnehmen und/oder langsam azetylieren, entwickeln diese Nebenwirkungen (46). Auch der nicht seltene jukkende makulopapulöse Ausschlag entsteht oft innerhalb der ersten Therapietage. Die besondere Vorsicht gilt der *Neutropenie* (in 1,4–4,4%) (530) und der seltenen Agranulozytose, die sich meist innerhalb der ersten Therapiemonate entwickeln (249).

Unter Therapie mit Sulfasalazin ist eine reduzierte Motilität der Spermien und eine abnorme Spermienpenetration beschrieben worden (943). Beide Störungen entwickeln sich in ca. 70% der Patienten. Sie sind reversibel. Sulfasalazin kann

einen SLE induzieren (188). Häufig ist die Induktion von Anti-DNA-Antikörpern. Ebenfalls nicht selten entwickeln sich unter Sulfasalazin niedrige IgG- und IgM-Spiegel. Zu beachten ist die Panhypogammaglobulinämie, die zum Absetzen von Sulfasalazin zwingen kann (Infektionen!) (330).

Für den Therapieabbruch (und damit das Nichtwirkenkönnen?) spielen mangelnde Compliance, Ineffektivität und Nebenwirkungen entscheidende Rollen. Ein Jahr nach Beginn der Sulfasalazintherapie in einer rheumatologischen Ambulanz nahmen noch 62% der Patienten Sulfasalazin. Nach 2 Jahren waren es nur noch 15%. Ausschlaggebend war Ineffektivität in 53% der Fälle, Nebenwirkungen traten in 30% auf (611). Diese retrospektiv praxisnah erhobenen Daten untermauern andere studienbegleitende Aussagen: 25–40% aller mit Sulfasalazin behandelten Patienten beendeten die Therapie nach einem

Jahr wegen Ineffektivität, weitere 10–30% unterbrachen wegen Nebenwirkungen (28). Gemittelte Werte, Dauer der Studien zwischen 10 und 48 Wochen, ergaben den Sulfasalazinabbruch noch während des Studienverlaufs in 6–10% (Nebenwirkungen) (385). Nach 5 Jahren nahmen 81% aller mit Sulfasalazin behandelten Patienten diese Substanz nicht mehr (Nichtwirksamkeit 41%, Nebenwirkungen 37%) (1056).

Sind Nebenwirkungen eingetreten, kann der Versuch einer Desensibilisierung gemacht werden. Eine bis zwei Wochen nach dem Therapiestopp folgt die erneute Behandlung mit Dosen zwischen 0,25 und 0,5 g/Tag, die dann nach und nach um 0,25 g/Woche erhöht werden; angestrebte Enddosis 2 g (1112). Zwischen 75 und 80% aller so behandelten Patienten tolerieren dann Sulfasalazin (184).

Kombinationen mit anderen langsamwirkenden Antirheumatika

▬▬▬ 91 aktive chronische Polyarthritiden wurden kontrolliert doppelblind multizentrisch über 26 Wochen in folgende Therapiegruppen eingeteilt: *Sulfasalazin + HCQ* gegen *HCQ allein* (320). Schwellungen beeinflußten Sulfasalazin + HCQ besser als HCQ allein, jedoch bestand kein signifikanter Unterschied. Auch radiologisch ergaben sich keine Unterschiede. Die Kombination wird von den Autoren nicht empfohlen. ■

▬▬▬ 34 resp. 35 resp. 36 Patienten mit aktiver cP, die zuvor noch kein LAR erhalten hatten, nahmen 2 g *Sulfasalazin*/Tag + *Placebo* bzw. 7,5 mg *MTX*/Woche + *Placebo* bzw. 2 g *Sulfasalazin*/Tag + 7,5 mg *MTX*/Woche. Die Sulfasalazin-MTX-Dosen wurden, wenn nötig, während der 52wöchigen Beobachtungszeit auf 3 g/Tag bzw. 15 mg/Woche erhöht. Obwohl alle Wirksamkeitsparameter (Krankheitsaktivität, Ritchie-Index, Zahl der geschwollenen Gelenke, BSG usw.) für die Kombinationstherapie günstig ausfielen, ließ sich zwischen den drei Gruppen kein statistisch signifikanter Unterschied feststellen. Unerwünschte Wirkungen oder Therapieabbrüche ergaben sich bei 16/9 von 34 Sulfasalazinpatienten, 11/2 der MTX-Patienten und 23/5 der 36 kombiniert behandelten Patienten (445). ■

Zusammenfassende Wertung

Zusammenfassend zeigt Sulfasalazin wie andere LAR in Untersuchungen bis zu 24 Monaten gute klinische Effekte. Zwar ist beschrieben, daß Sulfasalazin die *radiologische Progredienz* der cP im 2. Jahr nach Therapiebeginn verzögert (z.B. gegenüber HCQ; 478), jedoch erlauben viele bisher vorliegende Langzeitbeurteilungen diesen Schluß nicht (331).

Methotrexat

Nach folgenden Fakten läßt sich Methotrexat (MTX) von den „klassischen" LAR und reinen Immunsuppressiva abgrenzen:

➤ MTX wirkt früher als klassische LAR.
➤ Nach dem Absetzen von MTX wird die therapierte Krankheit häufig sehr schnell wieder aktiv.
➤ Seine Wirkungsmechanismen sind komplex, jedoch nicht dominierend immunsuppressiv.

Methotrexat (Lantarel, Metex) ist ein Folsäureantagonist mit der chemischen Bezeichnung 4-Amino-4-desoxy-N_{10}-methylpteroidyl-L-Glutaminsäure. Es wurde zur Therapie der akuten Leukämie bereits 1948 (327) und zur Behandlung der cP 1951 zum erstenmal eingesetzt (1070).

Pharmakodynamik

MTX bildet mit Dihydrofolatreductase (DHFR) einen Komplex, der die Bildung von Tetrahydrofolsäure hemmt und dadurch den Zellzyklus in der S-Phase supprimiert. DHFR wird auch durch den Hauptmetaboliten des MTX gehemmt. Nebenwirkungen durch niedrigdosiertes MTX, wie Stomatitis und Knochenmarksuppression, sind zwar einerseits Folgen der MTX-induzierten Hemmung der Zellreplikation; andererseits ist die Prävention dieser Nebenwirkungen – ohne Beeinträchtigung der Wirkung von MTX – ein Beweis dafür, daß ein antiproliferativer Effekt und/oder die völlige Suppression anderer folsäureabhängiger zellulärer Abläufe nicht den entscheidenden Wirkungsmechanismus repräsentieren. Dennoch kann nicht ausgeschlossen werden, daß die *Hemmung der Dehydrofolatreductase* ein Effekt des MTX bei cP ist (979, 1026). So entsteht z.B. das sowohl pro- als auch antiinflammatorisch wirkende Stickstoffmonoxid (NO) durch NO-Synthasen, die unter anderem Tetrahydrofolsäure als Cofaktor brauchen (620). Möglicherweise wirkt MTX durch die Blockade der Tetrahydrofolsäuresynthese hemmend auf die NO-Synthese (1083).

MTX hemmt nur in den ersten 48 Stunden nach Applikation – ex vivo und in vivo – die spontane IgM-RF-Synthese bei cP-Patienten (962). Die *Suppression von Rheumafaktoren* (RF) durch MTX wird in der Literatur kontrovers beurteilt (29, 605, 834). Da auch andere LAR Rheumafaktoren in vivo und in vitro erniedrigen und zudem die Rolle der RF in der Pathogenese der cP noch unklar ist, kann diese Suppression nicht für die Wirkung von MTX bei cP als verantwortlich gelten.

MTX modifiziert die Phänotypverteilung peripherer Lymphozyten bei cP-Patienten nicht (1070).

> ! Der Einfluß von MTX auf T- und B-Zellen, bzw. deren Funktion, scheint für seine Wirkung bei cP nicht entscheidend zu sein (Tab. 2.**27**, 2.**28**).

MTX *hemmt* ohne Interferenz mit der Produktion oder Sekretion die biologischen Aktivitäten von *Interleukin-1* und konkurriert um die Bindung an den *IL-1β-Zellrezeptor* (605, 1025). Die reversible Hemmung der IL-1β-Bindung durch eine Substanz, die nur einmal wöchentlich appliziert wird und die ungebunden nur wenige Stunden – in z.B. der Synovia – vorhanden ist, ist unwahrscheinlich (125). Denkbar wäre lediglich ein lokaler Einfluß auf die IL-1-Produktion. Die Substanz hemmt die Antwort auf und die Produktion von *Interleukin-2* (190). In vitro allerdings wird die Interleukin-2-Synthese mononukleärer Zellen durch MTX um das 3- bis 4fache verstärkt, was zur Funktionssteigerung von T-Zell-Lymphozyten beitragen könnte (759). Auch andere proinflammatorische Zytokine wie TNF-α und IL-8 werden lokal reduziert (359, 1030). Serumkonzentrationen von IL-6 nehmen unter MTX-Therapie ab (60, 210). Die Behandlung mit MTX senkt zirkulierende IL-6-Spiegel (211). Bei ex vivo (unstimuliert) bzw. in vitro (durch PHA stimuliert) Untersuchungen peripherer mononukleärer Zellen von MTX-behandelten bzw. -unbehandelten cP-Patienten und Gesunden wurden bei aktiven chronischen Polyarthritiden unter MTX Zytokine des TH1-Phänotyps – IL-2, IFN-γ – supprimiert, Zytokine des TH2-Phänotyps – IL-4 und IL-10 – dagegen vermehrt gebildet: Eine mögliche Erklärung für die antientzündliche Wirkung von MTX (200)?

In einer vergleichenden Messung von *sIL-2 R* und *p55* erniedrigte MTX im Vergleich zu Azathioprin diese Parameter signifikant besser. Das kann als Ausdruck potenter Entzündungshemmung interpretiert werden (60, 62). Möglicherweise werden im Rahmen der klinischen Besserung Sekundärphänomene beeinflußt. Die Zu-

Tabelle 2.27 Wirkungen der Low-dose- und High-dose-MTX-Therapie (nach 875)

Low-dose-MTX-Wirkungen in der Rheumatologie
• Inhibition der neutrophilen Chemotaxis
• Inhibition der LTB$_4$-Produktion
• Inhibition der Angioneogenese
• Inhibition der Antikörperproduktion
• Reduktion der Serumspiegel von TNF-α, IL-1, IL-8 (IL-2)
• Inhibition der Überempfindlichkeit vom verzögerten Typ (DTH)
High-dose-MTX-Wirkungen in der Onkologie
• Inhibition der Dihydrofolatreductase
• Inhibition der Purin- und Pyrimidinsynthese

sammenfassung aller Studien über die Interaktionen von MTX und Zytokinen läßt den Schluß zu, daß die Beeinflussung der Synthese von Zytokinen in der Synovialis zumindest ein MTX-Wirkungsmechanismus ist (215).

MTX beeinflußt weder komplementaktivierende Substanzen noch Prostaglandine. Dagegen *hemmt* es die endotheliale Proliferation der Synovialzellen, die Produktion stimulierender Faktoren durch Fibroblasten und schon am Tag nach der ersten Gabe die *LTB$_4$-Synthese neutrophiler Zellen* (430, 1077). Korrelierend zur klinischen Wirksamkeit *hemmt* MTX die *Aktivität der Phospholipase A$_2$ peripherer Thrombozyten* (743). Jedoch kann die LTB$_4$-Hemmung nicht für den MTX-Effekt verantwortlich sein, bedenkt man, daß die durch Fischölgabe induzierte Verminderung von LTB$_4$ in der Synovia – nur zur diskreten Besserung einer cP führend – der von MTX verursachten gleicht (600, 602, 606). Möglicherweise ist die Modifizierung von Transmethylationsreaktionen durch MTX, die die zelluläre Synthese von Polyaminen hemmt (die in der Synovialis von cP-Patienten akkumulieren und zur Gelenkzerstörung beitragen), ein wesentlicher Teil seiner antientzündlichen Wirkung (215).

MTX-Polyglutamate hemmen ausgeprägt das Enzym 5-Amino-Imidazol-4-Carboxamid-Ribonucleotid-Transformylase (AICAR; 15, 387). MTX wirkt *überwiegend antiphlogistisch* (29,541). AICAR setzt *Adenosin* aus Fibroblasten und Endothelzellen frei (214). *Höhere Adenosinkonzentrationen hemmen* die durch CD11 b/CD18 vermittelte *Leukozytenadhäsion* in einer frühen Entzündungsphase (213). Zufuhr von Adenosindesaminase (ADA) oder Adenosinelimination heben – ebenso wie Antagonisten des Adenosinrezeptors 2 – den antiinflammatorischen MTX-Effekt auf Granulozyten auf (213, 214).

Adenosin wirkt antientzündlich und immunologisch: Hemmung der Freisetzung von Sauerstoffradikalen, der mitogenvermittelten Lymphozytenproliferation, der Produktion von TNF-α, IL-6 und IL-8.

Adenosin und MTX-Wirkung

Die Wirkung von Adenosin – nach Ankopplung an die Membranrezeptoren A_1 und A_2 – hängt von der Adenosinkonzentration, die A_1/A_2 bindet, und der Lokalisation der Bindungsvorgänge ab. Niedrige Adenosinankopplungen an A_1-Rezeptoren fördern Entzündungsfunktionen von Neutrophilen und Makrophagen, die Sauerstoffradikalenbildung, die Phagozytose und die Adhäsion an Endothelzellen. Höhere Konzentrationen sind nötig, um A_2-Rezeptoren zu binden und dadurch alle beschriebenen (proinflammatorischen) Wirkungen zu hemmen. Durch die Erhöhung der extrazellulären Adenosinkonzentrationen und Bindungen an A_2 senkt MTX im Gelenk die Leukozytenzahl und drosselt die Zytokinproduktion. In extraartikulärem Gewebe sind höhere MTX-Konzentrationen nötig, um niedrige Adenosinkonzentrationen freizusetzen, die dann an A_1-Rezeptoren binden und die Riesenzellbildung induzieren – ein Vorgang, der durch einen spezifischen A_1-Adenosin-Rezeptorantagonisten aufgehoben wird. So erklärt sich die Bildung von Rheumaknoten durch disponierte Patienten, die MTX erhalten, das gleichzeitig die chronische Polyarthritis „kontrolliert" (737).

MTX *hemmt* die *Chemotaxis polymorphkerniger Neutrophiler signifikant* (146). Die Wirkung von MTX läßt sich mehr durch seine Modifikation der epithelialen Proliferation und synovialen Zellschicht als der Lymphozyten erklären (490).

Zusammenfassend gilt: Als Wirkungsmechanismen mit wahrscheinlich sehr geringem Einfluß können der Folsäureantagonismus und die Modifikation der T- und B-Zellen bzw. deren Funktion und der LTB_4-Produktion diskutiert werden.

Von größerer Bedeutung scheint die Wirkung auf die Zytokine zu sein (IL-1-Rezeptoren-Bindung: lokal; IL-6: systemisch?; Th 1-phänotypi-

Tabelle 2.28 Wirkungsmechanismen von Methotrexat

MTX senkt

- den Serumspiegel von
  - Immunglobulinen
  - Rheumafaktoren

MTX hemmt

- die LTB_4-Synthese neutrophiler Zellen
- die Aktivität der Phospholipase A_2 peripherer Thrombozyten
- die Chemotaxis polymorphkerniger Leukozyten
- die biologische Aktivität von IL-1 und konkurriert um die Bindung an die IL-1-T-Zellrezeptoren
- Synthese und Aktivität von IL-2
- die Dihydrofolatreductase

MTX setzt frei

- Adenosin aus Fibroblasten und Endothelzellen: höhere Adenosinkonzentrationen hemmen in der frühen Entzündungsphase die Leukozytenadhäsion

sche Zytokine wie Il-2, IFN-γ ↓; Th2-phänotypische Zytokine wie IL-4, IL-10 ↑). Im Vordergrund der antiphlogistischen Wirkung stehen die Hemmung der Chemotaxis polymorphkerniger Neutrophiler und der Proliferation von Gefäßendothelzellen, vor allem aber die Freisetzung von Adenosin und, daraus resultierend, die Hemmung der Leukozytenadhäsion und wiederum unterschiedlicher Zytokine. MTX wirkt bei cP nicht zytotoxisch, dagegen dosisabhängig antiödematös. Es hemmt die Neovaskularisation (Tab. 2.**28**).

Pharmakokinetik

Nach Aufnahme über den Darm oder parenteraler Applikation finden sich MTX oder sein aktiver Metabolit 7-Hydroxy-MTX nur kurze Zeit im zirkulierenden Blut. MTX und 7-Hydroxy-MTX werden von den Zellen aufgenommen und intrazellulär zu ihren Polyglutamaten umgewandelt, die aktiv sind und eine lange Halbwertszeit haben. Diese Polyglutamate akkumulieren z.B. in Erythrozyten und Hepatozyten, was Wirkung und Toxizität erklären könnte (1012). Die *Bioverfügbarkeit* von MTX nach oraler (Einmaldosis; über den Tag verteilt; nüchtern, nach dem Essen), intramuskulärer, intravenöser oder subkutaner Applikation ist innerhalb einer Schwankungsbreite mit etwa 70% gleich (15), obwohl die Bioverfügbarkeit individuell zwischen 25% und 100% sehr unterschiedlich sein kann (489). Eine Erklärung für das nicht selten schlechte Ansprechen auf die orale MTX-Medikation? Lediglich die Spitzenkonzentrationen nach 40 mg subkutan appliziertem MTX sind im Vergleich zur oralen Gabe 3fach höher (57). MTX selbst ist zu 30–55% (486), *7-Hydroxymethotrexat* zu 90–95% an *Albumin* gebunden (486). Die *Eliminationshalbwertszeit* liegt im Mittel zwischen 6 und 8 Stunden (959), kann aber bis zu 16–22 Stunden betragen. MTX unterliegt in unterschiedlichem Ausmaß der *enterohepatischen Rezirkulation.* Es läßt sich in der Synovia nachweisen (Verhältnis zur Serumkonzentration 1 : 1; 1214).

Indikationen

Neben der cP des Erwachsenen und der juvenilen chronischen Arthritis sind auch die A.ps. und die Psoriasis Indikationen.

Systemischer Lupus erythematodes, Polyarteriitis nodosa, Reiter-Syndrom, progressive systemische Sklerose, Morbus Wegener, Polymyalgia arteriitica werden zwar zunehmend mit MTX behandelt, stellen aber noch keine klassische (doppelblind geprüfte) Indikation dar.

Kontraindikationen

Jede Niereninsuffizienz – Serumkreatinin > 2 mg/dl, Kreatinin-Clearance ≤ 30 ml/min – gilt als Kontraindikation. MTX sollte auch nicht bei Ulcera ventriculi sowie relevanten Leber-, Lungen- oder hämatopoetischen Systemerkrankungen gegeben werden.

Wirkungseintritt, -dauer, -qualität

Vor Beginn jeder Therapie mit MTX stehen Fragen nach Leber- und Nierenfunktion, nach Risikokonstellationen und die intensive Patienteninformation (Tab. 2.29).

MTX *wirkt* meist *4–8 Wochen,* im Schnitt *6 Wochen nach Behandlungsbeginn.* Es unterscheidet sich damit deutlich von anderen LAR. Stellt sich nach oraler Gabe kein Erfolg ein, kann die i.v. Applikation dennoch eine Wirkung ermöglichen (Absorptionsprobleme). MTX wird als Langzeittherapie *über mehrere Jahre* gegeben. Unbedingt zu beachten ist, daß jede über längere Zeit mit MTX behandelte cP nach Absetzen des Präparats exazerbieren kann.

In *offenen Studien* ist MTX bei cP erfolgreich (499, 1215, 1222). Mehrere kurzzeitige plazebo-

Tabelle 2.**29** Methotrexattherapie – Wichtiges vor Therapiebeginn

Indikation
- Ausschluß von absoluten Kontraindikationen

Intensive Patienteninformation
- in dieser Form gegeben ist MTX kein „Krebsmittel"
- Alkohol meiden
- Information: MTX und Schwangerschaft
- Erfolgsquoten, Wirkungseintritt
- Einnahmedauer

Als Voraussetzungen vor Therapie klären
- Niere: Funktion (Kreatinin, Kretinin-Clearance) Morphe (Sonographie)
- Leber: Funktion (Transaminasen, Cholinesterase, alkalische Phosphatase) Morphe (Sonographie)
- Knochenmark: Blutbild, Differentialblutbild
- fakultativ: Lungenfunktion, Thoraxaufnahme, Blutzuckertagesprofil

Sonstiges
- vorhandene Risikokonstellationen? z.B. hochdosiertes NSA mit langer Halbwertszeit und diskret eingeschränkte Nierenfunktion
- welche Komedikation? (cave z.B. Trimethoprim)

kontrollierte Untersuchungen – Dosis zwischen 5 und 25 mg/Woche, Dauer der Therapie zwischen 6 und 26 Wochen – zeigen die Wirksamkeit von MTX als Therapie der cP (8, 384, 1136, 1199, 1209). Alle *klinischen Parameter* werden *positiv beeinflußt.* Die Zahl entzündeter Gelenke reduziert sich, der Schmerz nimmt ab, die Gelenkdruckempfindlichkeit verringert sich und die Aktivitäten des täglichen Lebens können besser bewältigt werden. Das gilt auch für einige offene prospektive Langzeitstudien (210, 603, 1135, 1195) und doppelblind kontrollierte Kurzzeituntersuchungen, die MTX mit Auranofin, Azathioprin und parenteralem Gold verglichen.

49% von 152 cP-Patienten wurden über 6 Jahre mit MTX behandelt (8). Auch *noch nach 5 Jahren* wirkte MTX bei 31% der behandelten Patienten *klinisch deutlich positiv* (1020). 84 Monate nach Therapiebeginn mit MTX befanden sich noch 46% aller Patienten (n = 12) in der Studie. Bei 11,5% mußte die Therapie wegen Toxizität abgebrochen werden. Bei den anderen Patienten zeigte sich nach wie vor eine deutliche Besserung aller klinischen Parameter (1196). 90 Monate nach Beginn der MTX-Therapie im Rahmen einer offenen Beobachtungsstudie nahmen noch 62% aller Patienten MTX ein. Parallel zur Dosisreduktion von MTX (von im Mittel 14,6 mg/ Woche auf 11,7 mg/Woche) stieg die Zahl druckschmerzhafter Gelenke, und die Blutsenkungsbeschleunigung nahm zu. Die *Abnahme der klinischen Wirkung* zwischen dem 53. und 90. Beobachtungsmonat *korrelierte* mit der Reduktion der *wöchentlichen MTX-Dosis* (604). ■

Alle diese beeindruckenden Langzeituntersuchungen wurden mit niedrigen Patientenzahlen durchgeführt.

▬▬▬ In einer französischen Langzeitstudie wurden dagegen 191 cP-Fälle (schwerste Verläufe; durchschnittliche Krankheitsdauer 10 Jahre; frustrane und vielfache LAR-Einsätze vor MTX) beobachtet (991). Nach 2jähriger MTX-Therapie befanden sich noch 12 Patienten (6%) in einer *Vollremission.* Die BSG sank nach dem 3. Therapiemonat signifikant und blieb im Beobachtungszeitraum signifikant niedriger als bei Therapiebeginn. Glucocorticoide konnten während der MTX-Therapie reduziert werden und mußten keinem der Patienten wieder verordnet werden. *1–5 Jahre nach Behandlungsbeginn* nahmen noch 73%, 65%, 61%, 46% und 41% MTX ein. 16% aller Patienten mußten die Therapie wegen Nebenwirkungen (überwiegend pulmonal), 6% wegen Ineffektivität, 5% wegen des neuen Auftretens extraartikulärer Manifestationen (z.B. Vaskulitis) und 6% wegen der Exazerbation der cP beenden (991). ■

MTX wurde vergleichend zu *Auranofin* untersucht. Es wirkte klinisch deutlich *besser* und hatte weniger Nebenwirkungen (1194).

▬▬▬ In drei doppelblind kontrollierten Studien wurde MTX mit *parenteralem Gold* verglichen. Klinisch fand sich am Behandlungsende kein Unterschied. Die Toxizität des parenteralen Goldes war größer als die von MTX (926, 1104). ■

▬▬▬ In einer 24wöchigen Doppelblindstudie an 42 cP-Patienten wurde MTX (5–15 mg/Woche) mit *Azathioprin* (50–150 mg/Tag) verglichen. Die Wirkung war ähnlich, aber MTX wirkte früher (456). 64 cP-Patienten erhielten entweder Azathioprin (2 mg/kg/Tag) oder MTX (7,5–15 mg/Woche) über 48 Wochen. Nach 24 Wochen zeigten sich 6 von 13 Wirkungsparametern in der Azathioringruppe gebessert, im Vergleich zu 12 von 13 der MTX-Gruppe (540). ■

▬▬▬ In einer Metaanalyse aller plazebokontrollierten und vergleichenden Studien aller LAR war MTX signifikant wirkungsvoller als Plazebo und Au

ranofin, vergleichbar mit D-Penicillamin, Sulfasalazin und parenteralem Gold (341). ■

Patienten mit juveniler chronischer Arthritis scheiden Methotrexat exzellent aus und tolerieren höhere MTX-Dosen. Die Anfangsdosis für Kinder beträgt 10 mg/m²/Woche (1177). Wöchentliche Gaben von 5 bis maximal 15 mg MTX werden erstaunlich gut toleriert und sind, mit einer Tendenz zum höheren Dosisbereich, häufig erfolgreich (449).

Auch der *ältere Patient* toleriert MTX gut (222). Von 33 Patienten (Durchschnittsalter 69,5 Jahre; Durchschnittsdauer der cP 16,8 Jahre), die im Mittel 22 Monate MTX einnahmen, profitierten 2 Jahre nach Therapiebeginn noch 23 Patienten von Methotrexat (893).

Auch für MTX ist noch *nicht geklärt,* ob es die *radiologische Progression* hemmt. Einige Untersuchungen legen diese Hemmung nahe (484, 1197). In einer Untersuchung an mit MTX behandelten Patienten über durchschnittlich 53 Monate wurde die Verlangsamung der radiologischen Progression beschrieben (601). Ein Vergleich von Aurothiomalat mit MTX zeigte, daß der *Larsen-Score,* die Summe von 32 bewerteten Gelenken (MCP, PIP, IP-Daumen, Handgelenke, MTP), in den ersten *6 Monaten nach Therapiebeginn* (Aurothiomalatgruppe 50 mg/Woche, MTX-Gruppe 15 mg/Woche) in *beiden Gruppen signifikant anstieg.* In der MTX-Gruppe setzte danach – 2-Jahre-Beobachtung – eine *Verzögerung* ein und der Score nahm in der *Goldgruppe* bei Gelenken mit Erosionen (als Hinweis auf Repair-Wirkungen des Goldes) ab. Alle Unterschiede zwischen den Gruppen waren jedoch nicht signifikant (484). Die Hemmung der radiologischen Progression durch MTX war auch bereits vs. Azathioprin beobachtet worden (540). Nach 9monatiger Therapie entweder mit MTX oder Auranofin zeigten die mit Auranofin behandelten Patienten eine signifikante Zunahme an Erosionen und Gelenkspaltverschmälerungen gegenüber der MTX-Gruppe (1197).

Der Wunsch, die entzündliche Krankheitsaktivität der cP langfristig und vollständig zu kontrollieren und die Prognose zu verbessern, spiegelt sich in vielen verschiedene LAR kombinierenden Behandlungsversuchen wider. Die Ergebnisse sind kontrovers: sowohl die (zu erwartende?) Steigerung der Nebenwirkungen als auch die (erhoffte) Verbesserung der Effektivität dieser Kombinationstherapien. Hypothetisch interessant ist die Kombination zweier be wiesen wirksamer Substanzen: von parenteralem Gold mit dem Wirkungsmechanismus eines „echten Basistherapeutikums" und MTX, interpretiert als hochpotentes Antiphlogistikum.

▨▨▨▨ In einem Vergleich von 97 cP-Patienten, die jeweils wöchentlich 15 mg MTX allein erhielten, mit 127 Patienten mit einer zusätzlichen Medikation von 50 mg parenteralem Gold, zeigten sich in der kombiniert behandelten Gruppe im Beobachtungszeitraum von 48 Monaten weder vermehrt Nebenwirkungen, noch nahm die Wirkung zu (926). ▨

Dosierung, Applikationsformen, Therapieschemata

Zur Therapie der cP steht Methotrexat (Lantarel, Metex) in Tabletten- (2,5, 7,5, 10 mg) und Ampullenform (7,5, 10 mg) zur Verfügung. MTX kann oral und parenteral (subkutan, intramuskulär, intravenös) appliziert werden.

Man spricht von einer *Low-dose-MTX-Therapie* zwischen 5 und 25 mg/Woche und von einer *High-dose-MTX-Therapie*, wenn die wöchentliche Dosis über 30 mg liegt.

Vom wöchentlichen Turnover der Hautzellen und von der deutlich nivellierten Toxizität ausgehend, haben – auch der unterschiedlichen Mitosehäufigkeit der normalen und psoriatischen Epidermiszellen wegen – Dermatologen die Psoriasis einmal in der Woche mit niedrigdosiertem MTX behandelt. Obwohl dieses rationale Vorgehen für die cP irrelevant ist, wurde die wöchentliche Applikation – mit großem Erfolg – übernommen. Die jeweilige Dosis kann in einer *einmaligen Gabe nüchtern* oder aber (bei gastrointestinaler Unverträglichkeit) *dreigeteilt über 12 Stunden* gegeben werden. Erfahrungen der letzten Jahre haben gezeigt, daß viele Patienten, die das Therapieregime „1mal pro Woche, morgens, nüchtern" nicht vertrugen, MTX nach dem Wechsel zur *abendlichen Applikation tolerierten*. Für diese Art der Einnahme sprechen auch noch andere chronopharmakologische Gründe (1161).

Nach entsprechendem „Organscreening" (Leber, Niere, Lunge, Magen, Knochenmark usw.) wird die Therapie eingeleitet (Tab. 2.**29** [S. 91], 2.**30**). Magenempfindliche Patienten können die Behandlung auch intravenös erhalten und nach einigen Wochen auf die orale Gabe übergehen. Die *initiale Dosis* orientiert sich an der Aktivität der cP und am Körpergewicht des Patienten. Ältere Patienten bzw. Patienten mit einer diskreten Nierenfunktionseinschränkung beginnen mit

Tabelle 2.**30** Methotrexattherapie – Beginn und Kontrollen

Festlegen der **wöchentlichen Dosis** (7,5 – 30 mg)
- körpergewichtorientiert
- cP-phasenorientiert
Im „7,5 – 30-mg-Spektrum" eher hoch-, nicht niedrigdosiert beginnen

Einnahmemodus
- abhängig von der Phase, in der sich die cP (wie lange schon?) befindet:
  - oral 1mal pro Woche morgens oder abends (essensunabhängig) die gesamte Dosis oder i. v., i. m. oder subkutan bei Sondersituationen (nach frustranem oralem Versuch; wenn es „lichterloh brennt")
  - parallele NSA-Applikation meist möglich 24 Stunden später Folsäure (50 % der MTX-Dosis)

Labor- und **andere Untersuchungen** vor Therapie (Basisuntersuchungen)
- Blutbild, Differentialblutbild, SGOT, SGPT, γ-GT, Cholinesterase, alkalische Phosphatase, Kreatinin, Kreatinin-Clearance, Thoraxröntgen

Kontrollen in den ersten drei Therapiemonaten
- Basisuntersuchung (außer Kreatinin-Clearance und Thoraxröntgen) alle 3 Wochen
Kontrollen danach
- Basisuntersuchung (außer Kreatinin-Clearance und Thoraxröntgen) alle 4 – 6 Wochen

7,5 mg/Woche. Im Regelfall liegt die Initialdosis zwischen 10 und 20 mg/Woche.

❗ Abgesehen von Risikosituationen (Niere, Leber) ist der Therapiebeginn mit einer höheren MTX-Dosis im Low-dose-Bereich sinnvoller als mit einer niedrigen.

Gerade bei aktiven cP-Patienten vergehen während der „aszendierenden MTX-Behandlung" (2,5- bis 5-mg-Schritte-Steigerung alle 4 – 6 Wochen) möglicherweise destruktionsreiche Monate. Die initial höhere Dosis verhindert diesen Zeitverlust und kann, ist die Aktivität der cP kontrolliert, nach und nach – in 2,5-mg-Schritten – auf die noch wirksame MTX-Dosis reduziert werden (Tab. 2.**31**). Diskutiert wird zur Zeit auch die Applikation von MTX in 14tägigen Abständen. Von 15 Patienten mit durch MTX kontrollierter cP wurden 13 vom 1- auf den 2wöchigen Applikationsrhythmus umgestellt. Bei allen waren nach 12 Wochen 14tägiger Therapie klinische und laborchemische Parameter noch stabil

Tabelle 2.**31** Methotrexattherapie – Vorgehen bei Ansprechen bzw. Nichtansprechen

Bei Ansprechen

- Stabilisierungsphase des MTX-Erfolgs 6–8 Monate
- danach in 2,5-mg-Schritten reduzieren – jeweils über 3–5 Monate – Abwarten
- weitere Reduzierung bis zur niedrigsten noch effektiven Dosis (nicht weniger als 7,5 mg)
- bei Ansprechen, jedoch nach 6–8 Monaten spür- und objektivierbarem partiellem Wirkungsverlust, Anheben der Dosis in 2,5-mg-Schritten mit 4- bis 6-wöchiger „Chance" der neuen Dosis, das ursprüngliche Wirkungsniveau wieder zu erreichen

Bei Nichtansprechen

- nach 2–3 Monaten oraler Applikation unter der Annahme mangelhafter Resorption zu intravenöser Applikation (2,5–5 mg höhere Dosis) wechseln
- nach weiteren 2 Monaten und therapeutischem Ansprechen Versuch, von i. v. Applikation auf orale Applikationen zu wechseln (gleiche Dosis!)
- bei Nichtansprechen abwägen
  - kurzfristig hochdosierte i. v. Gabe über 4–6 Wochen (30–40 mg/Woche)
  - absetzen

(1134). Die *parallele Gabe* eines NSA am Tag der MTX-Einnahme *muß nicht generell unterbleiben* (so steigen die AUC-Werte von MTX bei paralleler Gabe mit Sulindac auf 106%, mit Naproxen auf 134% und mit Ibuprofen auf 183%; 386). Nur in speziellen Fällen (deutliche Niereninsuffizienz, hohe Dosis des NSA oder beides) ist sie kontraindiziert. Da MTX sowohl glomerulär als auch aktiv tubulär ausgeschieden wird, sollen Patienten mit einer *Niereninsuffizienz* (Serumkreatinin < 2,0 mg/dl oder Kreatinin-Clearance < 30 ml/min) *kein MTX erhalten* (512). Bei über einen längeren Zeitraum andauernder Therapieresistenz gegenüber oraler „MTX-Low-dose-Therapie" ist die hochdosierte intravenöse MTX-Gabe (40–500 mg/m²) zu erwägen (391).

Folsäuremangel manifestiert sich als Störung der Blutbildung mit Leuko- und Thrombozytopenie, Stomatitis und Diarrhö. Folsäureantagonisten wie MTX (aber auch Sulfonamide, Sulfone, Biguanide, Trimetrexat und Trimethoprim) können unerwünschte Wirkungen wie durch einen artefiziell herbeigeführten Folsäuremangel induzieren: Störungen der Hämatopoese, Stomatitis, reversible Alopezie (791). Im Mittelpunkt der

Überlegungen einer *Folsäuresubstitution* bei laufender MTX-Therapie stehen folgende Überlegungen:

1. Verhindern/reduzieren/egalisieren parallele Folsäuregaben mögliche MTX-Nebenwirkungen?
2. Nivellieren Folsäuregaben die MTX-Wirkung?
3. Wenn man 1 mit ja und 2 mit nein beantworten kann: Folsäure (z. B. Folsan) oder Folinsäure (z. B. Lederfolat, Leukoverin) – in welcher Dosis und in welchem zeitlichen Abstand zur MTX-Applikation? Und:
4. Sollte Folsäure immer präventiv parallel gegeben werden oder nur bei Bedarf?

Die 1. Frage kann uneingeschänkt mit ja beantwortet werden:

In einem mittleren Beobachtungszeitraum von 47,7 Monaten entwickelten von 138 MTX + Folsäure einnehmenden Patienten 16%, von 269 nur mit MTX behandelten Patienten 60% Nebenwirkungen (514). Im Vergleich zweier Gruppen MTX + Folsäure vs. MTX + Plazebo entstanden in der ersten Gruppe im Verlauf von 6 Monaten 33%, in der zweiten Gruppe 67% unerwünschte Wirkungen (786). Auch gastrointestinale Nebenwirkungen werden von der parallel zu MTX eingenommenen Folsäure reduziert (1146). ∎

Die 2. Frage wird in der Literatur kontrovers, jedoch überwiegend mit nein beantwortet (514, 784, 785).

Zur 3. Frage: Folinsäure (5-Formyl-Tetrahydrofolsäure) umgeht die Hemmung der Dihydrofolsäurereductase. Sie lindert bzw. beugt MTX-Nebenwirkungen zwar ebenso vor, nivelliert aber – anders als Folsäure – MTX-Wirkungen (1133). Die Dosis der Fol(in)säure und das zur MTX-Applikation einzuhaltende zeitliche Intervall spielen eine wichtige Rolle. So ist ein Wirkungsverlust bei früher, 2 Stunden nach MTX erfolgter Einnahme von Folinsäure beschrieben (545). Dosisempfehlungen reichen von 5–50 mg Folsäure/Woche bei parallel gegebenen MTX-Dosen von 7,5–16,5 mg (573, 784, 785, 786) und resultieren letztlich in einer Dosis der Folsäure, die 50% von MTX entspricht.

Auch die 4. Frage wird in der Literatur noch kontrovers diskutiert. Da viele MTX-therapierte Patienten keine Nebenwirkungen entwickeln, wird die routinemäßige fixe Kopplung von Folsäure an MTX abgelehnt (722). Die zusätzliche Folsäuregabe sollte auf die Patienten beschränkt werden, die schon Nebenwirkungen haben, die durch Fehlernährung zu wenig Folsäure aufnehmen, die Resorptionsstörungen zeigen (genetische Disposition, chronische Darmerkrankungen) oder deren Folsäuremangel medikamentös bedingt ist (langdauernde Einnahme von Antikonvulsiva und Antikonzeptiva usw.).

Zusammenfassend gilt: Der präventiv-hemmende und lindernd-heilende Einfluß von Folsäure auf einige von MTX induzierte bzw. induzierbare Nebenwirkungen ist bewiesen. Folsäure beeinflußt die Wirkung des MTX in der Therapie der cP nicht oder nur marginal. Folsäure, 50% der MTX-Dosis, 24 Stunden nach MTX-Applikation gegeben, ist – auch in präventiver (MTX-angekoppelter Form) – indiziert.

Nebenwirkungen und Kontrolluntersuchungen, Interaktionen

Erhöhtes Serumkreatinin und Harnstoff waren bei 124 cP-Patienten mit höherer MTX-Toxizität verknüpft (337). Tab. 2.**32** zeigt einen Überblick über mögliche unerwünschte Wirkungen unter Methotrexat. *Gastrointestinale* Nebenwirkungen schließen Magenschmerzen, Erbrechen, Diarrhö und Übelkeit ein, die oft 24–48 Stunden nach der MTX-Einnahme ent- und bestehen. Der Grund für die gastrointestinale Toxizität von

Tabelle 2.**32**   Mögliche Nebenwirkungen von Methotrexat

Leber
- Transaminasenanstiege
- Fibrose, Zirrhose

Magen-Darm-Trakt
- Übelkeit, Erbrechen
- Magenunverträglichkeit
- Durchfälle

Haut und Schleimhäute
- Ausschläge
- Alopezie
- Stomatitis
- (Entstehung neuer „Rheumaknoten")
- (Entstehung von „Nagelfalzvaskulitiden")

Hämatopoetisches System
- Leukopenie
- Thrombozytopenie
- Panzytopenie

Lunge
- Pneumonitis
- interstitielle Fibrose

Sonstiges
- Reproduktion

MTX könnte darin liegen, daß dort ein sehr *schneller Zell-Turnover* stattfindet (MTX hemmt die DNA-Synthese und Zellteilung) (81). Andererseits *speichern* die Epitheloidzellen des Gastrointestinaltrakts (und des Knochenmarks) *Polyglutamate nur langsam.*

In bis zu 35% der Fälle entsteht eine Stomatitis, die jedoch meist durch die Gabe von Folsäure beherrscht werden kann. Eine Alopezie wird in etwa 4% der Fälle beschrieben (337). *Hautnebenwirkungen* kommen in bis zu 9% der Fälle vor (Urtikaria, photosensitive Reaktionen, anaphylaktische Reaktionen). *Kopfschmerzen* werden während Kurzzeitstudien nicht beobachtet, in Langzeituntersuchungen dagegen leiden zwischen 14 und 36% der Patienten darunter. Sie sind meist mild und verschwinden nach Dosisreduktion (387, 1209).

Mögliche *Lebernebenwirkungen,* vor allem unter Langzeittherapie, standen lange im Mittelpunkt rheumatologischen Interesses.

> Tägliche Dosen von MTX, das Trinken größerer Mengen von Alkohol, eine vorausgegangene Therapie mit Vitamin A, Adipositas und Diabetes werden als Risikokonstellationen für die Entwicklung einer MTX-induzierten Leberfibrose und -zirrhose bei Psoriatikern interpretiert (822, 1035).

In einer Übersicht, die die MTX-Behandlung von 625 cP-Patienten analysierte, wurde in 11% der Fälle eine Leberzirrhose festgestellt (121). Frühere Forderungen, bei jedem Patienten vor und in gewissen Zeitabständen während einer MTX-Therapie die Leber zu biopsieren, wurden aufgegeben. Dennoch sind regelmäßige Kontrollen der Transaminasen und der alkalischen Phosphatase indiziert. Vor Beginn einer MTX-Behandlung müssen die Transaminasen bestimmt werden. Ein Hepatitis-B- und -C-Screening ist durchzuführen (387). Vorübergehendes, nicht persistierendes *Ansteigen* der SGOT, SGPT, γ-GT, der alkalischen Phosphatase bis auf das 2- bis 3fache des Werts werden, vor allem in initialen Phasen, *über kurze Zeiträume toleriert* (Tab. 2.**33**).

Die Häufigkeit von Leukopenien und/oder Thrombozytopenien in Kurzzeitstudien liegt zwischen 1 und 11%, in Langzeitstudien zwischen 6 und 24% der Fälle. Die *hämatologische Toxizität* des MTX erhöht sich durch eine eingeschränkte Nierenfunktion (681), Folsäuremangel (1193) und die gleichzeitige Behandlung mit Trimethoprim und Sulfamethoxazol (1129). Die seltenen

Tabelle 2.**33**   Methotrexattherapie – Reaktionen auf
Nebenwirkungen/Sonstiges

Transaminasenerhöhung
- bis zum 2- bis 3fachen über 4–6 Wochen
  tolerieren
- „Arzt-Patienten-C_2H_5OH-Feedback"
- Stoffwechsel kontrollieren (latenter Diabetes)
- parallele neue Therapie (z. B. Vitamin A)?

Knochenmark
- Nierenfunktionskontrolle
- Folsäurespiegel
- Komedikation

Nierenfunktion
- das Ausmaß der Nierenfunktionseinschränkung
  entscheidet: Abwarten, Dosis reduzieren oder
  Absetzen

**Husten, Heiserkeit, hartnäckig persistierende
„Erkältung", (sub)febrile Temperaturen**
- Thoraxröntgen, Lungenfunktion

Stomatitis
- Folsäure, lokale Behandlung

Gastrointestinaltrakt
- eventuell von morgendlicher auf abendliche
  oder auf 3-Intervall-Applikation übergehen

Sonstiges
- Infektion: MTX-Intervall vergrößern,
  Dosis überdenken
- perioperativ nicht absetzen
- Entstehung von neuen Rheumaknoten: „Nutzen-
  Risiko" (Kosmetik, Lokalisation der „Rheuma-
  knoten") abwägen; meist ist – trotz Entstehung
  der „Rheumaknoten" – die cP gut kontrolliert

---

und schweren Panzytopenien sind mit Leukoverin – 25 mg, intravenös in 6stündigem Abstand –
meist gut beherrschbar.

Symptome der *Lungennebenwirkungen* des
MTX sind trockener Husten, Atemnot (cave: parallele Therapie mit einem ACE-Hemmer), Fieber
und systemische Erkrankungen. Das Röntgenbild
zeigt häufig normale Befunde, allerdings auch
diffuse interstitielle und alveoläre Infiltrate. Die
die Lunge involvierenden unerwünschten Wirkungen des MTX sind bei cP zu beachten (421,
939). Die Häufigkeit der „MTX-Pneumonitis"
wird in der Literatur mit ca. 3,1 bis zu 6,8% der
Fälle angegeben (164, 1022). Obwohl also die
MTX-Pneumonitis nicht häufig auftritt, müssen
Patienten mit vorbestehenden interstitiellen
Lungenerkrankungen sorgfältig überwacht werden. Auch der ältere Patient (> 65 Jahre), früher
erlebte Nebenwirkungen auf LAR, das Raynaud-
Phänomen und ANA können mit der Entwick-

lung einer MTX-Pneumonitis assoziiert sein
(830).

Die Häufigkeit von *Infektionen* unter MTX-
Therapie wird in der Literatur kontrovers angegeben. So werden in 25% der Fälle Haut- und andere
Infektionen (1173) und in bis zu 8% Herpes-zo-
ster-Infektionen (1024) beschrieben. Methotrexat ist als Kofaktor möglicherweise in Todesfälle,
die durch Infektionen verursacht wurden, impli-
ziert (11). Pharmakokinetische Studien ließen
keine Korrelation zwischen den MTX-Parametern
(Dosis, Konzentration, AUC-Werte usw.) einerseits sowie dem Ansprechen bzw. Nichtansprechen auf MTX oder Nebenwirkungen andererseits erkennen (623).

185 cP-Patienten erhielten initial 15 (n = 100)
oder 25 (n = 85) mg MTX/Woche. 17 Patienten schieden während der ersten Studienmonate aus der Studie aus. Im 30monatigen Beobachtungszeitraum
sank die Dosis der initial mit 25 mg Behandelten,
die der mit 15 mg Behandelten stieg: Die mittlere
Dosis MTX/Woche betrug letztlich 18 mg MTX. Der
Beobachtungszeitraum wurde in zwei Intervalle eingeteilt: 1.–12. Monat und 13.-30. Monat. Es zeigte
sich, daß die Dosen über 15 mg längere Zeit gut toleriert werden können. Die effektivste Dosis liegt
zwischen 16 und 18 mg MTX/Woche. In den ersten
12 Monaten mußte – durch Nebenwirkungen induziert – MTX in 17% der Fälle abgesetzt werden (vs.
4% zwischen dem 13. und 30. Monat). Im ersten Intervall traten in 47% Leberenzymerhöhungen auf
(vs. 10% im zweiten). Gastrointestinale Nebenwirkungen waren mit 26% im ersten Intervall geringer
als mit 39% im zweiten (Stomatitis 27%). Dagegen
erhöhten sich die ZNS-Nebenwirkungsrate von 2
auf 15%, die Alopezie von 5 auf 15%, die Infektionen
von 24 auf 53% der Fälle (1007). In der dann folgenden, nochmals 30 Monate umfassenden Phase betrug die Inzidenz von Therapieabbrüchen 11% (in
10% als Folge von Nebenwirkungen), die mittlere
MTX-Dosis 17 mg/Woche. Die Autoren schlußfol-
gern, daß unerwünschte Ereignisse während des ersten Jahres am häufigsten auftreten, während Nebenwirkungshäufigkeit und -profil in den Monaten
13 bis 30 und 31 bis 60 weitgehend konstant bleiben
(741). ∎

MTX muß *perioperativ nicht abgesetzt werden*. 60
mit MTX behandelte Patienten, die 92mal einen
Gelenkersatz bekamen, wurden mit einer Kontrollgruppe von 61 nicht-MTX-behandelten cP-
Patienten, die sich 110mal diesen Operationen
unterziehen mußten, verglichen. Es fand sich keine höhere Anzahl lokaler infektiöser Komplika-

tionen (873). Das Auftreten *multipler Rheumaknötchen* unter der Behandlung mit MTX ist eine seltene Nebenwirkung. Nach Abbruch der Therapie verschwinden die Knötchen wieder (751, 1139). Juvenile chronische Arthritiden entwickeln unter MTX-Therapie weniger unerwünschte Wirkungen als Patienten mit adulter cP (412, 433). So konnte z. B. bei 62 polyartikulären juvenilen chronischen Arthritiden, die mit MTX-Dosen zwischen 5 und 20 mg/Woche über durchschnittlich 2 Jahre behandelt wurden, keine einzige Stomatitis – bei der adulten cP als MTX-Nebenwirkung häufig – beobachtet werden (433). Jedoch scheint in der Beurteilung dieser Beobachtung eine gewisse Vorsicht am Platz: Die meisten Untersuchungen sind Kurzzeitbeobachtungen (< 6 bis < 12 Monate). Nur jahrelange Beobachtungen werden über negative Auswirkungen der MTX-Therapie juveniler chronischer Arthritiden exakte Angaben erlauben (1212).

Erhöhtes Lymphomrisiko?

Das Risiko eines Patienten mit chronischer Polyarthritis, ein Lymphom – unabhängig von einem Medikament – zu entwickeln, scheint erhöht zu sein (409). Dennoch wird dies in der Literatur kontrovers diskutiert, und das Entstehen von Lymphomen unter der MTX-Therapie ist ebenfalls nicht bewiesen. Um diese Hypothese zu entkräften bzw. zu beweisen, sind prospektive Kohortstudien nötig (166).

Da MTX schwach *mutagen* ist, ist als Karenzzeit für den männlichen Patienten nach MTX-Therapie die Dauer eines Spermiogenesezyklus (etwa 3 Monate) zu empfehlen. Die Frau sollte mindestens 3 Menstruationszyklen nach MTX-Therapie vergehen lassen (3 – 4 Monate). MTX wirkt *teratogen;* während der Therapie muß ein zuverlässiger Konzeptionsschutz gewährleistet sein.

Interaktionspotentiale bestehen zwischen MTX und NSA bzw. MTX und Antibiotika! *Nicht relevante* Interaktionen: Phenylbutazon, Sulfonamide, Dipyridamol, Insulin, Penicillamin usw. verstärken die MTX-Wirkung; nicht resorbierbare Antibiotika, wie Vancomycin, Neomycin, Nystatin und Polymyxin B führen zu deutlich reduzierter MTX-Absorption (1037) und mindern so die MTX-Wirkung. Ihnen stehen *relevante* Interaktionen gegenüber:

➤ *Nichtsteroidale Antiphlogistika* (z. B. ASS, Ketoprofen; 162) hemmen ebenso wie *Urikosurika* (Probenecid) die tubuläre Sekretion von Methotrexat. Das führt zu einer Retention von MTX in den Geweben. Die Ausscheidungsrate von MTX korreliert mit der Kreatinin-Clearance. Aus diesem Grund ist bei Niereninsuffizienz ein *relevanter enterohepatischer MTX-Kreislauf* möglich. Nephrotoxische Substanzen, die die renale Elimination von MTX senken und so seine Toxizität erhöhen können (z. B. Ciclosporin), dürfen nur unter besonderen Vorsichtsmaßnahmen eingesetzt werden.

➤ Die gemeinsame Gabe von *MTX und Trimethoprim/Sulfamethoxazol* (z. B. Bactrim, Cotrim, Eusaprim, Sigaprim) kann erhebliche Nebenwirkungen verursachen (420). Postuliert wird ein synergistischer oder additiver Effekt von MTX und Trimethoprim/Sulfamethoxazol, der z. B. eine Panzytopenie induzieren kann (432).

➤ *HCQ* und *MTX* parallel gegeben verursachen weniger Transaminasenerhöhungen als MTX alleine. HCQ wirkt leberprotektiv (376)?

➤ *CQ* und *MTX* gleichzeitig appliziert führt zu einer geringeren Bioverfügbarkeit von MTX (1027).

Kombinationen mit anderen langsamwirkenden Antirheumatika

Die Kombinationstherapie *MTX + CQ* wurde gegen *MTX + Placebo* in einer kontrollierten doppelblinden multizentrischen Studie untersucht. Studiendauer 24 Wochen. Die Kombinationstherapie war der Monotherapie überlegen (353).

In einer 24wöchigen Vorphase wurden cP-Patienten mit *MTX + HCQ* behandelt. In der 36 Wochen andauernden Studienphase (kontrolliert, multizentrisch, doppelblind; n = 141) wurden die Therapiekombinationen *HCQ + MTX* vs. *HCQ + Placebo,* vs. *MTX + Placebo* getestet. Es ließ sich eine Besserung durch die Kombination HCQ + MTX feststellen (185).

16 Patienten mit chronischer Polyarthritis, die unter MTX in maximaler tolerierter Dosis von 22,5 mg/Woche in Kombination mit Sulfasalazin (2 g/Tag) und/oder HQ (200 – 400 mg/Tag) anhaltend aktiv waren, wurden auf MTX + CICLO (2,5 mg/kg KG/Tag, bei Bedarf Steigerung bis 4,5 mg/kg KG/Tag) eingestellt. Effektivität und Nebenwirkungen wurden nach 6, 12 und 26 Wochen beruteilt. Die Zahl geschwollener Gelenke betrug im Median (bei Therapieeinleitung bzw. nach 26 Wochen) 9,5/5,0,

die BSG 40/24 mm/Std., das CRP 4,1/1,5 mg/dl. Die CICLO-Dosis betrug zu diesen Zeitpunkten im Median 2,5/2,7 mg/kg KG/Tag, die Prednisolondosis 7,5/ 5 mg/Tag. Die MTX-Dosis blieb unverändert. 11 von 16 Patienten erreichten eine Teilremission (881). ■

■■■■■ 101 mit niedrigdosiertem MTX (7,5 mg/Woche) behandelte Patienten entwickelten einen Schub. Diese Patienten wurden in sieben Gruppen eingeteilt, die entweder mit oder ohne MTX (7,5 mg/Woche) intravenös den chimären Anti-TNF-α-Antikörper cA2 in Dosen von 1,3, oder 10 mg oder i. v. Plazebo + MTX (7,5 mg/Woche) erhielten. cA2/ Plazebo wurde in den Wochen 0, 2, 6, 10 und 14 verabreicht. Die Patienten wurden 26 Monate beobachtet (690). Ein 60- bis 90%iger Rückgang geschwollener und schmerzhafter Gelenke, bei gleichbleibendem CRP, wurde bei den Patienten beobachtet, die cA2 + MTX über den gesamten Zeitraum erhielten. Auch die Gruppe mit 3 bzw. 10 mg cA2 erreichte – mit oder ohne MTX – in ca. 60% die Paulus-Responder-Kriterien. ■

Zusammenfassende Wertung

Definition und Zielsetzung eines langsamwirkenden Antirheumatikums (S. 45 f.) beinhalten die Besserung der Laborparameter, die die Krankheitsaktivität repräsentieren, die Verlangsamung oder Unterdrückung der radiologischen Progression und die Langzeitwirkung der jeweiligen Substanz. Während die dokumentierte Dauer der Einnahme von MTX der anderer LAR eindeutig überlegen ist (603, 1237), werden die Modifikation der BSG, des CRP und auch des Rheumafaktortiters kontrovers diskutiert (384, 1025, 1218). *Methotrexat* muß *gegenüber klassischen* langsamwirkenden Antirheumatika *abgegrenzt* werden. Es scheint möglich, daß es seine Erfolge unabhängig von den bei cP eingreifenden postulierten Wirkungsmechanismen anderer LAR (bzw. Immunmodulatoren) erzielt (S. 88 f.). Hinweise darauf bieten der *schnelle Wirkungseintritt* (1077, 1192, 1197) und das *Fehlen* einer sein Absetzen *überdauernden Wirkung.* Für einen nicht auf die cP zugeschnittenen Wirkungsmechanismus sprechen auch *Erfolge* bei ätiologisch und pathogenetisch *unterschiedlichen Erkrankungen* wie der Psoriasis (823), der Arthritis psoriatica (1223), dem Reiter-Syndrom (221,625), der Spondylitis ankylosans (351, 457), dem systemischen Lupus erythematodes (965, 1185), der Polyarteriitis nodosa (643, 1120), der Poly-/Dermatomyositis (626, 740), der juvenilen kalzifizieren-

den Dermatomyositis (760), dem Felty-Syndrom (356), der progressiven systemischen Sklerose (94, 501) und dem Morbus Wegener (160, 1108).

Wie Langzeitstudien beweisen, ist die MTX-Compliance – verglichen mit der anderer LAR – ausgezeichnet. Ausgehend vom „harten Kern" chronischer Polyarthritiden mit hohem Entzündungsprofil ist der Indikationsbereich zu erweitern. Verläufe, die früh ihr radiologisches Aggressionsprofil ankündigen, sehr schmerzhafte Synovialitiden, die sich durch NSA und/oder niedrigdosierte Glucocorticoide (und die entsprechende Physiotherapie) nicht beeinflussen lassen, sind Indikationen wie auch das Versagen anderer LAR. Patienten mit cP, die mit einem LAR behandelt werden müssen, sollten MTX zwar nicht „früh im frühen Verlauf", aber immer „spät im frühen Verlauf", also zwischen dem 12. und 24. Monat nach Krankheitsbeginn erhalten.

Leflunomid

Leflunomid (LEF; Arava, in Deutschland noch nicht auf dem Markt, in den USA seit 10/98 im Handel), eine Isoxazolverbindung, die keine strukturelle Verwandtschaft mit anderen Antirheumatika hat, ist ein Prodrug, das rasch in den aktiven Metaboliten A 771726 konvertiert wird, der antiproliferativ/immunregulierend wirkt.

Pharmakodynamik

A 771726 hemmt das mitochondriale Enzym *Dihydroorotatdehydrogenase (DHODH),* das eine Schlüsselrolle in der Biosynthese des Ribonucleotid-Uridinmonophosphats (rUMP) spielt. Aktivierte Lymphozyten müssen die Biosynthese ihrer Pyrimidin-Ribonucleotide etwa achtfach steigern, um von der G1-Phase des Zellzyklus in die S-Phase überzugehen und damit die Voraussetzung zur Zellteilung zu schaffen. Hemmung der DHODH – und damit Senkung der Konzentration von rUMP und anderen Pyridinribonucleotiden – wirkt als „Streßfaktor", der die Translokation des Regulatorproteins p53 von Zytoplasma in den Zellkern bewirkt. Dort *induziert p53* die *Transkription* eines *weiteren Proteins (p21),* das den Zellzyklus anhält. Die klonale Expansion der aktivierten Lymphozyten wird gebremst, was immunmodulierend wirkt. Andere Zellen können ihren Bedarf an Pyrimidin-Ribonucleotiden durch Aufnahme von Uridin aus dem Plasma decken. Die autoimmunen Lmyphozyten könnten deshalb besonders empfindlich auf Hemmung der DHODH reagieren, weil ihre DNA aufgrund der ständigen, durch Autoantigene ausgelösten Zellproliferationen vermehrt Schäden aufweist, die durch Mangel an rUMP noch verstärkt werden und dann zum Anhalten des Zellzyklus führen. Letztlich werden auf diese Weise autoimmune, aktivierte Lymphozyten selektiv aus dem Organismus entfernt (Übersicht bei 369).

> Leflunomid bremst die klonale Expansion von aktivierten Lymphozyten und wirkt dadurch immunmodulatorisch. Autoimmune, aktivierte Lymphozyten werden selektiv aus dem Organismus entfernt.

Pharmakokinetik

Das Prodrug Leflunomid (LEF) wird nach oraler Gabe fast vollständig und rasch zu seinem *aktiven Metaboliten* A771726 metabolisiert, der zu über 99% *proteingebunden* ist. Die Pharmakokinetik von A771726 ist linear, d. h., die Plasmaspiegel sind dosisproportional. Die Ausscheidung erfolgt jeweils zur Hälfte biliär und renal (766). Die lange *Eliminationshalbwertszeit* von ca. 15 Tagen könnte neben der Proteinbindung vor allem auf der enterohepatischen Rezirkulation beruhen. Leflunomid ist nicht dialysierbar. Die *Durchschnittskonzentration* von A771726 beträgt im Steady state ca. 30 µg/ml bei 20 mg Tagesdosis, seine *relative Bioverfügbarkeit* nach oraler Applikation ca. 90%, unabhängig von der Nahrungsaufnahme.

Indikationen

Chronische Polyarthritis.

Kontraindikationen

Leflunomid war im Tierversuch teratogen. *Stillzeit* und *Schwangerschaft* sind Kontraindikationen. Frauen im gebärfähigen Alter müssen eine zuverlässige Kontrazeption durchführen. Frauen, die nach Behandlung mit Leflunomid schwanger werden wollen, sollten eine Auswaschprozedur mit Colestyramin durchführen (s. Interaktionen). Vorbestehende leichtere Leberschäden sind relative Kontraindikationen. Leflunomid ist *nicht indiziert* bei ausgeprägter *Leberinsuffizienz* und *positiver Hepatitis-B-* und *-C-Serologie*. Für Patienten mit eingeschränkter Nierenfunktion und Kinder liegen noch keine klinischen Daten vor. Patienten, von denen eine Überempfindlichkeit

gegen Leflunomid oder eine der anderen Bestandteile von Arava bekannt ist, sollten Leflunomid nicht erhalten.

Wirkungseintritt, -dauer, -qualität

Die Wirkung von Leflunomid beginnt in den *ersten 4 Wochen* nach Behandlungsanfang (554). Diese frühe Wirkung beruht wahrscheinlich auf der initialen Dosierung von je 100 mg/Tag an den ersten 3 Tagen der Therapie.

In einer *Dosisfindungsstudie* erhielten 402 cP-Patienten in einer randomisierten plazebokontrollierten Phase-II-Studie entweder Plazebo (n = 102), 5 mg (n = 95), 10 mg (n = 101) oder 25 mg (n = 104) Leflunomid täglich. Eine Wash-out-Periode von 6–12 Wochen war gefordert, wenn vor der Studie ein LAR eingenommen worden war. Eine statistisch signifikante Besserung (p < 0,05) der primären (Zahl der empfindlichen und geschwollenen Gelenke, Gelenk-Score) und sekundären Zielparameter (Paulus-Kriterien [865], Dauer der Morgensteifigkeit, Griffstärke, Health-Assessment-Questionnaire, Schmerzbeurteilung durch den Patienten, Laboruntersuchungen wie BSG, CRP und RF) ließ sich in der 10- und 25-mg-Leflunomid-Gruppe, verglichen mit Plazebo, darstellen (in der 10-mg-Gruppe nicht signifikant druckempfindliche Gelenke und Morgensteifigkeit) (766).

Die klinischen Phase-III-Studien wurden mit einer Initialdosis von 100 mg über 3 Tage und einer Erhaltungsdosis von 20 mg/Tag durchgeführt. Bei einer Vergleichsstudie gegen Plazebo und Sulfasalazin (insgesamt 358 Patienten, 6 Monate Behandlungsdauer, Sulfasalazindosis 2,0 g/Tag) war Leflunomid signifikant wirksamer als Plazebo und dem Sulfasalazin vergleichbar. Der *Therapieerfolg* gemäß ACR-20%-Kriterien war für Leflunomid 55%, Sulfasalazin 56% und Plazebo 29% (1066, 1067). In einer 12monatigen, randomisierten, doppelblinden, kontrollierten Studie wurde Leflunomid (n = 182) gegen Plazebo (n = 118) und Methotrexat (n = 182) bei Patienten mit aktiver chronischer Polyarthritis geprüft. Die Methotrexatdosis betrug 7,5 oder 15 mg/Woche. Alle Patienten erhielten 2 mg Folsäure/Tag. Die Abbruchrate wegen mangelnder Wirksamkeit betrug für Leflunomid 17%, Plazebo 53% und Methotrexat 24%, wegen unerwünschter Ereignisse für Leflunomid 22%, Plazebo 9% und Methotrexat 10%. Therapieerfolg gemäß ACR-20%-Kriterien erreichten für Leflunomid 52%, Plazebo 26% und Methotrexat 46% der Patienten. Leflunomid war signifikant wirksamer als Plazebo. Statistisch bestand kein Unterschied zu Methotrexat. Das Nebenwirkungsspektrum war dem in den anderen Studien beobachteten vergleichbar. Reversible Erhöhung der Leberenzyme traten unter Leflunomid in 11%, Plazebo 2,5% und Methotrexat 9,3% der Patienten auf und führten zu vom Protokoll vorgeschriebenen Abbrüchen der Behandlung in 7,1%, 1,7 bzw. 3,3% der Fälle (1188).

Die Progression der Gelenkdestruktionen im Röntgenbild wurde mit der modifizierten Sharp-Methode gemessen. In der Leflunomidgruppe wurden 23%, in der Methotrexatgruppe 41% des Wertes des Plazebogruppe erreicht. Damit wurde gezeigt, daß Leflunomid *nach 1jähriger Behandlung* das Fortschreiten der *Gelenkzerstörung deutlich hemmte* (1000).

Eine weitere Phase-III-Studie war bei Drucklegung dieses Buches noch nicht publiziert.

Dosierung, Applikationsform, Therapieschema

▬▬▬ Eine Metaanalyse der Daten der Phase-II-Studien zeigte, daß sich sowohl die Steady-state-Plasmakonzentrationen als Prädiktoren für die klinische Wirkung eigneten als auch die gegebenen Leflunomiddosen, 5, 10 und 25 mg Leflunomid wurden über 6 Monate gegeben. Die Resultate dieser Studie: Die Leflunomiddosis sollte > 11 mg/Tag und < 25 mg/Tag sein, um einerseits einen klinisch maximalen Erfolg, andererseits ein akzeptables Sicherheitsprofil zu erzielen (1189). ▪

Den Daten dieses pharmakokinetisch-pharmakodynamischen Modells folgend sollten – nach einer initialen 3tägigen Gabe von 100 mg LEF/Tag – als Dauertherapie 20 mg/Tag gegeben werden, die individuell auf 10 mg/Tag reduziert werden kann. Leflunomid (Arava) gibt es in Tabletten zu 10 mg, 20 mg und 100 mg.

Interaktionen, Nebenwirkungen, Kontrolluntersuchungen

Colestyramin (3mal 8 g/Tag) oder *aktiviertes Holzkohlepulver* (4mal 50 g/Tag) *senken die Plasmahalbwertszeit* des aktiven Metaboliten von Leflunomid auf ca. 1 Tag. Frauen, die nach Einnahme von Leflunomid schwanger werden wollen, wird empfohlen, Colestyramin in der angegebenen Dosierung für 11 Tage einzunehmen. Vermehrte Nebenwirkungen können bei gleichzeitiger Einnahme anderer hepatotoxischer Substanzen auftreten. In vitro wurden *geringfügige Interaktionen* auf der Ebene der Proteinbindung mit NSA, deren ungebundener Teil im Blut erhöht wird, Tolbutamid und Rifampin gesehen, die aber klinisch offensichtlich irrelevant waren (1156).

Als *unerwünschte Wirkungen* von Leflunomid wurden gastrointestinale Symptome (vor allem Diarrhö), erhöhte Leberenzyme (vor allem SGOT/SGPT), partieller Haarverlust und Exantheme identifiziert (554, 766, 1066).

Kontrolluntersuchungen der Leberwerte sollen vor Beginn der Untersuchung und anfangs in monatlichen Abständen erfolgen. Bei etwa dem doppelten der Norm entsprechenden Transaminasen ist die Dosis auf 10 mg/Tag zu reduzieren. Transaminasenerhöhungen um das 2- bis 3fache erfordern – soll die Therapie fortgeführt werden – eine Leberbiopsie. Bei Erhöhungen über das 3fache, die Colestyramingaben „trotzen" und auch bestehen bleiben, wenn die Leflunomiddosis reduziert wird, muß die Therapie beendet werden.

Kombinationstherapie mit anderen langsamwirkenden Langzeittherapeutika

Der Einfluß von MTX auf T- und B-Zellen scheint für die Wirkung auf die cP nicht entscheidend zu sein (S. 88). MTX wirkt unabhängig von der p53/p21-Aktivität. Dagegen beeinflußt Leflunomid die p53/p21-Aktivität durch die Erniedrigung von Uridinmonophosphat. Aus dieser Sicht macht die Kombination von MTX und Leflunomid – unter besonderen Vorsichtsmaßnahmen für die Leber – Sinn.

▬▬▬ In einer offenen Pilotstudie wurden 30 Patienten mit aktiver, über 6 Monate MTX (≥15 mg/Woche) refraktärer cP zusätzlich mit Leflunomid behandelt. Einer durchschnittlichen MTX-Dosis von 17,2 mg/Woche wurden initial über 2 Tage 100 mg Leflunomid hinzugefügt. Danach erhielten die Patienten über 6 Monate 10 mg Leflunomid oder, wenn die Wirkung nicht ausreichte, 20 mg Leflunomid/Tag. Nach 6 Monaten erfüllten 54% (n = 14 von 26) die ACR-Responderkriterien. Druckempfindliche und geschwollene Gelenke reduzierten sich um 34% bzw. 63% (1201). Die Kombinationstherapie von MTX und Leflunomid wurde gut vertragen, zwei der Patienten wurden wegen (reversiblen) Transaminasenerhöhungen aus der Studie genommen. ▪

Kombinationstherapien von Leflunomid mit intramuskulärem oder oralem Gold, DPA, Azathioprin, Ciclosporin, Methotrexat und anderen

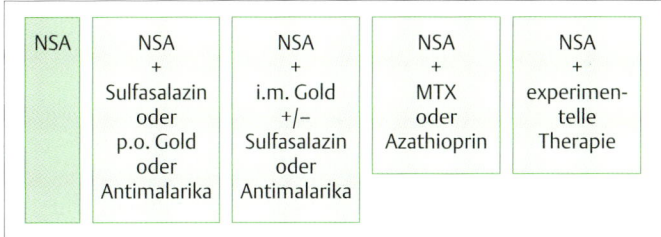

Abb. 2.**3** Modifiziertes Stufenschema (nach 905).

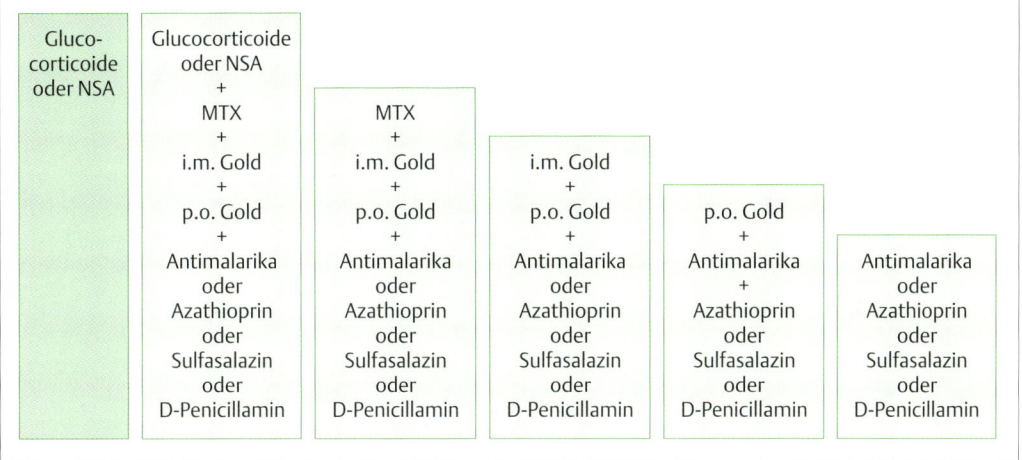

Abb. 2.**4** Step down bridge approach (nach 1227).

Substanzen müssen in weiteren Studien untersucht werden.

Zusammenfassende Wertung

Leflunomid (Arava) ist eine Substanz mit *immunmodulierenden Wirkungsmechanismen* auf T-Lymphozyten und *guter klinischer Beeinflussung* der chronischen Polyarthritis, bei gleichzeitiger akzeptabler Verträglichkeit (148). Es ist ein Prodrug, wirkt sehr schnell und hat eine lange Halbwertszeit. Seine Kombinationsmöglichkeiten sind noch nicht ausreichend geklärt.

Kombinationstherapie mit langsamwirkenden Antirheumatika

Da nichtsteroidale Antiphlogistika ihrer Toxizität wegen (341) und langsamwirkende Antirheumatika wegen der zwar mittel-, aber nicht langfristigen Modifikation des cP-Verlaufs kritischer denn je beurteilt werden, ist die Forderung nach einer frühen und aggressiven Behandlung (Abb. 2.**3**, 2.**4**) verständlich. Da Monotherapien bisher im Verlauf der cP entstehende Funktionsverluste und Gelenkdestruktionen (meist) nicht verhindern konnten, sollen potente LAR früh, bei therapeutischer Resistenz oder Toxizität sich ablösend, auf Dauer gegeben werden. Ein weiterer Schritt, um die Therapie mit LAR zu steigern, ist die Kombination verschiedener LAR. *Befürworter* der Kombinationstherapie (1227, 1228) führen folgende Argumente an:

➤ das NSA-*Risiko*potential;
➤ die nicht durch *eine* Substanz beeinflußbare Komplexität des Entzündungsvorgangs der cP (Insuffizienz der Monotherapie),
➤ den Zeitverlust, der entsteht, wenn ein LAR nach dem anderen eingesetzt wird, vor allem, da viele radiomorphologische Schäden im Verlauf der ersten Jahre nach cP-Beginn entstehen;
➤ die frühe und totale *Suppression der Entzündung;*

➤ sich ergänzende Wirkungsmechanismen der LAR und
➤ die Möglichkeit, durch Kombination die Dosen einzelner LAR zu senken und so das Nebenwirkungspotential zu vermindern.

Diesen Argumenten kann *entgegengehalten* werden, daß

➤ bisher genützte LAR, intensiver und sachkundiger eingesetzt, einen noch erheblich positiven Spielraum haben;
➤ LAR-Kombinationen zumindest die Wirkung einzelner LAR erreichen müssen (159);
➤ für den überwiegenden Teil aller chronischen Polyarthritiden *keine zwingende Notwendigkeit* zur Kombinationstherapie besteht (302);
➤ viele Kombinationen theoretisch die *Gefahr erhöhter Toxizität* bieten wie DPA und CQ/HCQ (413), Sulfasalazin und Glucocorticoide (428), Sulfasalazin und MTX (beides Folsäureantagonisten), MTX und Ciclosporin (renale Elimination!) usw.

Eine große Zahl von Untersuchungen mit kontroversen Ergebnissen wurde bereits durchgeführt. Positive Aussagen (218, 1226) und negative Beurteilungen früherer Arbeiten (96, 581) halten sich die Waage, während in jüngster Zeit publizierte Studien überwiegend zu positiven Resultaten kamen (277, 353, 1088).
   Die Therapie der cP mit *einem* LAR ist bereits eine Behandlung *mit zwei* (nur teilbekannten) *Variablen* (nicht berücksichtigt ist die Rolle der meist additiv verabreichten NSA und/oder Glucocorticoide). Die Hoffnung auf bessere Verträglichkeit durch Dosisreduktion einzelner in Kombination gegebener LAR ist (noch) nicht gesichert. Diese Hoffnung setzt additiv-positive, komplementäre oder synergistische Wirkungsprinzipien voraus. Bisher galten *bestimmte Dosen* einzelner LAR als *Minimalforderungen* für deren Wirksamkeit. Ein eindeutig positiv-additives Verhältnis zweier LAR – auf dem Boden zweier völlig oder weitgehend verschiedener Wirkungsmechanismen – läßt sich bisher (noch) nicht erkennen. Eher wahrscheinlich erscheint ein additiver Effekt im toxischen Bereich.

▬▬▬ Durch die Metaanalyse von 5 Kombinationsstudien (747 cP-Kranke: MTX + Auranofin; MTX + Azathioprin; CQ + DPA jeweils einzeln gegen die Kombination, Sulfasalazin + parenterales Gold gegen Sulfasalazin und parenterales Gold + HCQ gegen parenterales Gold) konnte festgestellt werden, daß – bei marginalen Wirkungsunterschieden – 8,9%

mehr Patienten toxizitätsbedingt die Therapie abbrechen mußten als mit Einzelsubstanzen behandelte (341). ▪

> ! Dennoch sind eine frühe Beeinflussung und totale Suppression der Entzündung unbedingt anzustreben, um Schäden erst gar nicht entstehen zu lassen bzw. die Entzündung nicht „in Schwung kommen zu lassen". Um diese Ziele aber zu realisieren, fehlen (noch) exakte Kenntnisse über die vermutlich verschiedenen Entzündungsarten der frühen und späten chronischen Polyarthritis und differente Wirkungsmechanismen einzelner langsamwirkenden Antirheumatika.

Nach anfänglicher „Kombinationshysterie" wird die Diskussion um das Kombinieren von langsamwirkenden Antirheumatika heute sachlicher geführt. Diese Diskusison muß folgende Fragen berücksichtigen:

➤ Welche Form der Kombinationstherapie (KT) darf/soll/kann man wählen?
➤ Spielen pharmakokinetische Aspekte eine Rolle?
➤ Spielen pharmakodynamische Aspekte eine Rolle?
➤ Spielt die Wirkungspotenz eines LAR eine Rolle?
➤ Welche Verläufe einer cP sollen kombiniert, welche monotherapiert werden?
➤ Gibt es LAR, die sich zur Kombination anbieten, und andere, die nie kombiniert werden sollen?

Unterschiedliche Möglichkeiten einer Kombinationstherapie zeigt Abb. 2.**5**. Eine KT erübrigt sich natürlich bei erfolgreicher Monotherapie. Wie der „Step down bridge approach" ist eine parallel mit zwei verschiedenen Substanzen startende KT nicht zu befürworten. Dagegen sind die Therapieschemata D und C diskutierenswert. Die unbefriedigende Antwort auf ein LAR kann im Fall D eine kurze „Kombinationsüberlappungszeit" nützen, um dann das zweite langsamwirkende Antirheumatikum als Monotherapie weiterzuführen. Eine suboptimal wirkende Monotherapie kann in den jeweils postulierten Zeiträumen, in denen ein langsamwirkendes Antirheumatikum wirken muß (4 – 8 Wochen, 3 – 6 Monate), zu partiellen Therapieversagern führen. Ein dann zusätzlich gegebenes zweites LAR muß jedoch immer die genannten Aspekte berücksichtigen.

Interaktionspotentiale, Eliminationswege und Intervalle bis zum Wirkungseintritt gehören zu den *pharmakokinetischen Aspekten,* die überdacht werden sollen. Aus der parallelen Gabe von Hydroxychloroquin/Chloroquin und Methotrexat resultiert eine um 25% geringere Bioverfügbarkeit von MTX. Ist das der Grund geringerer Lebertoxizität von MTX (+ HCQ) oder ein Grund, beide Substanzen nicht zu kombinieren, da sich dadurch die Wirkung von MTX reduziert (wie es auch für die Kombination von D-Penicillamin und Chloroquin beschrieben ist)? Interaktionen, die auf der Basis pharmakokinetischer Aspekte entstehen, würden für die Kombination von Methotrexat und Sulfasalazin ein deutliches Mehr an Nebenwirkungen erwarten lassen. Jedoch beeinflußt Sulfasalazin die Dihydrofolatreductase nur mit Serumspiegeln, die in vivo nicht erreicht werden (387). Methotrexat beeinflußt B-Lymphozyten gering, während das ein Hauptwirkungsmechanismus von Sulfasalazin ist. Sowohl Methotrexat als auch Ciclosporin werden überwiegend renal eliminiert und sind potentiell nephrotoxisch. Ist eine parallele Applikation beider Substanzen möglich?

Bedenkt man die *pharmakodynamischen Aspekte* einzelner LAR, sind Wirkungsmechanismen gefordert, die sich nicht breit überlappen, sondern ergänzen, wie bei Methotrexat, Ciclosporin und Hydroxychloroquin.

Weitere Denkansätze für zukünftige Kombinationstherapien können die *Schnelligkeit* des Wirkungseintritts und die *Potenz* einzelner langsamwirkender Antirheumatika sein: Ein früh einsetzendes mit einem spät wirkenden, ein hoch- mit einem niedrigpotenten zu kombinieren oder auf Wirkungssynergismen zu hoffen – z.B. beim selektiv wirkenden Ciclosporin und HCQ, die beide in vitro die T-Lymphozyten-Proliferation hemmen – macht Sinn. Generell werden (zum Teil noch nicht exakt geklärte) pharmakodynamische Aspekte für die Zukunft der KT eine große Rolle spielen. So scheint der (gemeinsame) Folsäureantagonismus von Methotrexat und Sulfasalazin in der KT keine negative Rolle zu spielen (S. 104).

Wenig Sinn liegt in der *Kombination* schwach potenter langsamwirkender Antirheumatika (z.B. Auranofin + Chloroquin/Hydroxychloroquin oder OM-8980 und Auranofin).

Weitere Ansatzpunkte für Kombinationstherapien sind *Art* und *Verlauf* jeder einzelnen cP. So könnten mild bis mittel verlaufende chronische Polyarthritiden zunächst mit einem mild bis mittel wirkenden LAR (z.B. OM-8980, Chloroquin/

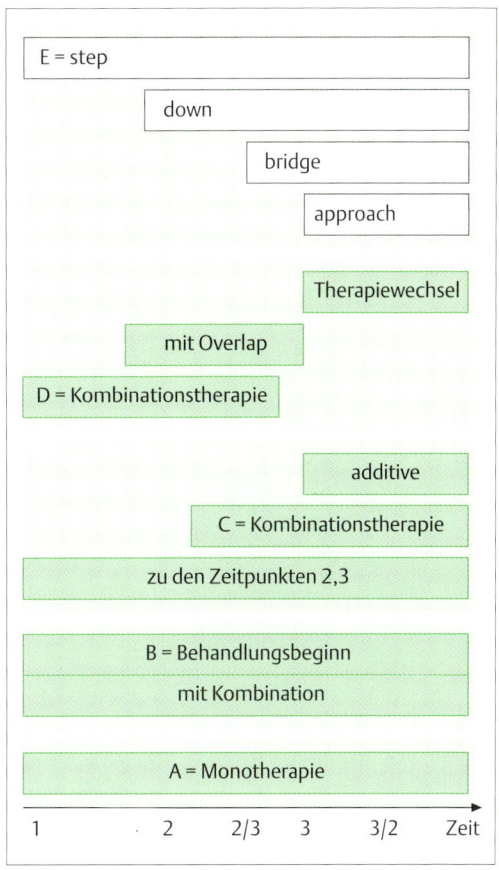

Abb. 2.**5** Möglichkeiten der Kombinationstherapie.
1 = Start einer Therapie mit LAR
2 = Zeit zwischen 3–4 und 7–8 Wochen. Optimale, suboptimale oder insuffiziente Wirkung der Monotherapie (z.B. MTX, Ciclosporin)
3 = Zeit zwischen 12. und 24. Woche. Optimale, suboptimale oder insuffiziente Wirkung der Monotherapie (Sulfasalazin, parenterales Gold, Chloroquin usw.)
2/3 = unerwünschte Wirkungen, die zur Dosis-
3/2 reduktion oder zum LAR-Wechsel zwingen
A = erfolgreiche Monotherapie, macht Kombination überflüssig
B = paralleler Behandlungsbeginn mit zwei LAR
C = additive Kombinationstherapie
D = LAR-„Kombinationswechseltherapie" mit Overlap
E = step down bridge approach

Hydroxychloroquin/Auranofin) oder dem potenteren Sulfasalazin behandelt werden. Bei Ineffizienz bzw. nicht ausreichender Wirkung könnten diese Verläufe dann zusätzlich oder überlappend (Abb. 2.**5** C, D) mit parenteralem Gold (1055) bzw.

Tabelle 2.**34**   Langsamwirkende Antirheumatika – Kombinationstherapie (Auswahl)

Autoren	KT vs. MT		Patientenzahl (n) Studiendauer (Wo)	Effektivität KT vs. MT > besser ≥ diskret besser = gleich < schlechter	Toxizität KT vs. MT > höher ≥ diskret höher = gleich < geringer
Doppelblinde, randomisierte kontrollierte Studien					
136	KT:	DPA/HCQ	56	KT < MT	KT ≥ MT
	vs.				
	MT:	DPA	96		
679	KT:	PAU/DPA	45	KT < MT$_{1,2}$	KT = MT$_{1,2}$
	vs.				
	MT$_1$:	PAU	24		
	MT$_2$:	DPA			
1018	KT:	PAU/HCQ	101	KT > MT	KT > MT
	vs.				
	MT:	PAU + P	52		
892	KT:	PAU/HCQ	142	KT = MT	KT = MT
	vs.				
	MT:	PAU + P	26 – 52		
320	KT:	HCQ/SULFA	91	KT ≥ MT$_1$	KT ≥ MT
	vs.				
	MT$_1$:	HCQ	26	MT$_1$ = MT$_2$	
	MT$_2$:	SULFA			
557	KT:	AU/MTX	267	KT > MT	KT = MT
	vs.				
	MT:	AU	24		
277	KT:	MTX/SULFA	205	KT ≥ MT$_{1,2}$	KT > MT$_{1,2}$
	vs.				
	MT$_1$:	MTX + P	48		
	MT$_2$:	SULFA + P			
1220	KT:	AU/MTX	211	KT = MT$_{1,2}$	KT ≥ MT$_{1,2}$
	vs.				
	MT$_1$:	AU	48		
	MT$_2$:	MTX			
1224	KT:	MTX/AZA	158	KT ≤ MT$_{1,2}$	KT < MT$_2$
	vs.				
	MT$_1$:	MTX	24	MT$_1$ > MT$_2$	KT > MT$_1$
	MT$_2$:	AZA			
353	KT:	MTX/CQ	82	KT ≥ MT	KT ≤ MT
	vs.				
	MT:	MTX + P	24		
1225	KT:	MTX/AZA	110	KT ≤ MT$_1$	KT > MT$_2$ > MT$_1$
	vs.				
	MT$_1$:	MTX	48	KT ≥ MT	
	MT$_2$:	AZA			
1145	KT:	MTX/CIC	127	KT > MT	KT ≥ MT
	vs.				
	MT:	MTX + P	24		
	AZA				

KT = Kombinationstherapie; MT = Monotherapie

Fortsetzung nächste Seite

Tabelle 2.**34** Langsamwirkende Antirheumatika – Kombinationstherapie (Auswahl) *Fortsetzung*

Autoren	KT vs. MT	Patientenzahl (n) Studiendauer (Wo)	Effektivität KT vs. MT > besser ≥ diskret besser = gleich < schlechter	Toxizität KT vs. MT > höher ≥ diskret höher = gleich < geringer
242	KT$_1$: HCQ/SULFA KT$_2$: MTX/HCQ/SULFA vs. MT: MTX	98 36	KT$_2$ > MT KT$_2$ > KT$_1$	KT$_2$ = MT
72	KT: PAU/CICLO vs. MT: PAU + P	40 24	KT = MT	KT = MT
Vergleichende, offene Studien				
1 113	KT: SULFA/DPA vs. MT: SULFA	32 24	KT > MT	KT > MT
413	KT: DPA/HCQ vs. MT$_1$: DPA MT$_2$: HCQ	72 48	KT = MT$_1$ KT > MT$_2$ MT$_1$ > MT$_2$	KT > MT$_1$ > MT$_2$

KT	= Kombinationstherapie	DPA	= D-Penicillamin
MT	= Monotherapie	PAU	= parenterales Gold
HCQ	= Hydroxychloroquin	AU	= orales Gold
CQ	= Chloroquin	SULFA	= Sulfasalazin
P	= Plazebo	AZA	= Azathioprin
MTX	= Methotrexat	CICLO	= Ciclosporin

mit Methotrexat (557) therapiert werden. Ist die cP dagegen bereits im frühen Verlauf aggressiv, empfiehlt sich initial der Einsatz von MTX, zu dem bei Ineffizienz bzw. nicht ausreichender Wirkung z. B. Chloroquin/Hydroxychloroquin (185, 352), Sulfasalazin (445) oder bei besonders aggressiven Verläufen niedrigdosiertes Ciclosporin (1145) gegeben werden können.

Auffallend ist, daß in vielen mit MTX durchgeführten Kombinationsstudien

➤ MTX allein schneller zur Besserung als die Kombination führte;
➤ MTX allein wirksamer war als die KT (z. B. Methotrexat + Auranofin – 1220); Methotrexat + Azathioprin – 1225);
➤ MTX der Kombinationstherapie ebenbürtig war, wie z. B. im Fall von Methotrexat + parenteralem Gold vs. MTX allein (927).

Grundsätzliche Überlegungen zur Kombinationstherapie verschiedener LAR untereinander führen zu folgendem Resultat:

➤ Wir kennen unzählige Wirkungsmechanismen einzelner LAR, die sich weder eindeutig der immunsuppressiven noch ausschließlich der antiphlogistischen Seite zuordnen lassen. Viele Wirkungsmechanismen sind noch unbekannt, viele überlappen sich, einige heben sich auf. Wir kennen viele einzelne Puzzleteilchen der Pathogenese der frühen und späten cP, aber noch nicht das komplette Spektrum (1006). Keine der in Tab. 2.**34** aufgeführten Studien hat absolute Beweiskraft. Kombinationen sind noch unter Vorbehalt zu empfehlen (224).
➤ Das „Schicksal" einer cP entscheidet sich meist in den ersten 3 Jahren nach Beginn. Bei aggressiven, therapieresistenten Verläufen kann die additive Kombinationstherapie oder die Kombinationstherapie, die einen „Overlap" nützt, eingesetzt werden – vor allem, wenn nötige Grundkenntnisse wachsen.
➤ Die Wirkung von MTX wird durch Hydroxychloroquin und Ciclosporin verbessert.

➤ Aggressive Verläufe sollten zunächst immer mit Methotrexat allein therapiert werden. Inwieweit die Kombination hochpotenter dosisreduzierter langsamwirkender Antirheumatika – Methotrexat, Ciclosporin, Cyclophosphamid – positiv wirken, müssen prospektive Studien zeigen. Künftige Untersuchungen werden auch deutlich machen, ob Kombinationen dieser Substanzen oder der zusätzliche Einsatz anderer Strategien (z. B. von Antizytokinen) effektiv sein können.

Positive Studienergebnisse von Kombinationstherapien sind nicht einfach auf den klinischen Alltag übertragbar. So werden z. B. Studienpatienten sorgfältig beobachtet, so daß eventuell Gefahrenpunkte viel früher auffallen als in der klinischen Praxis (736, 755). Bei unzureichender Wirkung einer Monotherapie kommt in erster Linie eine Kombination von Methotrexat mit Hydroxychloroquin oder Sulfasalazin in Frage, danach die Dreifachkombination der genannten Substanzen oder die Kombination von Methotrexat und Ciclosporin (1240).

Immunmodulation und experimentelle Therapie

Physikalische Immunsuppression

Die Entfernung pathogenetisch relevanter Substanzen wie Autoantikörper (Anti-DNA-Antikörper, RF, CIC usw.) oder von B- und T-Lymphozyten durch Plasma- und Lymphopherese, durch eine Ductus-thoracicus-Drainage oder Leukapherese, Immunadsorption und Photophorese findet extrakorporal statt: *extrakorporale Therapie (ET).* Eine Deblockade des *mononukleären phagozytären Systems (MPS,* früher RES) wird als weiterer Wirkungsmechanismus diskutiert (661). Da die Plasmapherese in der Regel bei (auto)immunologischen Erkrankungen eingesetzt wird, muß sie immer mit einer *medikamentösen Therapie* des zugrundeliegenden Prozesses *kombiniert* werden. Die Komedikation mit Azathioprin, Cyclophosphamid und Glucocorticoiden verzögert den Wiederanstieg der Antikörperspiegel deutlich.

Gesicherte *Indikationen* extrakorporaler Therapieverfahren sind die thyreotoxische Krise, die Digitalis- und Knollenblätterpilzintoxikation, die Myasthenia gravis, das akute Guillain-Barré-Syndrom, die Kryoglobulinämie, die Makroglobulin-ämie Waldenström, das Goodpasture-Syndrom, die idiopathisch-thrombozytopenische und die thrombotisch-thrombozytopenische Purpura (1100). Zunehmend werden so auch die Hyperviskosität und HIV-assoziierten Polyneuropathien therapiert (716, 1100).

> ! Für systemisch-entzündliche rheumatische Krankheiten im engeren Sinn sind extrakorporale Therapien als unterstützende Maßnahmen zur medikamentösen Therapie definiert.

Nebenwirkungen und *Komplikationen* der Plasmapherese gliedern sich in Gefäßprobleme (die im Rahmen eines Subklaviakatheters üblichen Komplikationen, die Perforation von Arterie und Vene, Pneumothorax usw.), Nebenwirkungen während der Behandlung (hypokalziämische Beschwerden, Fieber, Schüttelfrost, allergische Reaktionen, Herzrhythmusstörungen, Lungenödem usw.) und Komplikationen nach Beendigung der Therapie (Fieber, Schüttelfrost, Urtikaria, Bradykardien usw.). Das primäre Risiko der Plasmapherese besteht im Entzug aller Plasmakomponenten entsprechend ihrer Plasmakonzentration. Notwendige Substitutionen können allergische Reaktionen verursachen oder Infektionskrankheiten übertragen (1053). Generell wird das *Risiko* für Nebenwirkungen zwischen 3 und 12% angegeben (Übersicht bei 1008). Häufig entwickeln sich harmlose vasovagale Reaktionen oder Folgen der zunächst negativen Flüssigkeitsbilanz.

Lebensbedrohliche Vaskulitiden oder Neuropathien können die *Plasmapherese* bei *cP* zu einer Indikation werden lassen (286, 1016). Die Erfahrungen im Rahmen *primärer Vaskulitiden,* der *Dermato-/Polymyositis* und der *PSS* (letztere vor allem mit extrakorporaler Photophorese) sind noch spärlich. Im Gegensatz zur vielfach belegten Wirkung der Plasmapherese in Akutsituationen und bei Organkomplikationen des *SLE* (396, 639, 851, 1176) konnten kontrollierte Studien keine positiven Ergebnisse bestätigen (371, 652, 1190, 1233). Die Resultate der Plasmapherese bei cP enttäuschten. Dagegen gibt es sehr gute Ergebnisse bei SLE – vor allem, wenn die Plasmapherese mit Zytostatika oder immunmodulierenden Medikamenten kombiniert wird. Während Vaskulitis und Nephritis gut auf die Plasmapherese ansprechen, wird die Arthritis nur begrenzt modifiziert. Eine zeitlich abgestimmte Immunsuppression verbessert die Wirkung (315). Exzellente klinische Ergebnisse folgten der Synchronisation von *Plasmapherese* und *i. v. Cyclophosphamid*

(316, 317). Grundlage dieses Konzepts ist die plasmainduzierte B-Zellaktivierung und -proliferation, um die pathogenen Klone gezielt in der sensiblen Phase mit einem der Ankylanzien zu inhibieren (1013).

Durch die *Immunadsorption* entfallen durch die Austauschflüssigkeit induzierte unerwünschte Wirkungen. Das durch den unselektiven Entzug aller Plasmabestandteile entstehende Risiko wird gemindert. Im Rahmen der Immunadsorption werden IgG und CIC bindende Liganden (Phenylalanin, Tryptophan, Protein A, C1q, Anti-IgA-Antikörper) als Adsorber genützt. DNA und Dextransulfat binden Anti-DNA, humanes IgG bindet Rheumafaktoren (638, 1008, 1105). Das zelluläre Kompartment des Immunsystems beeinflußt die Ductus-thoracicus-Drainage (Lymphopherese) und die Leukapherese (589, 592). Die Ductus-thoracicus-Drainage entfernt B- und T-Lymphozyten. Die drainierte, zentrifugierte und zellfreie Lymphe wird nach 24 Stunden reinfundiert. Der initiale Rückgang aller Symptome einer cP (z.B. der Arthritis, der Morgensteifigkeit) ist dramatisch. *Besserungen* sind jedoch meist auf den Zeitraum der *Drainage* begrenzt. Die Methode liefert nur temporäre Erfolge und hat in der Routinetherapie keinen Platz. Die *Leukapherese* kann allein oder in Kombination mit einer Plasmapherese durchgeführt werden. Sie separiert Leukozyten und Lymphozyten und erreicht vor allem bei cP bessere und stabilere Erfolge als die reine Plasmapherese. In der Regel werden 15 – 20 Behandlungen durchgeführt. Gegen PSS wird (experimentell) die *extrakorporale Photophorese* eingesetzt. Eine Stunde vor Therapie nehmen die Patienten *8-Methoxypsoralen (8-MOP)* ein. Nach Trennung von Plasma, Erythrozyten und weißen Blutzellen wird der „buffy-coat" extrakorporal mit UVA-Licht bestrahlt, wodurch 8-MOP aktiviert wird und sich mit DNA, deren Replikation hemmend, verbindet. Vor allem die Hauptparameter bessern sich unter dieser Therapie (Luderschmidt, persönl. Mitt.), die auch zur Behandlung des kutanen T-Zell-Lymphoms genutzt wird (288).

Eine *Ganzkörperbestrahlung* führt zu einer globalen Immunsuppression mit meist tiefgreifenden, nur im Rahmen einer Knochenmarktransplantation akzeptablen Nebenwirkungen. Eine lokale Bestrahlung wirkt – ohne Ganzkörpereffekte – immunsuppressiv. Bestrahlungsreaktionen sind Müdigkeit, Xerostomie, Gewichtsverlust, Karies, Durchfälle, Übelkeit, Erytheme, An-ämie und Thrombozytopenie. Immer entwickelt sich eine deutliche Lymphopenie.

Die *totale Lymphknotenbestrahlung* wurde zum erstenmal während der parallelen Behandlung maligner Lymphome und einer cP „eingesetzt" (475). Sie supprimiert die Immunglobulinproduktion, verändert T-Zell-Subsets (592) und hemmt die Spontansekretion von IL-1 durch Synovialzellen (399). Erfolge sind über Zeiträume von 6 Monaten und länger beschrieben (1039). Die totale Lymphknotenbestrahlung darf nur in extremen Sonderfällen eingesetzt werden Nicht bekannt sind Langzeitrisiken (z.B. Entwicklung einer Kardiotoxizität), nicht ausgeschlossen sind die schnelle Entstehung von Amyloid in späteren cP-Phasen und die Entwicklung sekundärer Malignome (552). 10 Jahre nach dem Beginn entweder einer Therapie der totalen Lymphknotenbestrahlung oder der Kombination von Cyclophosphamid (Endoxan 1 mg/kg KG/Tag) mit Azathioprin (Imurek 1 mg/kg KG/Tag) waren 7 von 10 der Lymphknotenbehandelten vs. 2 von 9 der cP-Patienten mit Chemotherapie gestorben. Drei der Lymphknoten-Bestrahlten entwickelten B-Lymphozyten-assoziierte Malignome (vs. 0 in der Chemotherapiegruppe) (1210).

In lebensbedrohenden Akutsituationen können Plasmapherese und Immunadsorption andere Therapieformen ergänzen. Es ist wichtig, die *Indikation* zur Plasmapherese *frühzeitig* zu stellen, vor allem, wenn sich die Zellen des gefährdeten Organs nicht regenerieren können (z.B. Glomeruli oder Nervenzellen; 1008). Die *Immunadsorption* hat das geringste „Nebenwirkungspotential" aller ET. Sie kann das Risiko von Folgeschäden durch Medikation und Krankheitsaktivität verringern. Filterleukapherese und die Photophorese zielen auf das zelluläre Immunsystem (Übersicht Tab. 2.**35**). Eine zur Zeit diskutierte Behandlungsform der schweren Autoimmunerkrankungen ist die autologe und allogene Stammzelltransplantation. Mit diesem Konzept wurde bereits die PSS (334) behandelt. Die Therapie des SLE ist angedacht. Möglicherweise wird die Stammzelltransplantation für einzelne hochselektionierte Patienten die Therapie der Wahl (435).

Tabelle 2.**35**   Immunmodulation

Immunsuppression
Medikamentös
• Glucocorticoide
• Azathioprin (Imurek)
• Chlorambucil (Leukeran)
• Cyclophosphamid (Endoxan)
• Methotrexat (?) (Lantarel, Metex)
• Ciclosporin (Sandimmun, Sandimmun Optoral)
• Leflunomid (Arava)
• Etanercept (Enbrel*)
• Infliximab (Remicade)**
• Antilymphozytenseren, Antilymphozytenglobu-lin
• Zileuton
• experimentelle Substanzen (Tab. 2.**36**)
Physikalisch
• Ductus-thoracicus-Drainage
• Plasmapherese
• Lymphopherese, Leukapherese
• Immunadsorption
• extrakorporale Photophorese
• Lymphknotenbestrahlung (lokal, total)
Immunstimulation
• Thymulin
• Thymosin
• γ-Interferon
• OM-8980 (Subreum, Modim Munal)
• Levamisol
• Isoprinosin
• i.v. Immunglobuline
• experimentelle Substanzen (Tab. 2.**36**)

*   Noch nicht auf dem Markt.
** In den USA auf dem Markt

Immunstimulation

Polynucleotide, bakterielle Endotoxine, Viren usw. können unspezifisch sowohl die T- als auch die B-Zellfunktionen stimulieren. Endotoxine bzw. Polynucleotide stimulieren die Antikörperproduktion von Maus-B-Zellen, ohne die zellvermittelte Immunität zu erhöhen. Das T-Zell-stimulierende *Levamisol* hat verschiedenartige Effekte auf die Antikörperproduktion (793).

Immunmodulierend im Sinn einer Immunstimulation agieren auch noch andere Substanzen: unspezifische Antigene wie bakterielle Immunadjuvanzien (BDG, OM-893) und Interferon.

Die Therapie mit *körpereigenen Substanzen* (Interferon, IL-1, IL-2) ist sicherlich das prospektiv interessanteste, zugleich aber auch komplexe-

Tabelle 2.**36**   Experimentelle Therapieformen (Übersicht)

Polyklonale Immunglobuline
• hochdosiertes i.v. Immunglobulin (Tab. 2.**35**)
• Anti-MHC-Klasse-II-Antikörper (Plazentaeluate)
Monoklonale Immunglobuline (murin, chimär oder human)
• Antilymphozytenglobuline
• Anti-CD4-Antikörper
• Anti-CD5-Antikörper (Ricin)
• Anti-CD7/8-Antikörper
Antizytokine, Antikörper gegen Rezeptoren
• Anti-Tac
• TNFR p55
• IX 207 – 887 (IL-1-Hemmer)
• IL-2-Toxin
• Campath-1 H-Antikörper (IL-2 Rezeptorhemmer)
T-Zell-Impfung
Sonstige (Auswahl)
• Amiprilose-HCL, Captopril
• 10-DAM, eisenbindende Substanzen
• Geschlechtshormone, α-Interferon
• Lobenzarit, Metronidazol
• Minocyclin, Rapamycin (FK-506)
• Rifampicin
• Tacrolismus

ste Feld möglicher therapeutischer Eingriffe in das immunologische Netzwerk (778). Alle *Interferone* wirken antiviral und modifizieren neben immunologischen Parametern auch Granulozyten, Makrophagen und die natürlichen Killerzellen (973). Interferone erhöhen die Aktivität von Makrophagen und Killerzellen. γ-Interferon steigert die Expression von Histokompatibilitätsantigenen der Klasse I und II (765). Alle Interferone stimulieren vorwiegend unspezifische Abwehrleistungen (S. 60).

▬▬▬ Die Serumspiegel von α- und γ-Interferon von 30 unbehandelten SLE-Patienten wurden untersucht: Die α-Interferon-Spiegel korrelierten stärker mit der klinischen Aktivität als die γ-Interferon-Spiegel (555). Die Stimulation der B-Zellen durch antiimmunglobuline Antikörper fördert die polyklonale B-Zellaktivierung, die charakteristisch für viele rheumatische Krankheiten ist. Rekombinantes γ-Interferon erhöht die Anti-IgM-induzierte B-Zellproliferation im Gegensatz zur Maus beim Menschen deutlich (370). ■

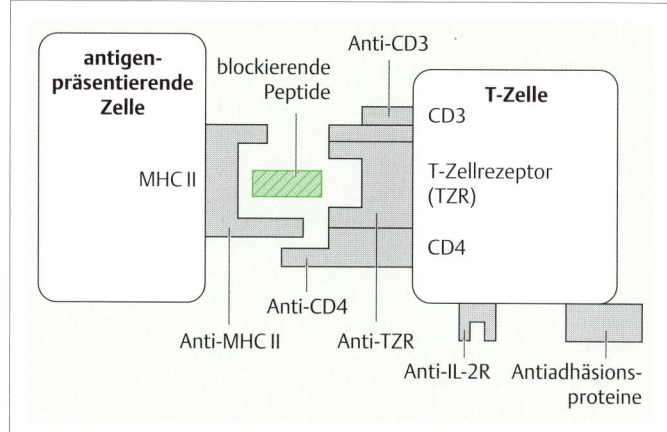

Abb. 2.**6** Grundlagen der Immun-modulation (nach 968).

Experimentelle Therapie

Unspezifischen Zielen immunsuppressiv wirkender Substanzen (z. B. Glucocorticoide, Cyclophosphamid oder Azathioprin) stehen in der experimentellen Therapie *definierte* und *selektive Ziele* („targeted approach") wie z. B. Antigene der MHC-Klasse II oder CD4, gegenüber (Abb. 2.**6**, Tab. 2.**36**). Jedoch sind auch diese Moleküle auf gesunden, nicht in den pathogenetischen Prozeß involvierten Zellen exprimiert, so daß ihre Modulation zu therapeutisch unerwünschten Wirkungen führen kann (968).

▓ *Therapeutische Ziele*

MPS, pathogene Antigene und Antikörper

Hochdosierte intravenöse Immunglobuline wurden gegen die idiopathische thrombozytopenische Purpura, Kawasaki disease, JCA und die Thrombozytopenie im Verlauf des SLE erfolgreich eingesetzt (688, 813, 934, 1095). 15 SLE-Patienten wurden in sechs konsekutiven Zyklen intravenös 400 mg/kg KG/Tag Immunglobuline über 5 Tage/Monate appliziert. 10 dieser Patienten zeigten ausgeprägte Besserungen (Verschwinden von nephrotischen Syndromen, keine Pleurarezidive, Besserung der hämolytischen Anämie; 648). Immunglobuline wirken durch die Elimination zirkulierender Immunkomplexe, Opsonierung von Antigen-Antikörper-Komplexen und Lymphozytenstimulation (468, 551). *Polyklonale humane Immunglobuline* – i.v. appliziert – binden sich an Fc-Rezeptoren von Zellen des MPS und vermitteln die Phagozytose antikörperbeladener Zellen.

Mit i. v. Immunglobulinen verabreichte antiidiopathische Antikörper bilden mit pathogenen Autoantikörpern Immunkomplexe und fördern dadurch deren Elimination. Intravenöse Immunglobuline wirken auch über die Hemmung der Folgeprodukte der T-Zellaktivierung (177).

▓▓▓▓ 10 Patienten mit aktiver, schwerer, therapieresistenter cP wurden mit hohen Dosen i. v. Immunglobulins behandelt. Jeder Patient erhielt 5 Tage lang je eine Infusion mit 400 mg/Tag Immunglobulin. Als Erhaltungstherapie wurden 400 mg 1mal monatlich über 6 Monate gegeben. 9 von 10 Patienten entwickelten sehr schnell eine ausgeprägte Besserung: Im Zeitraum von 4 Wochen nach Therapiebeginn besserten sich Gelenkindizes, Morgensteifigkeit und CRP; die nötige Glucocorticoiddosis konnte reduziert werden, und der Schmerz (durch Arzt und Patient beurteilt) ging zurück. Diese Besserung erstreckte sich über die gesamte Behandlungsdauer. Jedoch entwickelten sich 12 Wochen nach Therapieende bei nahezu allen Patienten Symptome und Parameter wie vor der Therapie. Die Autoren schließen daraus, daß die Therapie mit Immunglobulinen mehr antientzündlich denn krankheitsverändernd wirkt (1149). ▓

▓▓▓▓ In einer plazebokontrollierten doppelblinden Studie an 32 Kranken mit aktiver cP (ACR-Kriterien) wurden in einer frühen Phase der cP 0,5 g/kg/Tag Immunglobulin vs. Plazebo an 2 aufeinanderfolgenden Tagen infundiert – danach 1mal/Monat über 6 Monate. Die Ergebnisse beider Patientengruppen am Therapieende unterschieden sich nicht signifikant (303). ▓

> ❗ Die hochdosierte i.v. Immunglobulingabe beeinflußt das phagozytierende System, neutralisiert pathogene Antigene und pathologische Antikörper. Sie reguliert die humorale Immunantwort und normalisiert die B- und T-Zellfunktion bzw. -reaktion (207, 371, 481).

Intravenöse Immunglobuline bestehen zu mehr als 95% aus monomorphem IgG mit einer Halbwertszeit von 21 Tagen. Sie enthalten geringe Mengen von IgA-, IgM- und Fc-abhängigen IgG-Aggregaten. Unterschiedliche Herstellungsverfahren versuchen eine sog. *Virussicherheit* (weitgehender Ausschluß der Übertragung von Virusinfekten; 481, 956, 969) herzustellen.

Dosierung: Entweder 0,4 g/Tag in einer langsamen Infusion, die 4 oder 5 Tage wiederholt wird, oder 1 g/Tag an zwei aufeinanderfolgenden Tagen, bzw. monatlich. Die Verträglichkeit ist gut. Nebenwirkungen werden in weniger als 5% aller Fälle berichtet und sind meist mild: Fieber, Kopfschmerz, Übelkeit und Hautausschläge. Eine Anaphylaxie ist selten (992).

Zellvermittelte Immunantwort, zirkulierende T-Zellen, Makrophagen

Man unterscheidet Antilymphozytenserum (ALS), Antilymphozytenglobulin (ALG) und Antithymozytenserum (ATS) von der IgG-Fraktion eines solchen Serums (ATG). Antilymphozytenantikörper (ALG) supprimieren die zellvermittelte Immunantwort stärker als die Antikörperproduktion und verringern selektiv zirkulierende T-Zellen (461).

Beeinflussung der T-Zellfunktionen

T-Helferzellen, charakterisiert durch die Expression des CD-4-Antigens, stehen im Mittelpunkt der Pathogenese der cP. Wird die Bindung der T-Zellen an die antigenpräsentierenden Zellen durch Anti-CD4-Antikörper behindert, kann die T-Zelle nicht aktiviert werden (536). *Anti-CD4-Antikörper* modulieren antikörperbeladene Zellen oder führen zur Phagozytose dieser Zellen durch das MPS.

Die Zahl der Therapieversuche mit *murinen* Anti-CD4-Antikörpern, z.B. VIT-4, MT 151, MAX 16 H5 oder BF-5 (179, 487, 503, 504), ist groß. Ergebnisse bezüglich klinischer Wirkungen divergieren. Gute klinische Wirkungen (Morgensteifigkeit, Gelenkschwellungen, Schmerzindizes, Ritchie-Index) stehen mäßigen Erfolgen (keine

ALS/ATS

ALS/ATS sind heterologe Seren, die das Nebenwirkungsspektrum „leichte Temperaturerhöhung, anaphylaktische Reaktion, Serumkrankheit" induzieren können. ALS/ATS bewirken über die Komplementaktivierung eine Opsonierung der zirkulierenden Lymphozyten mit nachfolgendem Abbau der Makrophagen. Durch Besetzung der Zelloberfläche blockieren sie darüber hinaus spezifische Antigenrezeptoren der sensibilisierten Lymphozyten und verursachen so eine periphere Lymphozytopenie, die als Umsatzstörung schließlich zu einer Verödung der thymusabhängigen Bezirke von Milz und Lymphknoten führt, während die Keimzentren unbehelligt bleiben. Damit reduzieren sich vor allem die langlebigen, rezirkulierenden T-Lymphozyten (809). Die meist im Kaninchen oder im Pferd erzeugten Antilymphozytenseren sind allerdings sehr toxisch; Zytopenien, anaphylaktische Reaktionen oder die Entwicklung einer Serumkrankheit dominieren.

einzige Vollremission; 506) gegenüber. Auch scheint es antikörperabhängig zu sein, ob es zu einer (ausgeprägten/langandauernden) Depletion der peripheren T-Zellen kommt oder nicht.

Ein Problem der Applikation *muriner monoklonaler Antikörper* ist bei ca. 20% aller Patienten die Induktion *humaner Anti-Maus-Antikörper (HAMA),* die eingesetzte Antikörper neutralisieren und auch selbst potentiell toxische Reaktionen initiieren können (138).

▬▬ Im Rahmen von Therapien der cP wurden ca. 0,3 mg/kg KG intravenös über 7 Tage (das entspricht etwa 10–30 mg/Tag) gegeben (503, 504). 1–2 Wochen nach Therapiebeginn wurden klinische Erfolge bei 60–75% der behandelten Patienten beobachtet, die im Einzelfall bis zu 12 Monaten anhielten. Nebenwirkungen waren Urtikaria, Ausschläge mit Fieber sowie niedrigtitrige Antikörper, die jedoch meist einer Wiederholungsbehandlung nicht im Wege standen. ▬

▬▬ 25 therapieresistente chronische Polyarthritiden wurden mit einem *chimären* monoklonalen Anti-CD4-Antikörper (cM-T412) behandelt. Die Patienten erhielten in ansteigender Dosis 10–700 mg/Tag. Den Infusionen von cM-T412 folgte ein sehr schneller Abfall von CD4 positiven T-Zellen. Die Anzahl zirkulierender CD4-Zellen blieb bei den meisten Patienten auch 6 Monate nach Therapieende deutlich erniedrigt. Mitogen- und Antigenantworten waren im Vergleich zu denen vor Therapie reduziert. An Nebenwirkungen entwickelten sich Fieber (n = 19), meist verknüpft mit Myalgien, Krankheitsgefühl und einer asymptomatischen Hypotension. Alle diese Symptome limitierten sich selbst und korrelierten mit einer vorübergehenden IL-6-Erhöhung. 43 % aller Patienten zeigten nach 5 Wochen und 33 % der Fälle nach 6 Monaten eine signifikante klinische Besserung, definiert als Verbesserung von über 50 % im Verhältnis zum Ausgangsbefund (z. B. druckempfindliche Gelenke). Alle Patienten erhielten parallel dazu niedrigdosiertes MTX (≤ 15 mg/Woche; 773). ▪

▨▨▨▨ Von 25 cP-Patienten, die mit einem *chimären* monoklonalen Anti-CD4-Antikörper behandelt wurden, konnten 23 nach 18 bzw. 30 Monaten beurteilt werden. Die zirkulierenden CD4 positiven Zellen dieser Patienten blieben nach 18 und auch nach 30 Monaten supprimiert. Diese Suppression ließ sich sowohl in der Gruppe, die eine Einmalinfusion, als auch in der Gruppe, die mehrfache Infusionen erhielten, feststellen (774). ▪

Die Entwicklung und Verwendung *humaner* bzw. *chimärer MAK* – der variable murine Anteil ist in ein humanes Gerüst „eingebettet" – ist deshalb ein wichtiger und interessanter Aspekt. Die Therapie mit chimären MAK gegen CD4 + kann zu einer langfristigen antigenspezifischen und zur „Toleranz" gegen ein während der Therapiephase eingeführtes Antigen führen (73, 1021, 1233). MAK gegen CD4 + reduzieren alle CD4-Zellen schnell und dramatisch. Die Behandlung mit CD4-Antikörpern nivelliert die Lymphozytenproliferation, ein inverser CD4-/CD8-Index entsteht; die BSG, das CRP, RF sowie Immunglobuline werden vermindert; Ritchie-Index und Synovialitis bessern sich, die Griffstärke wächst. Wiederholte CD4-Antikörper-Infusionen schließen anaphylaktoide Reaktionen nicht aus. Die Wahl des MAK ist von großer Bedeutung. Der Anti-CD4-Effekt kann eventuell durch parenterales Gold, MTX oder DPA verlängert werden. Dosierung und Applikationsintervalle sind wichtig; über 5 Tage täglich infundiertes cM-T412 (50 mg) zeigte sich der einmaligen oder wöchentlichen Therapie überlegen (180).

Den offenen Studien mit murinen monoklonalen Antikörpern folgten Versuche mit gentechnologisch hergestellten *chimären* Anti-CD4-Antikörpern (humanes Komplement und humane FC-Rezeptoren).

▨▨▨▨ 30 von 60 cP-Patienten wurden unter einem multiplen Dosisregime eines chimären MAK gegen CD4 + in einer randomisierten doppelblinden plazebokontrollierten Studie über 9 Monate beobachtet. Die Aktivität der Arthritis veränderte sich weder in der CD4-Antikörper-Gruppe noch in der Plazebogruppe; auch bestanden keine Gruppenunterschiede. Die Autoren folgern, daß die Therapie mit CD4-positiven monoklonalen Antikörpern bei cP therapeutisch nicht wirkt (668, 669). ▪

▨▨▨▨ 64 Patienten mit therapierefraktärer cP wurden in einer randomisierten multizentrischen doppelblinden placebokontrollierten Studie über 3 Monate entweder mit Plazebo oder mit 5, 10 bzw. 50 mg *chimärem* MAK gegen CD4 + behandelt. Parallel dazu erhielten sie MTX in gleichbleibender Dosierung (≤ 15 mg/Woche über mindestens 3 Monate vor Studienbeginn und während der Studie). Ausgehend von einer Verbesserung von 50 % entwickelten 13 – 18 % der Patienten beim Parameter geschwollene Gelenke – nach 3 Monaten – eine therapeutische Antwort, 6 – 12 % beim Parameter Druckschmerzhaftigkeit der Gelenke. Grippeähnliche Symptome wie Fieber traten 24 Stunden nach der Infusion häufiger in der 50-mg- (29 %) und 10-mg- (31 %) Gruppe der CD4positiven Antikörper auf. Die CD4positiven T-Zellen wurden in der 50-mg-Gruppe sigifikant supprimiert. Nach Ansicht der Autoren verursachten CD4positive monoklonale Antikörper bei den von ihnen untersuchten Patienten, die auch MTX einnahmen, weder einen klinischen Effekt noch eine erhöhte Toxizität oder Disposition zu Infektionen (trotz deutlicher peripherer CD4-T-Zellsuppression; 775). ▪

▨▨▨▨ In drei doppelblinden randomisierten plazebokontrollierten Studien ließ sich kein Effekt der Behandlung versus Plazebo nachweisen (178, 669, 775); jedoch wurde eine als problematisch zu interpretierende langanhaltende CD4positive Lymphopenie entdeckt. ▪

Einerseits hat sich in den letzten Jahren herauskristallisiert, daß nichtdepletierende Anti-CD4-Antikörper, die das CD4-Molekül lediglich blockieren, ohne eine Lymphozytendepletion herbeizuführen, besser verträglich sind (781); unklar ist andererseits, ob Anti-CD4-Antikörper in einer Kombinationstherapie potenzierende Effekte auf den Kombinationspartner haben könnten. In einer Studie erhielten die Patienten zusätzlich zu den Anti-CD4-Antikörpern Methotrexat. Die Kombination dieses makrophagenwirksamen

Präparats mit Anti-CD4-Antikörpern führte nicht zu einem Therapiegewinn (775).

Zusammenfassend sind die therapeutischen Effekte der Lymphozytensuppression durch CD4-Antikörper enttäuschend. Es scheint bedeutend schwieriger zu sein, Lymphozyten aus der Synovialis zu eliminieren als periphere Blutlymphozyten. Um das zu erreichen, müßten höchste Dosen eingesetzt werden, die wiederum zu einer schweren Immunsuppression führen würden (181). Die Behandlung von cP-Patienten mit Anti-CD4-Antikörpern hat den erhofften Durchbruch in der Rheumatherapie bis jetzt nicht erreichen können.

In neuesten Untersuchungen mit *humanem Campath-1H,* der sich gegen CD52 richtet, stiegen trotz persistierender peripherer Lymphopenie nach Infusion alle cP-Aktivitäten wieder an (1198, 1200). Nahezu alle Behandelten zeigten grippeähnliche Symptome (524, 894). Da Campath-1H das T-Zellrepertoire stark limitiert, besteht die Gefahr, daß Patienten nach der Therapie nicht mehr antigenspezifisch reagieren können (395).

Zusammenfassend folgt der Applikation von Campath-1H ein „Zytokinrelease-Syndrom", dessen charakteristische Symptome Fieber bis zu 40°C, Übelkeit, Starre, Hautausschläge und Hypotension sind. Weitere unerwünschte Wirkungen von Campath-1H: orale Ulzerationen, Nierenfunktionsstörungen und Komplikationen durch Infektionen (836).

Um T-Zellen zu eliminieren, die einen IL-2-Rezeptor exprimieren, wurde *chimäres IL-2-Toxin* eingesetzt. Dieses Immunotoxin unterdrückt die Adjuvansarthritis der Ratte (165).

CD5 ist auf einer Subpopulation von B-Lymphozyten und auf allen T-Zellen exprimiert. 79 Patienten mit aktiver cP wurden mit *Anti-CD5 IC* (Immunokonjugat aus MAK gegen CD5 und Ricin-A-Kette) mit oder ohne Begleittherapie (MTX und/oder AZA) behandelt. Nach 1 monatiger Therapie konnten 50–68%, nach 6 monatiger Therapie 22–25% der Patienten als Responder betrachtet werden (1098, 1099). Eine sich anschließende doppelblinde plazebokontrollierte Studie mit *MAK gegen CD5 +* zeigte *keinerlei signifikante klinische Besserung,* obwohl die Medikation eine signifikante Lymphopenie induzierte (835). Therapiestudien mit *MAK gegen CD7* erzielten bei cP *keine signifikanten klinischen Ergebnisse* (575).

> **!** Erst die Weiterentwicklung zu humanem MAK gegen CD4 +, der T-Zellen nicht erniedrigt, und prospektive Studien werden den Wert dieses „targeted approach" klären (778). CD5-IC und CD7-Antikörper haben in bisherigen Versuchen enttäuscht (575, 836).

Das *Diphtheriefusionsprodukt IL-2-*$_{DAB486}$ wirkt sehr selektiv auf die IL-2 R-aktivierten T-Zellen. Erste klinische Resultate waren erfolgversprechend (1033, 1034). Allerdings limitiert sich eine höhere Dosierung durch unerwünschte Wirkungen wie Fieber, Frösteln, Starre und erhöhte Leberenzyme.

Beeinflussung von MHC und TCR-Interaktionen

Antikörperpräparationen humaner Plazenten *(Anti-MHC-Klasse-II-Antikörper)* wurden eluiert und zur Therapie der cP eingesetzt. 99% der *plazentaeluierten Gammaglobuline* gehören zu den IgG-Antikörpern. Ihre Infusion erhöht die Lymphozytenreaktivität gegenüber Mitogenen und verändert die zirkulierenden Lymphozytensubpopulationen. Die aktiven Komponenten plazentaeluierter Gammaglobuline sind polyspezifische Anti-HLA-DR-Antikörper, die sich in den Seren von Schwangeren befinden. Eine Besserung der Symptome, verknüpft mit dem Rückgang der BSG, ließ sich bei 60% der behandelten Patienten beobachten und blieb über Jahre hinweg bestehen (191, 790, 990).

Spezifische Autoantigene erkennende T-Lymphozyten wurden dem Körper entnommen, in vitro vermehrt und dann abgetötet *(T-Zellimpfung).* Diese subpathogenen T-Lymphozyten wurden danach reinjiziert, um eine Therapieantwort einzuleiten, die sich gegen autoantigenerkennende T-Lymphozyten richtet (115). Die klinischen Ergebnisse waren nicht überzeugend (574).

MHC-blockierende Peptide müssen eine hohe Affinität zum MHC-Molekül haben und dürfen T-Zellen nicht aktivieren. Die Therapie mit diesen Peptiden hat den Vorteil der Spezifität ohne generalisierte Immunsuppression. Monoklonale Antikörper gegen MHC-Antigenbindungsregionen können als Alternative betrachtet werden (3). Auch der Einsatz synthetischer Peptide mit struktureller Analogie zu T-Zellrezeptor-Sequenzen als T-Zellrezeptor-Antagonisten (monoklonal) ist denkbar (177). Genützt werden neben plazentaeluierten Gammaglobulinen murine antiidiotypische MAK (357) und Impfungen mit

DR4/DR-1-Peptiden (897). Jedoch ist der Einsatz von Peptiden zur „T-Zellrezeptor-Impfung" bisher auf Dosisfindungsstudien und pharmakologische Untersuchungen beschränkt (776).

Beeinflussung von Zytokinen

Interleukin-1 (IL-1) und Tumornekrosefaktor (TNF-α) werden von mononukleären Phagozyten als frühe Entzündungsvermittler produziert und haben viele gemeinsame Effekte. Interleukin-1 koaktiviert T-Zellen nach der Antigenpräsentation und perpetuiert die Entzündung. Substanzen wie z.B. Dexamethason hemmen IL-1-Effekte (797). TNF-α stimuliert die Knochenresorption und hemmt Knochenneubildungen, indem es Osteoklasten aktiviert (1130). Obwohl IL-1 und TNF-α physiologische Hormone sind, wirken sie möglicherweise auch toxisch. Es überrascht nicht, daß es physiologische Inhibitoren gibt. In-vitro-Effekte, die den Rheumatologen interessieren, sind die Hemmung von IL-1-induzierten Knorpelerosionen sowie die Reaktion der Chondrozyten und der Glykosaminoglykansynthese (1063).

Periphere Monozyten des Bluts von cP-Patienten produzieren gegen Monozyten von Gesunden oder Arthrosepatienten in vitro mehr *Interleukin-1 (IL-1)* wie auch Synoviamonozyten nach In-vitro-Stimulation. Synoviale Makrophagen aktiver chronischer Polyarthritiden synthetisieren IL-1 im Überschuß. IL-1β initiiert und/oder verschlimmert Synovialitiden im Tierexperiment. Physiologische Antagonisten von IL-1 sind der lösliche IL-1-Rezeptor (Typ I) und der IL-1-Rezeptor-Antagonist (IL-1-RA).

Mangelnder Erfolg war der Grund, warum die Therapie mit löslichem IL-1-Rezeptor (Typ I) nicht weiterverfolgt wurde (281).

In einem ersten Behandlungsversuch florider chronischer Polyarthritiden mit einem *humanen IL-1-RA,* der rekombinant aus E.-coli-Stämmen gewonnen wurde, wurden 175 Patienten mit Dosen von 20, 70 und 200 mg und ein-, drei- und siebenfacher Applikation verglichen. Unabhängig von der Dosis zeigte sich ein deutlicher Vorteil der täglichen Applikation (149).

In einer doppelblinden Phase-II-Studie erhielten 472 Patienten mit florider cP täglich subkutan entweder 0, 30, 75 oder 150 mg IL-1-RA über die Dauer von 6 Monaten. Nach 6monatiger Therapie zeigten die Patienten im Mittel noch 18 geschwollene Gelenke (vor Therapie 26). 43% aller Patienten erreichten unter Verum – es bestand zwischen den drei Verumgruppen, die Plazebo statistisch signifikant überlegen waren, kein wesentlicher Unterschied – eine 20%ige Besserung entsprechend den ACR-Kriterien. Bei den Plazebopatienten erreichten 27% die 20%ige Besserung. Nach den ersten 6 Therapiemonaten wurden die Plazebopatienten, weiterhin geblindet, für einen der drei Dosisarme randomisiert. Im Gegensatz zu den auch danach erreichten klinischen Besserungen, die enttäuschten, zeigte der *Larsen-Score* bereits nach 6 Monaten einen gegenüber Plazebo signifikanten *Rückgang der radiologischen Progression* und der Zahl neuer Erosionen um 41 bzw. 46% (118). ■

Ein IL-1-Rezeptor-Antagonist (IL-1-RA) verringerte in einer doppelblinden Dosisfindungsstudie bei cP signifikant die Zahl geschwollener und schmerzender Gelenke (Manger, persönl. Mitt.).

Interleukin-2 (IL-2) stimuliert T-Zellen zur Proliferation; der IL-2-Rezeptor ist ein Marker für aktivierte T-Zellen (TAC).

IL-2 vermittelt seine Wirkung über IL-2-Rezeptor-Komplexe. *Antikörper gegen den IL-2-Rezeptor (Anti-TAC)* sind in Erprobung. In einer Phase-II-Prüfung zeigten sich 75% aller mit CD5-Immunotoxin behandelten Patienten klinisch erheblich gebessert. Diese Besserung überdauerte die Suppression der CD5-positiven Zellen (1071).

Ein muriner *Anti-IL-6-monoklonaler Antikörper* wurde in einer offenen Studie an cP-Patienten erprobt. Er wurde i.v. appliziert – über 10 Tage jeden Tag 10 mg. Resultat war eine signifikante klinische Besserung, die bis zu 6 Monaten andauerte und mit einer deutlichen Reduktion des CRP verknüpft war (1206, 1207).

Auch *Tumornekrosefaktor-α (TNF-α)* ist in der Synovia entzündlich-systemischer rheumatischer Erkrankungen – z.B. bei der chronischen Polyarthritis – in ca. 50% deutlich erhöht. TNF-α findet sich in Makrophagen der Synovialitis, in den Lining cells, den darunterliegenden Zellschichten und in Zellen am Übergang vom Knorpel zum Pannus. TNF-α induziert/reguliert Adhäsionsmoleküle (z.B. ICAM-1), Lipoxygenasen, die Cyclooxygenase 2 und Matrixmetalloproteinasen (663, 850, 1116). Interessanterweise blockiert Adenosin – nicht aber IL-1 – die Produktion von TNF-α durch Makrophagen. Die Freisetzung des antiinflammatorischen Adenosins ist ein wichtiger Wirkungsmechanismus von MTX: Stellt das den hypothetischen Ansatz für eine neue Kombinationstherapie mit MTX und TNF-α blockierenden Substanzen dar?

Therapeutisches Ziel ist die TNF-α-Hemmung:

➤ TNF-α-Antikörper:
  – monoklonale Mausantikörper (HAMA),
  – monoklonaler Anti-TNF-Antikörper cA2 (Infliximab = Remicade – in den USA auf dem Markt),
  – (chimärer Antikörper: murines Fab, humanes IgFc),
  – monoklonaler Anti-TNF-Antikörper CDP 571 (humanisierter Anti-TNF-α-Antikörper),
  – monoklonaler Anti-TNF-Antikörper DE 7 (vollständig human).
➤ sTNF-IgG$_1$-Fusionsproteine:
  – sTNFR 75 (Etanercept = Enbrel – in den USA auf dem Markt),
  – sTNFR 55 (RO-45 – 2081).

Monoklonale Antikörper (AK) aus Mäuse-Hybromzellen induzierten humane Anti-Maus-Antikörper (HAMA). Deshalb wurden im nächsten Schritt nur noch die variablen Regionen der leichten und schweren Ketten von der Maus genommen. Der Rest des *chimären Moleküls entspricht* einem *humanen IgG$_1$* (298). Mit diesen chimären Antikörpern (TNF-Antikörper cA2) wurden rasche und hochsignifikante Besserungen klinischer und laborchemischer Entzündungsparameter erreicht (299).

▨▨▨▨ In einer *offenen unkontrollierten* Studie wurden 20 therapierefraktäre cP-Kranke (15 Frauen, 5 Männer, Durchschnittsalter 51 Jahre, durchschnittliche Dauer der cP 10,5 Jahre, 17 bei Studienbeginn RF-positiv, alle mit Erosionen) aufgenommen. Mindestens einen Monat vor Studienbeginn wurden alle LAR abgesetzt. NSA und/oder Glucocorticoide ≤ 12,5 mg/Tag waren einen Monat vor und während der Untersuchung in konstanter Dosis erlaubt. Behandelt wurde intravenös über 2 Stunden mit einem *chimären TNF- α-AK:cA2* (humanes IgG$_1$ + murines Fc) 15 Patienten erhielten initial und 14 Tage danach je eine Infusion von 10 mg/kg cA2, 5 Patienten wurden 4mal 5 mg/kg cA2 (initial, nach 4, 8 und 12 Tagen) infundiert. In der 8wöchigen Beobachtungsphase wurden eindrucksvolle Ergebnisse verzeichnet: Weder grippeähnliche noch allergische Nebenwirkungen traten auf. Alle Leber-, Nieren- und hämatologischen Parameter blieben ebenso wie C 3, C 4 und die Immunglobuline unbeeinflußt. In der 6. Woche nach Therapiebeginn hatten sich Morgensteifigkeit, Schmerz-Score, Ritchie-Index, Zahl der geschwollenen Gelenke und der HAQ durchweg mit einer Signifikanz von < 0,001 gebessert. Am eindrucksvollsten

wurde CRP von im Mittel 39,5 mg/l auf 8 mg/l (Norm < 10; ebenfalls nach 6 Wochen; p < 0,001) reduziert. Der RF von 6 von 14 Patienten sank um mindestens zwei Titerstufen (298). ▪

Obwohl nur an einer kleinen Patientenzahl über kurze Zeit untersucht, lassen die Wirkungen eines *chimären MAK gegen TNF-α-cA2* auf die Akute-Phase-Protein-Synthese, IL-6 und auf klinische Symptome vermuten, daß sich ein einzelnes Zytokin zum Nutzen der cP-Kranken modulieren läßt, ohne unerwünschte Wirkungen zu provozieren.

Leider exazerbierte die cP vieler der Patienten unter dieser Therapie nach 4–8 Wochen erneut. Die meisten Patienten konnten – bis zu einem Maximum von 4 Dosen – wiederum behandelt werden. Allerdings resultierte daraus nur eine zeitlich begrenzte Besserung, deren Dauer sich mit der Häufigkeit der Wiederbehandlung verkürzte. Wiederbehandelte Patienten entwickelten Antikörper gegen cA2 und Anti-dsDNA-Antikörper; wiederholte Behandlungen mit cA2 führten zu einem weiteren Anstieg der Anti-DNA-Antikörpertiter (300).

▨▨▨▨ Aus diesem Grund wurde eine plazebokontrollierte, doppelblinde dosisvariable (Plazebo, 1 und 10 mg/kg) Studie mit cA2 an 73 Patienten durchgeführt. Sie bestätigte die Resultate der früheren unkontrollierten Studien und zeigte, daß die Serumspiegel von cA2 für die Dauer der Wirkung verantwortlich sind (299). ▪

▨▨▨▨ 101 cP-Patienten wurden in Gruppen zu 14/15 eingeteilt. Sie erhielten 1 mg, 3 mg und 10 mg cA2 mit oder ohne MTX oder Plazeboinfusionen mit MTX. Die *cA2-Infusionen* wurden in den Wochen 0, 2, 6, 10 und 14 durchgeführt. Der Paulus-Index zeigte die Wirksamkeit: Nur die höheren cA2-Dosen waren effektiv; MTX schien ihre Wirkung zu verstärken (689). ▪

Lösliche TNF-Rezeptor-Fusionsproteine sind die natürlichen Gegenspieler der TNF-α-Aktivität. Um die Halbwertszeit, Affinität und Bioverfügbarkeit von sTNFR zu erhöhen, wurde der Fc-Teil eines IgG$_1$-Immunglobulins mit dem monomären sTNFR fusioniert. Es entstanden rekombinante sTNFR-Fusionsproteine: rTNFR:Fc pc 60 und rTNF:Fc pc 80 (770). In einer multizentrischen plazebokontrollierten Studie erreichten 68 % der Patienten, die mit der höchsten Dosis von rTNFR:Fc 80 behandelt wurden, entsprechend den Paulus-Kriterien nach 3monatiger Therapie klinische Erfolge, die > 50 % der Ausgangssituation lagen (67, 865).

▓▓▓▓ Von insgesamt 278 Patienten mit chronischer Polyarthritis erhielten 100 alle 4 Wochen Placebo 0,05, 0,02 oder 0,5 mg/kg KG, 118 Plazebo 0,01, 0,05, 0,2 oder 0,5 mg/kg KG, und weitere 60 eine Initialdosis als Bolus von 100 mg, dann 30, alle 2 Wochen 20 mg, 30 im 14tägigen Wechsel 50 mg TNFR-55-IgG$_1$ (RO-45 2081). Dosisunabhängig traten häufig Kopf- und Muskelschmerzen, Übelkeit sowie Infekte der oberen Luftwege auf. 4 Wochen nach Therapiebeginn entwickelten sich *Antikörper gegen TNFR-55-IgG$_1$* in den höheren Dosisgruppen in größerer Zahl und Titerhöhe. Die Halbwertszeit von TNFR-55-IgG$_1$ sank zwischen erster und dritter Gabe von 189 auf 52 Sekunden. Eine rasche, oft dramatische Besserung klinischer und laborchemischer Parameter entstand zwischen der 1. und 3. Therapiewoche. Im weiteren Verlauf konnten keine zusätzlichen Veränderungen beobachtet werden (907). ▪

▓▓▓▓ 80 Patienten mit florider langjähriger cP wurden über 2–30 Monate mit monatlich 2,5–100 mg eines humanen, rekombinanten Fusionsproteins, bestehend aus zwei p55-NF-α-Rezeptoren und einem Fc-Fragment des IgG$_1$ (TNFR-55-IgG$_1$), behandelt. Bei 62 Patienten (67%) führte die Therapie zu einer rasch einsetzenden deutlichen Besserung der Schmerzen, Gelenkschwellungen, Steifigkeit und Stimmungslage. Dieser Effekt dauerte nach Applikation 2–4 Wochen an und konnte durch weitere TNFR-55-IgG$_1$-Gaben reproduziert werden (988). Bei 9 Patienten (11%) hielt diese Besserung auch noch nach 2 Jahren an. 18 von 26 Patienten sprachen auf eine wieder eingeleitete MTX-Therapie deutlich besser an (986). Bereits nach der ersten Applikation konnten bei der Mehrzahl der Patienten Antikörper gegen TNFR-55-IgG$_1$ nachgewiesen werden, die der Grund für eine Verkürzung der Halbwertszeit des Fusionsproteins mit nachlassender Effektivität sein dürften. Bei nachlassender Wirkung traten häufig myalgiforme Beschwerden auf. ▪

Etanercept (Enbrel) – sTNFR p75 – ist ein dimeres Fusionsprotein, das aus dem extrazellulären TNFR-Liganden p75 und dem Fc-Anteil humanen IgG-1 besteht.

In der cP-Synovia werden *erhöhte TNF-α-Spiegel durch Etanercept,* das sich an TNF-α und TNF-β bindet, *nivelliert.* Etanercept moduliert die *Expression von Adhäsionsmolekülen* (E-Selectin, Icam-1), die *Spiegel von Interleukin-6 und Matrix-Metalloproteinasen-3* (MMP3 oder Stromelysin).

Nach einer einzelnen subkutan applizierten Dosis von 25 mg Enbrel wurde eine *mittlere Halbwertszeit* von 115 Stunden gemessen. C$_{max}$ von 1,2 mcg/ml waren nach 72 Stunden erreicht. Nach 6monatiger kontinuierlicher Gabe von 2 × 25 mg Enbrel bei cP-Patienten wurde ein mittlerer Spiegel von 3,0 mcg/ml gemessen. Dieser Spiegel unterliegt individuellen Schwankungen, die nach wiederholter Applikation auf das 2- bis 5fache ansteigen können.

Etanercept, ein steriler lyophilisierter Puder, wird mit 1 ml sterilem bakteriologischem Wasser (enthält 0,9% Benzylalkohol) zu einer klaren, farblosen Lösung gemischt. Jede Einwegampulle enthält 25 mg Etanercept, 40 mg Manitol, 10 mg Sucrose und 1,2 mg Tromethamin. Jede *Dosierungseinheit* enthält eine Ampulle mit 25 mg Etanercept, eine Spritze (1 ml Wasser mit 0,9% Benzylalkohol), einen Spritzkolben und zwei Alkoholtupfer. Die ersten Injektionen sollten von einem Arzt verabreicht werden. Nach intensivem Training (Arzt, Schwester) und der ärztlichen Sicherheit, daß die Injektionen korrekt durchgeführt werden, können sich die Patienten Etanercept auch selbst injizieren.

Die Nadelhülle der Mischspritze enthält Latex (Vorsicht bei bestehender Latexallergie). Während der Herstellung von Enbrel muß das Lösungsmittel langsam in die Ampulle gespritzt werden. Um ausgeprägtes Schäumen zu vermeiden, sollte die Ampulle sanft gedreht, nicht aber heftig geschüttelt werden. Die Auflösung von Enbrel dauert in der Regel weniger als fünf Minuten. *Die Lösung muß klar und farblos sein. Wenn sie verfärbt oder trüb ist oder einzelne Teilchen enthält, darf sie nicht verwendet werden.* Sie sollte in die Spritze zurückgezogen werden, so daß Schaum und Blasen in der Ampulle bleiben. Das Spritzenvolumen beträgt meist ca. 1 ml. Andere Lösungen dürfen nicht mit Enbrel vermischt werden. Bevorzugte *Injektionsorte* für die Eigeninjektionen: Oberschenkel, Oberarme und Bauchdecke, die *abwechselnd* genützt werden sollen. Jede folgende Injektionsstelle sollte wenigstens 3 cm von der vorherigen entfernt sein. Nie darf in (ältere) Injektionsstellen gespritzt werden, deren Haut (noch) schmerzhaft, „gequetscht", rot oder verhärtet ist.

Enbrel muß kühl gelagert werden (2–8 °C). Es darf nicht eingefroren werden. Verfallsdatum beachten! Enbrellösungen sollten unmittelbar nach der Herstellung appliziert werden. Ist das nicht möglich, dann kann die Enbrel-Ampulle bis zu 6 Stunden (bei 2–8 °C) aufbewahrt werden.

Enbrel wird 2 ×/Woche subkutan zu 25 mg injiziert. NSA/CSI, Glucocorticoide, ASS und MTX können während der Enbrel-Therapie weitergegeben werden. Die vom Menschen maximal tolerierte Enbrel-Dosis wurde bisher nicht evaluiert. In den meisten Fällen wirkt Enbrel klinisch bereits *in den ersten beiden Wochen*, nahezu immer innerhalb von drei Monaten nach Therapiebeginn. Positiv beeinflußt werden die Zahl der geschwollenen und der schmerzhaften Gelenke, die ärztliche und vom Patienten geäußerte globale Beurteilung des Krankheitszustandes, der Schmerz (VAS), die Funktionskapazität (HAQ) und die BSG sowie das C-reaktive Protein.

▬▬▬ In einer doppelblinden, plazebokontrollierten Studie erhielten je 4 Patienten nach einer initialen i.v. Applikation von 4, 8, 16 und 32 mg/m^2 sTNFR-75 (zwei Moleküle des extrazellulären Anteils von p75-TNFR + humanes IgG$_1$) 2mal wöchentlich über 4 Wochen 2, 4, 8 und 16 mg/m^2 sTNFR-75 subkutan. Nach 4wöchiger Therapie zeigt sich bei 45% (n = 12) der mit Verum Behandelten eine deutliche Besserung (Schmerz, Gelenkzahl) und eine ebenfalls deutliche Reduktion der CRP-Werte, die in der Gruppe, die die höchste Dosis erhielt, am ausgeprägtesten war (777). ▪

TNFR-75 hat eine höhere Affinität zu TNF-α als der lösliche monomere Rezeptor und – durch die immunglobulinähnliche Fc-Struktur – eine längere Halbwertszeit in vivo (770, 777). Während die Langzeittherapie mit TNFR-75-IgG$_1$ bisher keine Limitierung durch Antikörperbildung erkennen ließ, bildeten sich nach wiederholter Gabe von sTNFR-55-IgG$_1$ Antikörper (348).

▬▬▬ 180 cP-Patienten erhielten in einer multizentrischen doppelblinden randomisierten Studie Plazebo, 0,25, 2 oder 16 mg/m^2 TNFR-Fc-75 2mal wöchentlich und subkutan über 3 Monate gespritzt. Nach 3 Monaten zeigten 75% der 16-mg-Gruppe-Patienten eine klinische Besserung von 20% oder mehr. Die Zahl geschwollener oder schmerzhafter Gelenke reduzierte sich im Mittel um 61% (versus 25% in der Plazebogruppe). Schwere Nebenwirkungen und Antikörper gegen TNFR-Fc-75 traten nicht auf. Leichte Erkältungen und milde Reaktionen an der Injektionsstelle waren häufig (779, 780). 106 dieser 180 Patienten erhielten dann im Anschluß an diese 3 Monate TNFR-Fc-75 (Enbrel – noch nicht auf dem Markt) über einen Zeitraum von 12 Monaten 2mal 25 mg subkutan pro Woche. Es wurden keine Antikörper entdeckt (782, 1202). ▪

Zusammenfassend demonstrieren diese Studien über 3 und 6 Monate eine dosiskorrelierte gute Wirkung: Die Krankheitsaktivität wurde deutlich reduziert, laborchemische Entzündugszeichen

sanken und die Lebensqualität der Patienten wurde erhöht. Unerwünschte Wirkungen von Enbrel (noch nicht auf dem Markt) bestanden in Rötungen an der Injektionsstelle und milden Symptomen der oberen Atemwege (Husten, Sinusitis, Rhinitis, Pharyngitis). Antikörper gegen Enbrel wurden nicht entdeckt. Unerwünschte Wirkungen an Nieren, Leber oder dem hämatopoetischen System traten nicht auf. Die Kombinationstherapie mit Methotrexat wird erprobt; Kombinationen mit Antikörpern gegen IL-1 oder CD-Zellen scheinen denkbar (783).

Wird die Therapie mit Enbrel beendet, stellen sich Arthritiden meist innerhalb eines Monats wieder ein. Eine erneute Enbrel-Therapie erzielt die gleichen Erfolge wie die vorausgegangene.

Mäßig bis schwer verlaufende chronische Polyarthritiden, die vorher einem (oder mehreren) LAR trotzten, stellen *Indikationen* dar. Als *Kombinationstherapie* bei cP-Patienten, die nicht ausreichend auf eine Therapie mit MTX reagieren, ist Enbrel ebenfalls geeignet.

Kontraindikationen: Patienten mit Sepsis oder bekannter Überempfindlichkeit gegenüber Enbrel oder einer der Lösungskomponenten sollten Enbrel nicht erhalten. Untersuchungen zu *Interaktionen* von Enbrel und anderen Substanzen wurden nicht durchgeführt. Die häufigsten *unerwünschten Wirkungen* sind – meist milde bis mäßige – Reaktionen an der Injektionsstelle: Erythem, Juckreiz, Schwellung und Rötung. Sie treten am häufigsten im 1. Therapiemonat auf und verringern sich in den folgenden Monaten. Auch „Erkältungen" (Rhinitis, Pharyngitis, Sinusitis und Husten) entwickeln sich nicht selten (29% vs. 16% Plazebo). Ernste/schwere Infektionen wurden bei 745 Patienten 22mal beobachtet (z.B. Pyelonephritis, Pneumonie, Bronchitis, Osteomyelitis [1263]). Malignominzidenz und -prävalenz glichen denen, die in einer Populationsstudie erwartet werden. ANA (≥ 1 : 40) entwickelten sich unter Enbrel-Therapie häufiger (11%) als bei Plazebopatienten (5%). Anti-ds-DNS-Antikörper traten in 15% – verglichen mit 4% unter Plazebo – auf. Antikardiolipinantikörper entwickelten sich unter Enbrel und Plazebo gleich häufig.

Durch die Applikation des humanisierten TNF-Antikörpers CDP-571 wurden etwas schlechtere Ergebnisse erzielt (922). Ein humaner TNF-α-Antikörper (D2 E7) wird in Phase-II-Studien getestet.

! Die Langzeittherapie mit monoklonalen Antizytokinantikörpern hat eventuell Nachteile: Die Entwicklung der „Antiglobulinantwort" könnte ihre therapeutische Wirksamkeit reduzieren, und die regelmäßige i. v. Applikation ist unpraktisch. Möglicherweise verspricht die Entwicklung von Zytokinhemmern wie Metalloproteinhemmern, die die Freisetzung von TNF-α oder löslichen TNF-α-Rezeptoren supprimieren, mehr Erfolg (440, 677).

Zusammenfassend bestätigen diese Untersuchungen die wichtige Rolle von TNF-α in der Pathogenese der cP und zeigen, daß die Hemmung von TNF-α die Entzündung erfolgreich reduzieren kann. Jedoch sind wiederholte Behandlungen nötig. Weitere Untersuchungen müssen folgen, um Wirkung und Sicherheit von Anti-TNF-α-monoklonalen Antikörpern zu erkennen.

Die systemische und synoviale Blockierung der TNF-α-Aktivität hat eine intensive und lang anhaltende Wirkung auf die Symptome der chronischen Polyarthritis (348). Dennoch bleiben bei der Antizytokintherapie mit TNF-α-Antikörpern bzw. Rezeptorantikörpern einige Fragen offen:

➤ Wie oft kann die Therapie durchgeführt werden, ohne daß Wirkungsverlust oder gehäufte Nebenwirkungen auftreten?
➤ Wird durch eine Dauerbehandlung durch proinflammatorische Zytokine die Knorpel- und Knochendestruktion und damit die Progredienz der Erkrankung beeinflußt (696)?

Orale Toleranz

Die orale Antigenapplikation induziert in den Peyer-Plaques des Darms die spezifische Sekretion von IgA, was eine weitere Absorption von Antigenen verhindert. Parallel dazu werden Suppressor-T-Zellen aktiviert, um eine systemische Toleranz zu erzielen. *Oral verabreichte Peptide* müssen nicht mit denen identisch sein, die die Arthritis auslösen; sie müssen aber aus den jeweiligen *Zielorganen* stammen und pathogenetisch *relevante Autoantigene* sein. Wird z. B. ein fremdes Kollagen Typ II oral appliziert, so wird das körpereigene Kollagen II in den entzündeten Gelenken von den durch fremdes Kollagen II aktivierten Zellen über eine Kreuzreaktion wiedererkannt. Es kommt zu einer Stimulation der spezialisierten T-Zellen und zu einer lokalen Sekretion von TGF-β und IL-4. Diese inhibierenden Zytokine supprimieren die Aktivität der benachbarten krankheitsinduzierenden TH-1-Zellen (Bystander suppression; 764, 1045).

▓▓▓▓ In einer randomisierten doppelblinden Studie an 60 Patienten mit schwerer aktiver cP wurde der Verumgruppe über 3 Monate Typ-II-Kollagen vom Huhn gegeben. Die Zahl der geschwollenen und druckschmerzhaften Gelenke nahm in der Verum-, nicht aber in der Plazebogruppe ab. 90 Patienten mit früher cP (Krankheitsdauer ≤ 3 Jahre) wurden doppelblind randomisiert über 12 Wochen mit oralem bovinen Typ-II-Kollagen – entweder 1 mg/Tag oder 10 mg/Tag – oder mit Plazebo behandelt. Zwischen den drei Gruppen zeigte sich kein signifikanter Unterschied der Therapieantwort, jedoch war die Zahl der Responder in der Typ-II-Kollagen-Gruppe größer (1138). ▪

Beeinflussung von Adhäsionsmolekülen, Metalloproteinasen und der Apoptose

▓▓▓▓ In einer offenen Studie wurde ein *muriner IgG-Anti-ICAM-1-Antikörper* bei therapierefraktären chronischen Polyarthritiden eingesetzt, entweder als einzelner Bolus oder an 5 aufeinanderfolgenden Tagen als i. v. Infusion. 9 der 13 Patienten zeigten klinisch eine über 50%ige Besserung. Allerdings rezidivierte die Krankheit bei den meisten Patienten nach 3 Monaten. Wie erwartet, entwickelten alle Patienten HAMA (564). Die Therapie mit einem MAK gegen ICAM-1 reduzierte die T-Zellantwort, was mit der klinischen Besserung korrelierte (231). Eine wiederholte Behandlung verursachte immunkomplexvermittelte Nebenwirkungen wie Urtikaria, Angioödem und Serumkomplementverbrauch (565). ▪

Von wissenschaftlichem Interesse ist die Entwicklung von Matrixmetalloproteasenhemmern (z. B. Tetracyclin).

Ansteigende oder induzierte Apoptose von Synovialzellen könnte für die Hemmung der synovialen Proliferation verantwortlich sein. Fas (CD95) ist ein Zelloberflächenrezeptor, der auf normalen und proliferierenden Zellen – einschließlich der Zellen im Rahmen der Synovialitis einer cP – exprimiert ist (382). Eine Kreuzreaktion der Fas-Moleküle mit Anti-Fas-MAK oder durch Fas-Liganden induziert die Apoptose (494).

Zusammenfassung

Im Gegensatz zu früheren meist breit gestreuten Therapiezielen stellen neuere/experimentelle Therapieverfahren einen „targeted approach" dar. Therapeutische Ziele sind definiert als Modifikationen des MPS, pathogener Antigene und Antikörper, der zellvermittelten Immunantwort, zirkulierender T-Zellen und Makrophagen. Weitere Ziele sind die Modifikation von T-Zellfunktionen, MHC und TCR-Interaktionen, von Zytokinen, Adhäsionsmolekülen, Metalloproteinasen, der Apoptose und das Induzieren einer oralen Toleranz.

Möglichen Nachteilen der Langzeittherapie mit monoklonalen Antizytokinantikörpern (Tachyphylaxie) stehen positive klinische Ergebnisse, z. B. im Fall der MAK gegen TNF-α, gegenüber. Das breite Spektrum der gegenwärtigen Forschung diskutiert auch Metalloproteinasehemmer, MHC-T-Zellrezeptoren blockierende Peptide und protektive Zytokine (Interleukin-10, Interleukin-4, IFN-γ, TGF-β).

Die Modulation der Makrophagen und Monozyten sowie Kombinationsstrategien (Anti-CD4- und Anti-TNF-Antikörper zur gleichen Zeit) – unter Umständen in Verbindung mit z. B. MTX – sind ebenfalls noch im experimentellen Stadium.

Sonstige experimentelle Therapieformen

Amiprilose-HCl (synthetisch hergestelltes monosaccharides Amiprilosehydrochlorid) hat antientzündliche und immunmodulierende Eigenschaften (144, 145, 292, 507).

▬▬▬ In einer doppelblinden 12wöchigen vergleichenden Studie zwischen 6 g Amiprilose-HCl/Tag und Plazebo an über 200 cP-Patienten zeigte sich die Zahl schmerzhafter und geschwollener Gelenke, Gelenkindizes, Schwellungs-Scores und die globale Beurteilung durch den Arzt und Patienten innerhalb von 4 – 6 Wochen im Vergleich zu Plazebo signifikant unterschiedlich gebessert. Allerdings gab es keine signifikanten Unterschiede bei der Morgensteifigkeit, der BSG, dem CRP oder dem Rheumafaktor zwischen beiden Gruppen (948). Mit der Amiprilose-HCl-Therapie verknüpft waren auch eine erhöhte IL-1-Produktion sowie deutliche klinische Besserungen über 6 Monate bei 18 cP-Patienten (789). ▬

Ebenfalls auf dem wissenschaftlichen Prüfstand stehen Zileuton (ein Leukotrienantagonist), der humane Knorpelbestandteil HCGP 39 und ein „Produkt R", das das IL-1-converting enzyme hemmt und dadurch den Übergang des inaktiven Vorläufers von IL-1β in dessen aktivierte Form verhindert.

Viele Neurotransmitter regulieren Schmerz und Schmerzbeantwortung. Ein Peptidneurotransmitter, die *Substanz P,* spielt eine wichtige Rolle in der Entzündung (572, 647, 665). Aktive Arthritiden erhöhen Plasma- und Synoviaspiegel der Substanz P (700). *Capsaicin,* ein Bestandteil von rotem Pfeffer, hemmt bei experimentellen Arthritiden die Substanz P (522, 627).

Captopril, ein *ACE-Hemmer,* ähnelt (Thiolgruppe!) DPA. Eine Studie an cP-Patienten zeigte sowohl auf klinischer als auch auf Laborebene deutliche Besserung (704). Um zu bestimmen, ob die Wirkungen von Captopril an die Thiolgruppe gebunden war, wurde Pentopril, ein ACE-Hemmer ohne Thiolgruppe, bei cP erprobt (89). Die beobachtete Wirkungslosigkeit legt nahe, daß die Thiolgruppe „antirheumatisch" wirkt.

▬▬▬ Ausgehend von MTX wurde nach einem weiteren Folsäureantagonisten gesucht, der bei gleicher Wirksamkeit eine bessere Verträglichkeit aufweist. *10-Deazo-Aminopterin* (10-DAM) wurde in einer doppelblinden Studie über 15 Wochen mit MTX an 26 cP-Patienten verglichen. Nach einem Jahr Therapie (10 Patienten in der 10-DAM-Gruppe, 8 in der MTX-Gruppe) zeigten 10-DAM- und MTX-Patienten das gleiche Wirkungs-/Nebenwirkungsprofil (9, 10). ▬

▬▬▬ *Lobenzarit,* ein „neuer Immunmodulator" (491, 527, 1041), wurde in einer multizentrischen Doppelblindstudie mit 230 cP-Patienten (je zur Hälfte 3mal 80 mg Lobenzarit/Tag oder Plazebo) eingesetzt. Nach 12 – 16 Wochen reduzierte Lobenzarit die Zahl geschwollener Gelenke, die Morgensteifigkeit und die BSG im Vergleich zu Plazebo signifikant, die Griffstärke stieg an. Insgesamt 36 Patienten der Verum- und 32 Patienten der Plazebogruppe mußten wegen Nebenwirkungen aus der Studie genommen werden. Ursachen des Ausscheidens in der Lobenzaritgruppe waren gastrointestinale Störungen (23 %), Schluckauf (9 %), Stomatitis (3 %), ZNS-Nebenwirkungen wie Verwirrtheit, Kopfschmerzen und Tinnitus; in 1 – 4 % aller Fälle Anstieg der GOT, der GPT und des Kreatinins (1041). ▬

▬▬▬ In einer anderen Untersuchung an 20 cP-Patienten hemmte Lobenzarit die Expression von IL-2-Rezeptoren auf aktivierten T-Helferzellen im Blut und in der Synovialflüssigkeit signifikant. Diese Senkung korrelierte mit einem signifikanten Rückgang des Gelenk-Scores (1154). ▬

▬▬▬ 21 Patienten mit klassischer oder definierter cP wurden mit 600 mg *Rifampicin* und 300 mg *Isoniacid* täglich über 6 Monate behandelt. 14 dieser Patienten schlossen die Untersuchung ab. Es zeigte sich keine signifikante Verbesserung der Mittelwerte klinischer und gemessener Laborparameter. Allerdings erlebten Patienten mit einem Krankheitsverlauf unter 18 Monaten einen Rückgang der BSG und des CRP, der aber nicht mit klinischen Verbesserungen korrelierte (209). ■

16 Patienten mit definierter oder klassischer cP, die nicht länger als 12 Monate bestand, wurden in einer Studie untersucht, in der 500 mg Rifampicin pro Tag (9 Patienten) mit 400 mg HCQ (7 Patienten) verglichen wurde. 10 Patienten beendeten eine 12monatige Behandlung (4 Rifampicin, 6 HCQ). Kein Ergebnis wies darauf hin, daß Rifampicin in der Therapie der frühen cP von Nutzen sei (100). ■

Abschließend, aber – last but not least: Die seit langem bestehende Meinung, die cP sei eine Infektionserkrankung, induzierte auch Versuche mit Antibiotika. So werden z. B. Tetrazykline als Therapie gegen die cP getestet.

Minocyclin (ein Tetracyclin) hemmt die Kollagenase durch Chelierung des Calciums. Zusätzlich wirkt es antientzündlich, da es die neutrophile Chemotaxis und die Phagozytose reduziert und auch die Produktion von Sauerstoffradikalen nivelliert (631).

Positive Einflüsse wurden in einer Studie an 10 cP-Patienten demonstriert (114). Neun von 14 Krankheitsparametern besserten sich durch die Therapie mit 200 mg/Tag Minocyclin signifikant, keine dagegen in der Plazebogruppe. Beobachtet wurden 80 chronische Polyarthritiden mit hoher Aktivität (582). 46 Patienten, deren cP < 1 Jahr andauerte, wurden über 6 Monate je zur Hälfte mit Plazebo oder 2mal 100 mg Minocyclin/Tag behandelt. Alle Patienten waren RF-positiv. Ziel war eine 50%ige Besserung (Morgensteifigkeit, Gelenkdruckschmerz, geschwollene Gelenke, BSG < 30/20 mm/Std., Frauen/Männer), das 65% der mit Minocyclin Behandelten (vs. 13% der Plazebotherapierten; p < 0,001) erreichten (244). ■

Tetrazykline bessern im Tiermodell (Adjuvansarthritis) Arthritiden und hemmen Matrixmetalloproteinasen. Inwieweit sie als Kombinationstherapeutika in Frage kommen, müssen weitere Studien klären.

In einer 12wöchigen doppelblinden Studie wurden α-*Interferon* und Plazebo an Patienten mit cP verglichen. α-Interferon wurde 2mal pro Woche je 5mal mit 105 IE appliziert. Während dieser Therapie waren folgende Medikamentenkombinationen

erlaubt: 25 mg Natriumaurothiomalat 2mal wöchentlich; 150 mg DPA täglich; 3 mg Prednisolon täglich; 300 mg Thiopronin täglich. Alle Patienten nahmen NSA. Untersucht wurden das CRP, die Thrombozytenzahl, die Anzahl schmerzhafter Gelenke und die natürlichen Killerzellen sowie das Serumcalcium. Kein Patient entwickelte Nebenwirkungen. Es zeigten sich statistisch signifikante Verbesserungen im Gelenkscore, beim CRP und den Thrombozytenzahlen der Patienten, die mit α-Interferon behandelt wurden. Ebenso resultierte unter dem α-Interferon-Einfluß ein Anstieg des Serumcalciums und ein Abfall der alkalischen Phosphatase (1042). ■

Intraartikuläre Therapie

Intraartikuläre Injektionen wirken überwiegend lokal; systemische Effekte entwickeln sich nur selten und sind meist (z. B. bei Glucocorticoid-Kristallsuspensionen) dosiskorreliert. Die intraartikuläre Therapie mit Glucocorticoiden erlaubt es manchmal, die Dosierung der oralen Medikation zu reduzieren.

Therapeutische Vorteile der intraartikulären Applikationen: Abpunktieren größerer Ergüsse bedeutet Entlastung des Gelenks und Schonung der gelenkführenden Strukturen; gleichzeitig wird die pathologisch veränderte, Knorpel und Knochen destruierende Enzyme enthaltende Synovia entfernt. Der Nachweis von Kristallen (Gicht, Pseudogicht), direkter Erreger (Gonokokken) oder des „Rheumafaktors" ist andererseits *diagnostisch* wertvoll.

Die Untersuchung eines Gelenkergusses ist für die *Diagnose* einer Gelenkerkrankung genauso wichtig wie die Untersuchung des Urins für die Diagnose einer Nierenerkrankung (401).

Methoden und Technik

Immer sollen **Röntgenbilder** der zu punktierenden Gelenke vorliegen, da sie Aufschluß über die prospektive Technik geben („viele Wege führen in jedes Gelenk") und manchmal über klinische Aspekte hinaus zeigen können, daß eine Gelenkpunktion nicht durchführbar bzw. indiziert ist. In den letzten Jahren erwies sich die **Arthrosonographie** als große Hilfe für das exakte Punktieren. Die sonographisch gesteuerte Punktion ist bei differenten Substanzen (z. B. Radiopharmaka) und/oder „schwierigen" Gelenken (z. B. Hüften)

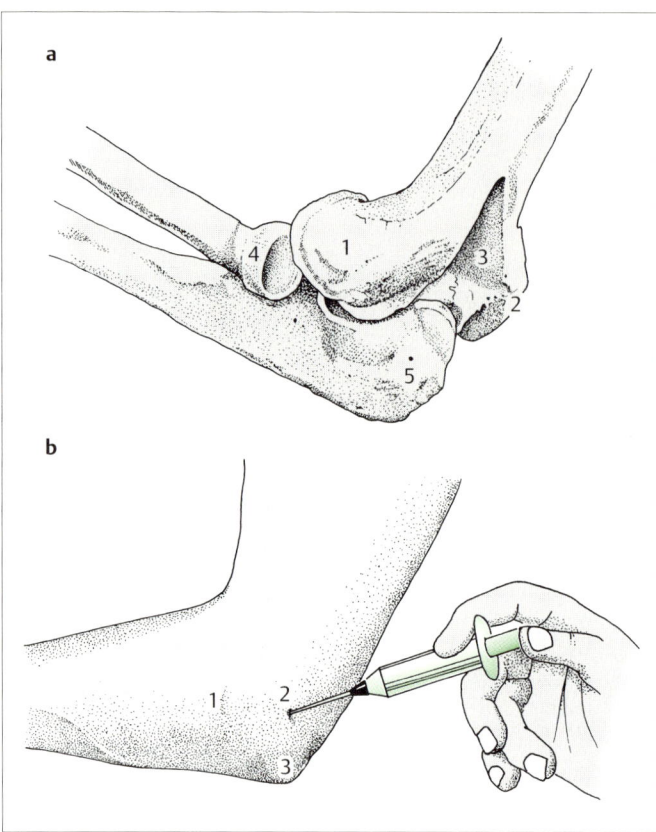

Abb. 2.**7**   Punktionstechnik am Ellenbogengelenk (748).
a Knöcherne Bezugspunkte.
1 = Epicondylus lateralis humeri
2 = Epicondylus medialis humeri
3 = Fossa olecrani
4 = Caput radii
5 = Olekranon.
b Projektion der Bezugspunkte auf die Haut und Injektion in die Fossa olecrani.
1 = Epicondylus lateralis humeri
2 = Fossa olecrani
3 = Olekranon.
Der Patient sitzt mit leicht angewinkeltem Ellenbogengelenk. Der Oberarm ist abduziert und innenrotiert, der Unterarm supiniert und durch Auflagerung fixiert. Die knöchernen Vorsprünge des Epicondylus medialis/lateralis und des Olekranons werden getastet. Unmittelbar über der Olekranonspitze wird die Kanüle durch die Ansatzsehne des M. triceps brachii in die Fossa olecrani von dorsokranial schräg nach ventrokaudal vorgeschoben.

indiziert. Vor Punktion einer *Baker-Zyste* (Synonym: Poplitealzyste) ist die Sonographie zwingend nötig. Sie kann Lokalisation, Größe, mögliche Kammerung oder Ventilmechanismus darstellen.

In speziellen Fällen (Hüftgelenke und/oder während der Injektion sehr differenter Substanzen, z. B. Yttrium 90) ist mit Hilfe eines *Bildwandlers* zu punktieren. Die intraartikuläre Therapie *verbietet sich* bei bakteriell bedingten Arthritiden, Infektionen in Gelenknähe und schwereren Allgemeininfekten.   Blutgerinnungsstörungen und eine laufende Therapie mit Antikoagulanzien stellen relative Kontraindikationen dar. *Nicht indiziert* sind intraartikuläre Therapieformen bei „stummen" Arthrosen, bei Chondrokalzinose oder Arthritis urica (Ausnahmen: sie muß erst diagnostisch gesichert werden oder es besteht ein Gichtanfall), nach wiederholter Erfolglosigkeit einer intraartikulären Glucocorticoidtherapie oder ausgeprägter Polytopie einer cP. Instabile Gelenke oder Gelenke mit mechanisch indu-

zierter Synovialitis sind *relative Kontraindikationen.*

Punktion der Baker-Zyste

Auf der Hinterseite des gestreckten Beins des auf dem Bauch liegenden Patienten werden die Zystengröße und der Einstichpunkt (der Punkt, „unter" dem das größte Ergußvolumen liegt und der den anatomisch kürzesten Zugang gewährt) markiert. Nach der Punktion wird – an die Größe der Zyste adaptiert – eine Glucocorticoid-Kristallsuspension instilliert. Danach straffes Wickeln mit einer elastischen Binde für 1 – 2 Tage.

Die Kenntnis der normalen und durch die Krankheit veränderten Gelenkanatomie ist notwendig, um Blutgefäße und Nerven nicht zu verletzen (Abb. 2.**7**– 2.**9**). Meist führt der Nadelzugang durch die Seite der Extensoren, diese Strukturen

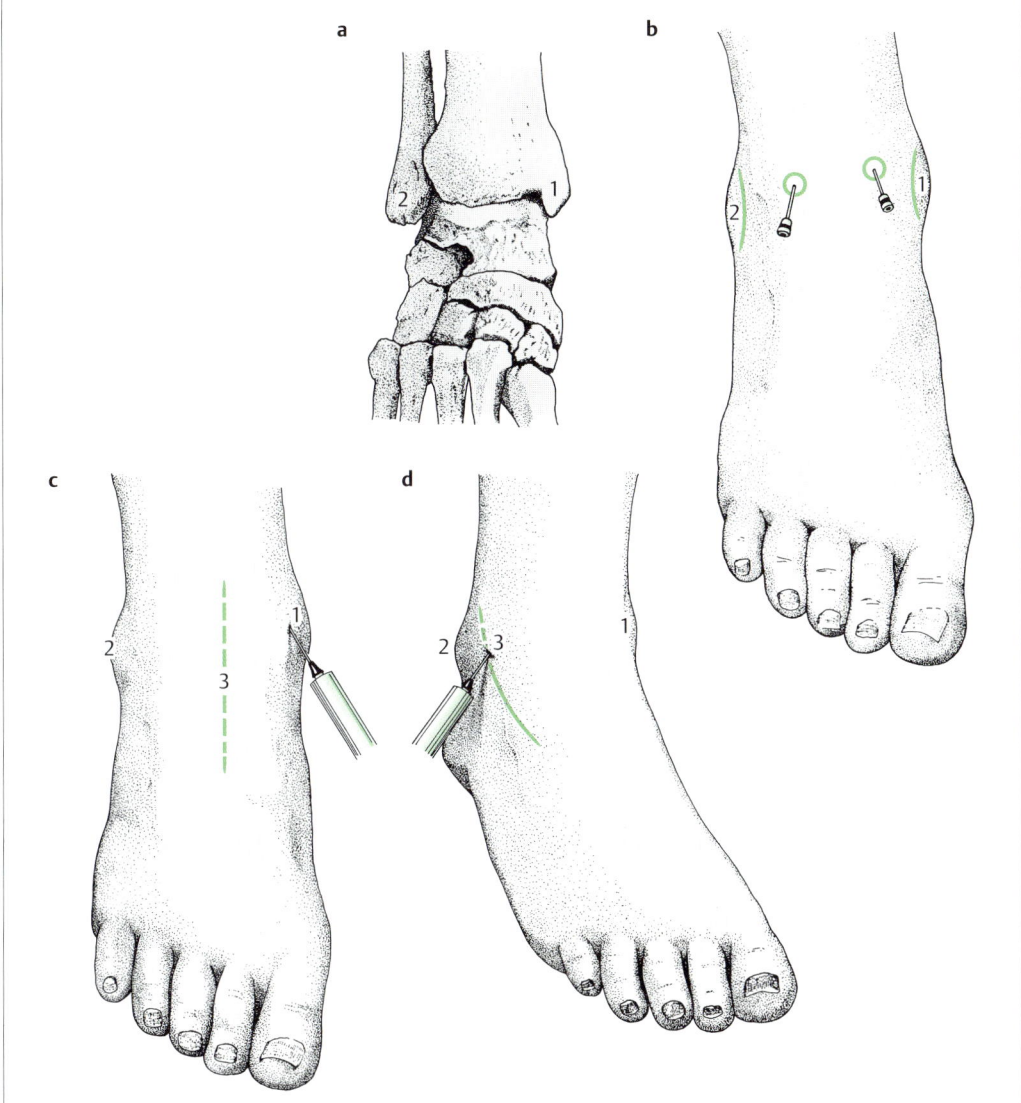

Abb. 2.**8**   Punktionstechnik am Sprunggelenk.
a Knöcherne Bezugspunkte.
1 = Malleolus medialis
2 = Malleolus lateralis.
b Produktion der knöchernen Bezugspunkte auf die Haut.
1 = Malleolus medialis
2 = Malleolus lateralis
Kreise = Einstichstellen.
c   Mediale Injektion ins obere Sprunggelenk.
1 = Malleolus medialis
2 = Malleolus lateralis
3 = Sehne des M. tibialis anterior.
Der Patient liegt auf dem Rücken; das Kniegelenk ist gebeugt, der Fuß wird in Plantarflexion flach aufgesetzt. Der Fuß wird aktiv überstreckt, wodurch die

Sehne des M. tibialis anterior palpabel wird. Medial dieser Sehne wird bei mittelgradiger Plantarflexion des flach aufgestellten Fußes injiziert, wobei die Kanüle von ventral in annähernd sagittaler Richtung leicht kranialwärts vorgeschoben wird.
d   Laterale Injektion ins obere Sprunggelenk.
1 = Malleolus medialis
2 = Malleolus lateralis
3 = Sehne des M. extensor digitorum longus.
Lagerung des Patienten wie bei medialer Injektion, danach aktive Überstreckung des Fußes, durch die die Sehne des M. extensor digitorum longus palpabel wird. Lateral von dieser Sehne wird der Gelenkspalt durch passive Dorsal- und Plantarflexion des Fußes festgelegt. Die Kanüle wird von ventral annähernd in sagittaler Richtung vorgeschoben.

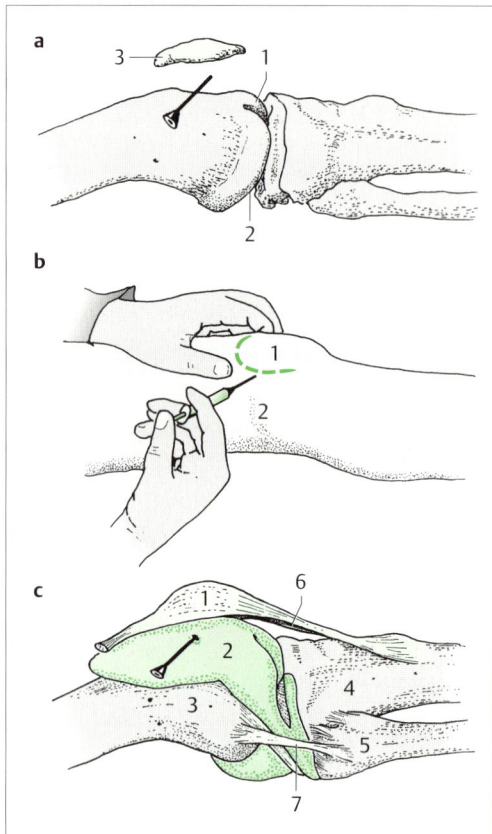

Abb. 2.9   Punktionstechnik am Knie.
a Knöcherne Gelenkverhältnisse.
1 = Condylus medialis
2 = Condylus lateralis
3 = Unterrand und Seitenrand der Patella.
b Unterer und Seitenrand der Patella.
1 = Condylus medialis.
2 = Condylus lateralis.
Zunächst wird der laterale Rand der Patella und des lateralen Epikondylus getastet. Dann wird die Patella zum Untersucher hin subluxiert. Die Injektion erfolgt etwas kaudal der Mitte und unterhalb des lateralen Randes der Patella parallel zur Hinterfläche.
c Darstellung von Bändern, Bursen und Sehnen.
1 = Patella
2 = Bursa
3 = Femur
4 = Tibia
5 = Fibula
6 = Quadrizepssehne
7 = Außenband

Tabelle 2.37   „Punktionsset" und Vorgehen bei intraartikulärer Therapie

- Sterile Handschuhe, Mundschutz (für Patient,
  Arzt und Assistenz), Desinfektionsspray, Lokal-
  anästhetikum, Glucocorticoid-Kristallsuspension
- Sterile Einmal-(Wegwerf-)Tupfer, -Nadeln,
  -Spritzen

1. Das „Punktionsset" ist vorbereitet.
2. Nur sterilisierte Wegwerfnadeln und -spritzen
   verwenden, die vor der Punktion nicht aus ihren
   Packungen entfernt werden dürfen.
3. Saubere, trockene Hände und/oder sterile
   Handschuhe.
4. Markierung der Punktionsstelle
   – durch ein relativ großes Kreuz mit dem
     Kugelschreiber an der Punktionsstelle,
     dessen Mittelpunkt „wegdesinfiziert" wird,
   – durch kräftigen Druck mit dem
     Daumennagel.
5. Wiederholte, intensive, langdauernde
   Desinfektion der Punktionsstelle.
6. Die Injektionsnadel nicht mit dem Finger
   steuern.
7. Während der Punktion nur sprechen bei
   Mundschutz für Arzt, Patient und Assistenz.
8. Nach der Injektion einer differenten Substanz
   (z.B. Yttrium 90, Glucocorticoide) durch
   Nachspritzen von Lokalanästhetikum oder
   physiologischer Kochsalzlösung den Stichkanal
   freimachen.

vermeidend (Ausnahmen: Hüften und Schultergelenke). Strikte Sterilität und standardisiert-ste-
reotype Abläufe sind nötig bzw. erleichtern das
Vorgehen. Um den Punktionsschmerz zu vermeiden bzw. zu lindern, sind lokale Äthylchlorid-
oder Fluorylmethansprays – eventuell als Lokalanästhetikum Bupivacain – einzusetzen. Nadel-
größen und jeweiliges Vorgehen variieren von
Gelenk zu Gelenk und auch von Erfahrung zu Erfahrung. So sollten größere Kniegelenkergüsse
von lateral direkt durch den suprapatellaren Re-
zessus abpunktiert werden. Kleinere Ergüsse
punktiert man direkt unterhalb der Mitte der Patella.

   Immer muß geprüft werden, ob die Nadel
wirklich in der Gelenkhöhle liegt. Der sicherste
Beweis dafür ist die Aspiration von Synovia. Als
weiteres Kriterium hat sich auch der Kraftauf-
wand bewährt, mit dem während der Injektion
einer (indifferenten) Substanz, z.B. eines Lokalanästhetikums, der Stempel der Spritze gedrückt
werden muß: Bei freier Nadellage in der Gelenk-

höhle reicht ein minimaler Druck („es geht spielerisch"). Es ist deshalb vorteilhaft, immer *eine* Nadel- und Spritzengröße zu benützen, da dann Sicherheit und richtiges Gefühl wachsen. Strengste Asepsis ist selbstverständlich. Wenn eine Lokalanästhesie nötig ist, kann z. B. 1%iges Lidocain intrakutan und danach langsam tiefer bis zur Gelenkkapsel injiziert werden. Bei korrekter Technik erübrigt sich allerdings meist eine Lokalanästhesie (Tab. 2.**37**). Von der strikten Forderung nach Immobilisation mit Hilfe von Schienen ist man abgekommen. Es genügt, wenn der Patient während der nächsten 24 Stunden wiederholte oder stärkere Bewegungen (Belastungen) des Gelenks vermeidet.

Therapieformen

Intraartikuläre Therapie mit Glucocorticoiden

Die intraartikuläre Injektion einer Glucocorticoid-Kristallsuspension ist *indiziert,* wenn die oral-systemische Behandlung einer Mon- oder Oligarthritis nicht gerechtfertigt erscheint oder wenn nach oraler Therapie ein Gelenk nicht hinreichend anspricht. Läßt eine intraartikuläre Injektion jedoch keinen nachhaltigen Erfolg erkennen, sollte sie höchstens noch ein- bis zweimal wiederholt werden (nach den Empfehlungen der ACR sind Kristallsuspensionen von Glucocorticoiden nicht öfter als 3- bis 6mal jährlich in ein Gelenk zu injizieren). *Gefahren* der intraartikulären Glucocorticoidtherapie sind Gelenknekrosen, die manchmal schon nach einer, häufiger nach mehreren Injektionen auftreten und deren möglicher Zusammenhang mit der Injektionsbehandlung erwiesen ist, obwohl sie sich auch bei oraler Therapie oder auch ohne jede Glucocorticoidgabe bei cP entwickeln können. Wegen der großen Oberfläche der Synovialis des Kniegelenks kann die höherdosierte (z. B. 2mal 40 mg Triamcinolonhexacetonid – Lederlon) Glucocorticoid-Kristallsuspensionstherapie eines (oder beider) Kniegelenke systemische Wirkungen haben.

Wir kennen den oft beschworenen, manchmal sogar als dominant im Wirkungsmechanismus intraartikulärer Injektionen hervorgehobenen Plazeboeffekt. Er biete immer dann Anlaß zu Kontroversen, wenn das Nutzen-Risiko-Verhältnis dieser Therapieform abgewogen wird, und kommt in zwei bereits in den 50er Jahren formulierten Zitaten zum Ausdruck:

➤ "The most favorable response to local treatment by injections of hydrocortisone acetate apparently occurs in self-limited conditions" (1245).

➤ "Five solutions, including lactic acid, procain hydrochloride, novocain alone, saline, hydrocortisone and a mock-injection were given to 181 patients. We couldn't find different results of the five types of injections" (758).

> ❗ *Therapeutische Vorteile* der intraartikulären Punktion und Applikation eines kristallgebundenen Glucocorticoids sind Entlastung des Gelenks, Schonung gelenkführender Strukturen und – durch das Entfernen von Kristallen – Abkürzung der Phase der Entzündung der akuten Pseudogicht und anderer Kristallerkrankungen. Die Punktion eines Ergusses ist manchmal Voraussetzung für eine erfolgreiche Krankengymnastik wie im Fall eines geplanten Trainings des M. quadriceps.

Die pathologisch veränderte, knorpel- und knochendestruierende Enzyme enthaltende Synovia wird entfernt. Die Injektion kristallgebundener Glucocorticoide hilft, die Entzündung in Gelenken von Patienten zu kontrollieren, die nicht auf eine systemische Therapie ansprechen bzw. für die eine systemische Therapie kontraindiziert ist.

Ein unkooperativer Patient, sehr schwierige anatomische Verhältnisse, eine Bakteriämie bzw. eine zusätzliche Sepsis des Weichteilgewebes sind *Kontraindikationen* für die Punktion. Glucocorticoid-Kristallsuspensionen sollen auch nicht bei ausgeprägter Gelenkinstabilität, septischer Arthritis, avaskulärer Nekrose, Osteonekrose oder neurotropen Gelenken injiziert werden.

Die *durchschnittliche Wirkungsdauer* von Hydrocortisonacetat wird mit 8 Tagen als sehr kurz angegeben (1245). Vergleiche zwischen Methylprednisolonacetat, Triamcinolonhexacetonid und Betamethason ergaben eine *mittlere Wirkungsdauer* – das Ende definiert als erneute Notwendigkeit einer intraartikulären Therapie – bei 9 mg Betamethason von 79 Tagen, bei 60 mg Methylprednisolonacetat von 125 Tagen und bei 30 mg Triamcinolonhexacetonid von 176 Tagen (535). Bewährt haben sich Triamcinolonacetat (Volon A) und Triamcinolonhexacetonid (Lederlon). Als Dosis (Einmalapplikation) erhalten größere Gelenke 20 – 40 mg Triamcinolonhexacetonid, mittlere Gelenke 5 – 10 mg und kleine Gelenke 2 – 5 mg (Auswahl in Tab. 2.**38**). Mögliche Nebenwirkungen intraartikulärer Glucocorti-

Tabelle 2.**38**   Glucocorticoid-Kristallsuspensionen zur intraartikulären Therapie (Auswahl)

Chemische Kurzbezeichnung	Präparat (Kristall-suspension)	Dosiseinheit (mg in ml/Ampulle)	Dosis bei Einmalapplikation (mg)		
			große Gelenke	mittlere Gelenke	kleine Gelenke
Triamcinolondiacetat	Delphicort	24, 40	10 – 20	5 – 10	2 – 5
Triamcinolonacetonid	Volon A	10, 40, 80	20 – 40	10 – 20	5 – 10
Triamcinolonhexacetonid	Lederlon	5, 20	20 – 40	5 – 10	2 – 5
6-Methylprednisolonacetat	Depo-Medrate	40	20 – 80	10 – 40	4 – 10
Dexamethason Dexamethason-Palmitat	Lipotalon	2 – 8 4	8 – 12	4 – 8	2 – 4
Betamethason	Diprosone Depot	5 – 15 2 in Lösung 5 als Kristall-suspension	1 – 2	0,75 – 1,25	0,25 – 0,5

Tabelle 2.**39**   Mögliche Nebenwirkungen intraartikulärer Glucocorticoid-Kristallsuspensionsinjektionen

- Glucocorticoidarthropathie (vor allem der gewichttragenden Gelenke: Knorpelschädigung, sehr selten Osteonekrose, periartikuläre Verkalkungen)
- Gelenkinfektion (sehr selten, wenn die vorgeschriebenen Kautelen beachtet werden)
- Systemische Effekte (kaum, wenn die Dosis kleiner als 40 mg Triamcinolon ist)
- Hautreaktionen (Atrophie, Hypopigmentierung, Fettnekrosen, Flush)
- „Kristallsynovialitis" (selten, 1 – 2 %)

coidapplikationen zeigt Tab. 2.**39**. Triamcinolonhexacetonid hat die längste biologische Halbwertszeit und supprimiert deshalb die Entzündung am längsten (400). Ein interessanter therapeutischer Ansatz besteht in der *Kopplung von Methylprednisolon an Hyaluronsäure (HA)*. HA schützt Zellen und Gewebe vor freien Sauerstoffradikalen. Es ist ein wirksamer Sauerstoffradikalenfänger (205; S. 155 f.). HA und Methylprednisolon (HYC-141) verbessern die „Sauerstoffradikalenfängerpotenz", schützen Zellen und Gewebe ausgeprägter vor Schäden als beide Einzelsubstanzen, möglicherweise durch die Resistenzerhöhung gegenüber der Depolymerisation von HA durch Sauerstoffradikale (619). HYC-141 schützt in vitro vor Schäden durch Sauerstoffradikale mehr als HA oder Methylprednisolon allein. Die „HYC-141-Methylprednisolon-Hyaluronkombination" könnte, bei reduzierten Methylprednisolondosen, eine Alternative zur

ausschließlichen Glucocorticoidinjektion werden (206).

In einem randomisierten doppelblinden Versuch wurden intraartikulär 3 mg *Morphin*, 4 mg Dexamethason und 3 ml Kochsalz an Patienten mit cP oder Arthrose der Kniegelenke verglichen. Morphin, nicht aber Dexamethason, reduzierte den cP-induzierten Schmerz in den ersten 6 Stunden nach Injektion (vs. Plazebo). Die Schmerzen bei Gonarthrose wurden durch Morphin von 3 Stunden post injectionem bis zu 3 Tagen und an den Tagen 6 und 7 signifikant gelindert – durch Dexamethason nur an den Tagen, 1, 2 und 7 (1087).

Synoviorthese

Neben dem Versuch, über eine Therapie mit LAR das olig- oder polyartikuläre Geschehen günstig zu beeinflussen, besteht – besonders bei monarthritischen Erkrankungsverläufen – die Möglichkeit der *lokalen Ausschaltung* des Bodens, auf dem sich Arthritiden entwickeln. Diese Überlegung führte zur intraartikulären Behandlung der Synovialitis mit *chemischen Substanzen* oder *Radiopharmaka*.

Der Begriff Synoviorthese setzt sich aus Membrana synovialis einerseits und dem altgriechischen Wort orthoo = gedeihen lassen, gefördert werden, zusammen (240); die Synoviorthese, eine Maßnahme, die die *Heilung* der erkrankten *Synovialmembran* fördert. Kann die Synovialitis einer entzündlich rheumatischen Erkrankung im Verlauf eines halben Jahres durch 2 – 3 intraartikuläre Glucocorticoidinjektionen bei gleichzeitiger adäquater systemischer Therapie nicht entscheidend reduziert werden, so sind Synoviorthese oder Synovialektomie in Erwägung zu ziehen. Diese Verfahren sind sofort indiziert, wenn die Synovialitis bei Behandlungsbeginn bereits länger als 6 Monate besteht.

Neben chemischen Substanzen (Natriummorrhuat = Varicocid; Osmiumsäure) stehen Radiopharmaka (Yttrium 90, Rhenium 186 und Erbium 169) für die Synoviorthese zur Verfügung. *Dysprosium 165,* ein überwiegender Betastrahler mit einer maximalen Gewebepenetration von 5,7 mm und der eigentlich vorteilhaften Halbwertszeit von *2,3 Stunden,* soll hier nicht besprochen werden. Dieses Isotop ist nur bei extrem schneller Lieferung verwendbar: Klinik und Reaktor müssen nebeneinander liegen.

Differentialtherapeutische Überlegungen müssen die Fragen

➤ chemische vs. Isotopensynoviorthese,
➤ arthroskopische vs. offene Synovialektomie bzw.
➤ arthroskopische Synovialektomie + chemische/Isotopensynoviorthese vs. offene Synovialektomie

einbeziehen.

Die Frage, ob offen oder arthroskopisch synovialektomiert oder arthroskopisch mit nachfolgender chemischer (Varicocid) bzw. Isotopen-(Yttrium 90-)Synoviorthese synovialektomiert werden sollte, wurde untersucht.

▨▨▨▨ Die Behandlungsergebnisse von drei Gruppen (je 24 Kniegelenke von cP-Patienten) brachten nach durchschnittlich 5 Beobachtungsjahren folgende Ergebnisse: Offen synovialektomierte Patienten zeigten ausgeprägtere sekundärarthrotische Alterationen (Intensität der Traumen!) als Patienten nach transarthroskopischen Synovialektomien. Die klinischen Ergebnisse beider Gruppen waren gleich gut. Es bestand eine tendenzielle Verbesserung der klinischen Ergebnisse durch die Kombinationstherapie „arthroskopische Synovialektomie + Synoviorthese". Allerdings erhielten in der Kombinationsgruppe 79 % der Patienten MTX, in den beiden anderen Gruppen lediglich 25 bzw. 42 % (1005). ▪

Der zeitliche Ablauf der Maßnahmen – das Alter des Patienten, die klinische Phase der Gelenkerkrankung usw. einbeziehend – sieht so aus: Chemische und/oder Isotopensynoviorthesen folgen einer mehrfach erfolglosen Therapie der Arthritis mit intraartikulären Glucocorticoiden. Synoviorthesen sollten Synovialektomien vorgeschaltet sein. (Noch) selten werden Synoviorthesen mit arthroskopischen Synovialektomien kombiniert.

Erst dann folgt (sprechen nicht andere Gründe dagegen) die offene Synovialektomie.

Synoviorthesen sollten erfahrenen Untersuchern/Behandelnden vorbehalten sein. Von großer Bedeutung ist eine *ausführliche präsynoviorthetische Diagnostik.* Voraussetzung für die Durchführung einer Synoviorthese sind aktuelle Röntgenaufnahmen des betroffenen Gelenks in 2 Ebenen; für kleinere Gelenke ist ein Durchleuchtungsgerät ein „Muß". Obligat sind arthrosonographische Untersuchungen (Dicke der Synovialiszotten, Baker-Zyste mit Ventilmechanismus? Tenosynovialitiden?) und – für einige Autoren – die Dreiphasenszintigraphie (767). Da im Rahmen der Synoviorthese sehr differente, lokal aggressive Substanzen eingesetzt werden, ist die gesicherte und dokumentierte Nadellage – erreichbar durch eine sonographisch gesteuerte Punktion – sehr wichtig (1031). Die Indikations- und Kontraindikationsabgrenzung (s. später) muß sehr sorgfältig durchgeführt werden. Für den Erfolg einer Synoviorthese ist auch eine „überwachte Nachbehandlung" sowohl im diagnostischen als auch im therapeutischen Bereich (Physiotherapie, Eistherapie usw.) von Bedeutung.

▪ *Chemische Synoviorthese*

Varicocid ist in Deutschland nicht mehr erhältlich. *Natriummorrhuat* kann aber über europäische Apotheken bestellt werden. Es ist ein Natriumsalzgemisch von ungesättigten Fettsäuren des Lebertrans. *Dosierung:* distale Interphalangeal- und Metakarpophalangealgelenke 0,3–0,5 ml, Handgelenke 2 ml, Ellbogen-, Schulter-, Sprung- und Hüftgelenk je 4 ml sowie Kniegelenke 6 ml Natriummorrhuat. Die *Hauptindikation* für diese Therapie stellt das chronisch entzündete Kniegelenk des jüngeren Patienten (< 40 Jahre) dar.

In unkontrollierten Nachbeobachtungen von bis zu 3 Jahren wurde eine 75 %ige klinische Besserung erreicht (374, 447, 815, 1132).

▨▨▨▨ In einer prospektiven Vergleichsstudie mit 1mal 20 mg Triamcinolonhexacetonid vs. 2mal 6 ml Natriummorrhuat in 3- bis 7stündigen Abständen, bei aktivierten Gonitiden chronischer Polyarthritiden appliziert, war Triamcinolonhexacetonid auf allen Bewertungsebenen eindeutig überlegen (933).

1 %ige Osmiumtetroxidlösung (Osmiumsäure), 5 oder 10 ml, wird in Frankreich und Skandinavien häufig eingesetzt. Sie ist *in Deutschland nicht zugelassen.* Je nach Größe des Gelenks werden 1 – 10 ml Osmiumsäure (Knie 8 – 10 ml, Schulter 5 ml, Ellbogenbogen-, Handgelenke 2 – 3 ml) intraartikulär appliziert, danach 5 – 10 ml 0,25 %iges Bupivacain-HCl und bis zu 80 mg einer Glucocorticoid-Kristallsuspension. Nach der Injektion wird das Gelenk über 72 Stunden immobilisiert. Osmiumsäure wird nach Injektion rasch in die Synovialzellen aufgenommen und ruft eine Koagulationsnekrose hervor. Nach einigen Wochen entwickelt sich eine Vernarbung. Osmiumtetroxid wird in zwei Phasen mit einem Gipfel nach einem Tag, einem zweiten zwischen 38 und 40 Tagen aus dem Gelenk eliminiert. Die überwiegend renale Ausscheidung verursacht in einem minimalen Prozentsatz Nierenschäden in Form einer leichten Erythrozyturie.

Synoviorthese mit Radiopharmaka

Verwendet werden ausschließlich Isotopen, die unter Emission von β-Energie zerfallen. Die an Kolloidteilchen gekoppelten Radiopharmaka müssen eine *Größe von 2 – 5 μm* aufweisen. In dieser Größe werden sie phagozytiert, bevor sie das Gelenk verlassen haben (818). Die applizierten Partikel sollten *biologisch abbaubar* sein, die applizierte β-Energie sollte die *Synovialis, nicht aber den Gelenkknorpel beeinflussen* (250).

Der Abtransport über Blut- und Lymphwege sollte vermieden werden. Die adäquate Strahlendosis, die die spezifische Strahlenresistenz jeder Synovialmembran einbezieht, ist noch nicht gefunden. Ihre exakte Berechnung ist wegen der ausgeprägten intra- und interindividuellen Variationen der Gelenkgröße, dem Ausmaß der Synovialwucherungen und auch des unterschiedlichen Fibringehalts der Gelenke nicht möglich (792). Die Radioisotopensynoviorthese ist eine Alternative zur Synovialektomie bei Frühfällen mon- oder oligartikulärer Synovialitiden ohne Anhaltspunkte für eine hypertrophe villöse Komponente (bei seropositiven oder -negativen Polyarthritiden), vor allem im Rahmen der cP, von Synovialitiden der A.ps., des Reiter-Syndroms oder der peripheren Gelenkbeteiligung bei Sp.a. Die pigmentierte villonoduläre Arthropathie, das Blutergelenk, die aktive Arthrose mit chronisch rezidivierenden Ergüssen und das Rezidiv einer Synovialitis nach Synovialektomie gehören ebenfalls zum Indikationsbereich.

Oft reagiert eine systemisch-entzündliche Gelenkerkrankung positiv auf eine Therapie mit LAR, lediglich ein Gelenk zeigt unverändert Aktivität. Diese Konstellation birgt ebenfalls eine *Indikation* für die Synoviorthese. Das Versagen konservativer Therapiemethoden und der nichtoperationsfähige Patient, der eine Therapie in mehreren Gelenken gleichzeitig braucht, ergeben weitere Einsatzgebiete.

Zusammenfassend zählen zu den Indikationen:

➤ die aktive chronisch rezidierende Monarthritis (z. B. im Rahmen einer reaktiven Arthritis, einer Spondylitis ankylosans); selten chronisch rezidivierende Arthrose; Chondrokalzinose (267);
➤ Mon- und Oligarthritiden bei sonst erfolgreich behandelten chronischen Polyarthritiden, einer A.ps. usw;
➤ glucocorticoidrefraktäre Arthritiden;
➤ die Konstellation „Synovialektomie indiziert, Patient (Alter) inoperabel";
➤ chronische Synovialitiden bei Hämophilie A/B;
➤ die pigmentierte villonoduläre Arthropathie.

Absolut kontraindiziert ist die Isotopensynoviorthese bei septischen Arthritiden, gekammerten und instabilen Gelenken, nachgewiesenem Ventilmechanismus im Rahmen einer Bakerzyste sowie in der Schwangerschaft und Laktationsphase. *Relative Kontraindikationen* stellen späte radiologische Larsen-Stadien IV und V (634), bestehende Engpaßsyndrome und Tenosynovialitiden dar. Neben schon angesprochenen sind folgende Faktoren für den späteren Erfolg oder Mißerfolg bei Instillation eines Radiopharmakons wesentlich: die *Dosis* (Tab. 2.**40**), das geeignete *Isotop* für das entsprechende Gelenk, strenge *Asepsis, exakte intraartikuläre Injektion,* völliges Abpunktieren des Ergusses, die richtige *Injektionsreihenfolge* (Bupivacain – Radioisotop – Glucocorticoid – Bupivacain).

Die *Ruhigstellung* wird unterschiedlich durchgeführt. Während einige Zentren nur über 24 – 48 Stunden und nur Gelenke der unteren Extremitäten ruhigstellen, gilt die Immobilisation über etwa 3 Tage vielen Therapeuten als wesentliche Voraussetzung, um den extraartikulären Abtransport des Radionukleids gering zu halten und die Zahl der z. B. durch Yttrium 90 induzierten Chro-

Tabelle 2.**40**   Radiopharmaka für die Radioisotopen-Synoviorthese (nach 767, 792)

Radioisotop (Reichweite: Durchschnitt, maximal: mm)	Gelenk	Dosis (MBq (mVi)	Halbwertszeit (Tage)	Kolloidgröße (nm)
Yttrium (3, 6–11)	Knie	111–222 (3–6)	2,7	100
Yttrium oder Rhenium (1,2–3,6)	Hüfte	Y: 74–111 (2–3) R: 111–148 (3–4)	3,7	5–10
	Sprunggelenke	Y: 74 (2) R: 56–74 (1,5–2)		
	Schulter	Y: 74–111 (2–3) R: 74–111 (2–3)		
	Ellbogen	Y: 74 (2) R: 56–74 (1,5–2)		
Erbium (0,3–1,2)	Radiokarpalgelenke Metakarpophalangealgelenke proximale Interphalangealgelenke	56–111 (1,5–3) 19–37 (0,5–1) 9–18 (0,25–0,5)	9,5	30–50

mosomenaberrationen in Lymphozyten des strömenden Bluts zu vermindern. Am häufigsten werden Yttrium 90 am Kniegelenk und Erbium 169 an den Fingergelenken eingesetzt. *Nebenwirkungen* nach der Injektion sind Fieber, lokale Schmerzen, Reizergüsse und ein von Kopfschmerz, Anorexie, Brechreiz und Abgeschlagenheit begleiteter Strahlenkater. Strahlennekrosen im Stichkanal müssen vermieden werden. Vor allem nach Varicocid-Synoviorthesen entwickeln sich post injectionem erhebliche Entzündungsreaktionen.

Die besten und am längsten anhaltenden Ergebnisse werden am Knie- und oberen Sprunggelenk sowie am Schulter- und Handgelenk erzielt. Besserung (Schmerz, Schwellung, Gelenkfunktion), jeweils auf entsprechende Gelenke bezogen, erreichte Yttrium 90 in 40–70% (451) bzw. in 85% (13) der Fälle, Rhenium 186 in 63–67% (393) bzw. in 50–60% der Fälle (730) und Erbium 169 in 50–70% der Fälle (108, 731, 1140). Die Wirkung hält nach 1½ Jahren bei 77,3% (451), nach 2 Jahren noch bei 75% (967), nach 3½ Jahren bei 37% (920), nach 6 Jahren bei 60% (418) und nach durchschnittlich 6,7 Jahren bei 59,8% der Fälle (989) an.

▬▬▬▬ In einer 3jährigen prospektiven, kontrollierten Studie wurde der Effekt von Rhenium 186 (n = 50 Gelenke, Kontrollgruppe 50 Gelenke) und Erbium 196 (n = 131 Gelenke, Kontrollgruppe 86 Gelenke) untersucht. Die Nuklide wurden gemeinsam mit Triamcinolonhexacetonid injiziert, das in der Kontrollgruppe allein gespritzt wurde. Während des Studienzeitraums wurden Schmerz, Synovialitis, Bewegungsausmaß und radiologisches Stadium beurteilt. Klinisch signifikant bessere Ergebnisse: Schmerz p = 0,0014, Schwellungen p = 0,00009 und eine geringere radiologische Progression nach Larsen-Dale-Eek (Rhenium 186, 0,62, Triamcinolon 1,7, Erbium 169: 0,75, Triamcinolon 1,43; p = 0,028) fanden sich bei der Therapie mit Isotopen (419). ▪

Die Therapie mit einem Radiopharmakon kann in *Abständen von 6 Monaten wiederholt* werden, da die durch Radioisotopen induzierten Veränderungen im Verlauf eines halben Jahres entstehen. Das Abpunktieren von Reizergüssen vor dieser Frist ist unbedenklich (Yttrium hat eine Halbwertszeit von 6,7 Tagen; nach 10 Halbwertszeiten ist die Aktivität ganz abgeklungen). Eine Reihe von Konstellationen „programmieren" die *Wiederholung der Synoviorthese* oder lassen ein *fraktioniertes Vorgehen* als sinnvoll erscheinen (767). Dazu zählen die vor Synoviorthese festgestellte besonders verdickte Synovialis, die weitgehende Zerstörung eines Gelenks und die Baker-Zyste (die vorher abpunktiert werden muß). Erfolgsquoten wiederholter Synoviorthesen liegen zwischen 40 und 65% der Fälle (393).

Die höchste Gesamtdosis für eine Behandlung mehrerer Gelenke beträgt 400 MBq. Als Gesamtdosis, die in einem Jahr nicht überschritten werden sollte, werden 750 MBq angegeben (59).

In mehreren jüngeren Arbeiten werden die *arthroskopische Synovialektomie* und eine darauffolgende *Yttrium-90-Synoviorthese* am Kniegelenk kombiniert. 1,5–7 Jahre nach einer arthroskopischen Synovialektomie, der innerhalb von 6 Wochen eine Yttrium-90-Synoviorthese folgte, wurden 58 Kniegelenke untersucht. Bei der reinen Yttrium-Synoviorthese wie auch bei arthroskopischer Synovialektomie + Synoviorthese bzw. offener Synovialektomie wurden annähernd gleiche Ergebnisse erzielt (1005).

Topische Therapie

Nichtsteroidale Antiphlogistika

Die NSA-eigenen gastrointestinalen Risiken induzierten Versuche, NSA örtlich durch die Haut zu applizieren. So sind in letzter Zeit Salben, Gele und Emulgele entwickelt worden, die für sich in Anspruch nehmen können, wirksamer antientzündlich als die bisherigen Präparate zu agieren und orale Medikamentendosen zu reduzieren.

Die topische Therapie mit NSA muß die Diffusionsstrecke von der Haut zum erkrankten anatomischen Zielsubstrat, die Konzentration des verwendeten Wirkstoffs und nicht zuletzt die unterschiedlich penetrationsfördernde Zusammensetzung der Hilfsstoffe berücksichtigen (Tab. 2.**41**).

Allgemeine *Therapieziele* der Salben/Gele: lokale Anwendung (Aussparen des „Systems Körper"), Wärme/Kälte, unspezifische Reize, Analgesie, Antiphlogistik und Absorptionsförderung. *Anwendungsgebiete* sind unterstützende Therapie entzündlich schmerzhafter Gelenk- und Muskelerkrankungen, hautnahe Gelenklokalisationen im Rahmen einer cP (z. B. der kleinen Fingergelenke), Tenosynovialitiden, Fingerpolyarthrosen im Schub sowie aktivierte Arthrosen. Das weite Feld der Weichteilerkrankungen (Insertionstendopathien, Periarthropathia humeroscapularis usw.) wird nach bisherigen Erfahrungen besonders erfolgversprechend therapiert. *Kontraindikationen* sind die Allergie gegen die jeweiligen Inhalts- und Hilfsstoffe, Hautverletzungen am Applikationsort, manifeste Dermatosen, der großflächige Einsatz in der Schwangerschaft bzw. Stillzeit und die Applikation bei Kleinkindern.

Additiv werden NSA, Capsaicin oder DMSO enthaltende Topika eingesetzt. Parameter, die

über die Wirkung topischer Anwendungen bei Arthrosen entscheiden, sind

- ➤ der *Wirkstoff* (z. B. Diclofenac, Ibuprofen, Indometacin oder Capsaicin, DMSO);
- ➤ *Hilfsstoffe* (z. B. DMSO), die den Wirkstoff an den Zielort bringen, eventuell seine Wirkung potenzieren;
- ➤ die *Diffussionsstrecke* „Anwendungsort zu Zielsubstrat" und
- ➤ der *konsequente,* längere Zeit durchgeführte *Einsatz* (einmal ist keinmal).

Capsaicin

In neuesten Publikationen als erfolgreich beschrieben wird der *Substanz-P-Antagonist* Capsaicin. Substanz P ist ein endogenes Neuropeptid, das auch in die Pathogenese und Schmerzmodifikation der Arthrose involviert ist. Sowohl im Plasma als auch in einer durch Arthrose alterierten Synovialis findet sich Substanz P erhöht. Es wird vermutet, daß sie die Zerstörung des Knorpels beschleunigt (56, 700, 715, 732, 1254).

▨▨▨ 70 Arthrose- und 31 cP-Patienten erhielten in einer doppelblinden randomisierten Studie topisch entweder Capsaicin oder Plazebo (Hilfsstoffe). Schmerzen der Verumpatienten wurden signifikant besser beeinflußt als die der Plazebopatienten (235). ▪

▨▨▨ In einer doppelblind randomisierten, hilfsstoffkontrollierten multizentrischen Studie wurden 113 Patienten mit Knie-, Sprung-, Ellbogen-, Schulter- oder Handgelenkarthrosen entweder mit einer 0,025 %igen Capsaicin enthaltenden Creme oder (als Plazebo) den Hilfsstoffen dieser Creme behandelt. 12 Wochen lang wurden beide Externa 4mal täglich aufgetragen. Die mit Capsaicin behandelten Patienten verzeichneten einen deutlichen Rückgang der Schmerzen (VAS) nach 4, 8 und 12 Wochen und ebenso der Schmerzen bei passiver Bewegung und der Gelenkempfindlichkeit. Am Studienende waren 81 % der mit Capsaicin Behandelten (vs. 54 % der Plazebogruppe) gebessert (23). ▪

▨▨▨ In einer 9 wöchigen doppelblinden randomisierten vehikelkontrollierten Untersuchung erhielten 59 Patienten mit Arthrosen der Hand- und Fingergelenke in den ersten 3 Therapiewochen 4mal täglich entweder Capsaicincreme oder Hilfsstoffcreme. Capsaicin beeinflußte die Gelenkempfindlichkeit signifikant besser als Plazebo. Ab der 4. Woche wurden Capsaicin- und Plazebocreme nur noch

Tabelle 2.**41**   Topische Therapie mit nichtsteroidalen Antiphlogistika, Capsaicin und Dimethylsulfoxid

Wirkstoff	Präparate Darreich.-form	Wirkstoff-gehalt (mg/100 g)	Hilfsstoffe	Dosisempfehlung
Flufenamin-säure (Salicylat)	Mobilisin Salbe	25	Mucopolysaccharid-Schwefelsäureester Benzylnicotinat	mehrfach täglich einen Salbenstrang von 5–10 cm einreiben
Etofenamat	Rheumon Gel/ Creme/ Lotio	50	2-Propanol Macrogol Polyacrylsäure Fettalkohol-Polyglykol-ether	mehrfach täglich Strang von 5–10 cm über den erkrankten Stellen groß-flächig einreiben
Indometacin	Amuno Gel	1 000	Macrogol Propylenglykol Diisopropyladipat Benzylalkohol Polyacrylsäure u. a.	mehrfach täglich Strang von 5–10 cm über den erkrankten Stellen groß-flächig einreiben
Diclofenac	Voltaren Emulgel	1 000	Acrylsäurepolymerisat Capryl/Caprinsäure Fettalkoholester Cetomacrogol Diäthylamin u. a.	mehrfach täglich dünn und großflächig auftragen und trocknen lassen
Ibuprofen	Dolgit Creme	5 000	Methyl-4-Hydroxybencoat Prophylenglycol mittelkettige Triglyceride Macrogolglycerolfett-säureester u. a.	3–4mal täglich einen 4–10 cm langen Creme-strang auf der Haut verteilen
Capsaicin (Salicylsäure)	Dolenon Linement	50	Cetylstearylalkohol Propylenglykol Isopropanolol u. a.	2–3mal täglich eine dünne Schicht auf das erkrankte Areal auftragen und einmassieren
Dimethyl-sulfoxid	Rheuma-bene Gel	10 000	Polyacrylsäure Trometamol Silikonöl u. a.	2–4mal täglich dünn auftragen

2mal aufgetragen, was einen vorübergehenden An-stieg der Gelenkempfindlichkeit und Abfall der Schmerzerleichterung (VAS) nach sich zog. Am Ende der Studie waren aber die positiven Capsaicin-einflüsse (Schmerz, Gelenkempfindlichkeit) wieder hergestellt (1010). Capsaicincreme ist eine günstige und nützliche Ergänzung der Arthrosetherapie (236). ∎

Therapie von Begleiterscheinungen

Anämie

Vor Behandlungsbeginn einer parallel zur Grund-erkrankung bestehenden Anämie ist grundsätz-lich zu klären, ob es eine begleitende *sekundäre* Anämie, eine durch *Medikamente* (NSA, LAR usw.) *induzierte,* eine echte *Eisenmangelanämie* oder eine durch *Folsäure-* oder *Erythropoetin-mangel* entstandene ist. Im Verlauf der cP entwik-kelt sich eine Anämie meist durch vermehrte Ei-senspeicherung im retikuloendothelialen System (RES) und der entzündlich veränderten Synovialis. Der Eisengehalt in der Synovia von cP-Patienten ist im Vergleich zu Kontrollpersonen auf das 8- bis 20fache erhöht (796). Die wichtigste Laborbestimmung ist die des Ferritins, das eng mit dem Eisengehalt des RES korreliert. Hohe Ferritinwerte signalisieren übermäßige Eisenablagerungen im RES.

> **!** cP-Patienten mit normalem oder erhöhtem Ferritin dürfen nicht mit Eisenpräparaten substituiert werden, da dieses Eisen dem RES zugeführt wird und nicht zur Hämoglobinsynthese verwertet werden kann. Im Gegenteil, die Induktion sekundärer Hämochromatosen bzw. Hämosiderosen ist möglich.

Die beste Therapie dieser Begleitanämie ist die *Unterdrückung der Krankheitsaktivität,* da sich dann Hämoglobin und Blutarmut normalisieren. Die Applikation oraler *Eisenpräparate* und deren i.m. bzw. i.v. Gabe sind *nicht indiziert.* Läßt sich die Aktivität der cP nicht beherrschen und wird die Anämie so ausgeprägt, daß sie zusätzliche Symptome wie z.B. Tachykardie, abnorme Müdigkeit usw. verursacht, so ist die *Transfusion von Vollblut* oder *Erythrozytenkonzentrat* zu erwägen, die das klinische Bild meist schlagartig verbessern (748).

Niedrige Erythropoetinspiegel und eine erhöhte Knochenmarkresistenz gegen *Erythropoetin* können zum Teil die Anämie der cP verursachen (1151). Das seit kurzem entwickelte rekombinante Erythropoetin kann diesen „Anämiepathogeneseanteil" bekämpfen. Eine weitere Einsatzmöglichkeit liegt in der Vorbereitung von cP-Patienten, die präoperativ anämisch sind und peri-/postoperativ eine autologe Bluttransfusion brauchen (52).

Amyloidose

Primäre, generalisierte Amyloidosen sind von sekundären generalisierten und das multiple Myelom begleitenden zu unterscheiden. Im Verlauf der cP entsteht manchmal eine sekundär generalisierte Amyloidose mit besserer Prognose (112). Die Suppression der Erkrankung (speziell der cP-Aktivität) ist der verläßlichste Schutz gegen die Entstehung einer Amyloidose. Eine Remission ist oft mit einer Regression der Amyloidose verknüpft. Renale Funktionen müssen bewahrt werden. Alle für die Nieren negativen Einflüsse – Hochdruck, nephrotoxische Substanzen,

Infektionen – sind zu behandeln bzw. zu meiden. Chirurgische Eingriffe können die Nierenfunktion irreversibel stören und sind daher zu unterlassen. Die konservative Behandlung der chronischen Niereninsuffizienz schränkt diätetisch Proteine ein, sorgt für eine ausgewogene Balance zwischen Flüssigkeit und Natrium, korrigiert mögliche Azidosen und regelt das Verhältnis zwischen Calcium und Phosphat. Ob die sekundär generalisierte Amyloidose auf *Colchicin* anspricht, ist noch nicht geklärt. *D-Penicillamin (DPA)* wird sowohl gegen die cP als auch deren sekundäre Amyloidose als wirksam beschrieben (624). *Chlorambucil* (Leukeran) erzielt Erfolge besonders in der Behandlung der Amyloidose juveniler chronischer Arthritiden (1009). Es werden – wie auch bei der adulten cP – niedrige Erhaltungsdosen von Chlorambucil eingesetzt (etwa 0,1 mg/kg KG/Tag). In einigen Fällen besserte sich die cP und bildete sich auch die Amyloidose zurück (91). Bei der adulten cP hat sich erwiesen, daß Chlorambucil mit DPA kombiniert besser wirkt als DPA allein.

▬▬▬ 16 cP-Patienten mit renaler Amyloidose wurden mit DPA behandelt. Vier zeigten eine deutliche Rückbildung des Amyloids, drei entwickelten eine mehr parenchymatöse als vaskuläre Amyloidablagerungsform (50). Auch die Kombination von Azathioprin mit niedrigdosierten Glucocorticoiden ist erfolgreich (942). ▪

Psoriasis

Die folgenden Ausführungen zur Therapie der Psoriasis können und sollen den fachdermatologischen Rat nicht ersetzen. Für eine leichte Psoriasis wird die *äußerliche, lokale Therapie* die Methode der Wahl sein. Schwerere/schwerste Verläufe erfordern eine *systemische („Basis-")Therapie.* Diese beiden Therapieprinzipien verbindet – quasi dazwischenstehend – die *Photo(chemo)therapie.*

▪ *Lokale Therapie*

Eingesetzt werden salicylhaltige Externa, Dithranol, Teerbäder und Teerpräparate sowie topische Glucocorticoide.

Die lokale Therapie der Psoriasis richtet sich nach der *zeitlichen Verlaufsform* (Eruptions-, Plateau-, Involutionsphase) und dem *klinischen Erscheinungsbild* (Plaqueform oder eruptiv-exanthematische Form).

Sind psoriatische Herde mit starker Schuppung bedeckt, muß *keratolytisch* vorbehandelt werden:

➤ mit salicylhaltigen Externa in bis zu 3 %iger Zubereitung, z. B. in pflanzlichen Ölen, Polyäthylenglykol (Lygal-Kopfsalbe N) oder in Vaseline;

➤ durch Bäder mit 1- bis 3 %igem Kochsalz;

➤ mit emulgatorhaltigen Ölbädern (Balneum-Hermal F, flüssiger Badezusatz).

Dithranol, kombiniert mit Harnstoff (Psoradexan mite, forte) oder mit Salicylsäure (Psoralon MT 0,5 %, 1 %, 2 %, 3 %), wird 1- bis 2mal/Tag nur auf Psoriasisherde aufgetragen. Gesichts- und Genitoanalbereich sind vor Dithranol zu schützen. Es wird als *Ganztagstherapie, Ingram-Therapie* (kombiniert mit UV-Bestrahlungen), *Kurzkontakttherapie* (0,5 – 2 % über 10, 20, 30, 40, 60 Minuten) und *On-off-Therapie* angewendet (469). Mögliche Nebenwirkungen sind Irritation und Verfärbung der Haut, Irritation von Schleimhaut und Konjunktividen sowie „Blondwerden", Exsudation in Beugebereichen und Pustelbildung.

Auch *Teerbäder* und *Steinkohlenteerpräparate* (Pis lithanthracis) werden eingesetzt. Topische Glucocorticoide (Diprosone, Topisolon, Jellin ultra, Dermoxinale) sind Mittel der Wahl für Psoriasisherde des Gesichts, Nackens, des Genitales und der Beugen. Sie wirken rein symptomatisch; Rezidive sind häufig.

Die *Psoriasis des behaarten Kopfes* ist schwer zugänglich und kann therapieresistent sein. Versucht werden auswaschbare Öl-/Wasser-Cremes, die Dithranol enthalten, teerhaltige Shampoos, Lotionen oder Gele.

Ebenfalls topisch wird *Calcipotriol* (Psorcutansalbe) bei leichten und mittelschweren Formen der Psoriasis vulgaris (vom Plaquetyp) eingesetzt. Die Behandlungsfläche darf 30 % der Körperoberfläche nicht überschreiten (1068).

Calcipotriol kann

➤ mit der Photo- bzw. Photochemotherapie und

➤ mit allen Formen der systemischen Therapie (Ciclosporin, MTX, Retinoide und Fumarate) kombiniert werden.

■ *Photo(chemo)therapie*

UV-Strahlung kann allein oder in Kombination mit 8-Methoxypsoralen-(8-MOP)-Tabletten (Meladinine) bzw. topischer 8-MOP-Applikation angewendet werden (PUVA). Die UV-Therapie muß

Strahlenspektrum und -quantität berücksichtigen. *PUVA* ist um die Variablen „8-MOP-Dosis und Präparationszeit" erweitert (725). Die antipsoriatische Wirkung der UV-Strahlung liegt im UVB-Bereich 290 – 320 nm (859). *Kontraindiziert* ist die Phototherapie bei deutlichen Lichtschäden der Haut und mit erhöhter Lichtempfindlichkeit einhergehenden Systemerkrankungen wie Porphyria cutanea tarda oder SLE sowie Xeroderma pigmentosum.

> ❗ Phototherapie eignet sich nicht für Patienten vom Hauttyp I („immer Erythem, nie Pigmentierung"). Hauttyp II („immer Erythem, gelegentlich leichte Pigmentierung") kann vorsichtig UV-therapiert werden. Die *eigentliche Indikation* stellen die Hauttypen III („immer Erythem, immer Pigmentierung") und IV („niemals Erythem, immer Pigmentierung") dar (725).

Die initiale Dosis sollte ⅔ der minimalen Erythemdosis (MED) betragen. Empfehlenswert ist es, mit einer sicher suberythemogenen UV-Dosis zu beginnen und in derselben Sitzung zusätzlich eine um jeweils 25 % gesteigerte Lichttherapie zu applizieren. So kann anläßlich der zweiten UV-Exposition die Dosis auf ⅔ der aktuellen MED eingestellt werden. Danach wird die UV-Dosis individuell und immer suberythemogen jeweils 10 – 25 % gesteigert. Treten sonnenbrandartige Symptome auf, ist eine Bestrahlungspause von mindestens 2 Tagen nötig, nach der mit der letzten UV-Dosis weiterbehandelt wird (725).

Bei exsudativer Psoriasis wirkt PUVA besser als die reine Phototherapie. PUVA ist kontraindiziert bei: SLE, Dermatomyositis, Bloom-Syndrom, Cockayne-Syndrom, malignem Melanom, Trichothiodystrophie, hereditärem dysplastischem Nävussyndrom, Gorlin-Goltz-Syndrom (821).

Die *kombinierte Applikation* von hochprozentiger Sole- und UV-betonter Strahlung ist *wirksamer* als die jeweilige Einzelanwendung (392). Solebad und UV-Bestrahlung können simultan oder unmittelbar nacheinander durchgeführt werden. Durch eine spezielle Form von Folienbädern kann Sole auch zur PUVA-Badtherapie verwendet werden (1101).

Zusammenfassend liegen die antipsoriatisch wirksamen Wellenlängen im UV-B-Bereich (290 – 320 nm, optimal zwischen 304 und 314 nm) (321, 859). Viele zur Phototherapie genützte Bestrahlungsgeräte emittieren neben UV-B auch erhebliche Mengen von UV-A, einige auch UV-C. UV-A verstärkt die antipsoriatische Wirkung des UV-B offenbar nicht (961). UV-C (200 – 290 nm) soll sogar psoriasisprovozierend wirken (858). Die Dosierung der UV-Strahlung erfolgt in der Praxis anhand der Erythembildung, d. h. durch eine unerwünschte Wirkung. Die PUVA-Therapie ist komplizierter als die reine UV-Therapie, da zusätzlich zu Strahlenqualität und -quantität die Variablen 8-MOP-Dosis und Präparationszeit (Zeit zwischen 8-MOP-Applikation und Beginn der UV-Bestrahlung) beachtet werden müssen (725). Die UV-Exposition sollte zum Zeitpunkt der maximalen antipsoriatischen Wirksamkeit erfolgen. Bei topischer PUVA-Therapie liegt dieser Zeitpunkt bei 15 Minuten nach 8-MOP-Applikation (723), bei Verwendung mikrokristalliner 8-MOP-Tabletten zwischen 30 und 60 Minuten (724).

◼ Systemische Therapie

Zur systemischen Therapie der Psoriasis werden MTX (S. 88 f.), Ciclosporin (S. 77 f.) und Etretinat/Acitretin eingesetzt.

Methotrexat ist ausführlich auf S. 88 – 98 beschrieben. Seine Anwendungsform deckt sich bei Psoriasis weitgehend mit der bei chronischer Polyarthritis. Ein interessanter Aspekt ist die von dermatologischer Seite angegebene kumulative – 1 – 1,5 g – Dosis von MTX.

▬▬▬ 113 Patienten mit einer Therapiedauer von 11 Monaten bis zu 8 Jahren mit durchschnittlichen Wochendosen von 15 mg MTX wurden untersucht. Die Arbeitsgruppe kam zu dem Ergebnis, daß eine Leberbiopsie in den ersten 3 Monaten der Behandlung und jeweils nach Gabe von 1,5 g MTX Teil des Therapieplanes sein soll (270). ◼

Auch *Ciclosporin* wird gemäß allen Rahmenbedingungen (Indikationen, Kontraindikationen, Anwendungsbereich, Dosierung usw.) weitgehend deckungsgleich, wie auf S. 77 – 82 beschrieben, eingesetzt. In der Regel wird die Psoriasis mit oralem Ciclosporin behandelt (684). Empfohlen wird eine initiale Dosis von 2,5 mg/kg KG/Tag, die frühestens nach 3 Wochen gesteigert wird; keine Dosissteigerung über 5 mg/kg KG/Tag. Der Wirkungseintritt wird nach 6 Wochen erwartet. Ein spezieller Absetzmodus sieht z. B. eine 3monatige Therapiephase vor, der eine 3monatige Ausschleichphase mit monatlicher Dosisreduktion folgt (685).

Etretinat (Tigason) und *Acitretin* (Neotigason 10/25) sind aromatische Retinoide, die zur Therapie der Psoriasis eingesetzt werden.

Acitretin moduliert in vitro die Zellproliferation und Zelldifferenzierung und hemmt das Zellwachstum. Verschiedene Retinoide können das gestörte Zytokeratinmuster psoriatischer Läsionen normalisieren (1127). Retinoide aktivieren Makrophagen, beeinflussen die Langerhans-Zellen und normalisieren die Synthese verschiedener Zytokine wie IL-2 (93). Sowohl Etretinat als auch Acitretin reduzieren die Einwandung neutrophiler Granulozyten in die Epidermis (426).

> #### Pharmakodynamik Etretinat/Acitretin
>
> Etretinat, ein Prodrug, wird im Körper zu Acitretin hydrolysiert, das dann wiederum zu Cis-Acitretin umgewandelt werden kann. Diese Reaktion ist eingeschränkt reversibel (1213). Beide Medikamente sollten zur Hauptmahlzeit eingenommen werden, da dann die Absorption der Medikamente um das 2- bis 5fache gesteigert wird (403). Nach der Absorption sind Etretinat und Acitretin zu 99,9 % an Plasmaproteine gebunden: Etretinat an Lipoproteine und Acitretin an Albumin (403). Acitretin hat eine systemische Bioverfügbarkeit von etwa 60 %, mit ausgeprägten interindividuellen Schwankungen (883). Acitretin, der Hauptmetabolit des Etretinats, hat im Vergleich zu Etretinat eine kürzere Plasmahalbwertszeit von 5 – 6 Stunden (vs. 120 Tage). Wegen der möglichen *Esterbildung* von Acitretin zu Etretinat scheint eine *Verlängerung* des bisher empfohlenen *Kontrazeptionsschutzraums* von 2 Monaten auf 2 Jahre indiziert zu sein (1213). Die Ausscheidung beider Substanzen erfolgt praktisch vollständig in Form von Metaboliten durch Galle und Urin.

Indikationen stellen Psoriasis vulgaris (mit Hilfe einer konsequenten mehrwöchigen Retinoidmonotherapie in der Dosierung von 0,5 – 1,0 mg/kg KG/Tag entwickelte sich eine 60- bis 65 %ige Besserung; 425), psoriatische Erythrodermie, lokalisierte und generalisierte Formen der Psoriasis pustulosa Typ Barber und vom Typ Zumbusch (1079) wie auch Psoriasis pustulosa und psoriatische Erythrodermie dar.

Absolute Kontraindikationen für eine orale Retinoidtherapie sind Schwangerschaft, Stillzeit, schwere Leber- und Niereninsuffizienz, Tragen von Kontaktlinsen, gleichzeitige Vitamin-A-, Tetracyclin- sowie Methotrexattherapie. *Relative Kontraindikationen:* leichtere Leber- und Nierenfunktionsstörungen, Diabetes mellitus, Fettstoffwechselstörungen, neurologische Erkrankungen und Osteopathien (1079).

> ❗ Vor der klinischen Anwendung müssen die in den absoluten und relativen Kontraindikationen angesprochenen Konstellationen sorgfältig geprüft werden.

Die minimale Erhaltungsdosis soll ausgehend von einer Dosierung von 10 mg/Tag mit wöchentlicher Dosissteigerung von 10 mg gefunden werden (1079).

Etretinat und Acitretin sind mit UV-Behandlung und PUVA wie auch mit unterschiedlichen topischen Antipsoriatika kombinierbar.

> ❗ Die Kombination eines Retinoids mit einem Vitamin A ist ebenso wie die parallele Applikation von Etretinat/Acitretin mit MTX absolut kontraindiziert.

Das *Nebenwirkungsprofil* dieser Substanzen entspricht einem Hypervitaminose-A-Syndrom. Am häufigsten sind mukokutane Nebenwirkungen: Cheilitis in 85–100% der Fälle, Trockenheit von Augen und Nase, Hautschuppung, vor allem an Hand- und Fußsohlen. Alle Retinoide haben ein teratogenes und embryotoxisches Potential. Es ist deshalb unter/nach Etretinat-/Acitretintherapie eine 2jährige Kontrazeption durchzuführen. In 25–50% aller Fälle steigen nach mehreren Wochen oraler Etretinattherapie Serumtriglicerid- und -cholesterinwerte. Werte der Lebertransaminasen können sich erhöhen und – nach Absetzen des Medikaments – in bis zu 1% der Fälle persistieren (921). Ein besonders für die Rheumatologie „interessanter" Nebenwirkungsaspekt ist die Wirkung von Acitretin und Etretinat auf den Knochen-Band-Apparat. *Hyperostosen* manifestieren sich bereits in früher Krankheit und Pubertät und nehmen mit dem Alter zu. Bandverkalkungen entwickeln sich vorwiegend im Alter (14). Auch vorzeitiger Epiphysenschluß, periostale Knochenappositionen, endostale Knochenresorption, Osteopenie sowie Osteoporose sind beschrieben (271). Diese unerwünschten Wirkungen müssen unter einer Langzeittherapie regelmäßige Röntgenaufnahmen indizieren, um Knochen-Band-Apparat-Alterationen möglichst früh zu erkennen (Hals-, Brust-, Lendenwirbelsäule, Ellbogen- und Sprunggelenke, gegebenenfalls die Epiphysenfugen). Hydantoine verdrängen Etretinat von seinen Proteinbindungsstellen und

sollten deshalb nicht parallel gegeben werden. Das gilt auch für Tetracycline (z. B. Minocyclin).

Osteoporose

Die internationale Definition der Osteoporose (umfaßt die Begriffe *Knochendichte, Verlust* an Knochendichte und *Knochenstrukturen:* eine generalisierte Skeleterkrankung mit verminderter Knochenmasse, Verschlechterung der Mikroarchitektur des Knochengewebes und erhöhtem Frakturrisiko (199). Je nach Knochenmineralgehalt spricht man von *Osteopenie, Osteoporose ohne* bzw. *mit Frakturen* (946). Man unterscheidet primäre von sekundären Osteoporosen, letztere wiederum als mono- oder polyätiologische (1080).

Umschriebene (gelenknahe) und diffuse Osteoporosen können im Verlauf entzündlich-rheumatischer Erkrankungen (z. B. cP, Sp.a, PMR-RZA-Syndrom, SLE) entweder durch die *Entzündungsaktivität* dieser Krankheiten selbst oder die durch die Krankheit erzwungene *Immobilität,* aber auch durch *Medikamenteneinnahme* (Langzeittherapie mit Glucocorticoiden) bzw. parallel verlaufende Ereignisse und Risikokonstellationen

---

cP-Osteoporose
Ätiologie

In der Nähe z. B. durch eine cP synovialitisch alterierter Gelenke finden sich Lymphozyten, Makrophagen und Mastzellen, die vermehrt IL-1, IL-2, TNF-α, γ-Interferon und IL-6 produzieren – die wiederum alle Osteoklasten stimulieren (1117). IL-1 und IL-6 stimulieren die CRP-Synthese in der Leber: die Brücke zur *gelenknahen* (auch systemischen) Osteoporose (429, 1002)? Auch das vermehrt gebildete PGE$_2$ stimuliert die Knochenresorption *lokal* (268). Insgesamt resultiert ein lokaler Effekt auf Osteoklasten im Sinn eines lokalisiert gesteigerten Knochenumbaus, bei dem die osteoklastäre Resorption überwiegt.

Die Ätiologie der *generalisierten* Osteoporose (cP, Sp.a) ist komplexer. Die Entzündungsaktivität der Grunderkrankung (Zytokine, PGE$_2$, CRP), Vitamin-D-Mangel und Calciummalabsorption, eingeschränkte Mobilität und ungenügende Sonnenexposition sind einige Faktoren (946). Zusätzlich spielen Glucocorticoide in der Langzeittherapie durch die Summe ihrer negativen Einflüsse auf den Knochenstoffwechsel eine große Rolle.

wie beginnende *Menopause* oder *falsche Ernährung* entstehen. Jede einzelne dieser Ursachen kann für sich zu einer bestimmten Osteoporose führen. Wahrscheinlich verhalten sich die einzelnen Ursachen nicht additiv, sondern multiplizieren sich.

Folgende Medikamente stehen zur Therapie der Osteoporose zur Verfügung:

➤ Medikamente zur Hemmung des Knochenabbaus (Biphosphonate, Calcitonine, Östrogene, aktive Vitamin-D-Derivate);
➤ Medikamente zur Erhöhung der Knochenmasse (Wachstumshormon, Knochenwachstumsfaktoren, Gestagene, anabole Steroide, Fluoride) und
➤ Medikamente zur Verbesserung der Knochenqualität (Biphosphonate der dritten Generation, aktive Vitamin-D_3-Derivate, PTH-Fragmente).

Wichtig ist immer die ausreichende Zufuhr von Calcium (Calcium forte) – 1 – 1,5 g/Tag entweder in Tablettenform oder durch entsprechende Ernährung (Milch, Milchprodukte). *Vitamin D3* (Vigantoletten) – 400 Einheiten/Tag – ist zusätzlich zu empfehlen. Mit der Menopause (Zusatzrisiko für cP-Patientinnen) entsteht ein Mangel an *Östrogenen* (Presomen, Presomen comp., Kliogest). Etwa jede 3. bis 4. Frau verliert in der Menopause Knochenmasse (bis zu 10% pro Jahr) (225). Hysterektomierte Patientinnen sollten Presomen compositum erhalten, nichthysterektomierte eine Östrogen- Gestagen-Mischung (Cyclo-Progynova). *Calcitonin* ist ein natürliches Hormon, das im menschlichen Körper vorkommt. Es hemmt einen gesteigerten Knochenumbau; der *Knochenabbau wird stärker gebremst als der Knochenanbau.* Daneben wirkt Calcitonin (Karil, Cibacalcin) schmerzstillend. Calcitonin wird zyklisch eingesetzt (2 – 3 Monate Therapie, danach 2 – 3 Monate therapiefreies Intervall). *Fluoride* (Ospur, Mono-Tridin, Tridin) stimulieren den Knochenanbau. Üblich ist die Gabe von 15 – 20 mg bioverfügbarer F-Ionen, das entspricht bei Natriumfluorid (Ossiplex retard) 50 – 75 mg/Tag nach dem Abendessen, bei Natriummonofluorphosphat (Mono-Tridin) 152 mg in zwei Tagesdosen. Damit neu gebildeter Knochen schnell genug mineralisiert wird, ist die gleichzeitige Verabreichung von 1 – 1,5 g Calcium und eventuell 400 Einheiten Vitamin D notwendig.

Biphosphonate hemmen die Knochenresorption, wirken aber auch direkt auf Osteoklasten und Osteoblasten. Die intestinale Absorption der Biphosphonate ist gering (1 – 5% der applizierten Dosis). Sie wird durch Calcium- und Eisenionen gehemmt. Deshalb sollten Biphosphonate (Etidronat = Didronel-Kit, Alendronat = Fosamax) nicht mit dem Essen, insbesondere nicht mit Milch, verabreicht werden. Alendronsäure (Fosamax) kann lokale Irritationen an den Schleimhäuten des oberen Gastrointestinaltrakts (Ösophagus!) verursachen. Der Einnahmemodus (morgens nüchtern mit einem vollen Glas Wasser schlucken; sich danach nicht vor 30 Minuten und nicht ohne Nahrungsaufnahme wieder hinlegen) ist deshalb strikt zu beachten. 30 – 60% der absorbierten Menge werden im Knochen gespeichert, der Rest wird innerhalb von 24 Stunden unverändert in Urin und Stuhl ausgeschieden. Die im Knochen gespeicherten Biphosphonate haben eine Halbwertszeit von Monaten bis Jahren. Unerwünschte Wirkungen sind Anstieg der Körpertemperatur, Blutbildveränderungen, gastrointestinale Nebenwirkungen. Zur postmenopausalen Osteoporosebehandlung ist bisher Alendronsäure (Fosamax) entweder intravenös in Dosen von 2 – 25 mg/Tag oder 40 mg oral über 6 Monate (Zusammenfassung bei 929) als Langzeittherapie mit 10 mg/Tag eingesetzt worden.

> ❗ Jede von Schmerzen erzwungene Immobilität fördert Osteoporosen. Schmerztherapie (Analgetika, NSA usw.) ist deshalb auch Osteoporosetherapie. Jedes persistierend hohe Entzündungsprofil einer cP (Zytokine, PGE_2, CRP) begünstigt die Osteoporose: Entzündungskontrolle (Glucocorticoide, LAR) ist deshalb ebenfalls Osteoporosetherapie).

Während jeder mittel- bis langfristigen *Glucocorticoidtherapie* (auch im Rahmen der „Low-dose-Therapie") muß gegen das Entstehen einer Osteoporose gearbeitet werden; dazu zählt die Applikation von Calcium und Vitamin D.

Knochendichtemessungen (Radius, Tibia, Lendenwirbelsäule) mit unterschiedlichen *densitometrischen* Verfahren haben gezeigt, daß *unabhängig* von der *Menge* des eingenommenen Prednisolons/Tag (3 – 10 mg) und der *Dauer* der Einnahme (6 Monate bis 3 Jahre) etwa *zwei Drittel* aller Patienten *Knochenmasse* unter der Low-dose-Therapie mit Glucocorticoiden *verlieren:* jüngere Männer und Frauen weit vor der Menopause wenig oder nicht, dagegen ältere Männer und *Frauen perimenopausal,* insbesondere *postmenopausal* deutlich. Zu dieser „Osteoporosisikogruppe" zählen auch Patienten mit juvenilen chronischen Arthritiden.

In einer doppelblinden plazebokontrollierten Studie über 36 Monate wurden Schmerz, die Progression der Erosionen und der Verlust an Knochendichte bei 40 cP-Patientinnen untersucht. Eines der beiden Patientenkollektive erhielt im ersten Monat morgens *Lachscalcitonin* 200 IU/Tag als 100 IU Spray in jedes Nasenloch (Miacalcic). In den darauffolgenden Monaten wurde die Dosis auf 100 IU/Tag reduziert. Die zweite Gruppe der Patienten erhielt Plazebo. Die Morgensteife reduzierte sich in der mit Calcitonin behandelten Gruppe nach 2 und 4 Monaten; nach durchschnittlich 28 Monaten konnte kein signifikanter Unterschied des Larsen-Scores in beiden Gruppen beobachtet werden. Die *Knochendichte* wurde im Unterarm und in der Wirbelsäule gemessen. Während der ersten 12 Monate verlor die Plazebogruppe etwa 2% Knochen der Wirbelsäule und 4,8% pro Jahr im distalen Radiusdrittel. Im Gegensatz dazu stieg die Knochendichte in der Gruppe, die intranasal Calcitonin erhielt, um 1% in der Wirbelsäule, und es ließ sich kein Knochenverlust im distalen Radiusdrittel feststellen (1047).

Calcitriol, aus dem Vitamin-D-(Prodrug-)Metaboliten *Alfacalcidol,* steuert neben dem Parahormon und Calcitonin den Calciumphosphatstoffwechsel. Da Glucocorticoide die enterale Calciumresorption hemmen (944), Calcitriol dagegen über die Syntheseinduktion des calciumbindenden Proteins (Calbidin D) die enterale Calciumresorption steigert und damit die Knochenresorption hemmt, liegt sein Einsatz bei glucocorticoidinduzierter Osteoporose nahe. In einer Dosierung von 0,25 – 1 µg/Tag ist Alfacalcidol (Doss) zur Prävention und Therapie der glucocorticoidinduzierten Osteoporose geeignet (947). Da der positive Wirkungsmechanismus gleichzeitig die Möglichkeit zu unerwünschten Wirkungen (Hyperkalzämie, Hyperkalzurie) birgt, ist bei einer durchschnittlichen Calciumzufuhr von ca. 800 mg/Tag die zusätzliche Calciumgabe nicht sinnvoll. Bei niedrigerer Zufuhr setzt die individuelle Calciumsubstitution ein. Bisher vorliegende Untersuchungen zeigten, daß die gesteigerte Knochenresorption unter Glucocorticoidtherapie durch Alfacalcidol gehemmt wird (113) und Calcitriol + Calcium mit oder ohne Calcitonin einen glucocorticoidinduzierten Knochensubstanzverlust verhindern können (983).

Zusammenfassend ist die Therapie der Osteoporose ursachenbedingt zu gestalten. Immer wird die Entzündungssuppression, ergänzt von der Stimulation des physiologischen Knochenzuwachses (Krankengymnastik, eventuell Sport, calciumreiche Ernährung, ausreichende Sonnenexposition), an erster Stelle stehen. Die medikamentöse Therapie besteht – situationsadäquat – aus der Gabe von Calcium, Vitamin D, Calcitriol, Natriumfluorid, Calcitonin, Biphosphonaten, Östrogenen oder Östrogen-Gestagen-Mischungen. Angepaßt an Alter, Geschlecht, Grunderkrankung (deren Aktivität) können diese Medikamente auch kombiniert eingesetzt werden.

➤ Schmerztherapie = Osteoporosetherapie,
➤ Entzündungskontrolle = Osteoporosetherapie,
➤ Bewegungstherapie = Osteoporosetherapie.

Osteoporoserisikopatienten:

➤ Patienten mit juveniler chronischer Arthritis,
➤ cP-Patientinnen,
  – peri-/postmenopausal,
  – mit Untergewicht,
  – mit Langzeitglucocorticoidtherapie;
➤ PMR-RZA-Patienten.

Antibiotische Therapie von Begleitinfektionen, infektiösen (septischen) Arthritiden und Spondylodiszitiden

Lokalisation und Pathogenese von Arthritiden

Primäre Arthritiden (nach Gelenkpunktion, nach offener Gelenkverletzung) werden von sekundären septischen (hämatogene Absiedlung aus einem Fokus) und septischen bakteriellen unterschieden. Die Lokalisation ist in 90% monartikulär. Polyartikuläre Lokalisationen finden sich selten beim älteren komorbiden (Diabetes mellitus) cP-Patienten im Verlauf einer längeren Therapie mit Glucocorticoiden oder anderen Immunsuppressiva sowie bei endoprothetisch versorgten Gelenken (günstige Bedingungen?). In absteigender Reihenfolge erkranken Knie-, Hüft-, Sprung-, Ellenbogen-, Schulter- und Handgelenke. Je nach betroffenem Gelenk (Hüft-, Schultergelenke) können klinische Zeichen der bakteriellen Arthritis sehr diskret sein. Infektionen mit Staphylococcus aureus (40 – 70%), mit Neisseria gonorrhoeae (30 – 50%) und Streptokokken (15 – 20%) sind am häufigsten (877).

Die *Brucellenarthritis* wird – über 6 Wochen – mit Doxycyclin (zweimal 100 mg/Tag Vibramycin) und Rifampicin (Rimactan Drg. 15 mg/kg KG/Tag vor dem Frühstück) therapiert. Alternativ können Doxycyclin (s. oben) + Streptomycin (1 g/Tag Streptomycin-Heyl) über 2 Wochen gegeben werden. Die *Gonokokkenarthritis* wird mit Ceftriaxon (Rocephin), 1 g/Tag i. v., anschließend mit Cefixim (Cephoral Film-Tbl.), 2mal 200 mg/Tag per os über 7 Tage therapiert. Gegen die *Chlamydienarthritis* werden Azithromycin (Zithromax), 1 g per os als Einzeldosis, oder Doxycyclin (Vibramycin), 2mal 100 mg per os über 7 Tage, gegeben. Bei *Streptokokkenrheumatismus* (rheumatisches Fieber) Benzathinpenicillin (Tardocillin) i. m., monatliche Dosis 1,2 Millionen Einheiten. Die *tuberkulöse Arthritis* wird über 2 Monate mit Isoniazid, Rifampicin und Pyracinamid (Kombinationspräparat: Rimactacid), danach über 10 Monate mit Isoniazid und Rifampicin behandelt.

Bei *infektiösen* oder *Verdacht* auf infektiöse (septische) *Arthritiden* sind immer Blut- und Synoviakulturen anzulegen sowie Gramfärbungen (intrazelluläre Diplokokken) und Ziehl-Neelsen-Färbungen (säurefeste Stäbchen) durchzuführen.

Infektiöse (septische) Arthritiden müssen immer als Notfall gelten und erfordern meist eine operative Behandlung. Der geringste klinische Verdacht auf eine *septische Arthritis* muß neben der Bestimmung gängiger Entzündungsparameter eine *Ad-hoc-Gelenkpunktion,* gefolgt von einer *Ad-hoc-Synoviaanalyse* (Färbungen, Leukozytenzahl, Kristallsuche) induzieren. Da die Gefahr rascher Gelenkdestruktion und septischer Streuung droht, kann das letztlich entscheidende Antibiogramm häufig nicht abgewartet werden. Parenteral sind Cephalosporine (z. B. Cephoral, Rocephin), Aminoglykoside (Streptomycin Heyl, Refobacin) und Metronidazol (z. B. Vagimid) zu geben. Nach den Empfehlungen der Deutschen Gesellschaft für Rheumatologie soll bei der Konstellation „Leukozytenzahl 20 000 – 30 000/mm³, noch fehlende Keimbestimmung/Antibiogramm" das betroffene Gelenk ruhiggestellt, mit Kälte und i. v. mit einem Breitbandcephalosporin (s. oben) behandelt werden (912). Leukozytenzahlen > 35 000 mm³ erfordern die sofortige operative Revision; lassen sich allerdings Kristalle, aber nicht Keime nachweisen, kann zunächst weiter konservativ therapiert werden. Ist das Geschehen nicht innerhalb von 3 Tagen zu beherrschen, muß operativ vorgegangen werden. Eine ausgiebige arthroskopische Spülung (eventuell mit Teilsynovialektomie), lokale Antibiotikaanwendungen (Gentamicin-PMMA-Kugelketten = Septopalketten oder gentamicinhaltiges Kollagenvlies = Sulmycin-Implantat) sowie das Einlegen mehrerer Drainagen sind indiziert. Bei eindeutig ossärer oder synovialer Beteiligung ist das offene Vorgehen Mittel der Wahl: sorgfältiges Débridement mit Synovialektomie, Spül-Saug-Drainage, lokale Antibiotikaeinlagen (912).

Bei Kindern < 6 Jahre sind Staphylococcus aureus und Enterobacericeae häufig die Erreger, bei Kindern > 6 Jahre sind es Streptokokken, Haemophilus influenzae und Enterobacteriaceae. Therapiert wird mit Cefuroxin (Zinacef), Flucloxacillin (Staphylex) und Ceftazidim (Fortum). Gegen Infektionen durch grampositive Bakterien erhalten ältere Kinder und Erwachsene Cefuroxim (Zinacef), Piperacillin (Pipril) + Tazobaktam (Tacobac); gegen methicillinresistente Erreger Vancomycin (Vancomycin Lilly); gegen gramnegative Infektionen Piperacillin (Pipril). Infektionen durch Pseudomonas aeruginosa wird Aminoglykosid (Rifampicin), 4,5 mg/kg KG/Tag, eingesetzt. Die Staphylokokkenarthritis wird nach 2 – 3 Wochen parenteraler Therapie mit Clindamycin (Aclinda) mit 1200 mg/Tag behandelt. Spondylodiszitiden werden in endogene (hämatogene) Keimaussaat) und exogene Formen eingeteilt. Das Verhältnis spezifische zu unspezifische Spondylodiszitiden liegt bei 1 – 7 zu 10 – 3 (319). ⅔ aller Spondylodiszitiden sind im Lendenwirbelsäulen- bzw. thorakolumbalen Abschnitt lokalisiert. Die spezifische Spondylodiszitis wird häufig durch Tuberkelbakterien verursacht, die unspezifische durch Staphylococcus aureus (30 – 40%), Streptokokken, Salmonellen und Escheria coli. Durch Blutkulturen (im Fieberschub), CT-gesteuerte Punktionen oder Gewebeproben ist der Erregernachweis anzustreben. Therapie der Wahl ist die Ruhigstellung des betroffenen Wirbelsäulenabschnitts und die mehrmonatige antibiotische Behandlung (zunächst 1 – 2 Wochen parenteral, anschließend über 2 Monate oral). Da der Erregernachweis in bis zu 50% nicht gelingt, muß – sich an der Häufigkeit der Erreger orientierend – eine breit wirksame Antibiose, z. B. mit einem Cephalosporin (Ceftazidim = Fortum) + Aminoglykosid (Rifampicin), ohne „Erregerkenntnis" eingeleitet werden. Die operative Revision ist Therapie der Wahl bei neurologischen Ausfallerscheinungen und intraspinalen Raumforderungen. Sie wird durch die antibiogrammorientierte Antibiose komplettiert.

Therapie psychischer Symptome

Entsprechend den unterschiedlichen Entstehungsmechanismen gestaltet sich auch die Therapie psychogener Rheumatismen schwierig. Sie muß dem Bedeutungsgehalt der Symptomatik gerecht werden. Oft ist der Schmerz eine Stütze für das seelische Gleichgewicht, eine Prothese, ohne die der Patient vielleicht psychisch dekompensieren würde (1203). Therapeutisch wichtig ist die verstehende, für den Kranken reparativ wirkende Arzt-Patient-Beziehung.

Die medikamentöse Therapie ist in allen Fällen schwerer reaktiver Depression immer indiziert. Nicht jede reaktive Depression als Reaktion auf eine chronische Krankheit oder auf die „vom Himmel hereinbrechenden Ereignisse" einer akuten lebensverändernden Krankheit wird sich – und das ist meist ein Zeitproblem – in der Praxis oder im Krankenhaus über das Gespräch, die Analyse bzw. verhaltenstherapeutische Maßnahmen auffangen lassen. In diesen Fällen sind medikamentöse Versuche mit Psychopharmaka unabdingbar. Sowohl psychovegetativ distanzierende *Tranquilizer* als auch schwach potente *Neuroleptika* und *Antidepressiva* stehen zur Wahl (Tab. 2.**42**). Selbstverständlich darf eine psychopharmakologische Therapie Ansätze zu anderen therapeutischen Formen (Psychotherapie, Verhaltenstherapie, physikalisch-therapeutisches Vorgehen) nicht blockieren, sondern soll sie unterstützen. Aus diesem Grund ist die Dosierung der einzelnen Medikamente so zu wählen, daß der Patient noch in der Lage ist, an physikalisch-therapeutischen, vor allem aktivierenden Maßnahmen teilzunehmen.

Allgemeine *Indikationen* zur Gabe von Psychopharmaka sind Angst, reaktive Depressionen und Schmerz, vor allem weichteilrheumatisch-therapieresistenter Schmerz.

„Fernrohrphänomen"

Das sog. Fernrohrphänomen, bei der täglichen Visite häufig erlebt, ist nicht selten. Die Einstellung eines Menschen zu seinem Krankheitsgeschehen läßt ihn das Geschehen entweder wie durch ein Fernrohr vergrößert überproportional und realitätsfremd betrachten oder aber – sieht er es wie durch ein umgekehrtes Fernrohr – wirklich vorhandene Beschwerden minimieren.

Allgemeine *Kontraindikationen* zur Therapie mit Psychopharmaka, gleich welcher Art, sind ethisch-philosophischer Natur, müssen die Zuverlässigkeit des Patienten miteinbeziehen und sind präparatbezogen (z.B. Kardiotoxizität der trizyklischen Antidepressiva). Eine weitere Kontraindikation ist therapieimmanent: Psychopharmaka stellen einen Eingriff in die Persönlichkeitsstruktur des Patienten dar.

Tranquilizer wirken mehr oder weniger stark sedierend, schlafanstoßend sowie psychovegetativ distanzierend und muskelrelaxierend. Sie können das Zusammenspiel von Agonist und Antagonist in der Krankengymnastik empfindlich stören. Auch ist bei Tranquilizern auf die in den Vordergrund getretene und in letzter Zeit gut erforschte Gefahr der Gewöhnung, die Sucht, zu achten. Sie können in Kombination mit einem NSA abends vor dem Schlafengehen (Ursache der Schwierigkeiten erhöhter Muskelhartspann als Folge von z.B. degenerativen Wirbelsäulenerkrankungen oder eines extraartikulären Rheumatismus) gegeben werden.

So erwies sich die abendliche Gabe von 10 mg Diazepam (Valium) zusammen mit 100 mg Indometacin (Amuno) als erfolgreicher als die Gabe von 100 mg Indometacin und Plazebo (69). Funktionelle, hysterische und psychosomatische extraartikuläre Rheumatismen können durch die monolytische und psychovegetativ distanzierende Wirkung der Tranquilizer gebessert werden. Andererseits zeigte sich in einem Doppelblindversuch an 24 cP-Patienten, die die üblichen NSA erhielten und von denen die Hälfte zusätzlich zur NSA-Therapie 5 mg Diazepam 3mal täglich einnahmen (vs. Plazebo), kein signifikanter Unterschied zwischen beiden Gruppen (1167). ■

In letzter Zeit sind Tranquilizer oft durch *Neuroleptika* ersetzt worden. Neuroleptika dämpfen mehr oder weniger stark in kleineren Dosen und distanzieren psychovegetativ bei Schonung des psychoenergetischen Niveaus. *Indikationen* sind alle psychosomatischen Störungen, die mit Angst, Erregung und Spannung verbunden sind, psychosomatische Krankheiten wie die Colitis ulcerosa oder die Anorexia nervosa. Übliche *Nebenwirkungen* sind Müdigkeit, Hypotonie, Tachykardie und extrapyramidale Erscheinungen.

Entscheidet man sich zum Einsatz *antidepressiver Substanzen,* stellen sich einleitend Fragen; z.B. kann die im psychiatrischen Rahmen übliche Dosierung wegen der damit unabdingbar verbundenen Nebenwirkungen nicht gegeben wer-

Tabelle 2.**42** Psychotrope Substanzen (Auswahl)

Internationale Kurzbezeichnung	Handelsname	Darreichungsform Dosiseinheit (mg)	Durchschnittliche Tagesdosis ambulant (mg)
Tranquilizer			
• Bromazepam	Lexotanil 6	Tbl. 6	3 – 6
• Diazepam	Valium	Tbl. 2, 5, 10	5 – 15
• Oxazepam	Adumbran	Tbl. 10	10 – 20
Neuroleptika			
• Melperon HCL	Eunerpan	Drg. 25, 100,	individuell
Antidepressiva			
• Amitriptilin	Saroten	Drg. 10, 20,	25 – 50 (abends),
		Drg. ret. 25, 50, 75	75 ret. (abends)
• Fluoxetin HCL	Fluctin	Kps. 20	20
• Paroxetin HCL	Seroxat	Filmtbl. 20	20
• Trazodon HCL	Thombran mite	Kps. 25	25 – 75
	Thombran	Kps. 50	

den – die immer parallel laufende aktive und passive balneophysikalische und krankengymnastische Therapie würde sich nicht mehr effizient durchführen lassen. Auch für alle anderen Psychopharmaka gilt, daß sie – auch und besonders bei ambulanter Behandlung – niedrig dosiert werden sollen, um die Physiotherapie zu ermöglichen und möglichst wenig Nebenwirkungen zu provozieren. Auch gilt für diese Substanzgruppen als unabdingbare Voraussetzung eine fundierte, fachlich gesicherte Diagnose vor der Therapie.

In einer Reihe kurzzeitiger kontrollierter Untersuchungen zeigte sich der Nutzen von *Amitriptylin* (Saroten, Laroxyl) bei der Behandlung des *Fibromyalgiesyndroms* (531, 1019). Eine deutliche klinische Besserung entwickelten 25 – 45 % dieser Patienten. Amitriptylin schien mehr die Schlafqualität als die Schmerzreduktion zu beeinflussen. Auch in einer neueren Studie, in der Fibromyalgiepatienten in der 1. Woche 10 mg, in der 2. Woche 25 mg und in der 3. – 12. Woche 50 mg Amitriptylin vs. Plazebo täglich abends vor dem Schlafengehen einnahmen, erwies es sich nach einem Monat durch eine klinische Besserung von 21 % (vs. 0 % in der Plazebogruppe) als wirksam (161). Allgemein empfohlen wird die abendliche Gabe von 25 mg Amitriptylin (Saroten, Laroxyl). Fluoxetin (Fluctin), ein selektiver Serotoninwiederaufnahmehemmer, verbesserte den Fibromyalgie-Impact-Questionnaire sowie Schmerzen, allgemeines Krankheitsgefühl und Schlafstörungen in Kombination mit Amitriptylin (Saroten) besser als Amitriptylin, Fluoxetin oder Plazebo jeweils allein. Fluoxetin wurde morgens

in einer Dosis von 20 mg, Amitriptylin abends in einer Dosis von 25 mg gegeben (423).

Sonstige Begleiterscheinungen

Sicca-Symptome (nicht extraglandulär) werden symptomatisch behandelt: künstliche Tränen (Liquifilm Augentropfen) so oft wie möglich: je visköser die Konsistenz, um so weniger häufig müssen die Patienten tropfen. Kontaktlinsen vermeiden (Infektionsgefahr), Rauchern und „zugigen" Situationen aus dem Weg gehen (offenes Fenster im Auto, Zug usw.); keine Medikamente mit anticholinergen Eigenschaften (Phenothiazine, trizyklische Antidepressiva, Antiparkinsonmittel). Die Therapie der *Xerostomie* ist schwierig: Am besten hat der Patient immer etwas Wasser bei sich, um den Mund so häufig wie möglich spülen zu können. Sehr wichtig ist die Pflege der Mundschleimhaut und der Zähne. Auch hier sind Rauchen, trockenes Essen und Medikamente mit anticholinergem Effekt zu vermeiden.

Ein Patient mit **Raynaud-Symptomen** darf auf keinen Fall rauchen! Er sollte immer den ganzen Körper – nicht nur die Hände – warmhalten und die Kälte (Wintersport!) meiden. Medikamentös können Nifedipin (Adalat), 20 – 90 mg/Tag, Prazosin (Minipress) und topisch Nitroglycerin (Nitronal-Gel) eingesetzt werden. Sind digitale Ulzerationen entstanden; die maximale Dosis eines Calciumblockers (z. B. Verapamil = Isoptin).

Zur Therapie der **Vaskulitis** werden Glucocorticoide (Prednisolon = Ultracorten H, initial 40 –

60 mg/Tag) eingesetzt. Können Glucocorticoide die Aktivität und Progression der Vaskulitis (Organbeteiligung) nicht kontrollieren, sollten Cyclophosphamid (Endoxan, S. 82 f.) oder Chlorambucil gegeben werden. Weitere therapeutische Optionen sind hochdosierte intravenöse Immunglobuline und monoklonale Antikörper.

Die **Iritis** (Uveitis anterior), meist einseitig akut oder doppelseitig chronisch (Iridozyklitis), wird mit Mydriatika (1 % Atropin = Atropinol), lokalen Glucocorticoiden (Prednisolonacetat = Ultracortenol) oder bei schwerer Iridozyklitis und Uveitis posterior systemisch mit Glucocorticoiden behandelt (Prednisolon = Decortin H). Topische Glucocorticoidtropfen beeinflussen die Uveitis anterior sehr gut, die posteriore weniger. Scopolamin (Boro-Scopol-Augentropfen) wird eingesetzt, um hintere Synechien zu verhindern und den Schmerz zu lindern, den die Krämpfe der Ziliarmuskeln verursachen.

Besonderheiten der Therapie in Schwangerschaft und Stillzeit, im jugendlichen und älteren Lebensalter

Schwangerschaft und Stillzeit

Die Literatur beurteilt die potentielle Gefährdung durch verschiedene Medikamente während der Schwangerschaft einer cP-Patientin kontrovers.

> ❗ Obwohl nach überwiegender Meinung die meisten der gegebenen Medikamente keine gravierenden negativen Einflüsse auf Mutter, Fetus und neugeborenes Kind haben, wird der Arzt fast immer raten, das Medikament abzusetzen bzw. keine Therapie zu beginnen (656; Übersicht bei 560).

Die Medikamentenwirkung während der Schwangerschaft wird durch *veränderte physiologische Parameter* beeinflußt: Blutvolumen und Proteinbildung der Mutter steigen, der Leberzellstoffwechsel verändert sich. In der Plazenta ist die Durchblutung nicht konstant. In den Fetus gelangte Substanzen umgehen die Leber und erreichen – quasi intravenös – direkt sein Gehirn. Die Schäden, die in der Blastemphase (die ersten 15 Tage nach Konzeption), der Embryonalzeit (3. – 12. Woche), der Fetalzeit (von der 13. Woche

bis zur Geburt), der Peripartal- und der Stillzeit entstehen können, sind unterschiedlich. In der 1. Phase kann die *Frucht absterben,* in der Embryonalzeit resultiert im ungünstigsten Fall eine *Organmißbildung* und in der Fetalzeit können *Organfunktionen* und auch das *Wachstum* gestört werden. Peripartal applizierte Substanzen treten meist zum Fetus über. In der Muttermilch auftretende Medikamente treffen oft auf eine *Unreife der Ausscheidungsfunktion* (712).

Etwa 70 – 90 % aller cP-Patientinnen erleben eine (Teil-)Remission während ihrer Schwangerschaft (840, 841, 1155). Die Besserung tritt innerhalb der ersten Schwangerschaftsmonate ein. Allerdings kommt es später – meist innerhalb der ersten 4 – 8 – 12 Wochen nach Geburt – zu einer Krankheitsexazerbation (632, 831). Deshalb muß die Krankheitsaktivität auch während der Schwangerschaft so niedrig wie möglich gehalten werden, da dadurch die Gefahr der postpartalen Exazerbation vermindert wird.

Welche Risiken gibt es?

Das Abwägen zwischen Risiko und Wirkung – ohnehin Grundlage jeder medizinischen Entscheidung – erhält mit dem un- bzw. neugeborenen Kind noch eine weitere schwierige Berechnungsgröße. Wie verhält sich das Risiko für das ungeborene Kind zum therapeutischen Nutzen? Ist die Medikation auch während einer Schwangerschaft von vitaler Bedeutung? Übersteigen die Risiken einer ungebremst ablaufenden Krankheit die Nachteile einer Therapie? Gibt es risikoreichere und -ärmere Medikamente? Und nicht zuletzt: Ist überhaupt ein Medikament nötig? Alle diese Fragen muß man sich am Beginn oder im Verlauf einer medikamentösen Therapie vor bzw. während einer Schwangerschaft stellen (748).

Von allen *nichtsteroidalen Antiphlogistika* (NSA) sind die Auswirkungen der *Acetylsalicylsäure* am besten bekannt. Wie alle Prostaglandinsynthesehemmer verzögert sie die Geburt, induziert also längere Schwangerschaften und kann perinatal durch die Hemmung der Thrombozytenaggregation erhöhte Blutverluste verursachen. Dosisabhängig können vermindertes Geburtsgewicht und erhöhte Totgeburtenraten folgen (970, 1102). Die Behandlung mit niedrigdosierter Acetylsalicylsäure (< 325 mg/Tag) ist nicht mit unerwünschten Wirkungen verknüpft. NSA (z. B. Indometacin, Ibuprofen, Ketoprofen, Naproxen, Diclofenac, Piroxicam) wirken nicht teratogen; sie prophylaktisch abzusetzen ist unnötig (126, 254).

Auch *Indometacin* ist plazentagängig. Sein Einsatz als tokolytische Substanz während der zweiten Hälfte der Schwangerschaft kann – wie der aller NSA – unabhängig vom fetalen Serumspiegel zu einer Verengung oder einem vorzeitigen Schluß des Ductus arteriosus Botalli führen (772, 1164). Ein NSA-induzierter Verschluß des Ductus Botalli öffnet sich bereits 24 Stunden nach Therapiestopp wieder (771). Über oligurische renale Funktionseinschränkungen, Hämorrhagien, intestinale Perforationen und fetale Schäden ist berichtet worden. Die kurze Behandlung mit Indometacin – etwa über 24–48 Stunden – scheint dagegen nicht gefährlich (1011).

Es gibt keine Veröffentlichungen über den Zusammenhang zwischen der Einnahme von *Ibuprofen* während der Schwangerschaft und kongenitalen Defekten. Da der frühzeitige Verschluß des Ductus arteriosus unter der Einnahme von NSA möglich ist, sollten sie im *3. Trimenon* der Schwangerschaft *vermieden* werden oder *8 Wochen vor dem Geburtstermin abgesetzt* werden. NSA während der Schwangerschaft beeinflussen auch die Thrombozytenaggregation und den Tonus der Uterusmuskulatur zum Geburtszeitpunkt. Wenn NSA überhaupt nötig sind, sollten die Applikation im mittleren Trimenon erfolgen und NSA mit kurzer Eliminationshalbwertszeit (Diclofenac, Ibuprofen) eingesetzt werden. Das Ulkusprophylaktikum *Misoprostol* (Cytotec) wirkt dosisabhängig auf die Uterusmuskulatur (cave Verlust des Fetus). Es ist in der Schwangerschaft kontraindiziert (cave Arthotec). Selektive COX-2-Hemmer sind in der Schwangerschaft nicht untersucht. Bei COX-2-Knock-out-Mäusen wurden schwerwiegende renale, kardiale und zerebrale Defekte beobachtet (Übersicht bei 570).

Die Therapie mit *Glucocorticoiden* (Prednisolon, Cloprednol) kann während der Schwangerschaft einer cP-Patientin meist abgesetzt werden. Theoretisch besteht durch Glucocorticoide in den ersten 3 Monaten das Risiko fetaler Mißbildungen. Glucocorticoide sind plazentagängig und erscheinen auch in der Muttermilch. Niedrigdosiert (5–15 mg/Tag) und kurzfristig gegeben führen sie nicht zu einer Häufung kongenitaler Defekte, unterdrücken die ACTH-Nebennierenrindenachse nicht und führen beim Neugeborenen nicht zu einem Cushing-Syndrom. Fetale Blutspiegel nach Prednisolon-Einnahme der Mutter sind – im Gegensatz zu Dexamethasonspiegeln – 8- bis

10fach niedriger als die Blutspiegel der Mutter (70). Prednisolon wird deshalb eingesetzt, um die Erkrankung der Mutter, Dexamethason und Betamethason, um die des Fetus (Mutter mit SS-A-, SS-B-Antikörpern; Prophylaxe des kongenitalen AV-Blocks) zu behandeln (808).

Eine einzelne Dosis (auch höher) ist nicht gefährlich, und auch die Therapie über einige Tage scheint für den Fetus nicht risikoreich zu sein. Die niedrigste Erhaltungsdosis für eine Langzeittherapie während der Schwangerschaft mit Prednisolon liegt zwischen 5 und 15 mg. Auch darf eine tägliche morgendliche Dosis auf 20 und 40 mg steigen, um Krankheitsexazerbationen zu beherrschen. Trotz der Plazentagängigkeit der Glucocorticoide entwickelt sich im Fetus nicht immer eine Nebennierenrindensuppression (930). Glucocorticoide sind bei der Exazerbation rheumatischer Erkrankungen in der Schwangerschaft lokal und systemisch Mittel der ersten Wahl. Unabhängig von der Art der rheumatischen Erkrankungen ist eine Glucocorticoiddosis bis zu 20 mg Prednisolonäquivalent/Tag in der Schwangerschaft einer NSA-Therapie vorzuziehen (139). Stillen unter Glucocorticoiden ist erlaubt. Der Zeitabstand zwischen Medikamenteneinnahme und dem Stillen sollte 4 Stunden betragen, falls die Dosis über 20 mg pro Tag beträgt.

Chloroquin bzw. *Hydroxychloroquin* (Resochin, Quensyl) sind plazentagängig und gelangen auch in die Mittermilch. Beide Substanzen können zu Mißbildungen führen, wirken im Tierversuch teratogen und dürfen im Rahmen einer Schwangerschaft nur bei vitaler Indikation eingesetzt werden (656, 855) (Ausnahmen: situativ, SLE-Patientinnen – 571; kurzfristige Malariaprophylaxe – 194).

D-Penicillamin (Trolovol, Metalcaptase) darf wegen seines gesicherten Einflusses auf den Kollagenstoffwechsel und der daraus resultierenden Risiken für den Fetus während der Schwangerschaft nicht gegeben werden. Eine laufende Therapie sollte abgesetzt werden. 2 von 46 Patientinnen, die während der gesamten Schwangerschaft DPA erhielten, brachten Kinder mit schweren Bindegewebsdefekten auf die Welt (306).

Sulfasalazin (Azulfidine RA) kann bei aktiver cP während der Schwangerschaft weitergegeben werden.

Parenterale Goldsalze (Tauredon, Aureotan) sind plazentagängig. Sie gehen auf das Kind über und können dort enzymblockierend wirken. Während einer Schwangerschaft, in einer Remissionsphase der cP, sind sie abzusetzen. Erhöht sich die Krankheitsaktivität während der Schwangerschaft, kann man zur vollen Golddosis zurückkehren – zumindest während der letzten 6 Schwangerschaftsmonate (805). Eine erosiv verlaufende cP exazerbiert postpartal (4 – 8 – 12 Wochen nach der Geburt): Für solche Verläufe ist es besser, die Golddosis und Häufigkeit der Applikation während der Schwangerschaft nur zu reduzieren, um diese postpartale Exazerbation zu vermeiden, als Gold komplett abzusetzen (805).

Azathioprin (Imurek) supprimiert möglicherweise diskret das Knochenmark im Fetus. Das Risiko kindlicher Anomalien erhöht sich nicht. Der Einsatz im Rahmen eines aktiven SLE (Nephritis!) macht jeweils eine Nutzen-Risiko-Abwägung nötig. Bei unkomplizierten Arthritisverläufen sollte Azathioprin 6 Monate vor Geburt abgesetzt werden. Es wird empfohlen, die Dosisintervalle zu verlängern und die Dosis zu reduzieren (127).

Die Gabe von *Methotrexat* (Lantarel, Metex) im 1. Trimester resultierte in drei mißgebildeten Kindern mit Schädelabnormitäten (842). In 8 Fällen – MTX wurde während der späten Schwangerschaft in unterschiedlichen Dosen gegeben – wurden 6 normale Kinder geboren. Ein Kind litt unter einer Panzytopenie, ein anderes unter einer fibrosierenden Alveolitis. Während einer Low-dose-Therapie mit MTX von 8 cP-Patientinnen kamen 10 Kinder auf die Welt, 2 elektive und 3 spontane Aborte entstanden (842). Methotrexat verursacht Aborte und Mißbildungen. Vor einer geplanten Schwangerschaft ist ein Absetzen 6 Monate vor der Konzeption angeraten. Während dieser Zeit ist ein sicherer Konzeptionsschutz erforderlich. Beim Bekanntwerden einer nicht geplanten Schwangerschaft unter MTX muß das Medikament sofort abgesetzt werden. Als Prophylaxe zur Vermeidung von Neuralrohrdefekten nach MTX-Therapie wird 4 Wochen vor bis mindestens 6 Wochen nach Ausbleiben der Regelblutung eine Einnahme von mindestens 4 mg Folsäure pro Tag empfohlen.

Die Behandlung mit *Cyclophosphamid* bleibt in der Schwangerschaft bei fehlender Alternative, lebensbedrohlichen Zuständen der Mutter vorbehalten.

Beachtliche Mengen von *Ciclosporin* (Sandimmun Optoral) werden in Plazentageweben gespeichert. In einigen wenigen Fällen fand sich Ciclosporin auch bei Neugeborenen, die Konzentration fiel innerhalb einiger Tage nach der Entbindung bis auf 0. Im Rahmen von 75 Schwangerschaften und zusätzlichen 11 Schwangerschaften

(die Väter nahmen Ciclosporin ein) – die meisten Eltern wurden therapiert, um eine Organabstoßung zu verhindern – entwickelten sich in 40% aller Fälle der Neugeburten Wachstumshemmungen und Frühreife. Die zusätzliche Gabe von Prednisolon oder Methylprednisolon war üblich (842). Ciclosporin muß bei schwangeren Patientinnen vermieden werden.

Unser Wissen über die Zusammenhänge von LAR und Schwangerschaft ist unzureichend. Das prophylaktische Absetzen von LAR vor einer geplanten Schwangerschaft erscheint nicht immer nötig. Das Risiko einer cP-Exazerbation würde die Vorteile der Behandlung der Krankheit übertreffen. Mehr noch, ein therapeutischer Abbruch einer Schwangerschaft wegen einer LAR-Therapie scheint auf der Basis der jetzt verfügbaren Daten nicht gerechtfertigt.

Zytostatische Substanzen wie *Cyclophosphamid* (Endoxan), *Chlorambucil* (Leukeran) und hochdosiertes MTX (Lantarel, Metex > 10 mg/Woche) *erhöhen* das *Risiko* fetaler Abnormitäten erheblich, vor allem wenn sie im Verlauf der frühen Schwangerschaft gegeben werden (314, 340, 769, 842, 843).

Der Einsatz *immunmodulierender Medikamente* ist während der Schwangerschaft und Stillzeit kontraindiziert, da sie teratogen, abortiv und embryotoxisch wirken können. Während in der Schwangerschaft häufig auf eine Therapie verzichtet werden kann, stellt die *Stillzeit* meist den Zeitpunkt für einen erneuten Therapiebeginn dar. Das Brustdrüsenepithel ist eine Lipidbarriere, der Milch-pH (6, 8) ist saurer als der des Plasmas (7, 4); basische Substanzen werden eher in die Milch ausgeschieden als saure; lipidlösliche Medikamente gelangen leichter, hochprozentig gebundene sowie großmolekulare Substanzen dagegen nur sehr schwer in die Muttermilch. Die langen Gewebehalbwertszeiten der LAR – die zum Teil bereits vor der Schwangerschaft eingesetzt waren – legen nahe, daß diese Substanzen auch während der Stillperiode nicht kontraindiziert sind.

NSA mit kurzer Halbwertszeit (z. B. Propionsäuren) sind *in der Stillzeit ideal*. Ein gutes „Timing" vorausgesetzt, wird das Kind dem Medikament kaum ausgesetzt. Wenn einerseits eine Stillzeit etwa 20 Minuten dauert, andererseits das gegebene NSA eine Halbwertszeit von 4 – 6 Stunden hat, dürften nur Spuren des NSA 5 – 6 Stunden nach oraler Gabe in der Muttermilch erscheinen. Das ist auch der Fall, wenn das NSA während des Stillens eingenommen wird. Nach einer Einnahme von 10 mg *Glucocorticoiden* (Prednisolon; Ultracorten H) erreichten Prednison-/Prednisolon-Konzentrationen in der Muttermilch nach 2 Stunden 0,03 und 0,002 μg/ml (561). Die Einnahme von niedrigdosiertem Prednisolon (< 20 mg/Tag) während der Stillzeit ist risikolos (193).

Auch *intramuskulär appliziertes Gold* gelangt in die Muttermilch, kann aber vom Kind nicht absorbiert werden. CQ/HCQ dürfen in der Stillzeit ebenso wie MTX nicht gegeben werden (856).

Kindesalter

■ *Therapie juveniler chronischer Arthritiden*

Juvenile chronische Arthritiden (JCA, Synonym: juvenile rheumatoide Arthritis – JRA) werden zum einen *subgruppenadaptiert* (frühkindliche Oligarthritis [Typ I], HLA-B27-assoziierte Oligarthritis [Typ II], RF-negative Polyarthritis, RF-positive Polyarthritis, systemische juvenile chronische Arthritis; S. 180 f.), zum anderen *phasenadäquat* (blande Spätverläufe, immunaktive Initialstadien) behandelt. Auch für juvenile chronische Arthritiden sind NSA, Glucocorticoide und LAR die Grundpfeiler medikamentöser Therapie.

Angelsächsischen Autoren gilt die *Acetylsalicylsäure* (ASS = Godamed, Aspirin) als das Medikament der ersten Wahl für nahezu alle im Kindesalter vorkommenden rheumatischen Erkrankungen. Salicylatplasmaspiegel sind 3 Stunden nach der morgendlichen Einnahme zu messen (169). Die Dosis ist körpergewichtorientiert und muß, um antiphlogistisch zu wirken, zwischen 80 – 100 mg/kg KG/Tag betragen. ASS ist bei jüngeren Kindern mit Vorsicht einzusetzen, da Salizylismus sehr schnell auftreten kann und die Warnzeichen (Dösigkeit, Hyperventilation) leicht zu übersehen sind. Metabolisch entsteht bei sehr jungen Kindern eine Azidose, ältere entwickeln eine respiratorische Alkalose. Peptische Ulzerationen oder gastrointestinale Blutungen sind ebenso wie Überempfindlichkeitsreaktionen der Haut und Tinnitus selten. Einige Kinder entwickeln unter der Therapie mit Salicylaten eine Hepatitis, die bioptisch eine milde periportale Zellinfiltration und vereinzelt versprengte Zellnekrosen zeigt (590). Diese Art der Hepatitis ist oft dosiskorreliert (Serumsalicylatspiegel höher als 25 mg/100 ml), obwohl erhöhte Transaminasen auch im Bereich niedriger Spiegel entstehen können (77).

> **!** Insgesamt hat die Acetylsalicylsäure an Bedeutung verloren. Ihre Nachteile (gastrointestinale Beschwerden, zentralnervöse Erscheinungen) übersteigen die Vorzüge der Therapiekontrolle durch Plasmaspiegelbestimmungen (449, 450).

Für Kinder besonders geeignet sind *Substanzen mit kurzer Halbwertszeit* wie Ibuprofen, Indometacin und Diclofenac.

Ibuprofen (Imbun, Brufen) ist eine gut verträgliche Propionsäure, die täglich 3- bis 4mal in Dosen von 20 – 40 mg/kg KG appliziert werden kann. Als Nebenwirkung entstehen manchmal Hautausschläge.

Indometacin (Amuno) ist in einer gutschmeckenden Suspension erhältlich, die Kleinkinder gerne annehmen. Mit korrekt aufgezogenen Einmalspritzen kann exakt dosiert werden: 3- bis 4mal täglich 2 – 4 mg/kg KG. Zentralnervöse Nebenwirkungen – bei älteren Kindern Kopfschmerzen, Müdigkeit und Verwirrung – stehen neben Erbrechen bei jüngeren Kindern im Vordergrund. In gleicher Dosis wird *Diclofenac* (Voltaren) appliziert.

Im Gegensatz zu diesen Substanzen hat *Naproxen* (Naprosyn, Proxen; steht auch als Saft zur Verfügung) eine deutlich längere Halbwertszeit. Dadurch ist die Steuerbarkeit geringer, die täglich nur 2mal benötigte Verabreichung steigert die Compliance. Die Dosisempfehlung (Suspension) für leichtgewichtige kleine Kinder lautet 10 – 15 mg/kg KG/Tag, für größere Kinder (Teenager) 2mal 250 mg/Tag. Für Naproxen typische Nebenwirkungen sind Lethargie und psychische Störungen („being on a trip").

NSA sollten der besseren Verträglichkeit wegen immer zusammen mit Nahrung eingenommen werden. Die auch beim Kind häufigen gastrointestinalen Nebenwirkungen verursachen Appetitlosigkeit, Bauchschmerzen und Übelkeit; letztere kann von Kindern nicht immer genau angegeben werden.

Glucocorticoide sollten systemisch bei JCA nur mit großer Zurückhaltung eingesetzt werden, da Kinder rasch Glucocorticoid„abhängig" werden und Dosisreduktion immer zum Rebound führt (449, 450). Systemische Verläufe der JCA werden initial mit 1 – 2 mg Prednisolonaquivalent/kg KG/Tag – möglichst als Einzeldosis morgens – behandelt. Diese Dosis sollte dann sehr schnell reduziert werden und, falls eine Dauertherapie nötig wird, 0,15 mg/kg KG/Tag nicht übersteigen.

> ! Wachstumshemmungen, die ausgeprägte Osteoporose und die Gefahr von Nekrolysen vor allem des Femurkopfes sind belastende Nebenwirkungen.

Wie in der Erwachsenenrheumatologie können „Pulse-Infusionen" – 10 – 20 mg/kg KG/Tag – die Zeit bis zum Wirkungseintritt einer Therapie mit LAR überbrücken.

Zwingende *Indikationen* für Glucocorticoide sind die nichtkontrollierbare Iridozyklitis, eine Myokarditis, eine zunehmend ausgeprägte Anämie und eine Arthritis der Krikoarytänoidgelenke, die einen akuten laryngealen Stridor verursacht. Der Glucocorticoidapplikation bei Patienten mit kongestiver Myokardiopathie sollte – etwa eine Stunde vorher – eine Injektion mit Furosemid (z. B. Lasix) vorangehen, die zu einer Volumenreduktion führt. Kalium kann sowohl durch Diuretika als auch durch Glucocorticoide ausgeschieden werden: Dann muß Kalium substituiert werden (529).

Neben der systemischen Therapie lassen sich Glucocorticoide *lokal* im Verlauf der Iridozyklitistherapie und als intraartikuläre Injektionen (Triamcinolonhexacetonid = Lederlon) einsetzen.

In der Regel reagiert die *akute Iridozyklitis* auf die Therapie mit *Mydriatika* (Vorbeugung der Entwicklung von hinteren Synechien) und lokal subkonjunktival gegebenen Glucocorticoidtropfen. *Persistierende Iridozyklitiden* werden ebenfalls mit Mydriatika und Glucocorticoiden behandelt. Als Mydriatikum ist Atropin sehr effektiv. Es hat allerdings Nachteile für ein Kind, z. B. in der Schule, und kann die Verschreibung bifokaler Gläser – besonders wenn beide Augen betroffen sind – nach sich ziehen. Kommt die Iridozyklitis unter Lokalbehandlung innerhalb von 6 – 8 Wochen nicht zum Stillstand, werden vorübergehend auch MTX (Lantarel), Azathioprin (Imurek) oder Ciclosporin (Sandimmun Optoral) eingesetzt (402, 449, 450). Jede nachgewiesene *Amyloidose* stellt eine Indikation für Chlorambucil (Leukeran) oder Cyclophosphamid (Endoxan) dar, die ihres onkogenen Potentials wegen aber – ist die Iridozyklitis beherrscht – reduziert und durch MTX oder Azathioprin ersetzt werden müssen.

Der Einsatz *langsamwirkender Antirheumatika* (LAR) ist bei persistierenden aktiven Oligarthritiden, frühzeitig rasch destruierenden seropositiven Polyarthritiden und auch den seronegativen Polyarthritiden indiziert.

Die Therapie mit *parenteralen Goldsalzen* bekämpft die juvenilen chronischen seropositiven/seronegativen Arthritiden ebenso wirksam wie die der Erwachsenen-cP. Eingesetzt wird Natriumaurothiomalat (Tauredon); die initiale (Test-) Dosis beträgt 5 mg. Wöchentliche Dosen werden schrittweise erhöht, bis etwa 0,75 mg/kg KG pro Woche erreicht sind. Diese wöchentlichen Injektionen werden über 20 Wochen fortgesetzt bis zu einer Gesamtdosis von 15 mg/kg KG. Setzen Besserung oder Remissionen ein, ist eine Erhaltungstherapie einzuleiten: 1 mg/kg KG alle 2 Wochen. Unerwünschte Wirkungen, die zum – zumindest zeitlich limitierten – Absetzen der Therapie zwingen, sind Leukozytenzahlen unter 5000, eine Eosinophilie, eine Proteinurie oder Hämaturie oder aber allergische Hautreaktionen bzw. Transaminasenanstieg. Absolute *Kontraindikationen* für eine erneute Goldtherapie sind eine persistierende Leukopenie, Neutropenie, die Proteinurie oder eine exfoliative Dermatitis. Etwa 25 % aller Kinder müssen die Therapie der Goldtoxizität wegen beenden, 25 % reagieren nicht auf Gold und 50 % erleben Remissionen unterschiedlichen Grades. Bei systemischer JCA sind parenterale Goldsalze kontraindiziert (cave intravasale Gerinnung).

Noch nicht etabliert hat sich die Therapie mit D-Penicillamin (Trolovol, Metalcaptase) (958). Wie beim Erwachsenen ist einschleichend zu beginnen, z. B. mit 10 mg täglich. Eine langsame Steigerung kann bis zu einer Maximaldosis von 20 mg/kg/Tag (wenn keine Nebenwirkungen auftreten) führen. Mögliche Nebenwirkungen machen eine Dosisreduktion und notwendige Kontrollen ebenso erforderlich wie beim Erwachsenen. Nach 6 Monaten erfolgloser Therapie oder beim Auftreten einer der bekannten Nebenwirkungen (cave irreversible Glomerulopathie) ist Absetzen indiziert.

Vor allem die frühkindliche ANA-positive Oligarthritis spricht initial gut auf *Antimalariamittel* (Resochin, Quensyl) an. Die initiale Dosis beträgt 3 – 4 mg/kg KG/Tag (449, 450). DA HCQ/CQ die Schwelle für zerebrale Anfälle senken können, muß der ersten Applikation eine EEG-Untersuchung vorangehen. Wie beim Erwachsenen sind regelmäßige ophthalmologische Kontrollen nötig.

Sulfasalazin (Azulfidine-RA) in einer Dosierung von 30 – 50 mg/kg KG soll besonders die HLA-B27-assoziierte Arthritis günstig beeinflussen. Nebenwirkungen entsprechen denen der Therapie des Erwachsenen. Wie parenterale

Goldsalze und DPA ist Sulfasalazin als Therapie der systemischen JCA kontraindiziert. *Immunsuppressiv/antiphlogistisch wirkende Substanzen* wie Azathioprin (Imurek), Methotrexat (Lantarel, Metex) und *Ciclosporin* (Sandimmun Optoral) werden vor allem bei systemischen Verlaufsformen, der chronischen Iridozyklitis und rasch progredienten seropositiven Polyarthritiden eingesetzt.

Die Dosierung von *Azathioprin* (Imurek) wird schrittweise gesteigert: initial 2 – 3 mg/kg KG täglich.

Die erstaunlich gute Verträglichkeit (hohe Clearance?) und Wirkung von *Methotrexat* (Lantarel, Metex) bei verschiedenen juvenilen chronischen Arthritiden wurden bereits auf Seite 92 dargestellt.

In einer 6monatigen doppelblinden plazebokontrollierten Untersuchung erhielten Patienten entweder 10 mg MTX/m² Körperoberfläche, 5 mg MTX/m² Körperoberfläche oder Plazebo. Der Einsatz von Prednison (< 10 mg/Tag) und NSA war erlaubt. Ausgehend von einem aus verschiedenen klinischen und Laborparametern zusammengesetzten Index zeigten 63 % aller Kinder, die eine Low-dose-MTX-Therapie erhielten, verglichen mit 36 % derer in der Plazebogruppe eine deutliche Besserung (412). ■

Wie auch beim Erwachsenen scheinen bei juveniler chronischer Arthritis unter MTX „Rheumaknoten" entstehen zu können (322). MTX ist eine effektive Substanz ohne große Nebenwirkungsrisiken und kann über viele Jahre verabreicht werden. Im Lauf der Zeit kann es nötig werden, die Dosis zu erhöhen. Eine Unterbrechung der MTX-Therapie kann schwere und schwer zu kontrollierende Exazerbationen provozieren (1111). Nur wenn Azathioprin oder MTX den Krankheitsverlauf nicht beherrschen, ist *Ciclosporin* in Erwägung zu ziehen (32).

Die meisten Untersuchungen, die die Wirkungen von LAR während der juvenilen chronischen Arthritis beurteilen, sind retrospektiv. Erstaunlich hoch ist in vielen dieser Studien der Plazeboeffekt, der zwischen 42 und 68 % liegt (958).

Therapie im Alter

Im Alter ist Presbyopie nicht selten – der ältere Mensch muß Verschreibungen (Brille!) lesen können. Das Gehör wird schwächer – hat der Patient *akustisch* alles verstanden? Einen älteren Patienten mit einem neuen Medikament vertraut zu machen setzt voraus, sich seiner Aufmerksam-

keit und Kooperation besonders zu versichern. Das *Arzt-Patient-Medikament-Gespräch* ist besonders für den älteren Patienten von eminenter Bedeutung. Meist muß es ein- oder mehrmals wiederholt werden.

Wegen der verschiedenartigen Verpackungen ist immer die noch bestehende (fehlende?) *manuelle Geschicklichkeit* abzuschätzen. Der cP-Patient kann oft Tabletten nicht teilen oder sie aus einer Vakuumverpackung herauspressen. Das Schema der täglichen Tabletteneinnahme ist so einfach wie nur möglich zu gestalten (467).

Je einfacher die Verordnung gehalten ist, desto besser sind Compliance und Erinnerungsfähigkeit. Die *Vergeßlichkeit* des älteren Menschen zwingt auch manchmal dazu, Freunde oder Nachbarn an der medikamentösen Versorgung zu beteiligen. Wegen der allergisierenden Lebensschule einer Vielfachmedikamenteneinnahme reagieren ältere Patienten oft empfindlicher als jüngere (748). Die dem Alter eigene *Multimorbidität* führt zur Polymedikation, die das Risiko unerwünschter Wirkungen und die Interaktionswahrscheinlichkeit steigert. Der daraus resultierende Bogen spannt sich von der völligen Neutralisation zweier oder mehrerer Medikamente bis zur lebensgefährlich erhöhten Toxizität einer Substanz.

Die Dosierung muß sich an den *metabolischen* (Leber/Niere) *Kapazitäten* und am *Körpergewicht* orientieren. Eine Reihe physiologischer Altersveränderungen können Absorption, Verteilung und Elimination verändern. Im Alter steigt der pH des Magens und die Motilität, der Zell-Turnover, die Durchblutung des Gastrointestinaltrakts sinken; die Folge ist eine Absorptionsminderung.

➤ *Muskelmasse* und *Gesamtkörperwasser* verringern sich (vermindertes Verteilungsvolumen), das Serumalbumin sinkt ebenfalls; im Gegensatz dazu nimmt das *Körperfett* zu, das Verteilungsvolumen vorwiegend fettlöslicher Medikamente steigt.

➤ Die Leber- und Nierenleistung, überwiegend die Elimination einer Substanz bestimmend, ändern sich. Die *Leberdurchblutung* und funktionstüchtiges *Lebergewebe* nehmen ab, die Leberenzymaktivitäten sinken. In der *Niere* sinken die glomeruläre Filtrationsrate, tubuläre Funktionen und der Plasmadurchfluß. Vom 40. Lebensjahr an reduziert sich sowohl die glomeruläre Filtrationsrate als auch die Sekretion durch die Nierentubuli um etwa 1 % pro Jahr.

➤ Der ältere Kranke hat oft niedrigere Serumalbumin- oder andere Serumproteinwerte. Daraus resultieren eine *verminderte Medikamenteneiweißbindung* und das steigende Risiko der Verdrängung eines Arzneimittels durch ein anderes aus der Eiweißbindung.

Das Risiko blutender Ulzera unter NSA-Therapie ist im Alter höher.

Wenn auch viele cP-Patienten *Suppositorien* allein und ohne Hilfe nicht handhaben können, so helfen sie dennoch den Patienten, die wegen Dysphagie oder Bewußtseinseinschränkungen nicht schlucken können. Da viele alte Menschen eine geringe Muskelmasse haben und *Injektionen* als schmerzhaft und schwierig empfinden, ist diese Applikationsform hier mit Zurückhaltung zu betrachten. Auch in diesen Fällen ist die Gabe von Suppositorien sinnvoll.

Der Einsatz von ASS erscheint im Alter nicht sinnvoll. Es wirkt erst in höheren Dosen (zwischen 3 und 4 g/Tag) antiphlogistisch, Mehrfachapplikationen sind notwendig. Zusätzlich belastet es durch die Häufigkeit gastrointestinaler Beschwerden den Patienten. Die Pharmakokinetik nichtsteroidaler Antiphlogistika, unabhängig vom Alter, ist für einige Substanzen, z.B. Diclofenac, umfassend untersucht. Die Bioverfügbarkeit ist im Alter nicht verändert, sie ist zudem unabhängig von der Nahrungsaufnahme. Auch im Alter stehen gastrointestinale Nebenwirkungen mit Abstand an erster Stelle; die Risiken renaler Nebenwirkungen sind erhöht (Zusammenfassung bei 116).

Der ältere Mensch muß mit einem deutlich höheren Risiko und unerwünschten Wirkungen durch *Glucocorticoide* rechnen als der jüngere (empirische Ausnahme: Therapie des PMA-RZS-Syndroms). Hochdosierte systemische Glucocorticoidgaben verursachen z.B. häufig sehr rasch, manchmal in wenigen Tagen, Glucocorticoidpsychosen. Durch Wasserretention kann der Blutdruck schnell ansteigen; ein Herzversagen kann sich entwickeln; ein (latenter) Diabetes mellitus kann entstehen bzw. sich manifestieren. Dem Alter eigene Konstellationen wie Osteoporose, Abnahme der Hautdicke usw. verstärken sich durch Glucocorticoide. Allerdings ist besonders für die Therapie der im späten Alter beginnenden cP die *Low-dose-Glucocorticoidtherapie* „im Gespräch" (z.B. 1032).

Therapie bei eingeschränkter Nierenleistung/Leberfunktion

Die Dosierung von Medikamenten, die zu zwischen 25 und 50% über die Niere ausgeschieden werden, muß nicht reduziert, das Dosierungsintervall nicht verlängert werden, auch wenn die Nierenfunktion vermindert ist. Zu 75% renal eliminierte Substanzen müssen in Dosierung bzw. Anwendungsintervall ebenfalls nicht modifiziert werden, solange die Nierenfunktion nicht auf ein Drittel der normalen Kapazität reduziert ist. Medikamente, die zu 90% renal ausgeschieden werden, erfordern eine Dosisreduktion bzw. Applikationsintervallverschiebung dann, wenn die Nierenfunktion zu mehr als der Hälfte eingeschränkt ist (1015, 1172). Trotz dieser (pharmakologischen) Aussagen soll im ärztlichen Alltag die Nierenfunktion *vor* Einleitung einer Therapie geprüft werden. Auch sind *NSA* bei Nierenkranken, deren Plasmaeiweißbindung nicht selten erniedrigt ist, mit Vorsicht und Zurückhaltung einzusetzen, da eine höhere Substanzkonzentration am Wirkort zu erwarten ist. *Glucocorticoide* werden überwiegend in der Leber abgebaut, mit einer Kumulation bei Niereninsuffizienz ist deshalb in der Regel nicht zu rechnen. *Allopurinol* (Zyloric) ist bei deutlicher Einschränkung der Nierenfunktion (Keratinin-Clearance < 10 ml/min) auf 100 mg alle 12 Stunden zu reduzieren. Wegen überwiegender Metabolisierung in der Leber kann z.B. *Dextropropoxyphen* (Develin retard) bei Nierenfunktionsstörungen ohne Dosisanpassung eingesetzt werden (176). *Chloroquin/Hydroxychloroquin* (Resochin, Quensyl) müssen bei einer Kreatinin-Clearance unter 30 ml/min auf 50–100 mg/Tag reduziert werden, eine Dosis, die nach etwa 2 Wochen nochmals halbiert werden soll. *Goldsalze* und *D-Penicillamin* (Metalcaptase, Trolovol) – von vornherein fakultativ nephrotoxisch – sind bei Patienten mit Nierenerkrankungen (relativ) kontraindiziert. Die Verordnung von *Immunsuppressiva* erfordert spezielle Kenntnisse über pharmakologische Wirkung, Eliminationsmodus und die möglichen Nebenwirkungen. All diese Substanzen sind potentiell nephrotoxisch. So führt *Cyclophosphamid* (Endoxan) zu Wasserretention, Oligurie, Hyponatriämie, erhöhter Urin- und verminderter Plasmaosmolarität. Nichtsteroidale Antiphlogistika hemmen ebenso wie Urikosurika die tubuläre Sekretion von Methotrexat (Lantarel, Metex). Das führt zu einer Retention von MTX in den Geweben. Die Ausscheidungsrate von MTX korreliert mit der Kreatinin-Clearance. Aus diesem Grund ist bei Niereninsuffizienz ein relevanter enterohepatischer MTX-Kreislauf möglich. Nephrotoxische Substanzen, die die renale Elimination von MTX senken und so seine Toxizität erhöhen können (z. B. Salicylate, Immunoglykoside, Cephalosporine, Sulfonamide, Probenecid, Ciclosporin) dürfen nur unter besonderen Vorsichtsmaßnahmen eingesetzt werden (953). Jede deutlich eingeschränkte Nierenfunktion verstärkt die toxischen Wirkungen von *Azathioprin* (Imurek), dessen Applikation bei eingeschränkter Nierenfunktion streng überwacht werden sollte. Die Therapie mit *Ciclosporin* (Sandimmun Optoral) ist bei deutlich eingeschränkter Nierenfunktion kontraindiziert, bei diskret eingeschränkter erfordert sie eine exakte Dosisanpassung und eine intensive klinische (Hypertonie) und laborchemische (Nierenfunktionswerte; Ciclosporinplasmaspiegel) Überwachung.

Entsprechend dem Zusammenhang hepatische Elimination/Leberkrankheiten zu Applikation von Medikamenten, ist zwischen Substanzen mit hoher und niedriger *hepatischer Extraktion* und/oder geringer bzw. intensiver *enterohepatischer Rezirkulation* zu unterscheiden. Diese Kenntnisse sind nötig, um die Bedeutung von Leber(zell)krankheiten für die Elimination eines Wirkstoffs richtig einzuschätzen. Ein parenteral gegebenes Medikament mit hoher hepatischer Elimination führt wegen der erniedrigten hepatischen Clearance zu erhöhten Blutspiegeln, bei oraler Applikation zu toxischen Plasmakonzentrationen. Dagegen unterliegen Medikamente mit niedriger hepatischer Elimination diesen Einschränkungen nicht. Die Leberzellfunktion weist schon beim Gesunden eine große Breite auf. Sie wird durch die Enzyminduktion der für die Biotransformation von Medikamenten verantwortlichen Enzyme positiv/negativ beeinflußt. Leberzellkrankheiten (Hepatitis, Leberzirrhose usw.) verlangsamen die Elimination von Medikamenten. Dementsprechend lassen sich drei sog. *Risikogruppen* voneinander abgrenzen, die nach entsprechender Dosisanpassung verlangen (1258):

➤ Medikamente mit *hoher hepatischer Extraktion* und/oder *enterohepatischer Rezirkulation* müssen bei verminderter Leberdurchblutung und/oder metabolischer Kapazität der Leber deshalb sowohl in ihren Initial- als auch den Erhaltungsdosen reduziert werden (ASS, Indometacin, Dextropropoxyphen).

➤ Medikamente mit *niedriger hepatischer Extraktion* und/oder *fehlender enterohepatischer Rezirkulation* gelten als Substanzen mit kleinem Risiko. Diese Gruppe führt nur bei Langzeitanwendung zu Kumulationsgefahr, weshalb Erhaltungs-, nicht aber Initial- oder Einzeldosen reduziert werden müssen (Paracetamol, Nabumeton).

➤ Einige Arzneistoffe werden *trotz* einer *ernsthaften Lebererkrankung* praktisch *normal eliminiert*. Die zu dieser Gruppe zählenden Substanzen Naproxen (Proxen), Colchicin, Prednison und Prednisolon können in den meisten Fällen in normaler Dosierung verabreicht werden.

Es wird sich erst in weiteren Untersuchungen erweisen, ob NSA, die spezifisch die COX-2 hemmen, aus den Interaktionsüberlegungen „NSA und eingeschränkte Nierenfunktion" bzw. „NSA und Methotrexat/Ciclosporin" herausfallen. MTX und NSA parallel gegeben, hängen von der Nierenfunktion und der jeweiligen Dosishöhe der verabreichten Substanz ab. Kotherapie der Wahl bei Ciclosporin sind Glucocorticoide – nicht NSA! Auch das prospektive Feld der Gabe zweier (oder mehrerer) LAR im Rahmen eingeschränkter Nierenfunktion bzw. Leberleistung muß erst noch erforscht werden. Wird eine Substanz überwiegend renal eliminiert (z. B. i. m. Gold, Cyclophosphamid, Methotrexat, Ciclosporin, Sulfasalazin), ist zu fragen: Resultiert daraus die Dosisreduktion der einzelnen langsamwirkenden Antirheumatika? Werden Substanzen ausschließlich in der Leber verstoffwechselt oder nur in geringem Umfang?

Therapie der Arthritis urica

Zur Therapie der Hyperurikämie und der Arthritis urica werden Urikostatika, Urikosurika, die Kombination beider Medikamentengruppen und eine Reihe anderer, bewährter Präparate (z. B. Colchicin) eingesetzt. Die Therapie des Gichtanfalls ist von der im Intervall, der Dauertherapie, zu unterscheiden. Die Rolle der nichtmedikamentösen Behandlung (Essen, Trinken) ist wesentlich.

Die Diagnose und Therapie einer *akuten* Arthritis urica muß zunächst ein infektiöses Gelenk ausschließen (Punktion, Gramfärbung, Kulturen, Synoviaanalyse). Auch wenn die Diagnose gesichert ist, sind Punktion und Entleerung des Ergusses wünschenswert. Unterschiedliche NSA wirken – mit Ausnahme von ASS, das vermieden werden sollte, da es mit der im proximalen Tubulus stattfindenden renalen Ausscheidung von Harnsäure interferiert – gleich gut. Hohe ASS-Dosen erhöhen die Harnsäure-Clearance, geringe Dosen erniedrigen sie. Patienten, die keine NSA nehmen dürfen, sollten adrenokortikotropes Hormon (Synacthen Depot) oder oral Prednisolon (initial 20–50 mg; schnelle Reduktion in 7–10 Tagen auf 0) erhalten (414).

Bei einem Patienten, der erst eine Gichtattacke hatte, muß man auf Übergewicht, Alkohol, Harnsäurespiegel und Medikamente achten, die die Harnsäureausscheidung beeinflussen (Thiazide, niedrigdosiertes Aspirin). Für einen Patienten mit milder oder mäßiger Hyperurikämie wird die Änderung der Risikofaktoren (Gewicht und Alkohol, harnsäureretinierende Medikamente) ausreichen. Bei Patienten mit deutlicher Hyperurikämie genügen die Änderung des Lebensstils und der Medikation nicht. In diesem Fall ist Allopurinol das Mittel der ersten Wahl. Bei niereninsuffizienten Patienten muß die Dosis von Allopurinol reduziert werden; ein normaler Harnsäurespiegel läßt sich häufig nicht erreichen. Die Langzeittherapie mit Colchicin (0,5–1,0 mg/Tag) kann oft Attacken verhindern. Patienten mit Allopurinolallergie wechseln zu urikosurischer Therapie (Benzbromaron).

Die *Pseudogicht* (Calciumpyrophosphatdihydrat-Ablagerungen) ist die häufigste Ursache der akuten Monarthritis des älteren Patienten und entwickelt sich meist in den Knien, Sprunggelenken oder der Schulter. Wie bei der Gicht ist der Anfall akut. Die Zeichen ähneln einer aktivierten Arthrose, auch die Therapie gestaltet sich ähnlich.

Urikostatika, Urikosurika, Kombinationspräparate

Allopurinol (Zyloric) hemmt die Xanthinoxidase; dadurch nehmen renal eliminierte Xanthin- und Hypoxanthinkonzentrationen zu, Plasmakonzentrationen und Ausscheidungen der Harnsäure dagegen verringern sich.

Die Therapie mit einem *Urikostatikum* wird als die „*Basistherapie*" der Arthritis urica bzw. der symptomatischen Hyperurikämie angesehen. *Indikationen* sind sowohl eine risikobefrachtete Grenzwerthyperurikämie als auch die Dauertherapie der Arthritis urica bzw. die Behandlung

---

Pharmakokinetik Allopurinol

Allopurinol wird sehr schnell absorbiert und kann schon 30–60 Minuten nach oraler Aufnahme in beträchtlichen Mengen im Plasma nachgewiesen werden. Ein Plateau entwickelt sich zwischen 2 und 6 Stunden. Nur 3–10% der Substanz erscheinen unverändert im Urin. Danach wird ausschließlich Oxypurinol ausgeschieden. Weder Allopurinol noch der Hauptmetabolit Oxyrinol sind intensiv an Plasmaproteine gebunden. Beide verteilen sich gleichmäßig im Gesamtkörperwasser, ein Steady state wird innerhalb von 3 Tagen erreicht. Die stoffspezifische Halbwertszeit des Allopurinols beträgt bei 2–3 Stunden, die des Oxypurinols 14–18 Stunden. 400 mg Allopurinol eliminieren die exogene Uratquote vollständig, die endogene wird um 44% verringert.

---

von Hyperurikämiekomplikationen. Eine *relative Kontraindikation* der Allopurinoltherapie ist die eingeschränkte Nierenfunktion.

Seltenen *Interaktionen* des Allopurinols stehen einige klinisch relevante gegenüber. Allopurinol *potenziert* die *therapeutischen* und *toxischen Wirkungen* von Cyclophosphamid (Endoxan), 6-Mercaptopurin (Puri-Nethol) und Azathioprin (Imurek). Bei gleichzeitiger Therapie mit Allopurinol muß die Standarddosis der beiden letztgenannten Substanzen um 75% gesenkt werden. Allopurinol beeinflußt die Pharmakokinetik von Cumarinderivaten. Bei paralleler Gabe, z.B. im Rahmen einer koronaren Herzkrankheit, wird die Wirkung der Antikoagulanzien potenziert. Ampicillin- und amoxicillininduzierte Hautausschläge entwickeln sich bei gleichzeitiger Allopurinoleinnahme auf das Dreifache (1241). *Nebenwirkungen* sind selten. In etwa 10% manifestieren sie sich als allergische Hautreaktionen in Form eines Ausschlags, einer Urtikaria, flüchtigen Juckreizes sowie eines Erythems. Sie verschwinden nach Absetzen des Medikaments, können aber beim Wiederansetzen erneut auftreten. Sehr *seltene Nebenwirkungen* sind Eosinophilie, Vaskulitis, Leber- und Nierenschäden, die Bildung von Xanthinsteinen, Magen-Darm-Unverträglichkeiten und Leuko- sowie Thrombozytopenien. Die Unterbrechung einer Dauertherapie mit Allopurinol bewirkt einen Wiederanstieg der Serumharnsäure auf das Ausgangsniveau und führt bei der Mehrzahl der Fälle im Laufe von Monaten bis zu einigen Jahren zu erneuten Gichtanfällen. Bei stärkerer Einschränkung der Nierenfunktion ist die Allopurinoldosis auf die Hälfte, bei schwerer Niereninsuffizienz (Kreatinin-Clearance < 10 ml/min) auf ein Drittel der üblichen Menge zu vermindern. Die Initialdosis von Allopurinol beträgt 100 mg/Tag; danach wöchentliche Steigerung um 100 mg bis zur Erhaltungsdosis von 300 mg. Die Therapie mit harnsäuresenkenden Substanzen ist eine kostensparende Therapie für Patienten, die zwei oder mehr Gichtattacken pro Jahr erleben (354).

Einige in der Rheumatologie eingesetzte Medikamente wirken *urikosurisch*, so ACTH, Glucocorticoide, Meclofenaminsäure (Meclomen), Phenylbutazon (Butazolidin), Diflunisal, Calcitonin und die Salicylate (Aspirin). Eine ausgeprägte harnsäuresenkende Wirkung hat Azapropazon (Prolixan), das sich in einem Langzeitvergleich Allopurinol als ebenbürtig erwies. Der zusätzlich analgetische Effekt kann positiv, die größere Häufigkeit gastrointestinaler Nebenwirkungen muß negativ bewertet werden. Drei *Wirkungsmechanismen* der Urikosurika werden diskutiert: die Erhöhung der Harnsäureausscheidung, die Beeinflussung der Menge der filtrierten Harnsäure und, quantitativ entscheidend, der *hemmende Einfluß* auf die Rückresorption tubulär bereits filtrierter Urate.

Benzbromaron (Benzbromaron ratio) senkt die Serumharnsäurekonzentration durch Erhöhung der renalen Harnsäure-Clearance.

Pharmakokinetik
Benzbromaron

50% des oral eingenommenen Benzbromarons werden absorbiert, der Rest wird unverändert über den Stuhl ausgeschieden. In der Leber wird Benzbromaron zu Benaron und Brombenaron dehalogeniert. Die Substanz wird zu ca. 80–90% enteral und nur zu 10% über den Urin eliminiert. Benzbromaron ist in vitro ein schwacher Hemmer der Xanthinoxidase, in vivo scheint es dagegen ausschließlich urikosurisch zu wirken. Auch unter therapeutischen Dosen gibt es keinen Anstieg der Xanthin- oder Hypoxanthinausscheidung durch den Urin (533). Die harnsäuresenkende Wirkung erfolgt sehr rasch. Die Substanz hat eine lange Halbwertszeit, die eine Einmalapplikation (morgens) ermöglicht.

Häufigste *Nebenwirkungen* sind flüchtige Diarrhöen und gastrointestinale Störungen, selten entstehen allergische Exantheme und Nieren-

koliken. Die Toxizität von halogensubstituierten Pharmaka wie Benzbromaron läßt sich auf die Freisetzung des Halogenanteils bei Benzbromaron (Bromid) zurückführen. Benzbromaron wird zu 75% in bromfreie Metaboliten überführt. *Interaktionen* zwischen Benzbromaron und anderen Medikamenten sind bisher nicht beschrieben. Als Kontraindikationen müssen eine mittelschwere bis schwere Niereninsuffizienz (Glomerulusfiltrat unter 20 ml/min) ebenso wie die Schwangerschaft betrachtet werden. Wie alle anderen Urikosurika sollte Benzbromaron nicht Patienten, die zur Harnsäuresteinbildung disponiert sind, gegeben und auch nicht Gichtpatienten mit Niereninsuffizienz appliziert werden. Urikosurika dürfen nur bei Gewährleistung von verschiedenen Kautelen (Wasserdiurese, Alkalisierung des Harns durch ein Citronensäurecitratgemisch wie Uralyt U, Kooperationsbereitschaft des Patienten) verordnet werden. Patienten, die diese Vorsichtsmaßnahmen aus organischen Gründen nicht durchführen können (z. B. Herzinsuffizienz) oder deren tägliche Arbeit zu einem Risikobereich führt (körperliche Schwerarbeit, Hitzearbeit) fallen aus dem Indikationsspektrum. Die tägliche Dosis von Benzbromaron beträgt 20 mg.

Probenecid (Benemid) hemmt den Transport vieler organischer Säuren, neben Harnsäure speziell von Penicillin. Es wird schnell absorbiert und ist stark an Plasmaeiweiß gebunden. Die Halbwertszeit liegt zwischen 6 und 12 Stunden. Niedrige Probeneciddosen bremsen die Harnsäuresekretion. Erst therapeutische Dosen (1,5–2,0 g/Tag) führen durch Hemmung der Rückresorption von Harnsäure zur vermehrten Ausscheidung (1257).

Das aus Phenylbutazon entwickelte *Sulfinpyrazon* (Anturano) wird gut absorbiert. Die Halbwertszeit beträgt 3 Stunden. Wird das Medikament nicht während der Mahlzeiten eingenommen, kommt es – in etwa 10% der Fälle – zu Magen- und Darmunverträglichkeiten. Da Sulfinpyrazon in hohem Maße an Plasmaproteine gebunden ist, verdrängt es andere Pharmaka aus ihrer Bindung. Die Wirkung von Antikoagulanzien und Antidiabetika wird verstärkt. Als seltene *Nebenwirkungen* müssen die Entstehung und Reaktivierung von Magen- und Darmulzera sowie eine Leuko- und Thrombozytopenie genannt werden. Die *Indikationen* und *Kontraindikationen* sind die aller Urikosurika. Wenn trotz Diät und gesteigerter Diurese der Urin-pH nicht zwischen 6,4 und 6,9 liegt, muß mit Uralyt U alkalisiert werden. Dieses Alkalisieren ist auch bei Nierenkoliken im Rahmen der Hyperurikämie, auch ohne Steinnachweis, bei der Gichtniere, zur Litholyse bei Harnsäurenephrolithiasis und zur Rezidivprophylaxe zu empfehlen. Die Kombination von *Benzbromaron und Allopurinol* (Verhältnis 1 : 5) (Acifugan) kann ebenfalls eingesetzt werden. Vorteile einer *Kombinationstherapie* von Allopurinol und Benzbromaron sind kleinere Wirkstoffmengen, der additive Effekt beider Substanzen sowie die Wirtschaftlichkeit dieser Therapie. Zwingende Vorsichtsmaßnahmen der rein urikosurischen Therapie (Wasserdiurese, Alkalisierung des Harns) können entfallen. Ein weiteres Argument für eine Kombinationstherapie ist die Zunahme von Nebenwirkungen der Therapie mit Monosubstanzen in steigender Dosierung. Kombinationspräparate sind auch sinnvoll, wenn sich die Serumharnsäurewerte durch maximale Dosen einer Monosubstanz nicht in den Normalbereich senken lassen.

Als bestes Dosisverhältnis wurden 100 mg Allopurinol mit 20 mg Benzbromaron ermittelt. Die Wirkung dieser Kombination ist einer Gabe von 300 mg Allopurinol äquipotent.

Symptomatisch wirkende Gichttherapeutika

Die Tochter des Königs von Kolchis, Medea, wurde durch ihr Schicksal zur „bekanntesten" Giftmischerin der Geschichte: Ihre Heimat gab dem Colchicum autumnale, der Herbstzeitlosen, den Namen. Die bitteren Samen enthalten 0,2 – 0,5 % *Colchicin,* ein Alkaloid von eminenter Giftigkeit bzw. bei richtiger Anwendung Heilwirkung. Der Einsatz von Colchicin muß überdacht werden, da das aktuelle Risiko, eine Gichtattacke zu provozieren, nahezu 24 % erreicht (326).

Lange Zeit schrieb man ausschließlich dem Colchicin eine Wirkung auf die Arthritis urica zu. Colchicin unterdrückt die Motilität polymorphkerniger Leukozyten. Das Alkaloid der Herbstzeitlosen ist wasserlöslich und stark an Plasmaeiweiß und Zellproteine gebunden. Nach oraler Gabe wird es im Gastrointestinaltrakt schnell absorbiert, in der Leber metabolisiert und über den Intestinaltrakt – physiologisch zu ca. 40 % in 2 Tagen – durch die Galle ausgeschieden. Colchicin kann bereits in therapeutischen Dosen zu Symptomen wie *Erbrechen, Übelkeit* und *Diarrhö* führen. Toxische Dosen induzieren Knochenmarkdepressionen, Haarausfall, Myopathien, Nieren-

schäden und aszendierende Paralysen. Bei Niereninsuffizienz und Hepathopathie leichten Grades ist die Colchicindosis zu halbieren, bei schweren Störungen sind *NSA* einzusetzen, die sich fast ausnahmslos im Rahmen der Therapie des *akuten Gichtanfalls bewährt* haben. Am besten erprobt sind Indometacin, Phenylbutazon und Piroxicam. *Colchicin* (z. B. Colchicum Dispert) ist heute nicht mehr unbedingt Mittel der Wahl gegen eine Gichtattacke. Gemäß einer Übersicht sprechen zwischen 75 und 95 % der Arthritis-urica-Fälle auf Colchicin an (994). Dosisempfehlung: in den ersten Stunden nach Beginn der Gichtattacke je 1 mg Colchicin stündlich. Danach in Abständen von 2 Stunden 0,5 – 1 mg bis zur Besserung, der eine schnelle Dosisreduktion folgt.

> ! Da diese Therapie – obwohl erfolgreich – von den Patienten schlecht vertragen wird und unangenehm für sie ist, sollte die akute Gichtattacke mit i. m. ACTH (Synacthen Depot), 75 – 100 IE an 2 aufeinanderfolgenden Tagen, oder 20 – 50 mg Prednisolon (oder Äquivalent), eventuell intraartikulären Glucocorticoiden (Triamcinolonhexacetonid = Lederlon), unterstützt durch eine niedrigdosierte Colchicintherapie (2mal 0,5 mg/Tag), behandelt werden.

Während des Anfangs NSA zu geben oder Colchicin als Dauertherapie weiter zu verschreiben, ist ebenso falsch wie im Anfall die Dosis bisher applizierter Urikostatika bzw. Urikosurika zu erhöhen. Intramuskulär appliziertes adrenokortikotropes Hormon (Synacthen Depot) ist eine effektive Therapie für die akute Gichtattacke bei Patienten, die Colchicin und/oder NSA nicht vertragen (950, 1044).

Die Dauertherapie einer Gicht im beschwerdefreien Intervall wird durch den Nachweis renaler Funktionsminderung, einer Hypertonie, symptomatischer Hyperurikämie gesteuert. Allopurinol ist als Basistherapeutikum der Wahl anzusehen. Bis zur Entfernung von Harnsäuredepots lassen sich zusätzlich Urikosurika (Wasserdiurese, Alkalisierung des Urins) und – prophylaktisch – zur Verhinderung neuer Attacken subklinische Dosen von Colchicin einsetzen: Zweier- oder Dreierkombinationen (738).

3 Therapie der Arthrosen

Das Fundament jeder antiarthrotischen Therapie ist die *aktive Physiotherapie.* Sie wird situativ von der Therapie mit Analgetika bzw. analgetisch akzentuierten NSA, eventuell auch von NSA oder Capsaicin enthaltenden topischen Anwendungen begleitet. Abhängig von der Arthrosephase wird mit intraartikulären Glucocorticoiden, chemischer oder Radioisotopensynoviorthese (selten) bzw. beim nichtoperationsfähigen Patienten mit Gelenklavage oder arthroskopischem Débridement therapiert.

Der Basistherapie ähnliche Ansätze im Bereich der Arthrose sind lange Zeit vom Gedanken der *Substitution* getragen worden. Sie scheiterten im letzten Jahrzehnt an sehr *schwierigen Objektivierungsproblemen* (eine 5 oder 10 Jahre dauernde doppelblind randomisierte plazebokontrollierte Studie an Arthrosen ist nicht durchführbar) und dem Verdacht auf ein *immunpathologisches Potential* der verwendeten Substanzen. Jüngere Erkenntnisse und Einsichten in die Ätiopathogenese der Arthrose haben zu neuen Denkansätzen geführt.

Medikamentöse Therapie

> ! Unterschieden werden Substanzen, die Symptome modifizieren, ohne die Struktur, die Morphologie, den Verlauf der Arthrose zu verändern (kurz-/mittelfristig wirkend), von Substanzen, die den Verlauf der Arthrose und damit auch die Struktur beeinflussen, unabhängig davon, ob sie Symptome bekämpfen oder nicht.

Symptomatische medikamentöse Therapie

Ziele der symptomatischen medikamentösen Arthrosetherapie sind die Schmerzkontrolle und (wenn nötig) die lokale Entzündungskontrolle. Einem Stufenschema entsprechend (Abb. 3.1) werden peripher und zentral wirkende Analgetika, oral oder topisch verabreichte nichtsteroidale

Antiphlogistika, fakultativ intraartikuläre Glucocorticoide und eventuell Basismedikamente eingesetzt.

Glucocorticoide

Die orale Glucocorticoidtherapie der Arthrose ist obsolet. Dagegen kann die *intraartikuläre Applikation* kristallgebundener Glucocorticoide, abhängig von der Arthrosephase therapeutisch sinnvoll sein. Voraussetzungen sind klinische Symptome einer Synovialitis und/oder ein Erguß, chronisch rezidivierende „Entzündungsschübe oder Ergüsse", also die *entzündlich aktivierte Arthrose.* Ein (auch nur mittelvoluminöser) Kniegelenkerguß muß unbedingt abpunktiert werden. Zum einen entfällt dadurch die *arthrogene Hemmung* des sehr wichtigen krankengymnastischen *Trainings des M. quadriceps,* zum anderen liefert die Analyse gewonnener Synovia diagnostische Aspekte. Glucocorticoidinstillationen erreichen die immer anzustrebende Konversion von der *aktiven zur inaktiven* (stummen) Arthrose. Die Dosis des Glucocorticoids richtet sich nach der Gelenkgröße (S. 124) – am Knie z.B. 40 mg Triamcinolonhexacetonid (Lederlon).

Analgetika

Die Therapie der Arthrose mit Analgetika ist symptomatisch, nicht kausal. *Arthroseschmerzen* haben viele *nichtentzündliche Ursachen:* die Dekompensation des gelenkstabilisierenden Muskel-Band-Apparats, erhöhter intraossärer venöser Druck, vom Periost ausgehende Schmerzen und Gelenküberlastung. In diesen Fällen sind Prostaglandine und andere Entzündungsmediatoren, Zielsubstrate der NSA-Therapie, allenfalls sekundär schmerzverantwortlich. Die Applikation von peripher und zentral wirkenden Analgetika macht Sinn.

Zur Schmerztherapie der Arthrosen ist Paracetamol „als erster medikamentöser Ansatz medikamentöser Beeinflussung" indiziert. Die tägliche Dosis richtet sich nach dem Schmerz und liegt zwischen 500 und 1000 mg; bis zu 4 g täglich sind möglich (495).

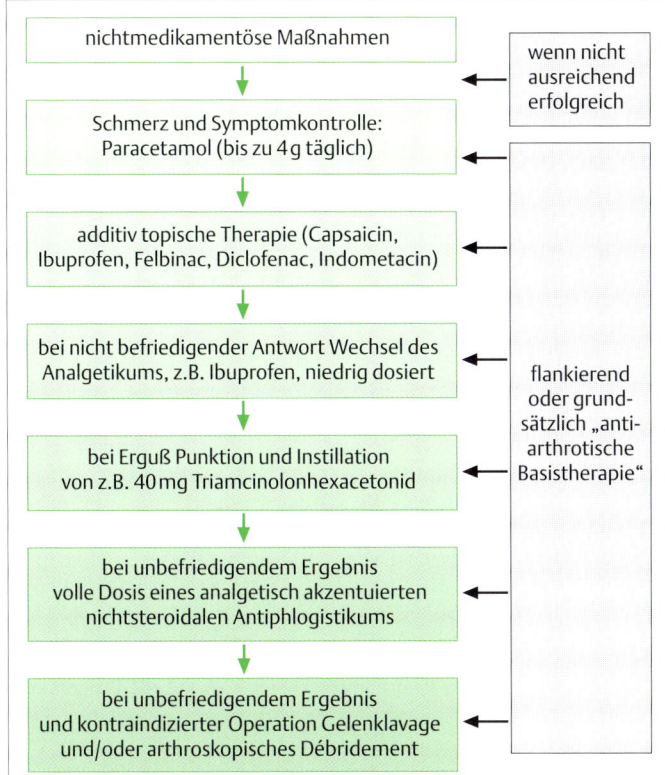

Abb. 3.**1** Stufenschema zur medikamentösen Therapie der Arthrosen.

Zu den zentral wirkenden Analgetika wie Dextropropoxyphen, Tramadol, Pentazocin, Tilidin, Codein, Dihydrocodein gehören auch Hydromorphon-HCI und Pethidin.

> ❗ Selbstverständlich dürfen diese hochwirksamen Medikamente, deren kurzfristiger Linderungseffekt im Vordergrund des Interesses steht, weder hochdosiert noch über einen langen Zeitraum gegeben werden.

Absetzschwierigkeiten am Ende einer Therapie mit z. B. Glucocorticoiden lassen sich oft bedeutend leichter überwinden als die „Hürden" des Ausschleichens/Absetzens mancher zentral wirkenden Analgetika, an die der Patient längere Zeit gewöhnt war. Zu bedenken ist auch, daß schmerzlindernde Dosen von Dextropropoxyphen und Dihydrocodein bei Älteren oft zu Verwirrung und zur Obstipation führen. Die Kombination Paracetamol und Dextropropoxyphen wirkt mild euphorisierend.

Analgetisch akzentuierte nichtsteroidale Antiphlogistika

Da manche NSA dem Knorpel schaden können (919,1165), müssen sie in der Arthrosetherapie differenziert betrachtet werden (Tab. 3.1). Der Verlauf von 294 Hüftgelenkarthrosen bei 186 Patienten mit Indometacintherapie wurde untersucht und mit einem Kontrollkollektiv (ohne Medikamente) verglichen. In der Indometacingruppe schritt die Arthrose häufiger und ernsthafter voran als im Vergleichskollektiv (955).

Die Femurköpfe 50 operierter Arthrosefälle wurden makroskopisch, radiologisch und zum Teil histologisch untersucht. Sie wurden – je nach dem Ausmaß der Gelenkoberflächenzerstörung und der darunterliegenden Arthrosen – in drei Gruppen eingeteilt. Viele mit fortgeschrittenen Arthrosezeichen hatten Indometacin eingenommen (763). Der negative Einfluß von Indometacin auf den menschlichen Knorpelstoffwechsel in vivo wurde beschrieben (923).

Tabelle 3.**1** NSA-induzierte Knorpelschäden – mögliche Mechanismen

- Erhöhte NSA-Aufnahme in den Knorpel führt zu einer verminderten Knorpelregeneration
- Hemmung der Glykosamin- und/oder Proteoglykansynthese oder Steigerung des Proteoglykanabbaus führen zum Matrixverlust
- Stimulation von Zytokinen (IL-1/TNF-α) regt die Chondrozyten zu vermehrter Synthese von Metalloproteinasen an und führt zum Proteoglykanabbau
- Potente analgetische NSA-Wirkungen können zur (schmerzarmen!) Überbelastung der Gelenke führen

▬▬▬ Der Knorpel von 300 Patienten wurde in einer „Kurzzeitorgankultur" unter standardisierten Bedingungen untersucht. Bestimmt wurde die relative GAG-synthetische Aktivität jüngeren und älteren nichtarthritischen menschlichen Knorpels und arthrotischen Knorpels. Postoperativ wurden vom Femurkopf Knorpelfragmente gewonnen und entsprechend präpariert. Entsprechend dem Schweregrad der Arthrose gab es eine Einteilung in schwere, mäßige und leichte Arthrosen. Der Einfluß unterschiedlicher NSA auf den Knorpel von über 150 Patienten wurde untersucht. Ketoprofen und Piroxicam stimulieren die GAG-Synthese bei 8/10 jungen, nicht aber bei älteren Patienten. Indometacin, Ibuprofen und am intensivsten Naproxen hemmen die GAG-Synthese gesunden Knorpelgewebes von 45 Patienten signifikant. An 106 Arthrosepatienten konnte gezeigt werden, daß Aceclofenac und Tolmetin die GAG-Synthese stimulieren. Dagegen hemmen Ibuprofen, Indometacin und Naproxen diese Synthese. Der Einfluß der NSA auf arthrotischen Knorpel kann folgendermaßen eingeteilt werden: Es gibt NSA, die
- die GAG-Synthese hemmen,
- ohne signifikanten Effekt auf den Knorpel sind,
- die metabolische Aktivität im menschlichen Knorpelgewebe stimulieren.

Für diese drei Gruppen wurden Naproxen, Diclofenac und Aceclofenac ausgesucht (261). Naproxen hemmt die GAG-Synthese in arthrotischem und gesundem Knorpel signifikant. Diclofenac stimuliert die GAG-Synthese nicht, in höheren Konzentrationen hemmt es die Synthese sowohl im gesunden als im arthrotischen Knorpel. Aceclofenac stimuliert die GAG-Synthese arthrotischen Knorpels aller Schweregrade. Aceclofenac hemmt/stimuliert die GAG-Synthese beim gesunden Knorpel nicht. Ein-

schränkend muß erwähnt werden, daß diese Untersuchungen in vitro mit sehr hohen Substanzkonzentrationen durchgeführt wurden. Ihre klinische Relevanz ist umstritten. Auch die Kombination von Diclofenac und Misoprostol (Arthrotec, Arthrotec forte) stimuliert die GAG-Synthese (261). *Zusammenfassend* zeigte sich bei 35 von 75 Patienten, daß Aceclofenac die GAG-Synthese stimulierte, in keinem Fall hemmte; Diclofenac in zwei Fällen stimulierte und in 27 Fällen in unterschiedlichem Ausmaß hemmte; Naproxen bei 27 von 42 Patienten signifikant hemmte (261). ■

Wichtig ist die zentrale Rolle von IL-1 in der Pathogenese der Arthritis/Arthrose, da es die Matrixsynthese und das Remodelling menschlichen Knorpels hemmt. Von Prostaglandinen weiß man, daß sie die IL-1-Sekretion der Makrophagen verringern. Es könnte deshalb sein, daß durch Prostaglandine generell die Zytokinproduktion vermindert wird (1040). Andererseits kann man den stimulierenden Effekt von Aceclofenac auf Wachstumsfaktoren und die teilweise Suppression der IL-1-Synthese zurückführen (216).

▬▬▬ Der Einfluß zweier NSA auf die Progression der Gonarthrose in vivo wurde untersucht. Eine Gruppe erhielt Indometacin (3mal 25 mg/Tag), verglichen mit Plazebo, und indirekt mit den Wirkungen von Tiaprofen – ebenfalls gegen Plazebo. 376 Patienten vollendeten ein Studienjahr. Doppelt so viele Patienten, die Indometacin erhalten hatten, ließen ein Fortschreiten der Arthrose – verglichen mit Plazebopatienten – erkennen. In beiden Gruppen nahmen die Patienten gleich häufig und gleich viel Paracetamol: Das legt nahe, daß die Progression der Arthrose nicht durch die verbesserte Analgesie, sondern durch die NSA verursacht wurde. Von 170 Fällen (Gesamtzahl) erhielten 40 von 85 Indometacin und verschlechterten sich, verglichen mit 19 von 85, die Plazebo erhielten ($p = 0,009$) (518). ■

NSA/CSI zur Therapie der (aktivierten) Arthrose sollten überwiegend die COX-2-Synthese modifizierende bzw. eine günstige COX-1-/COX-2-Ratio aufweisende Prostaglandinbiosynthesehemmer (z. B. Ibuprofen, Diclofenac, Celecoxib, Rofecoxib), die Proteoglykansynthese (Aceclofenac) nicht beeinflussende, jedoch sauerstoffradikale- und andere leukozyteninduzierte Reaktionen hemmende Substanzen sein.

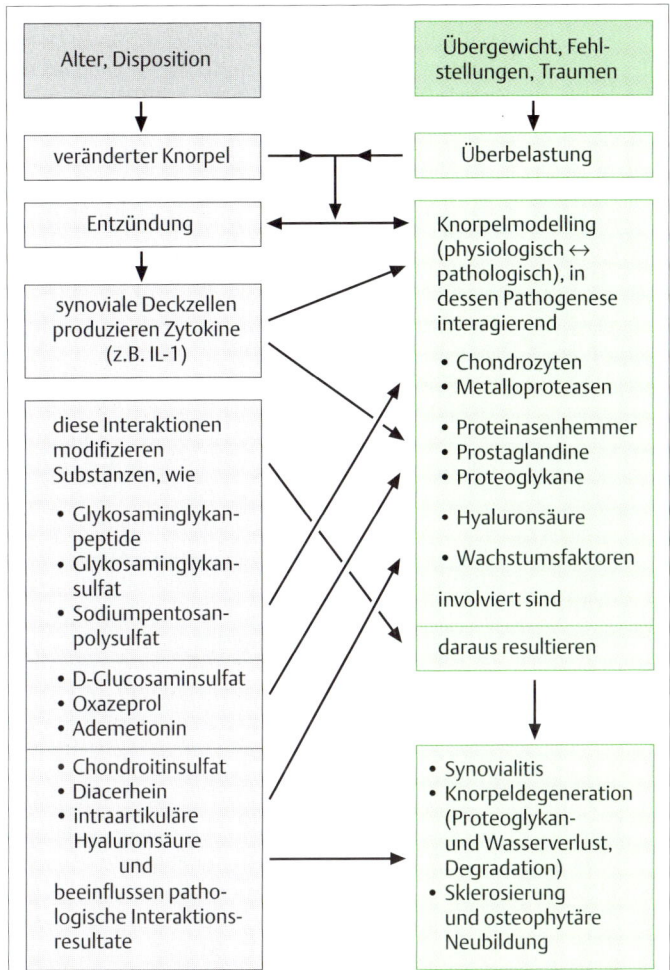

Abb. 3.**2**   Ätiopathogenese der Arthrose. Prospektive Ansätze zur medikamentösen Therapie.

„Antiarthrotika"

Arthrosemedikamente mit verzögertem Wirkungseintritt werden als SYSADOA bezeichnet (*symptomatisch, Slow acting drugs in osteoarthritis*). Sie sind zur Therapie sowohl der aktivierten als auch der „stummen" Arthrose zu empfehlen.

Belebt durch neuere ätiopathogenetische Kenntnisse (Abb. 3.**2**) wird die Frage nach lang- und langsamwirkenden Substanzen, die die Progression der Arthrose hemmen, wieder diskutiert. Diese Substanzen sollen alle/einzelne in die Arthroseätiologie (?) und -pathogenese involvierte Verläufe positiv modifizieren. Denkbare Ätiologie-Pathogenese-Eingreifprinzipien zeigt Tab. 3.**2**.

Ademetionin, D-Glucosaminsulfat

Ademetionin (Gumbaral; S-Adenosyl-Metionin, aktives Metionin; 155) fungiert im Intermediärstoffwechsel als Methylgruppendonator. Unter Ademetionin erhöht sich der Einbau von Schwefel in die Proteoglykane in humanen Chondrozytenkulturen um 60%. Die Synthese von Glucoronsäure (60%) und der Einbau von Serin (51%) werden gesteigert. Diese Vorgänge sind für die Proteoglykansynthese von entscheidender Bedeutung (460). Durch die Beteiligung an Transaminopropylierungsreaktionen entsteht aus Ademetionin nach Abgabe der Aminopropylgruppe Methylthioadenosin. Für diesen Stoff ist in mehreren Versuchsmodellen eine deutliche analgetische und antiphlogistische Wirkung nachgewiesen (365, 861, 867).

Tabelle 3.**2**   Mögliche Wirkungsansätze von „Antiarthrotika"

Chondrozyten
- Verbesserung der Ernährung
- Steigerung der Syntheserate
- Hemmung der Degeneration

Synovia
- durch Stimulation des allgemeinen Gelenkstoffwechsels Vermehrung des Synoviavolumens
- durch vermehrtes Angebot an Hyaluronsäure und Mucopolysacchariden Erhöhung der Viskosität der Synovia

Retardieren des arthrotischen Gelenkabbaus
- durch Hemmung der knorpelabbauenden und der lysosomalen Enzyme

Wiederherstellung der gestörten Balance des Gelenkstoffwechsels
- durch Verschiebung des arthrotisch-katabolen Milieus hin zum anabolen
- durch Normalisierung der beeinträchtigten Mikrozirkulation des periartikulären Gewebes

Entzündungshemmend
- durch Neutralisation von Sauerstoffradikalen
- durch Hemmung der IL-1-Wirkung auf Chondrozyten

Ademetionin ist in Tablettenform oder zur intravenösen Applikation erhältlich. Tablette und Injektionsflasche enthalten je 200 mg Ademetionin. Als Anwendungsgebiete werden entzündlich aktivierte degenerative Grunderkrankungen für die Tabletten und die Initialbehandlung der akuten Phase einer aktivierten Arthrose für die i.v. Form genannt. Bekannte Nebenwirkungen sind Magenschmerzen, Schlafstörungen, Übelkeit, allergisches Exanthem, Juckreiz, Durchfall, Blähungen, Aufstoßen und Sodbrennen. Ademetionin intravenös: Verstopfung, Schmerzen an der Injektionsstelle, lokale Exantheme an der Injektionsstelle. Als Dosis werden 2mal täglich 1 Tablette jeweils eine halbe Stunde vor der Morgen- und vor der Abendmahlzeit unzerkaut und mit ausreichend Wasser eingenommen. Die i. v. Injektion muß langsam (nicht unter einer Minute) erfolgen. Die Dauer der Anwendung richtet sich nach dem Krankheitsverlauf und ist individuell festzulegen (Tab. 3.**3**).

D-Glucosaminsulfat (Dona 200 S) fördert den Aufbau des Chondroitinsulfats und der Hyaluronsäure und stimuliert die Chondrozyten zu gesteigerter Syntheseleistung (360). Als relativ niedermolekulare Substanz, die die Strecke Synovia/Knorpel gut passiert, trägt Glucosaminsulfat zur Synthese der Knorpelmatrix bei. D-Glucosamin wird oral appliziert. Das muß jedoch kritisch beleuchtet werden: So appliziertes Glucosamin wird überwiegend in der Leber zu Glucosamin-6-Phosphat umgewandelt und in den Glykoproteinaufbau integriert.

Oxaceprol

Oxaceprol (N-acetyl-L-hydroxyprolin; AHP 200) hat in vitro keinen Effekt auf die Freisetzung von Prostaglandin E_2 der Makrophagen und hemmt das Carageen-Ratten-Ödem in hohen Dosen (18 – 150 mg/kg p.o). In dieser Dosis ließ sich Oxaceprol mit Indometacin (3 mg/kg p.o) als Hemmer allgemeiner Hyperalgesie vergleichen. Bei der Adjuvansarthritis der Ratten hatte Oxaceprol keinen Einfluß auf das primäre Rattenödem, hemmte aber sekundäre Läsionen der Ohren. Histologisch hemmte Oxaceprol die entzündliche Zellinfiltration und den Immunschaden in der Pfote der Ratte mit adjuvanter Arthritis. Im Gegensatz zu Indometacin hemmte Oxaceprol die Entzündung des periartikulären Weichteilgewebes wirksamer. Oxaceprol könnte die Leukozyteninfiltration und späte Bindegewebsschäden während entzündlicher Gelenkerkrankungen hemmen (523).

Oxaceprol wird ein ähnlich schmerzstillender Effekt bei der Arthrose wie Ibuprofen zugeschrieben (84, 1157). In zwei randomisierten doppelblinden Studien an Patienten mit Knie- oder Hüftgelenkarthrosen linderte Oxaceprol (3mal 400 mg/Tag) Schmerzen genauso wirksam wie Ibuprofen (3mal 400 mg/Tag) oder Diclofenac (3mal 50 mg/Tag). Gastrointestinale Nebenwirkungen waren weniger häufig (1089). Eine Filmtablette enthält 200 mg Oxaceprol. *Indikationen* sind degenerative Gelenkerkrankungen in schmerzhaften oder in entzündlichen Stadien. Die empfohlene Dosis beträgt 3mal täglich 1 Filmtablette (je nach Schwere der Erkrankung kann besonders initial eine Behandlung mit 3×2 Filmtabletten durchgeführt werden). Beobachtete Nebenwirkungen sind gastrointestinale Beschwerden (Übelkeit, Appetitlosigkeit, Magenschmerzen, Diarrhö) und (seltener) allergische Reaktionen (Hautrötungen, Hautjucken, Exantheme). Unter antikoagulativer Therapie mit Vitamin-K-Antagonisten (z.B. Marcumar) kann eine Beeinflussung der Blutgerinnung durch Oxaceprol nicht ausgeschlossen werden (Tab. 3.**3**).

Tabelle 3.3 Antiarthrotika

Substanz	Handels-name	Dosierung (mg)/Applikationsform	Mögliche Wirkungs-mechanismen	Mögliche Neben-wirkungen	Kommentar
Ademetionin	Gumbaral	Tbl. 200 Amp. 200 initial 2 × 1 Amp./(Tag i.v. (über eine Woche) oder 3 × 2 Tbl./Tag, danach 2 × 1 Tbl./Tag	Methylgruppendonator • stimuliert Proteoglykan- und Glykanosaminglykansynthese (Tier) • hemmt Sauerstoffradikale, proteolytische und lysomale Enzyme (in vitro) zentrale Schmerzbeeinflussung?	– Magen-Darm-Beschwerden – Exantheme – Juckreiz, lokale Reizungen – Kopfschmerzen – Müdigkeit (i.v.)	empfohlene Anwendung: – aktivierte Arthrosen – körpereigene Substanz (turn-over im Körper/Tag: ca. 7,2 g!) Dosis?
Oxaceprol	AHP 200	Tbl. 200 3 × 1(–2)/Tag vor den Mahlzeiten	N-Acetyl-L-Hydroxyprolin • interferiert mit Proteasen • wirkt antiphlogistisch (ohne NSA-Eigenschaften) • hemmt Integrine, Granulozyteninfiltration	– Magen-Darm-Beschwerden – allergische Reaktionen cave: Interaktionen mit Antikoagulanzien	wirkt peripher (Hot-plat-Test); Bioverfügbarkeit ≤ 30 %
Chondroitin-sulfat (CS)*	Structum (CH) Condrosulf Condral (F, I, CH)	Kps. 250, 500 Beutel 400, 800 3 × 1 Kps. bis 3 × 1 Beutel	• stimuliert Proteoglykan- und Kollagensynthese, Chondrozyten • hemmt Leukozytenelastase	– Magen-Darm-Beschwerden – Allergien (mild)	Bioverfügbarkeit ca. 13 %, in mehreren Doppelblindversuchen (s. Text) klinisch gut wirksam; langsam einsetzende, das Absetzen überdauernde Wirkung
Hyaluronsäure (HA)	Hyalart	Amp. 2 ml = 20 mg HA 1 Amp./Woche i.a. 5 Wochen lang	• erhöht die Viskosität der Synovia • stimuliert die Proteoglykansynthese • hemmt die Entzündung (Chemotaxis) • verbessert die Knorpelhydratation • stabilisiert lysosomale Membranen	– lokale und allgemeine Mißempfindungen	Lubricans? Substitution? nur Gonarthrose cave Plazebo kurze HWZ im Gelenk (11 Std.)
Diacerhein*	ART 50	Kps. 50, 2 × 1/Tag	• hemmt IL-1-Wirkung auf Chondrozyten • stimuliert PGE$_2$-Synthese in Chondrozyten antiphlogistisch (nicht Phospholipase A$_2$, nicht 5-Lipoxygenase)	– Magen-Darm-Beschwerden, Durchfälle (8–40 %) – Hautausschläge – Juckreiz – Benommenheit	wirkt klinisch gut in mehreren doppelblinden Studien gegen Plazebo oder NSA (s. Text); später Wirkungseintritt; Wirkung überdauert Absetzen

* In Deutschland nicht auf dem Markt.

Chondroitinsulfat

Das Glykosaminglykan Chondroitin-4- und -6-Sulfat (CS) hat ein relatives Molekulargewicht von etwa 20 000 – 40 000 D. Nach oraler Applikation werden etwa 10% hochmolekulares CS (> 14 000) und 20% niedermolekulares CS (< 5000) absorbiert. Die absolute Bioverfügbarkeit von CS wird einerseits mit 13,2% beziffert (201), andererseits wird diskutiert, daß der Großteil oral applizierten CS schon im Gastrointestinaltrakt abgebaut und dort und in der Leber depolymerisiert und desulfiert wird (54, 1166). Tritiummarkiertes CS findet sich im Bindegewebe, im Muskel, in den Nieren (über 60% der applizierten Dosis im 24-Stunden-Urin – meist in polymerisierter Form; 1166) und vor allem im Gelenkknorpel.

Chondroitinsulfat stimuliert

➤ Chondrozyten (438),
➤ die Synthese von Proteoglykanen und Kollagenen (584);

hemmt

➤ die Elastase (53, 238, 1165),
➤ die Ödem- und Granulombildung,
➤ die Freisetzung lysosomaler Enzyme und die Leukozytenmigration (201).

Dosen von 800 – 2000 mg in zwischen 3 und 12 Monaten verursachen in bis zu 6% der Fälle *Nebenwirkungen* (Zusammenfassung bei 1165). Unerwünschte Wirkungen waren mild und reversibel und bestanden in Übelkeit, dyspeptischen Beschwerden, Magenschmerzen, Verstopfung, Durchfällen, Schwindel und Hautausschlägen (Tab. 3.**3**).

CS ist in Deutschland noch nicht auf dem Markt. In der Schweiz stehen Kapseln zu 250 und 500 mg CS (Structum) sowie Kapseln zu 400 mg und Beutel zu 400 und 800 mg (Condrosulf) zur Verfügung. Auch in Österreich (Condrosulf), Frankreich (Chondrosulf) und Italien (Condral) ist es erhältlich. Empfohlene Tagesdosen variieren zwischen 400 und 1200 mg.

Indikationen sind Gon- und Koxarthrosen, Arthrosen anderer peripherer Gelenke, der kleinen Wirbelgelenke (333). Der Einfluß von CS auf Fingerpolyarthrosen (693, 1184) und auf die Chondromalacia patellae (844) wurde ebenfalls untersucht.

Zahlreiche doppelblinde Studien wurden durchgeführt: bei Gonarthrose gegen Plazebo (174, 492, 720), bei der Koxarthrose gegen Plazebo (198) und bei Gonarthrose gegen Diclofenac (788). Daneben gibt es einfachblinde Studien gegen Plazebo (539, 847) und offene Untersuchungen (z. B. 333).

In einer randomisierten multizentrischen doppelblinden Double-dummy-Untersuchung erhielten 146 Patienten mit Kniegelenkarthrosen im ersten Studienmonat entweder (NSA-Gruppe) 3mal 50 mg Diclofenac/Tag und 3mal 400 mg Plazebo (für CS) oder (CS-Gruppe) 3mal 400 mg CS und 3mal 50 mg Plazebo (für Diclofenac). Die NSA-Gruppe erhielt vom 2. – 3. Monat allein Plazebo, die CS-Gruppe 1200 mg CS allein. Vom 4. – 6. Monat erhielten beide Patientenkollektive 3mal 400 mg Plazebo allein. Die Diclofenacpatienten (DS) sprachen schneller und klinisch ausgeprägter auf die Behandlung an. Nach 30 Tagen Therapie war der Lequesne-Index (vs. CS) signifikant (p < 0,01) reduziert. Bereits am 45. Tag wirkten CS und DS gleich und nach 60 Tagen war CS signifikant wirksamer (p < 0,01). Am Ende der Studie war der Lequesne-Index in der DS-Gruppe um 29,7% erniedrigt, bei den CS-Patienten um 64,4% (p < 0,01). Analoge Entwicklungen, vor allem ab dem Tag 60, zeigten die Spontanschmerzbeurteilung (DS minus 36%, CS minus 82%; p < 0,01), der Belastungsschmerz (DS minus 36,2%, CS minus 53,1%; p < 0,01) und der Paracetamolverbrauch (DS plus 5,2%, CS minus 20%; p < 0,01) (788). ∎

Dieses Effektivitätsprofil – langsamer Wirkungseintritt, langes Überdauern der Wirkung nach CS-Absetzen – bewiesen noch weitere Studien.

Patienten mit klinisch aktiven Gonarthrosen wurden über 6 Monate in einer doppelblinden randomisierten Studie entweder mit 3mal 400 mg CS (n = 29) oder 3mal Plazebo (n = 27) behandelt. Im Zeitraum zwischen 30 und 60 Tagen zeigte sich CS bei den Parametern Algofunktionstest nach Lequesne (p < 0,005), visuelle Analogskala nach Huskisson (p < 0,001), Verbrauch von NSA (p < 0,001) und Dauer der Morgensteifigkeit (p < 0,05) Plazebo signifikant überlegen. Auch in dieser Studie blieb die Wirkung von CS über 6 Monate erhalten oder steigerte sich sogar (198). ∎

Patienten mit Gonarthrose wurden in einer doppelblinden randomisierten Studie über 12 Monate entweder mit 1mal 800 mg CS/Tag oder Plazebo behandelt. CS zeigte sich Plazebo bezüglich z. B. VAS/Huskisson nach 60 Tagen und am Studienende (p < 0,01) signifikant überlegen (174). ∎

Zusammenfassend wirkt CS bei Arthrosen unterschiedlicher Art Plazebo klinisch deutlich überlegen bei (sehr) guter Verträglichkeit. Es ist durch langsames und spätes Einsetzen und das Absetzen überdauernde Wirkung charakterisiert.

Hyaluronsäure

Die Konzentration der Hyaluronsäure (HA) in gesunder Gelenkflüssigkeit beträgt ca. 3 mg/ml. Je höher das Molekulargewicht und der Polymerisationsgrad, um so ausgeprägter die viskoelastischen Eigenschaften der Synovia. Die Oberflächenschicht des Knorpelgewebes enthält einen hohen Anteil an Hyaluronsäure und baut eine Art „Schutzschicht" gegen mechanische und chemische Reize auf (528). Im pathogenetischen Verlauf der Arthrose vermindern sich progressiv die Gleiteigenschaften der Knorpeloberflächen. Die hyaluronreiche amorphe Oberflächenschutzschicht löst sich auf und die oberste Fibrillenschicht wird demaskiert. Das Flüssigkeitsvolumen nimmt zu und das Molekulargewicht der Hyaluronsäure ist niedriger als im gesunden Gelenk (55). Daraus resultiert eine erniedrigte Viskosität der Synovia (205, 619). Obwohl gezeigt wurde, daß mechanische Gleitmittel unterschiedlichster Art arthrotische Grundkonstellationen nicht entscheidend beeinflussen, lag dem Begriffspaar Arthrose-Hyaluronsäuretherapie ursprünglich ein Substitutionsgedanke zugrunde. Gleitmittel wie z. B. mittelgradig polymerisiertes flüssiges Silicon sind als viskose Flüssigkeiten theoretisch logische Lokaltherapeutika, erwiesen sich aber Plazebo-NaCl-Injektionen sowohl klinisch als auch von der Verträglichkeit als unterlegen (1242). Bereits 1975 wurde über den klinischen Einsatz hochmolekularer Hyaluronsäure bei Arthrose im Rahmen einer doppelblinden plazebokontrollierten Studie an 28 Patienten berichtet (880). Weitere Studien bestätigen diese positiven Effekte (802, 906).

In einer multizentrischen doppelblinden plazebokontrollierten randomisierten klinischen Studie mit Natrium-HA an 63 Patienten zeigte sich Hyaluronsäure als wirksam. Der Schmerz sank sowohl in Ruhe als auch bei Bewegung in der behandelten Gruppe. Der Ruheschmerz verringerte sich im Verlauf der 6monatigen Behandlung gegenüber Plazebo signifikant (265). Tierstudien am Pferd und am Hund bestätigten humane Studien (40 b, 999). HA reduziert dosisabhängig die Lymphozytenproliferation (869) und in vitro die Migration und Chemotaxis

polymorphkerniger Zellen (860). In einem Zellkulturmodell produzierten die aus krankhafter Synovialis stammenden Synovialzellen vermehrt HA, wenn exogenes HA zugeführt wurde (1062). 30 Patienten mit Gonarthrose erhielten über 2 Monate wöchentlich entweder 30 mg/2 ml HA (n = 18) oder 5 mg Betamethasondiproprionat (n = 12). Nach 2 Monaten zeigte sich eine statistisch signifikante Überlegenheit der HA-Therapierten für die Parameter VAS (Nacht-, Belastungsschmerz), Morgensteifigkeit und Lequesne-Index (520). ■

In einer multizentrischen doppelblinden prospektiven Studie über 18 Wochen (1 Woche Washout, 4 Wochen Therapie, 13 Wochen Nachbeobachtung) wurde HA gegen Plazebo getestet. Nach der Intention-to-treat-Methode analysiert, ließen die HA-Behandelten signifikant ($p < 0,05$) niedrige WOMAC-Scores für Schmerz und Steife erkennen (195). ■

Dennoch ist der Wirkungsmechanismus von HA (z. B. auf den humanen Knorpel) noch unbekannt. Obwohl hochviskös in konzentrierten Lösungen, hat es nach der Injektion in das Gelenk nur eine sehr kurze Halbwertszeit und kann daher nicht als Lubrikans wirken (s. unten).

Pharmakokinetik Hyaluronsäure

Die intraartikulär applizierte Hyaluronsäure wird schnell aus der Synovia ausgeschieden, ein Teil bleibt in der Synovialis, wo er abgebaut wird (637). HA stimuliert die Synoviozyten, was die Viskoelastizität der Synovia verbessert. HA stabilisiert Gelenkabläufe seiner hohen Viskosität wegen (219). Gemeinsam mit Phospholipiden ist es für die synoviale Lubrikation verantwortlich. Allein die Verweildauer in der Synovialis liefert die Basis für eine Wirkung auf Chondrozyten und synovialen Stoffwechsel. HA wurde schon vor 20 Jahren zur Therapie der Arthrose empfohlen (975). Es ist nebenwirkungsarm. Dennoch wird die Therapie mit Hyaluronsäure kontrovers diskutiert. HA reduziert physikalisch die Interaktionen von Enzymen, Antigenen und Zytokinen (635). Es moduliert die Chemotaxis von Leukozyten und die Phagozytose bei Arthrose, d. h., es verlangsamt die Knochendegeneration (868, 1153) und wirkt anabol (1119).

Seine *Halbwertszeit* beim Gesunden beträgt 21 Stunden, im Fall einer Synovialitis 11,5 Stunden. Es erhebt sich die Frage, wie diese kurzen Halb-

wertszeiten stabile Effekte über Monate erreichen sollen (Tab. 3.**3**).

▨▨▨ In einer plazebokontrollierten Studie über 1
Jahr nivellierte intraartikuläres HA Schmerzen und
verbesserte die Funktion arthrotischer Kniegelenke
(274). ▪

▨▨▨ Intraartikulär gegebene Hyaluronsäure, intraartikulär applizierte Hilfsstoffe (Vehikel, Plazebo),
oral appliziertes Naproxen und subkutan verabreich-
tes Lidocain wurden in einer 26wöchigen doppelblinden multizentrischen Studie verglichen. 495 Patienten mit Gonarthrosen wurden in drei Gruppen
eingeteilt: 1. Subkutan Lidocain + 2 ml HA 5 Wochen
lang 1/Woche i.a. (2 ml HA) + oral 2mal/Tag Plazebo;
2. subkutan Lidocain + 5mal 2 ml Plazebo 5 Wochen
lang/1mal/Woche i.a. + 2 Plazebotabletten/Tag; 3.
subkutan Lidocain 5 Wochen lang/1mal/Woche subkutan (nicht i.a.!) + Naproxen 500 mg 2mal/Tag. Paracetamol war bis zu 2 g/Tag erlaubt. Zielparameter
waren Schmerz und Funktion. HA war Plazebo hinsichtlich Schmerz (nach 26 Wochen p < 0,005) und
schmerzfreier Zeit (nach 26 Wochen p = 0,025)
überlegen. Es bestand eine Tendenz (aber keine Signifikanz), daß HA besser als Naproxen abschnitt
(18). ▪

Diacerhein

Diacerhein wird vollständig zum aktiven Metaboliten Rhein umgebaut und dann noch weiter
metabolisiert. Die Metaboliten werden überwiegend renal und nur zum Teil biliär eliminiert.
Die *Halbwertszeit* beträgt 4,3 Stunden. Das *Steady
state* ist nach 24–80 Stunden erreicht. Rhein ist
zu 99% an Albumin gebunden. Da Diacerhein
überwiegend renal eliminiert wird, muß die tägliche Dosis bei Niereninsuffizienz um bis zu 50%
reduziert werden (878). Rhein beeinflußt die Cyclooxygenase nicht. Es *hemmt* – vergleichbar Dexamethason – *Interleukin-I* (95). Diacerhein/
Rhein hemmt neben IL-1 auch den leukämieinhi-
bierenden Faktor (LIF) und die Metalloproteasen
Stromelysin und Kollagenase und erhöht – ebenfalls in vitro – TGF-β_1 und TGF-β_2 (702, 900)
(Tab. 3.**3**, S. 155).

▨▨▨ Diclofenac, Plazebo und Diacerhein wurden
doppelblind gegeneinander geprüft. Diacerhein
schnitt sehr gut ab (97). In einer anderen, 6 Monate
langen, doppelblinden plazebokontrollierten Studie
ließen sich positive MRT-Effekte zeigen (1174).

▨▨▨ 288 Patienten mit *schmerzhaften Hüftarthro-
sen* wurden in einer doppelblind randomisierten Studie untersucht. Es wurden vier Gruppen gebildet: je
eine Gruppe mit Diacerhein und Tenoxicam bzw.
den Plazebopräparaten für beide Substanzen; eine
dritte Gruppe erhielt Tenoxicam und Plazebo-Dia-
cerhein, eine vierte Diacerhein und Plazebo-Tenoxi-
cam. Die Studiendauer betrug 8 Wochen. Diacerhein wurde 2mal 50 mg/Tag, Tenoxicam 20 mg/
Tag gegeben. Tenoxicam bewirkte einen deutlichen
und schnell einsetzenden Effekt, der über 8 Wochen
andauerte. Dagegen setzte die Wirkung von Diacerhein spezifisch langsam ein. In 37% der Fälle
kam es zu Nebenwirkungen (Diarrhöen) (276,
814). ▪

Zusammenfassung

Die medikamentöse Therapie von Arthrosen
nützt heute zur Schmerzlinderung und – wenn
nötig – Entzündungsminimierung am häufigsten
NSA mit analgetischem Akzent, vorwiegend die
COX-2 hemmende NSA, topisch applizierte NSA
und/oder Capsaicin enthaltende Salben/Gele
(S. 151 f.), seltener intraartikulär Glucocorticoide.
Nach wie vor wird nach Substanzen gesucht, die
einerseits Symptome modifizieren, andererseits
die über Bildgebung erkennbare radiologische
Progression der Arthrose hemmen. Ausgehend
von neuen (ätio?)pathogenetischen Kenntnissen
und neuem Wissen um den komplexen Knorpel-
Knochen-Synovia-Synovialis-Stoffwechsel (IL-1?
TNF-α? Metalloproteasen? PGE$_2$? iNOS? usw.),
die auch neue hypothetische Ansätze der Therapie darstellen, stehen heute unterschiedliche
Substanzen auf dem „wissenschaftlichen Prüfstand". Es sind überwiegend Medikamente, die
im klinischen Alltag der Arthrosetherapie
Deutschlands (Ademetionin, D-Glykosaminsul-
fat, Oxazeprol), der Schweiz, Italiens, Österreichs
und Frankreichs (Chondroitinsulfat, Diacerhein)
etabliert oder – im Fall der Hyaluronsäure – neueren Datums sind.

Basistherapeutika entzündlich-rheumatischer
Erkrankungen waren lange dadurch charakterisiert, daß

➤ ihre Wirkung verzögert einsetzte,
➤ sie die Progression der Krankheiten
  verzögerten oder beendeten,
➤ ihr Absetzen von der Wirkung zeitlich
  deutlich überdauert wurde.

Der Gedanke der Substitution kam bei diesen Therapeutika nie zum Tragen. Entsprechend diesen Charakteristika ähneln im Augenblick Chondroitinsulfat und Diacerhein Basistherapeutika bei Arthrose am ehesten. Möglicherweise helfen neueste bildgebende Verfahren (MRT) und/oder Knochen-Knorpel-Stoffwechselmarker (Osteocalcin, Keratansulfat, Hydroxyprolin, Pyridinol und Deoxypyridinol) in näherer Zukunft, Struktur und Morphe der Arthroseprogression bzw. ihrer Hemmung – auch über kürzere Zeitabschnitte besser zu erkennen.

Sonstige Therapie

Medikamentösen Therapieformen trotzende Arthrosen sind ein erfolgreiches Feld der operativen Therapie. Zu den noch möglichen Maßnahmen, wenn der Patient inoperabel ist oder sich nicht operieren lassen will, zählen die *Gelenklavage,* die *chemische* oder *Isotopensynoviorthese* (selten), das arthroskopisch durchgeführte *Débridement* wie auch eine *autologe Chondrozytentransplantation* (noch experimentell).

Gelenklavage mit physiologischer Kochsalzlösung bei Patienten mit Arthrosen der Knie ist ohne Zweifel effektiv, da es Knorpelbestandteile entfernt und so symptomatisch zur Verbesserung beiträgt. Kontrollierte Studien, die eine sorgfältige Lavage untersuchten, verzeichneten klinisch deutliche Erfolge (37, 931). Allerdings verbessern sich nach einer anderen Studie die Symptome nicht mehr, als wenn isotone Kochsalzlösung injiziert wird (233).

Aus noch nicht erkrankten Flächen des Knies von 23 Patienten mit tiefen Knorpeldefekten des Knies wurden arthroskopisch Knorpelscheiben entnommen. Die darin enthaltenen Chondrozyten wurden isoliert und über 14–21 Tage kultiviert. Danach wurden sie in die Fläche des Defekts injiziert und mit einem „periostalen Lappen" überdeckt. Patienten, die sich dieser Maßnahme unterzogen, wurden im Mittel 39 Monate beobachtet. Anfangs berichteten alle von einer deutlichen Besserung der Kniegelenkschmerzen, der Schwellungen und der Krepitation. Eine Arthroskopie nach 3 Monaten zeigte regenerierte Knorpelflächen. Eine weitere Arthroskopie wurde zwischen dem 12. und 46. Monat durchgeführt: 2 Jahre nach der Transplantation hatten 14 von 16 Patienten mit Transplantaten am Femurkondylus gute oder exzellente Ergebnisse. Die beiden anderen mußten sich einer weiteren Operation unterziehen. Von Patienten mit patellaren Transplantaten zeigten zwei gute bzw. exzellente, drei befriedigende und zwei sehr schlechte Resultate (123). ■

4 Therapie von Weichteilrheumatismen

Myotonolytika

Folgende *Anforderungen* sind an ein Myotonolytikum zu stellen: Die orale Applikation soll effektiv sein, der Muskeltonus muß – bei Erhaltung der groben Kraft – erhalten bleiben und die Feinkoordination darf nicht gestört werden (Krankengymnastik!). Trotz (meist induzierter) zentraler Beruhigung und affektiver Entspannung sollen sedierende/hypnotische Wirkungen fehlen.

> ! Der Circulus vitiosus „polyätiologischer Faktor (Noxe) – Verspannung – Schmerz – Irritation des Bewegungsapparats – Schmerz – Verspannung" muß unterbrochen werden.

Zentral wirkende Myotonolytika sind von *peripher wirkenden* und von Myotonolytika mit *anderen Wirkungsmechanismen* zu unterscheiden. Viele Myotonolytika beeinträchtigen die Synapsenfunktion des zentralen, vegetativen und bis zu einem gewissen Grad auch peripheren Nervensystems. Die Impulsübertragung von einem vorauf das nachgeordnete Funktionssystem wird unterbrochen. Bei den Neurotransmittern wird die Erregung cholinerg (Acetylcholin), adrenerg (Noradrenalin), dopaminerg (Dopamin), serotoninerg (Serotonin) oder GABAerg, d.h. durch Aminobuttersäure, die im ZNS durch Dekarboxilierung von Glutathionsäure gebildet wird, übertragen. Die meisten Tranquilizer verstärken die hemmende Funktion GABAerger Neurone. Die ermittelten Ansatzpunkte liegen im Zwischen- und Stammhirn. Tranquilizer entfalten ihre größte Wirkung im Bereich des limbischen Systems.

Auch Thiocolchicosid (TCC), ein semisynthetisches sulfiertes Derivat von Colchicid (Colchicum), das in Frankreich, Italien, Griechenland und Spanien als Myotonolytikum zugelassen ist, wirkt an GABAergen Rezeptoren.

> ! Spezielle Indikationen müssen emotionell – funktionell – affektiv entstandene Muskelhypertonien einerseits und reaktive Tonuserhöhung auf der Grundlage somatischer Veränderungen andererseits trennen.

Somatische Indikationen resultieren häufig aus Fehlhaltungen von Wirbelsäule und Extremitäten sowie pathologischen Bewegungsmustern, die den nozizeptiven Impulseinstrom von der Körperperipherie zum Rückenmark erhöhen. Dispositionen bestehen latent oft jahrelang und führen erst durch aktivierende Konstellationen (Kälte, Nässe, körperliche Überbelastung) zu schmerzhaften Muskelverspannungen. Es finden sich tastbare, teils druckschmerzhafte muskuläre Verhärtungen (Myogelosen) und meßbare Verkürzungen der Agonisten bei gleichzeitiger Schwächung der Antagonisten (734). Weitere somatische Indikationen sind zentrale Funktionsstörungen, die sekundär zur Reizung von peripheren Schmerzrezeptoren führen (Tenesmen, Kreuzschmerzen), „rheumatische" Neuritiden, Kokzygodynie, muskuläre Schmerzen im Rahmen eines Hals- oder Lendenwirbelsäulensyndroms (bei Fehlhaltungen der Wirbelsäule, bei Diskusprolaps, Lumbalgien), ebenso schmerzhafte Muskelkrämpfe (nachts falsche Schlafhaltung) sowie andere Weichteilaffektionen. Von den statisch-myalgischen Syndromen ist die Fibromyalgie als „zentrale Form" eines Weichteilrheumatismus zu trennen (734). Ein Fibromyalgiesyndrom begleitende Muskelverspannungen resultieren häufig aus einem statisch-myalgischen Syndrom.

Nichtindikationen sind zentrale spastische Zustände, wie der Rigor, als Ursache des extrapyramidalen Hypertonus, irreversible degenerative Muskelkontrakturen und reversible Muskelverkürzungen. Tab. 4.1 führt einige Myotonolytika, ihre Darreichungsform und Dosierungseinheiten auf.

Benzodiazepine, insbesondere Diazepam (Valium), wirken ausgeprägt muskelrelaxierend. Dosisempfehlungen für Diazepam gehen weit auseinander. So werden im Fall eines akuten Geschehens, z.B. einer Diskushernie, Dosen zwischen 30 und 60 mg/Tag Diazepam eingesetzt. Die Hauptdosis ist auf den Abend zu legen. Die daraus resultierende Sedation stellt den die Dosis limitierenden Faktor dar (z.B. ist eine begleitende physikalische Therapie in den meisten Fällen unmöglich). Zu den zentral wirkenden Myotonolytika,

Tabelle 4.**1** Myotonolytika (Auswahl)

Chemische Kurz-bezeichnung	Handelsname	Darreichungsform Dosiseinheit (mg)	Tageshöchstdosis bei Dauerdosierung (mg)
Zentrale Myotonolytika			
Baclofen	Lioresal	Tbl. 5, 10, 25	15–75
Tetrazepam	Musaril	Tbl. 50	150
Diazepam	Valium	Tbl. 5, 10, 20	individuell
Andere Wirkungsmechanismen			
Tolperison	Mydocalm	Tbl. 100	300

deren Haupteinsatz die reflektorisch vertebrage-ne Muskelverspannung darstellt, zählt Tetraze-pam (Musaril).

Ein „neues" Myotonolytikum ist Tolperison (Mydocalm). Tolperison ist Lidocain strukturell sehr ähnlich. Wie Lokalanästhetika blockiert es spannungsabhängig Natriumkanäle. Vorteile von Tolperison sind die orale Applikation, fehlende Sedierung und unbeeinflußtes Reaktionsvermö-gen.

Infiltrationstherapie

Extraartikuläre (Weichteil-)Rheumatismen (Schleimbeutel, Gelenkkapseln, Sehnen, Sehnen-scheiden, Sehnenansätze – auch periphere Ner-venkompressionssyndrome) erfordern meist kei-ne systemische medikamentöse Behandlung.

> ❗ Topische Anwendungen (S. 128 f.) bzw. lokale Infiltrationen/Injektionen haben den Vorteil ho-her lokaler Medikamentenkonzentration und schalten systemische Wirkungen aus (Tab. 2.**41**, S. 129).

Bei der Infiltration mit ausschließlich *Lokalanäs-thetika* (z. B. Mepivacain = Scandicain) in 1 %iger Konzentration ohne Adrenalin muß bedacht wer-den, daß die Wirkung dieser Substanzen von der Durchblutung der injizierten Gewebe abhängt. Der alleinige Einsatz von Lokalanästhetika ist zum einen indiziert, wenn eine nichtentzündli-che Ursache vermutet wird, zum anderen kann er der Glucocorticoidinfiltration „als Probelauf" vorangehen. Vermutet man eine entzündliche Ursache, sollten im Sehnenbereich nur wasser-lösliche Glucocorticoide infiltriert werden. Die *Mischung* von *wasserlöslichen Glucocorticoiden* und einem *Lokalanästhetikum* ist üblich. Bei Glu-cocorticoiden ist darauf zu achten, daß pro Injek-tion nicht mehr als 25 mg Prednisolon bzw.

20 mg Methylprednisolon infiltriert/injiziert werden (550). 9α-fluorierte Glucocorticoide sind zu vermeiden, da sie häufiger lokale Schäden wie Pigmentverschiebungen, Lanugoverlust, Hyper-trichose, Atrophie der Haut und des subkutanen Gewebes verursachen. Auch nach Therapie mit Lokalanästhetika können örtliche Komplikatio-nen in Form von Ödemen, Infiltraten, Abszessen, Nekrosen und Gangrän (diese vor allem bei zu-sätzlich gegebenen Vasokonstriktoren), Verlet-zungen durch die Injektionskanüle (Hämatome) oder Nervenschäden auftreten.

Punktuelle Infiltrationen der Muskelinser-tionen, der Trigger points und/oder *flächenhaftes Infiltrieren* größerer Areale, einmal oder wieder-holt, sind oft erfolgreich. Prädilektionsstellen da-für sind z. B. die Ansatzstellen des M. supraspi-natus, die lange Bizepssehne, die Bursa subacro-mialis, die Bursa olecrani, die medialen Schulter-blattränder, die hinteren Darmbeinkämme und der Trochanter major (Abb. 4.**1**). Auch ein Karpal-tunnelsyndrom bzw. eine Meralgia paraesthetica nocturna lassen sich durch Infiltrationen erfolg-reich behandeln.

> ❗ Wie die intraartikuläre Injektion verlangt auch die punktuelle oder flächenhafte Infiltration strenge Asepsis. Unabdingbare Voraussetzung ist immer die genaue anatomische Kenntnis des infiltrierten Areals.

Zur Therapie der meist reaktiven muskulären Veränderungen mischt man 1 %iges Mepivacain mit wasserlöslichem Prednisolon und infiltriert dann flächenförmig in ein vorher markiertes, desinfiziertes und anästhesiertes (Kältespray) Gebiet. Großflächige Schmerzareale „verbrau-chen" die gesamte Mischung, Trigger points 2 – 3 ml. Infiltrationen der Bursen (z. B. Bursa prae-trochanterica, praepatellaris), von Tendosynovia-litiden (z. B. im Rahmen einer cP), Metatarsalgien und Synchondritiden (z. B. im Verlauf von Spond-

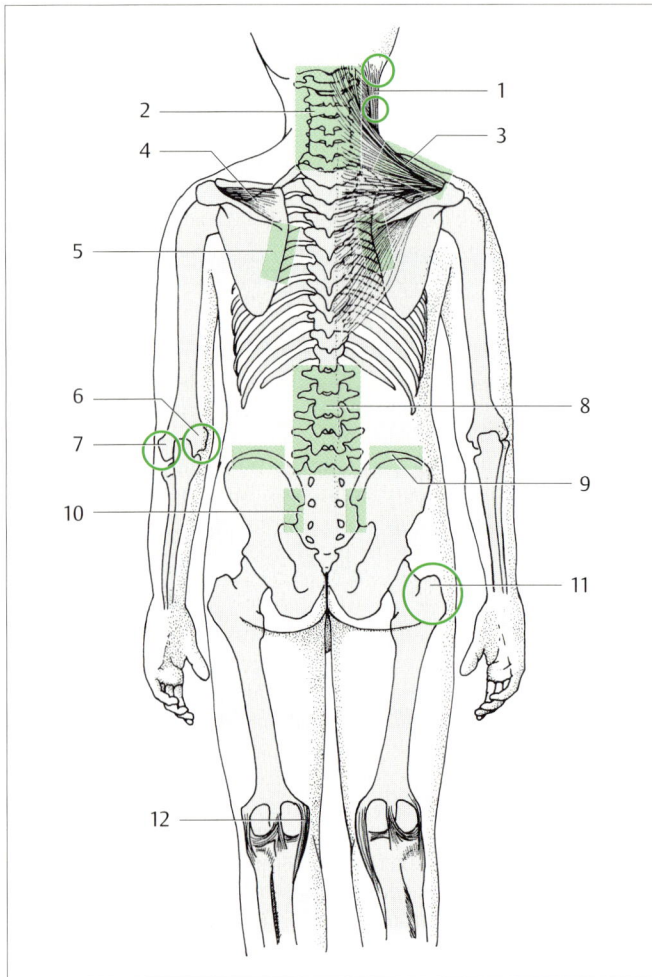

Abb. 4.**1**   Prädilektionsschmerz-
areale der primären Fibromyalgie
(748).
  1 = Ansatz des M. sternocleido-
        mastoideus
  2 = Bänder im Halswirbelsäulen-
        bereich
  3 = mittlerer oberer Rand des
        M. trapezius
  4 = Ansatz des M. supraspinatus
  5 = medialer Rand der Skapula
  6 = medialer Epikondylus des
        Humerus
  7 = lateraler Epikondylus des
        Humerus
  8 = Lendenwirbelsäule
  9 = hinterer äußerer Becken-
        kamm
 10 = Iliosakralgelenke
 11 = Trochanter major des Femur
 12 = mediales Kollateralband des
        Kniegelenks
Noch betroffen sein können die
Sehnenverläufe von M. biceps
longus und M. biceps brevis sowie
die Synchondrosen zwischen
Corpus sterni und den Rippen-
ansätzen ventral.

arthritiden) können Schmerzen lindern. Weitere Indikationen lokaler Infiltrationen sind Insertionstendopathien (Enthesiopathien, Enthesitiden), z. B. am Processus styloideus ulnae, dem radialen und ulnaren Epicondylus humeri, die Periarthropathia humeroscapularis und andere Periarthropathien.

Die maximale Druckdolenz wird ermittelt, die Haut desinfiziert und entfettet; 0,5- bis 1%iges Anästhetikum ohne Adrenalinzusatz und ein wasserlösliches, manchmal auch an Kristalle gebundenes Glucocorticoid werden gemischt. Öfter als 1- bis 2mal pro Woche sollte nicht infiltriert werden – auf keinen Fall mehrfach täglich. Wenn sich nach 4–6 Infiltrationen kein Erfolg einstellt, muß die Therapie beendet werden.

> **!** Je näher die Glucocorticoid-Lokalanästhetikum-Mischung am Schmerzmaximum, desto erfolgreicher; je weiter entfernt, desto erfolgloser (Tab. 4.**2**).

Intratendinale Infiltrationen sind zu vermeiden (Sehnenruptur!), Injektionen in subkutanes Fettgewebe können zu Fettgewebsatrophien führen. Infektionen im Behandlungsbereich sind Kontraindikationen für eine lokale Infiltrationstherapie.

Das Wissen um die eine *Karpaltunnelsyndrom* (Abb. 4.**2**) verursachende Grunderkrankung (DD: chronische Polyarthritis, Schwangerschaft, Hypothyreose usw.) bestimmt die Entscheidung über eine Injektion mit wasserlöslichen Glucocorticoiden in den Karpaltunnel. Diagnostischen und therapeutischen Wert hat die Infiltration des

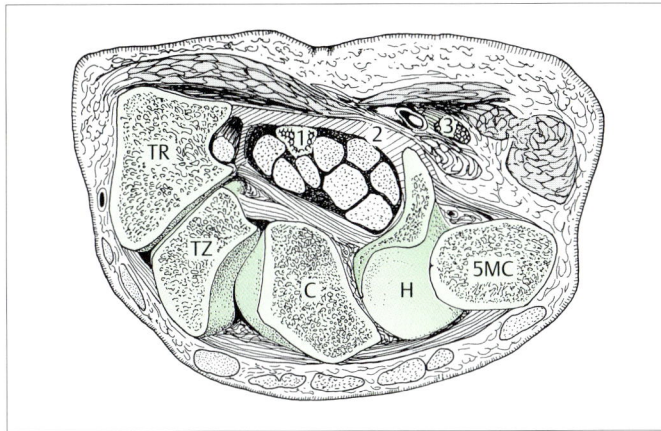

Abb. 4.**2** Lage des N. medianus (748).

1	= N. medianus
2	= Retinaculum flexorum
3	= N. ulnaris
C	= Os capitatum
H	= Os hamatum
TR	= Os trapezium
TZ	= Os trapezoidum
5 MC	= Os metacarpale V.

Tabelle 4.**2** Wasserlösliche Glucocorticoide zur „Pulse"-Therapie und zur Infiltrationstherapie, Lokalanästhetika

Chemische Kurzbezeichnung	Handelsname
Prednisolon	Prednabene
Methylprednison	Urbason solubile 16, 32, 250, 1 000 mg
Dexamethason	Fortecortin Mono 400 – 800 mg
Triamcinolon	Volon A solubile 10 – 200 mg
Procain	Novocain 1 %, 2 %
Lidocain	Xylocain 0,5, 1, 2 % Xyloneural 1, 2 %
Mepivacain	Scandicain 0,5, 1, 2 %
Bupivacian	Carbostesin 0,25, 0,50, 0,75 %

N. cutaneus femoris lateralis bei Verdacht auf eine *Meralgia paraesthetica nocturna* (Abb. 4.**3**). Auch die häufige Achillodynie kann durch Glucocorticoidinfiltrationen (cave: nicht intratendinös) gelindert werden (Abb. 4.**4**).

Psychotrope Substanzen

Die medikamentöse Therapie ist in Fällen schwerer reaktiver Depressionen immer indiziert. Nicht jede reaktive Depression als Reaktion auf eine chronische Krankheit wird sich – und das gilt für die Praxis und die Klinik – über das Gespräch, die Analyse bzw. verhaltenstherapeutische Maßnahmen auffangen lassen. In diesen Fällen sind medikamentöse Versuche mit Psychopharmaka unabdingbar. Sowohl psychovegetativ-distanzierende Tranquilizer als auch Neuroleptika und Antidepressiva stehen zur Verfügung (Tab. 2.**42**, S. 138). Die Behandlung mit psychotropen Substanzen darf Ansätze zu anderen therapeutischen Verfahren (Psychotherapie, Verhaltenstherapie, physikalisches Vorgehen) nicht blockieren. Die Dosierung einzelner Medikamente ist so zu wählen, daß ein Patient z. B. noch in der Lage ist, an physikalischen, vor allem aktivierenden Maßnahmen teilzunehmen.

Medikamentöse Behandlungsformen des Fibromyalgiesyndroms erwiesen sich bisher als problematisch, da durch sie immer nur ein Teil dieser Patienten erfolgreich therapierbar war. Neuroleptika, Serotonin-Rezeptorantagonisten und Antidepressiva (vor allem trizyklische) wurden eingesetzt. Letztere erwiesen sich in doppelblinden, plazebokontrollierten Studien als am erfolgreichsten (422, 531). Initial 10 mg Amitriptylin (Saroten) abends, in Wochenabständen Dossteigerung auf bis zu 75 mg abends ist möglich (754). Neben Wachstumshormonen wurden auch Temazepam (Planum) und S-Adenosylmethionin (Gumbaral) eingesetzt.

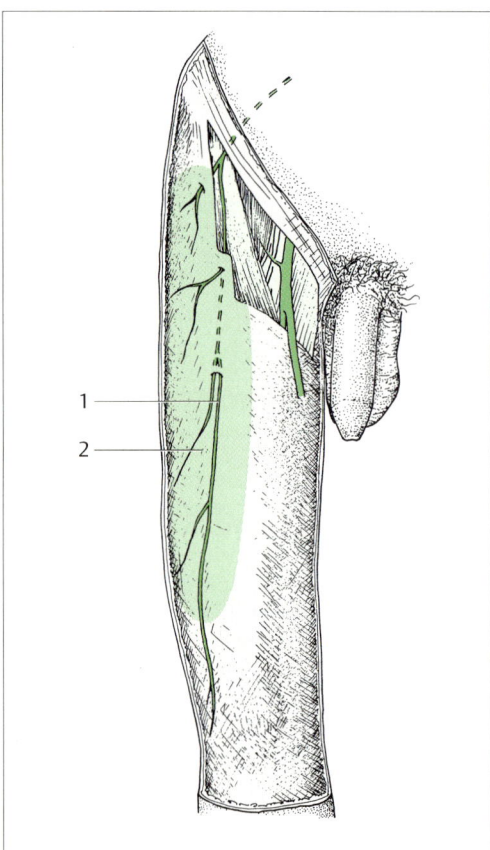

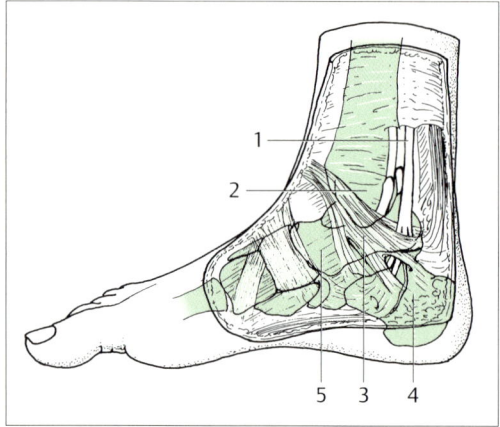

Abb. 4.**4**   Anatomie der Fersenregion (748).
1 = N. tibialis
2 = Malleolus medialis
3 = Retinaculum m. flexorum
4 = Kalkaneus
5 = Tarsus (Talus).

30 Patienten mit sekundärer Fibromyalgie wurden in einer 4wöchigen Doppelblindstudie untersucht. Je 15 erhielten entweder Plazebo oder S-Adenosylmethionin über 15 Tage. Zielparameter waren die Zahl der Tender points und die Beurteilung der Depression (Hamilton Depression rating scale). Bei den Patienten mit Adenosylmethionin ließ sich ein signifikanter Rückgang des Allgemeinschmerzes (basierend auf der Zahl der Tender points und der VAS) feststellen (p < 0,007 für beide Tests). In der Plazebogruppe zeigte sich eine signifikante Besserung der VAS (p < 0,002) und in der Beurteilung der Depression (p < 0,003) (1122). ■

Abb. 4.**3**   Versorgungsgebiet des N. cutaneus femoris lateralis (748). Der N. cutaneus femoris lateralis verläuft unterhalb der Spina iliaca anterior/superior zum äußeren lateralen Anteil des Lig. inguinale zur Außenseite des Oberschenkels; er versorgt das schraffierte Gebiet sensibel.
1 = N. cutaneus femoris lateralis
2 = Versorgungsgebiet.

5 Außerschulische und unkonventionelle Therapieformen

In einer Zeit der Geldknappheit im Gesundheitswesen, der fortschreitenden Entwicklung subtiler Wirkungsmechanismen (ELISA, PCR) und konfrontiert mit der Tatsache, daß die „Schulmedizin" einige Krankheiten noch nicht heilen kann, wenden sich noch immer sehr viele Patienten Medikamenten und Methoden mit umstrittener Wirkung zu.

In einer Befragung zwischen 1987 und 1992 von 550 cP-Patienten bejahten 32–64%, irgendwann oder kontinuierlich außerschulische (Akupunktur, Homöopathie, Schröpfen, Ozontherapie usw.) bzw. unkonventionelle Medikamente und Methoden (Enzymtherapie, Phytotherapie, Therapie mit Vitaminen und spezielle diätetische Verfahren) genützt zu haben (752).

> **!** Die Wertung all dieser Methoden muß differenzieren: Weitgehend akzeptierten Behandlungsformen – therapeutisch unterstützend, nie als alleinige Behandlung einer entzündlich-rheumatischen Krankheit ausreichend – stehen partiell akzeptierte, noch wissenschaftliche Grundlagen benötigende Methoden mit ungünstigem Nutzen-Risiko-Index bzw. sehr geringem Effekt bei geringem Risiko und hohem Aufwand gegenüber. Letztlich gibt es eine Vielzahl nicht mehr zeitgemäßer, entbehrlicher und abzulehnender Methoden (Tab. 5.1).

Diät

Das *immunogene Potential* unserer Ernährung führt dazu, daß viele cP-Patienten mehrere Arten von Nahrungsmitteln nicht vertragen. Zwischen 17 und 56% der „Rheumatiker" reagierten mit Symptomen auf Getreide (Weizen, Hafer, Roggen), Schinken, Schweinefleisch, Orangen, Milch, Eier, Rindfleisch, Kaffee, Malz, Käse, Grapefruit, Tomaten, Erdnüsse, Zucker, Butter, Sojabohnen, Zitrone und Lammfleisch (230). Zusammenhänge zwischen cP, Nahrung und Allergie lassen sich denken durch eine Modifikation der Immunantwort durch Nahrungsbestandteile, durch die Nahrungsintoleranz einzelner cP-Patienten, durch

Tabelle 5.**1** Unkonventionelle und paramedizinische Therapiemethoden (Auswahl)

Weitgehend akzeptiert
- Diät
- phytotherapeutische Analgetika und Antiphlogistika

Partiell akzeptiert, weitere wissenschaftliche Beweise müssen folgen
- Enzymgemische
- Vitamine

Nicht bewiesen, untersuchenswert
- IDS 23,1 (Brennesselextrakt)
- Boswelliensäure (Weihrauch)

Methoden mit ungünstigem Nutzen-Risiko-Index
- Braunscheidtismus
- Ozontherapie
- Zelltherapie
- Neuraltherapie
- Akupunktur

Methoden mit sehr geringem Effekt (Plazebo?) bei geringem Risiko und hohem Aufwand
- Homöopathie
- Lasertherapie

Nicht mehr zeitgemäße, entbehrliche Methoden
- Schröpfen
- Blutegelbehandlung
- Eigenharnbehandlung

Abzulehnende Methoden
- Grünlippige Neuseelandmuschel
- Substitution von Spurenelementen
- Zink
- Aminosäuren
- Histidin
- Sitosterine und Kupferbänder

veränderte Antigenverarbeitung des Darms und durch Mastzellinfiltrationen der Synovialis dieser Kranken (622).

Klassische *Diätindikationen* für Arthritiden bieten die Hyperurikämie, eine Adipositas (Gonarthrose) und als systemische Symptome Appetitlosigkeit und Untergewicht.

Diskutierte Diätformen sind unter anderem

- ➤ Eliminationsdiäten, Substitutionen,
- ➤ Fasten (+ Modifikation),
- ➤ vegetarische Ernährung (+ Modifikation), laktovegetarische Ernährung, Vollwerternährung (+ Modifikation) sowie
- ➤ die Supplementierung mit Omega-3-Fettsäuren.

Ein Weg diätetischer *Elimination* besteht darin, zunächst über das Essensangebot entstehende Symptome zu ermitteln und die entsprechenden Nahrungsmittel dann zu eliminieren. Auch der initiale Ausschluß (Elimination) und die anschließende Verabreichung (erneute Zufuhr) kann Aufschluß über Nahrungsmittelunverträglichkeiten bzw. den Einfluß auf das Entzündungsgeschehen geben (229).

Fastenkuren werden auch heute noch als besondere Diätform neben vielen anderen Diätvorschlägen empfohlen. Fasten heißt totaler Verzicht auf feste Nahrung und energiehaltige Getränke. Es gibt eine Fülle modifizierter Fastenformen (Heilfasten usw.). Fasten wirkt multifaktoriell. Alle Immun- und Entzündungsabläufe werden durch Nahrungsentzug verändert. Die Serumwerte von Akute-Phase-Proteinen werden um fast 75 % der Werte vor dem Fasten gedrückt. Fasten reduziert die Stimulationsfähigkeit der Neutrophilen (LTB$_4$ sinkt) und verändert die Fettsäureverhältnisse.

Therapeutisches Fasten, d.h. die Zufuhr von maximal 200 – 300 Kilokalorien pro Tag in Form einer Tee- oder Saftdiät, wurde untersucht:

▓▓▓▓ 16 Patienten mit klassischer cP fasteten 7 – 10 Tage und ernährten sich anschließend 9 Wochen laktovegetabil. Unmittelbar nach dem Fasten ließen sich bei 5 von 15 Patienten Anzeichen klinischer Besserung wie geringere Schmerzen und Morgensteifigkeit sowie reduzierte Analgetikaeinnahme erkennen, verglichen mit nur einem Patienten aus der Kontrollgruppe. Während des Fastens waren die Akute-Phase-Proteine erniedrigt. Am Ende der laktovegetabilen Kost war allerdings nur ein einziger der Diätpatienten deutlich gebessert (197). ▪

Klinische Resultate durch Fastenperioden von 7 – 10 Tagen werden in der Literatur durchweg positiv dargestellt. Die Morgensteifigkeit reduziert sich, die Zahl der geschwollenen Gelenke nimmt ab, die BSG geht zurück usw. Diese Erfolge treten relativ schnell ein. Nach Ende des Fastens, meist schon am Tag darauf, kommt es allerdings wieder zu einer Rückkehr zu den Ausgangsbefunden.

Der therapeutische Einfluß von 10 g *Fischöl* pro Tag auf den Verlauf der cP wurde in einer randomisierten kontrollierten doppelblinden Studie untersucht. In der Gruppe, die Fischöl erhielt, stieg der Anteil von Omega-3-Fettsäuren erheblich an und NSA konnten im 3. und 6. Monat signifikant reduziert werden. Die Krankheitsaktivität der Kontrollpatienten erhöhte sich nach 6 Monaten. Es fand sich jedoch kein Unterschied in der Patientenbeurteilung des Schmerzes, der Morgensteifigkeit oder der Funktionskapazität (1058).

Die im Rahmen der cP systemisch erzwungene veränderte Stoffwechsellage führt gedanklich zu einer Auswahl des Nahrungsangebots des Kranken. So muß die Nahrung modifiziert werden, wenn durch eine Leber-Pankreas-Miterkrankung eine Malnutrition besteht. Die Arthritis der Kiefergelenke kann – mangels Kauvermögen – zu einer Gastritis führen. Begleiten die cP Xerostomie, Stomatitis und Ösophagitis, können ebenfalls gastrointestinale Beschwerden entstehen. Jede *Mangelernährung reduziert* das *Immunpotential.* Das gilt nicht nur für die Kachexie, sondern auch für leichtere Mangelzustände (533).

Ausgleich der katabolen Stoffwechsellage bei cP

Die im Verlauf der cP meistens bestehende katabole Stoffwechselsituation hat erhöhten Energiebedarf, vermehrten Proteinabbau und erhöhten Kohlenhydratbedarf zur Folge. Dadurch kann es zu Untergewicht und hypotropher Muskulatur kommen. In hochakuten/akuten Phasen zwingt die katabole Stoffwechsellage zu einer vermehrten Eiweißzufuhr. Calciummangel induziert die Gabe von Milch und Milchprodukten. Eiweißverluste durch die Niere (viszerale Manifestationen!) erfordern ebenfalls eine erhöhte Eiweißzufuhr. Der nicht selten progrediente Gewichtsverlust muß durch ein Mehr an Kohlenhydraten und Fetten aufgefangen werden. Fast alle bekannten Diäten bedeuten in diesen Situationen mangelhafte Ernährung und führen zu einer ernährungsbedingten Verschlechterung der cP.

Zusammenfassend ist antientzündlich wirksames Fasten zeitlich limitiert – cP-Patienten sind ohnehin häufig untergewichtig. Der Beweis, daß wiederholte kurzfristige Fastenperioden den Verlauf der cP positiv beeinflussen, ist bisher nicht erbracht. Dennoch kann die richtige Ernährung die medikamentöse Therapie der cP unterstützen. Diätetisch modifizierend wirken Eicosanoide, die durch den Gehalt von α-Linolensäure bestimmter Pflanzenöle entstehen, die Arachidonsäure im Stoffwechsel teilweise verdrängen und die Synthese von Entzündungsmediatoren hemmen (Adam, persönliche Mitteilung). Die diätetische Verminderung der Arachidonsäure und die Hemmung ihrer Umwandlung zu Eicosanoiden erzielen eine (schwach potente) Wirkung. Dominierend mit Produkten tierischer Herkunft gelangt Arachidonsäure in die Nahrungskette; vegetarische Kost enthält keine Arachidonsäure. Die Oxidation der Arachidonsäure zu den entzündungsfördernden Eicosanoiden wird durch Omega-3-Fettsäuren gehemmt. In Fischölen enthaltene Omega-3-Fettsäuren verdrängen die Arachidonsäure und hemmen die Bildung von Eicosanoiden (2).

> ! Wenn der Einfluß diätetischer Maßnahmen auch marginal ist und ihretwegen bewährte Behandlungsstrategien nie vernachlässigt werden dürfen, sind begrenzter Fleischkonsum, obst-, gemüse-, fisch- und calciumreiche Kost – ergänzt um individuelle Besonderheiten (Unverträglichkeiten, Nikotin? Alkohol?) – allgemein als sinnvoll zu empfehlen.

Vitamine

Vitamin C (Ascorbinsäure) hat interessante, immunstimulierende Wirkungsmechanismen. Der Vitamin-C-Gehalt in den Gelenken und im Blut von cP-Patienten mit beeinträchtigter Immunantwort ist erniedrigt. Dennoch ist der therapeutische Wert einer Vitamin-C-Behandlung der cP klinisch nicht erwiesen (854).

Für die **B-Vitamine** werden antiödematöse und curareartige Wirkungen (hochdosiertes B_1), die Biosynthese vieler Neurotransmitter beeinflussende Wirkungsmechanismen (Vitamin B_6: Serotonin, Histamin) sowie die Linderung von Polyneuropathien (Vitamin-B_{12}-Mangel) postuliert. Auch wird ihnen ein psychotroper, den Schmerz dämpfender Effekt zugeschrieben. Eine suboptimale Vitamin-B-Versorgung besteht bei 5–10% der Bevölkerung, führt aber nicht zu Mangelsymptomen. Für Vitamin B ist eine Einsparung von Diclofenac im Rahmen einer randomisierten Doppelblindprüfung bei akuten Lendenwirbelsyndromen nachgewiesen (615). Der Einsatz von B-Vitaminen als Adjuvans der Behandlung der cP wird vor allem dann als sinnvoll betrachtet, wenn im Rahmen der cP Polyneuropathien bestehen.

Der Überbegriff **Vitamin E** umfaßt vor allem Tocopherole, von denen die α-*Tocopherole* (biologischer oder synthetischer Natur) als aktivste kettenbrechende Antioxidanzien bekannt sind (705). Im Verlauf aktivierter Arthrosen und systemisch-entzündlicher Gelenkerkrankungen entstehende Sauerstoffradikale führen zu Zell- und Gewebeschäden. Bei systemischen Gelenkerkrankungen entsteht ein lokaler α-Tocopherol-Mangel, der sich in der Synovia (323, 324, 325), und ein systemischer, der sich im Serum (323, 500, 596, 1054) nachweisen läßt. In vivo – am Tier (82, 259) – gesicherte Erkenntnisse konnten in vitro (137, 1054) bestätigt werden. Doppelblindstudien mit α-Tocopherolen vs. Plazebo oder Diclofenac (64, 92, 588, 659, 998) gaben Hinweise auf ihre gute klinische Wirkung und Verträglichkeit. Jüngere Studien lieferten ebenfalls klinisch positive Resultate (109, 291, 485, 898, 1230, 1231). Den jeweils phasenorientierten Entzündungsanteil im Verlauf der Indikationen „aktivierte Arthrose bzw. systemisch-entzündliche Gelenkerkrankung", den die antioxidative Wirkung der α-Tocopherole „abdeckt", zu quantifizieren, ist schwierig. Angesichts vorliegender Doppelblinduntersuchungen und auch klinischer Empirie kann folgende Graduierung vorgenommen werden: Das pathogenetische Substrat „freie Sauerstoffradikale" nimmt quantitativ von aktivierter Arthrose zu systemisch-entzündlicher Gelenkerkrankung zu und erklärt so die positive Wirkung von α-Tocopherolen bei aktivierten Arthrosen und nur mäßig aktiven systemisch-entzündlichen Erkrankungen.

Phytotherapie

Eine fixe Arzneimittelkombination, bestehend aus *Frischpflanzenextrakten* von Populus tremula L (Espe), Solidago virgaurea (echte Goldrute) und Fraxinus excelsior (gemeine Esche) im Verhältnis 3 : 1 : 1 (Phytodolor) hemmte selektiv in vitro und in (Tier-)Modellversuchen die PGE_2 (984) und die Lipoxygenase (26). Antioxidative Eigenschaften (742) und die Suppression der Aktivierbarkeit des oxidativen Stoffwechsels humaner Mono- und Leukozyten ließen sich nachweisen (717).

In doppelblinden plazebokontrollierten Studien über jeweils 4 Wochen gegen Plazebo bei „degenerativen rheumatischen Erkrankungen" und gegen Diclofenac beim Schulter-Arm-Syndrom zeigte sich Phytodolor Diclofenac ebenbürtig und als besser verträglich (472, 511). Eine mit Piroxicam vergleichbare Wirkung ließ sich (doppelblind gegen Plazebo und offen gegen Piroxicam) bei degenerativen rheumatischen Erkrankungen feststellen (76). ■

Eine Einzeldosis von 30–40 Tropfen entspricht ca. 25 mg Diclofenac (47).

Der *Brennesselextrakt* IDS 23,1 (Rheuma-Hek) hemmte im RBL-1-Testsystem die Prostaglandinsynthese um 81,4%, die Leukotriensynthese um 20,8%. Die Ex-vivo-In-vitro-Hemmung der liposaccharidstimulierten TNF-α– und IL-1β-Sekretion durch 5 mg/ml IDS 23,1 lag bei 50,8% für TNF-α und 99,7% für IL-1β (827).

Harzextrakte von Boswellia serrata (Weihrauch, H15), einem ayurvedischen Medikament, wurde über 12 Wochen (n = 18) gegen Plazebo (n = 19) geprüft. Die cP-Patienten nahmen – beibehalten wurden Glucocorticoiddosis und Basistherapie – entweder 9 Tabletten H15/Tag oder Plazebo. Vor Therapiebeginn – nach 6 und 12 Wochen wurden Ritchie-Index (Schmerz, Schwellungen), BSG, CRP und NSA-Verbrauch dokumentiert. H15 und Plazebo waren bei allen Parametern gleichwertig (987).

Enzyme

Die Frage, ob sich Immunkomplexe in das hypothetisch-ätiologische Konzept oder die Pathogenese aller systemisch-entzündlichen Gelenk- und Wirbelsäulenerkrankungen oder auch der degenerativen Wirbelsäulen-, Gelenk- bzw. Weichteilerkrankungen einordnen lassen, ist noch offen. Postulierter Wirkungsmechanismus verschiedener Enzympräparate ist der enzymatische Abbau von Immunkomplexen. Im Handel sind erhältlich: Wobenzym N Dragees, Phlogenzym und Mulsal N. Wobenzym N besteht aus Pankreatin, Papain, Bromelaine, Trypsin und Rutosid (Phlogenzym = Wobenzym N – Papain, Pankreatin; Mulsal N = Wobenzym N – Rutosid, Pankreatin). Alle entzündlich-rheumatischen Erkrankungen können mit Mulsal N behandelt werden. Prophylaxe, Langzeit- und Dauertherapie sind nahezu ohne Einschränkung möglich. In verschiedenen Arbeiten (1084, 1085, 1086) werden die Depolymerisation von Fibrin und anderen pa-

thogenetischen Eiweißkörpern und giftigen Entzündungsprodukten am Entzündungsherd sowie der enzymatische Abbau von Immunkomplexen als Wirkungsmechanismen postuliert. Die Autoren weisen einschränkend darauf hin, daß gewebelokalisierte Immunkomplexe allenfalls im Überschuß erfaßt werden, und sprechen von einer Immunkomplexmodulation – nicht -inhibition. Die außergewöhnlich hohe empfohlene Dosis (3mal 5–10 Drg./Tag) ist verständlich, bedenkt man, daß die Typenkombination der Immunkomplexe bei verschiedenen chronischen Polyarthritiden (und anderen entzündlichen Erkrankungen) unbekannt ist und deshalb nur eine höhere Dosierung – via Streueffekt – wirkt. Zudem spiegeln diese Ergebnisse nur Verhältnisse wider, wie sie bei im Blut zirkulierenden Immunkomplexen vorliegen müßten, jedoch nicht bei gewebelokalisierten Immunkomplexen. Zudem sind Immunkomplexe von der eigentlichen Entstehung einer cP zeitlich weit entfernt; sie modifizieren damit allenfalls Sekundär- oder Tertiärsymptome.

30 Dragees Wobenzym/Tag über 2 Wochen reduzierten die Plasmaviskosität, die Erythrozytenrigidität und -aggregation und verbesserten damit die Fließfähigkeit des Blutes (313). Nach einer Meniskusresektion gegebenes Wobenzymgranulat verbesserte den Heilungsverlauf deutlich (918). Wobe-Mucos stellt in der Behandlung des Zoster eine Alternative zu Aclovir dar (86). Die peri-, im besonderen postoperative Therapie mit Enzymgemischen (z. B. Wobenzym, Phlogenzym) ist eine sinnvolle Ergänzung zur postoperativen Schmerztherapie (498). ■

Während die ödemreduzierende und postoperative Wirkung dieser Enzymgemische weitgehend anerkannt ist, hat man Mühe, dem Postulat, diese Therapieform sei in der Lage, alle Erkrankungen des rheumatischen Formenkreises erfolgreich zu behandeln, zu folgen. Letztlich sind die Beweise dafür noch nicht überzeugend.

Methoden mit ungünstigem Nutzen-Risiko-Index

Es gibt nur wenige doppelblind kontrollierte Studien über die Wirkung der *Akupunktur* auf die cP. Eine Analyse von 8 Studien zeigte: In fünf verringerten sich die Schmerzen; in zwei gab es keinen signifikanten Unterschied zwischen einer Verum- und einer Plazeboakupunktur bei cP und eine Studie beanspruchte antiinflammatorische

Wirkungen für die Akupunktur (83). Bei einem Patienten mit „entzündlichem Rheumatismus" wurde nach Akupunktur eine Schubsituation beobachtet (608).

Mit der chinesischen Akupunktur wurde ein äußerst komplexes Denkmodell – meist kritiklos – übernommen. Eindeutige anatomische Korrelate der „Meridiane" sind bisher nicht gefunden worden. Die Methode ist invasiv und „mystisch" – beste Voraussetzungen für einen Plazeboeffekt. Denkbar ist die Akupunktur zur Gegenstimulation im Sinn der Suppression von Schmerz (839).

Im Gegensatz zu dieser Meinung wurden mit der Fragestellung, ob eine Akupunktur als zusätzliche Therapie bei Patienten mit (aktivierter) Gonarthrose wirksam sei, 58 Patienten, 50 Jahre oder älter, zusätzlich zur „gängigen" medikamentösen und krankengymnastischen Therapie mit klassischer chinesischer Akupunktur behandelt, zweimal wöchentlich über 8 Wochen. Zielparameter: WOMAC-, Lequesne-Index. Eine Gruppe erhielt die konservative Therapie der Gonarthrose und eine dieselbe Therapie und zusätzlich die Akupunktur: Die Gruppe mit Akupunktur + konservativer Therapie zeigte nach 4, 8 und 12 Wochen eine signifikante Verbesserung sowohl im WOMAC- als auch im Lequesne-Index ($p \leq 0{,}01$ für den WOMAC-Schmerz-Score und 0,018 für den Lequesne-Index) (496). ■

34 cP-Patienten wurden – neben einer üblichen klassischen Therapie – mit einem kontinuierlich oder einem pulsierend emittierenden *Mid-Laser* an symmetrisch betroffenen PIP-Gelenken im Rahmen einer kontrollierten Studie behandelt. Die proximalen Interphalangealgelenke der einen Hand von 13 Patienten wurden mit He-Ne-Laser und die kontralateralen PIP-Gelenke derselben Patienten mit He-Ne-Laser + Infrarot (IR-)Laser bestrahlt. Eine signifikante Besserung eines oder mehrerer Parameter erreichten leider Lasertherapieverfahren nicht (1115). ■

Der therapeutische Nutzen aller Laser ist vergleichsweise gering und einer Plazebowirkung gleichzusetzen (307).

Wirkung von Laser

Mid-(oder Soft-)Laser leisten – über die Zeit gemittelt – Werte von wenigen Milliwatt. Laserlicht hat im Gewebe ein identisches Absorptionsverhalten wie normales Licht derselben Wellenlänge. Da die Halbwertstiefe von Softlaserlicht (gebräuchliche Wellenlänge 600 – 900 nm) bei 0,3 – 0,4 mm liegt und nach der 10fachen Halbwertstiefe nur noch 0,1 % der ursprünglichen Intensität vorhanden ist, kann mit Wirkungen in Gewebetiefen von ≥ 1 cm nicht gerechnet werden (839).

Methoden mit sehr geringem Effekt bei geringem Risiko und hohem Aufwand

Die *Homöopathie* ist eine Methode mit einem geringen unspezifischen Effekt bei geringem Risiko. Sie wird – auch von einigen schulmedizinisch Orientierten – als Erweiterung der üblichen Behandlungskonzepte interpretiert. Bei möglichst genauer Übereinstimmung zwischen Krankheitsbild und Arzneimittelbild ist das Homöopathikum indiziert. Dieses individualisierende Vorgehen erklärt vor allem die Wirkung der Homöopathie. Ein großer Teil ihrer Erfolge beruht zweifellos auf der Fähigkeit homöopathisch geschulter Ärzte zur sorgfältigen Beobachtung, zur weitgehenden Differenzierung der Symptome, zur individuellen Charakterisierung des Patienten und der sich daraus ergebenden Konsequenzen für die Behandlung.

Nicht mehr zeitgemäße, entbehrliche und abzulehnende Methoden

Abzulehnen sind Muschelextrakte, Kupferbänder, Betasitosterine, makromolekuläre Organextrakte oder die Therapie in Form der Gegensensibilisierung bzw. der Antikörperfragmente. Auch sind Wirkungen von Schlangen- und Insektengiften, Megadosen von Vitaminen und Spurenelementen sowie manchen pflanzlichen Heilmitteln bei systemisch-entzündlichen Erkrankungen nicht bewiesen. Im Gegensatz zur weitverbreiteten Meinung, die Behandlung mit außerschulischen Methoden schade nicht, zeigt Abb. 5.**1** eine Auswahl potentieller Risiken, die methodenimmanent sind.

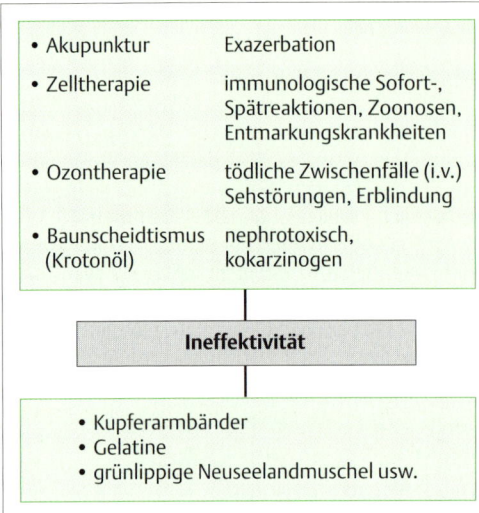

Abb. 5.**1** Potentielle Gefährdung bei entzündlich-rheumatischen Krankheiten durch außerschulische Behandlungsmethoden (nach 747, 829).

Zusammenfassung

Es ist vorstellbar, daß sehr milde Verläufe systemisch-entzündlicher Erkrankungen (insbesondere der cP) durch den vereinten Einsatz einer spezifischen Diät, von Vitaminen und hochdosierten Enzymgemischen auf der Ebene ihrer Verlaufsform gehalten werden können. Andererseits stellt die häufige Empfehlung dieser Substanzen und der anderen beschriebenen Methoden (Laser, Akupunktur, Zink usw.) keinen guten Kompromiß im „Therapiefahrplan" systemisch-entzündlicher Gelenk- (und Wirbelsäulen-)Erkrankungen dar: zu viele enttäuschte Hoffnungen der Patienten, zu großer Aufwand, zu hohe Kosten.

6 Therapie verschiedener Krankheitsbilder

Das abschließende Kapitel betont die Schwerpunkte medikamentöser Therapie der *häufigsten Krankheiten* des rheumatischen Formenkreises. Selbstverständlich können diese Kurzempfehlungen nicht alle Einzelheiten berücksichtigen: Die angebotenen „Rezepte" sind Grundraster, die von den ausführlichen Beschreibungen der speziellen Kapitel überlagert werden und durch eigene Erfahrungen und Kenntnisse komplettiert werden sollen. Einige der angeführten Krankheitsbilder (z.B. Osteoporose, Algodystrophie) gehören im engeren Sinn nicht zu den rheumatologischen Erkrankungen, dennoch müssen sich Rheumatologen, Orthopäden, Allgemeinpraktiker und Internisten häufig mit ihnen auseinandersetzen.

Der kurzen, stichwortartigen, manchmal tabellarisch ergänzten Diagnose folgen Empfehlungen für die Therapie, die sich entweder bewährt haben oder aber in den letzten Jahren zum Spektrum gesicherter Behandlung gestoßen sind. Auf Empfehlungen aus dem Bereich der außerschulischen Methoden wird verzichtet. Zum detailgetreuen Nachlesen finden sich Seiten- und Tabellenhinweise.

Vor und während jeder medikamentösen Therapie ist der *Lebensstil des Patienten* (Essen, Trinken, Belastung durch körperliche Arbeit, psychische Belastung, Ausübung verschiedener Sportarten, Rauchen usw.) zu erfragen und auf die jeweils individuelle Krankheitssituation auszurichten. Selbstverständlich stehen neben dem Medikament viele andere Möglichkeiten zur Verfügung, die bei entsprechender Indikation eingesetzt und genützt werden: die *aktive* (Ergotherapie, Krankengymnastik) und *passive physikalische Behandlung* (z.B. Wärme bzw. Kälte) und die *operative* Therapie. Auf Dauer kann die cP nur ein Team – internistischer Rheumatologe, operativer bzw. konservativer Orthopäde, Hausarzt, Ergotherapeut, Krankengymnast, Krankenschwester, eventuell auch unter Miteinbeziehung der Familie, bekämpfen.

Nach der *Diagnosesicherung* folgen allgemeine *Therapieempfehlungen* und Hinweise auf Therapieziele. In den allgemeinen Therapieempfehlungen werden als wesentliche Voraussetzungen für den Aufbau jeden Therapiefahrplans die Verlaufsart der Krankheit (Spontanverlauf) und die jeweilige Phase besprochen: Grenzfälle, leichte bzw. mittlere Krankheitsprogression, schwere Krankheitsverläufe. Die Behandlung von Begleiterkrankungen bzw. Krankheitsfolgen mancher Grunderkrankungen (z.B. einer Refluxösophagitis bei der PSS) verlangen genaues Augenmerk. Vital bedrohende Krankheitszustände fordern andere Maßnahmen als „benigne" Verläufe. Viele in Tierversuchen oder In-vivo- bzw. In-vitro-Modellen gewonnene pharmakokinetische und pharmakodynamische Ergebnisse wirken sehr theoretisch. Dennoch soll die Summe dieser Erfahrungen genutzt und in die Praxis umgesetzt werden.

Vor jeder medikamentösen Therapie steht die Frage nach der Mitarbeit des Patienten. Ärztliches Ziel am Beginn und im Verlauf einer Behandlung muß eine optimale Patienten-Compliance sein. Ihr Aufbau beginnt damit, mögliche Nebenwirkungen eines NSA zu erklären, und ist für die Medikamente sehr wichtig, die – wie die langsamwirkenden Langzeitantirheumatika (LAR) – eine längere Latenzzeit bis zum Wirkungseintritt haben. *Initial intensive Information* motiviert am besten zur langfristigen und sorgfältigen Einnahme. Da die meisten Krankheiten des Bewegungsapparats mit chronischen Schmerzen einhergehen, ist die *Schmerztherapie* immer von großer Bedeutung. Neben Medikamenten werden gegen Schmerzen auch nichtmedikamentöse Methoden (wie die Verhaltenstherapie, das autogene Training, der Biofeedback usw.) genutzt.

NSA stellen den Hauptanteil der verordneten Medikamente (S. 15 f.). Die Individualität des Ansprechens jedes Patienten auf einzelne Substanzen und die Vielfalt der Nebenwirkungen sind groß. *Pharmakokinetische Kenntnisse* (COX-1-/COX-2-vermittelte Prostaglandinsynthesehemmung, „Prodrug", magensaftresistente NSA, NSA und magensaftpuffernde Medikamente, gastrointestinales System) helfen, die häufigsten und gefürchtetsten, den Gastrointestinaltrakt angreifenden unerwünschten Wirkungen zu vermeiden. Wichtig sind auch die differenzierte Anwendung *verschiedener galenischer Formen* (Kapseln, Suppositorien, usw.) und die Kenntnis des

Wirkstoffmetabolismus (Absorption, mittlere bzw. lange Halbwertszeit, Eliminationsmechanismen usw.).

Als oral verordnete Glucocorticoide (S. 37 f.) sollten überwiegend Prednisolon- bzw. Prednisonpräparate (eventuell Cloprednol, Deflazacort) gegeben werden. Über den Tag verteilte Dosen werden (meist) bei vitaler Indikation und nur kurzfristig eingesetzt. *Therapieschemata* der Wahl sind die *zirkadiane* – und wenn möglich – *alternierende* Applikation. IL-6-Spiegel im Serum von cP-Kranken sind in den frühen Morgenstunden am höchsten (38). Da der cP-Patient zu dieser Zeit am stärksten unter Schmerz- und Entzündungssymptomen leidet, wurde die Hypothese getestet, ob niedrigdosiertes Prednisolon um 2 Uhr morgens gegeben – dem Rhythmus der Zytokinproduktion entsprechend – Symptome und Entzündung besser beeinflußt als bisherige Applikationszeiten:

▬▬▬ 26 cP-Patienten mit niedrigdosiertem Prednisolon (meist 5 mg, vereinzelt 7,5 mg) wurden in zwei Gruppen geteilt und erhielten über 4 Tage entweder um 2 Uhr nachts oder um 7.30 Uhr morgens Prednisolon. Die Wirkung wurde am 1. und 5. Tag beurteilt. Die „2-Uhr-nachts-Gabe" war hochsignifikant wirksamer (Dauer der Morgensteifigkeit $p < 0,001$, Gelenkschmerz $p < 0,01$, Lansbury-Index $p < 0,001$, Ritchie-Index $p < 0,001$ und der im Morgenserum festgestellte Abfall der IL-6-Konzentrationen $p < 0,01$). Die Applikation um 7.30 Uhr wirkte zwar schwächer, aber dennoch signifikant auf die Morgensteifigkeit ($p < 0,05$) und die IL-6-Konzentrationen ($p < 0,05$). Niedrige Glucocorticoiddosen mit kurzer biologischer Halbwertszeit bessern die morgendlichen Symptome und Entzündungsparameter der cP deutlicher, wenn sie in einem Zeitraum gegeben werden, der vor der Erhöhung der IL-6-Spiegel liegt (39). ▪

Trotz einiger Einschränkungen (offene Studie, Zeitintervall bei der letzten Glucocorticoidgabe und Beurteilung in der 2-Uhr-Gruppe 5,5 Stunden, in der 7.30-Uhr-Gruppe 24 Stunden, galenische und praktische Problematik der Einnahme um 2 Uhr morgens) sind diese Studienergebnisse von weiter untersuchenswertem Interesse.

Arthritiden und Spondarthritiden

Chronische Polyarthritis

▪ *Diagnosesicherung*

Durch die in den letzten Jahren geänderte Betrachtung der „Benignität" der cP wurde die Frühdiagnose besonders wichtig. In Tab. 6.**1**– 6.**3** sind wesentliche *frühdiagnostische Kriterien* herausgearbeitet. Im weiteren Verlauf werden die revidierten ACR-Kriterien (Tab. 6.**4**) bzw. ein Klassifikationsbaum (Abb. 6.**1 a** u. **b**, S. 175 f.) zur Diagnosesicherung verwendet.

▪ *Therapie*

Allgemeine Therapiekriterien und -ziele

Das Therapiekonzept der cP gründet sich auf eine dauerhafte, überwiegend aktive Krankengymnastik, die Muskulatur schult, Kontrakturen vorbeugt, bestehende Funktionsdefizite verbessert und auch in Phasen akuter Schübe passiv durchgeführt werden muß. Wesentlich ist der früh einsetzende *Gelenkschutz,* der mit einem *funktionsgerechten Arbeitsplatz* und einer an die Funktionskapazität *adaptierten Arbeit* (Berufswechsel?) hilft, die Belastung erkrankter Gelenke so gering wie möglich zu halten. Später werden Hilfsmittel nötig. Die balneophysikalische Therapie nützt – cP-phasenorientiert – das gesamte Kälte-Wärme-Spektrum. So wird in akuten Entzündungsphasen überwiegend die Kältetherapie (Kaltwindtherapie, Kältekammer, Kryotherapie – z. B. mit Packungen usw.) eingesetzt; in Übergangsstadien ist milde Wärme in Form von Heublumenwickeln indiziert. Zu intensive Wärmezufuhr (Moorbäder, heiße Packungen), kann nichtaktive Prozesse aktivieren.

Zu jedem Zeitpunkt einer cP sind *operative Interventionen* (z. B. Früh-/Spätsynovialektomie) in die therapeutischen Pläne einzubeziehen. Neben der aktiven Krankengymnastik ist die medikamentöse Therapie die zweite tragende Säule der Behandlung der cP. Voraussetzung für eine *adäquate* und *erfolgreiche medikamentöse Therapie,* sind

➤ die gesicherte (Früh-)Diagnose,
➤ Kenntnisse über den Spontanverlauf dieser cP und danach

Tabelle 6.**1** Diagnostische Kriterien der sehr frühen cP (750)

Dauer der Arthritis 0–6 Monate	
Schleichend	1
Subakut akut	3
Symmetrisch-persistierende (> 12 Wochen) Polyarthritis	1
Oligartikulär	2
Pauciartikulär, monartikulär	3
Dauerschmerz	2
Intervall-, Anlauf-, Belastungsschmerz	3
Typische Gelenktopographie	1
Atypische Gelenktopographie	3
Typische, systemische Prodromi	2
Atypische Prodromi	3
Temporomandibulararthralgien	2
Schmerzloses Streckdefizit im Ellbogen	2
Beginnende Hyperhidrosis palmaris	2
Karpal-/Tarsaltunnelsyndrom	2
Sehnenscheidenentzündungen	2
BSG 40–60 mm/Std.	1
BSG > 60 mm/Std.	2
BSG 25–40 mm/Std.	2
BSG < 25 mm/Std.	3
CRP > 3 mg/dl	2
CRP < 1 mg/dl	3
RF > 100 IU/ml	2
RF 40–100 IU/ml	2
RF nicht nachweisbar	3
HLA-DRB-1*-Allele nachweisbar	2
HLA-B27 nicht nachweisbar	2
Ergußanalyse	2
> 5 000 Granulozyten	2
< 5 000 Granulozyten	3
Overlap-Symptome	3
Sicca-, Raynaud-Syndrom, Fieber, ANA usw.	3
Radiologische Frühzeichen	1
Gelenktopographische pathologische Szintigraphie	3
ACR-Kriterien	2

1 = höchste Wertigkeit
2 = hohe Wertigkeit
3 = niedrige Wertigkeit (cave Differentialdiagnose)

➤ die (frühe) Entzündungssuppression „um jeden Preis" – definiert als Suppression im Zeitraum zwischen dem 7. und 12. Monat nach Arthritisbeginn sowie
➤ die aggressive Therapie vor entstehendem Schaden (das heißt nicht nur vor Erosionen, sondern auch vor klinisch-funktionellen Schäden).

Tabelle 6.**2** Entscheidungskriterien für Diagnose und Therapie der frühen cP (750)

Dauer der Arthritis 7–12 Monate

• Entscheidungsparameter in diesen Monaten nach
  – Klinik
  – Serologie
  – Radiologie
  – Immunologie
• Zur Einschätzung des pathogenetischen Profils einiger cP
  – möglicher prospektiver Verlauf (Subset?)
  – Beurteilung des möglichen Spontanverlaufs
  – Komplettierung der Ausschlußdiagnostik (reaktive, B27-getriggerte Arthritiden usw.)

Tabelle 6.**3** Entscheidungskriterien der frühen cP für Diagnose und Therapie mit LAR (750)

Dauer der Arthritis 13–18 Monate	
Bis zu diesem Zeitpunkt (Ausnahmen Tab. 6.**2**) intensivsymptomatische Therapie (NSA, Glucocorticoide, andere balneologische und antientzündliche Therapieformen) und konsequent funktionserhaltende Krankengymnastik. Jetzt ist es meist möglich sich nach Verlaufstypen festzulegen	
I	– niedrige humorale und/oder klinische Aktivität; – Teilremissionen; – keine Persistenz, kein Erosionspotential voraussagbar **keine LAR**
I/II	– passagere Entzündungsaktivität, jedoch weder PASI-(persistent active symmetric inflammation-)Potential noch PEP (predictive erosion potential) **noch keine LAR**
II	– wechselnde humorale und/oder klinische Entzündungsaktivität; – Hinweise für PASI und PEP (MCP II, III beidseits, RC beidseits, RF usw.); – keine oder nur sehr kurze Teilremissionen **LAR**
III	– aggressiver „PASI- und PEP-Verlauf"; – keine Remissionen; – ausgeprägte immunologische Prägung **LAR**
IV	therapierefraktäre chronische Polyarthritis (s. Text) **+ immer Krankengymnastik**

Diese Verlaufstypen stellen ein grobes Raster dar und sind nicht als festgelegte cP-Typen zu interpretieren.

Tabelle 6.**4**   ACR-Kriterien zur Diagnose „chronische Polyarthritis" (35, 36)

Kriterium*	Definition
1. Morgensteife	Morgensteife in einem Gelenk von mindestens einer Stunde Dauer bis zum vollständigen Abklingen
2. Arthritis in 3 oder mehr Gelenkregionen	fluktuierende Kapselschwellung (nicht knöcherne Verdickung) in mindestens 3 Gelenkregionen, objektiv beobachtet; die 14 möglichen Gelenkregionen sind: proximale Interphalangealgelenke, Metakarpophalangealgelenke, Hand-, Ellenbogen-, Knie-, Sprunggelenke und Metatarsophalangealgelenke
3. Arthritis an Hand- oder Fingergelenken	Befall mindestens eines Hand-, Metakarpophalangeal- oder proximalen Interphalangealgelenks
4. Symmetrische Arthritis	gleichzeitiger beidseitiger Befall derselben Gelenkregion
5. Rheumaknoten	subkutane Knoten über Knochenvorsprüngen oder gelenknahen Streckseiten, objektiv beobachtet
6. Rheumafaktornachweis	jegliche Methode, deren positiver Rheumafaktornachweis < 5 % bei einer normalen Kontrollgruppe liegt
7. Radiologische Veränderungen	typische Röntgenveränderungen in der dorsopalmaren Handaufnahme mit gelenknaher Osteoporose und (oder) Erosionen der betroffenen Gelenke; arthrotische Veränderungen allein reichen nicht

* Vier der 7 Kriterien müssen zur Klassifikation erfüllt sein, die Kriterien 1 – 4 müssen mindestens sechs Wochen bestehen.

Schmerzlinderung und Entzündungshemmung

Durch den Health Assessment Questionnaire (1236) und den Disease Activity Score (DAS; 479), der die Zahl geschwollener Gelenke und Blutsenkungsgeschwindigkeit integriert, werden Krankheitsaktivität und ihre Veränderungen dargestellt (342).

Disease Activity Score (DAS)

Das DAS legt die Krankheitsaktivität zwischen 0 und 10 fest. Dieser Index ist summarisch verläßlicher und reproduzierbarer als jede einzelne Messung. Die Präzision liegt bei etwa 0,6. Für Patienten mit milder Krankheitsaktivität ist eine Änderung um 0,6 klinisch relevant. Bei aktiverer Erkrankung ist erst im Bereich um 1,2 klinische Relevanz erreicht (411).

Initiale Therapie, frühe Verläufe

In Phasen diagnostischer Unsicherheit (z. B. Abgrenzung gegenüber einem SLE oder MCTD bzw. einer reaktiven Arthritis) werden überwiegend aktive und passive physiotherapeutische Methoden angewandt. Schmerzen werden mit NSA, CSI, selten mit Glucocorticoiden behandelt.

> **!** Bei nicht zu sichernder cP im frühen Verlauf (< 6 Monate) sind aktive und passive Physiotherapie (Krankengymnastik, Kälte) und NSA einzusetzen.

Steht die Diagnose fest, ist die Therapieentscheidung pro oder kontra LAR und/oder Glucocorticoide vom retrospektiven Verlauf und dessen Resultaten (HAQ usw.) sowie der augenblicklichen Krankheitsaktivität (DAS) abhängig.

NSA, die den cP-Patienten häufig lebenslang begleiten, werden entsprechend ihrem Wirkungs-/Nebenwirkungsindex und dem analgetischen bzw. antiphlogistischen Profil situativ ausgewählt. Unterschiedliche NSA sollen nicht kombiniert werden; die Kombination von NSA mit Glucocorticoiden und/oder Analgetika und/oder LAR läßt sich oft nicht vermeiden.

Chronische Polyarthritiden niedriger klinischer und/oder humoraler Entzündungsaktivität (Typen I, I/II) oder sog. ausgebrannte Fälle und chronische Polyarthritiden, die während einer Remission überwiegend sekundärarthrotische Schmerzen verursachen, werden mit *NSA mit analgetischem Akzent* oder Analgetika therapiert:

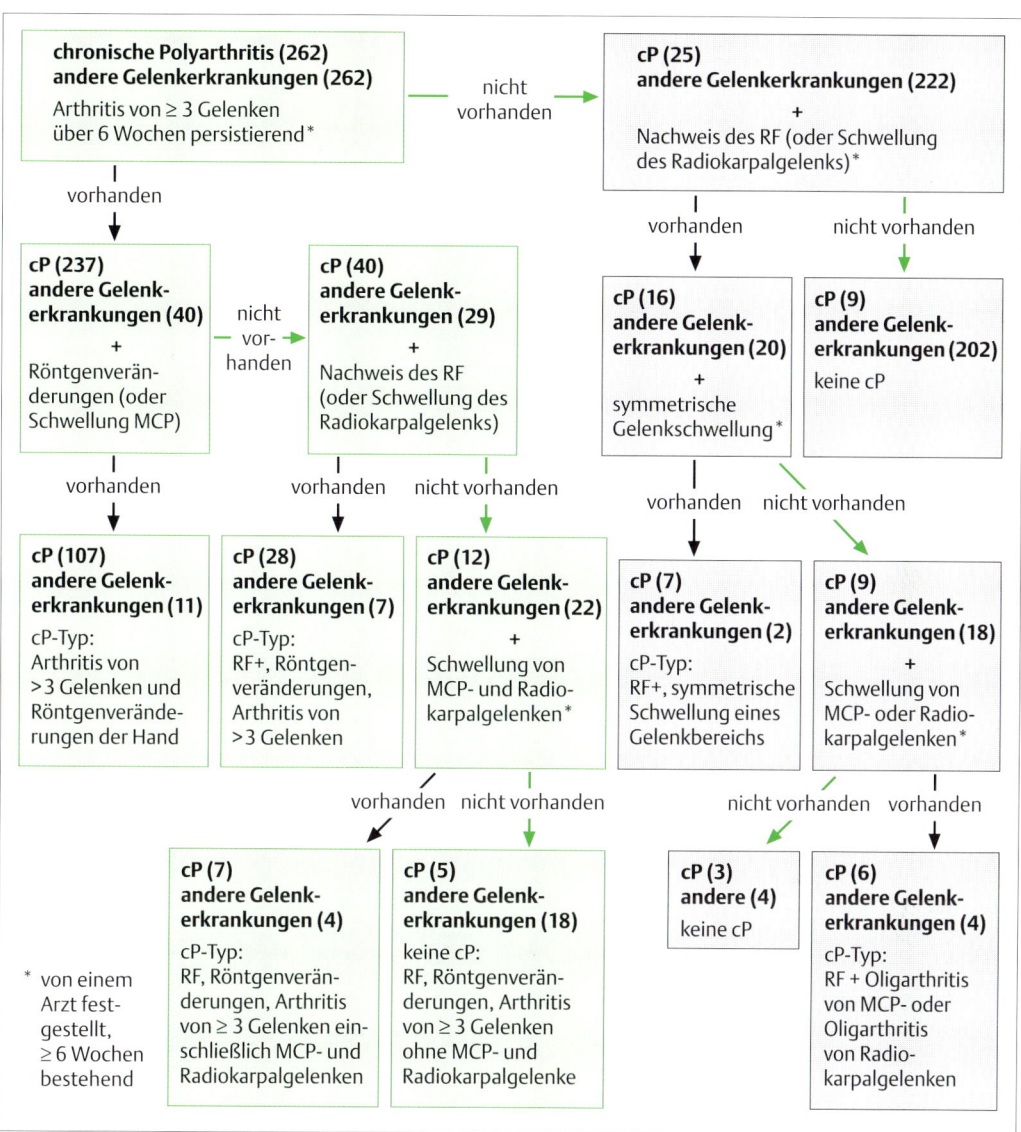

Abb. 6.**1 a**   ACR-Klassifikationsbaum der chronischen Polyarthritis (35).

Ibuprofen (Brufen):	600 – 1800 mg/Tag
Mefenaminsäure (Ponalar):	250 – 750 mg/Tag
Paracetamol (ben-u-ron):	1 – 2 g/Tag

Milde („Borderline"-)Verläufe, Therapie in Remissionen

Nichterosive, rheumafaktornegative, durch ein niedriges humorales Entzündungsprofil, fehlenden immunologischen Overlap und frühe Remis-

sionen charakterisierte Verläufe werden mit der Kombination *NSA, Kryotherapie* und *konsequente Krankengymnastik* behandelt (Abb. 6.**2**, S. 177). Auch für frühe Phasen gilt der Grundsatz „Diagnose vor Therapie". Erosionslos verlaufende Polyarthritiden (Typ I, I/II) mit niedrigem Entzündungspotential und z. B. niedrigtitrigen antinukleären Antikörpern (< 1 : 160) stehen nicht selten im möglichen Overlap oder in der Differentialdiagnose zu beginnenden Kollageno-

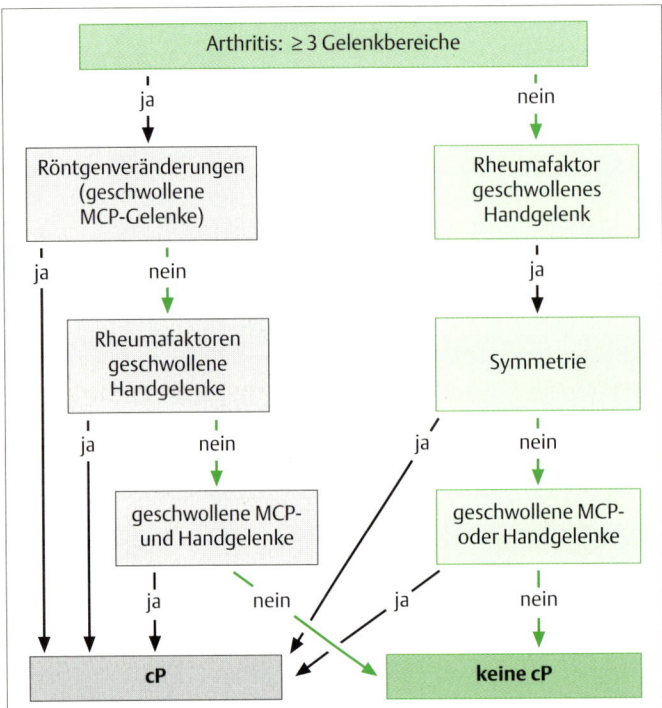

Abb. 6.**1 b** Vereinfachte Version (35, 305).

sen. Für solche Verläufe sind Hydroxychloroquin (Quensyl) oder Chloroquin (Resochin) indiziert:

NSA (S. 15 f.)
Hydroxychloroquin (Quensyl):   Cave!
individuelle Dosierung (S. 56)   Augenhinter-
Chloroquin (Resochin):   grund!
1mal 1/Tag (S. 56)

Remissionen erfordern keine, bei sekundärarthrotischen Schmerzen analgetisch orientierte niedrigdosierte NSA. Die cP in *spontaner Remission* wird je nach bestehenden muskulären und funktionellen Defiziten immer intensiv krankengymnastisch behandelt. Hat ein *LAR eine Remission induziert,* wird neben der Physiotherapie mit diesem LAR weitertherapiert.

> **!** In einer Spontanremission mit einem LAR zu beginnen, ist sinnlos; in der LAR-induzierten Remission das LAR abzusetzen, ist ein „schlimmer" Fehler.

Entzündungsaktive chronische Polyarthritiden (Typ II) werden mit *NSA* behandelt, die überwiegend antiphlogistisch wirken:

Diclofenac (Voltaren):	100 – 150 mg/Tag
Nabumeton (Arthaxan):	1000 mg/Tag
Acemetacin (Rantudil):	60 – 180 mg/Tag
Celecoxib (Celebrex):	200 – 400 mg/Tag
Naproxen (Proxen):	750 – 1000 mg/Tag
Meloxicam (Mobec):	15 mg/Tag

Niedrigdosierte Glucocorticoide (< 7,5 mg/Tag) sind als *Monotherapie* eine Alternative zur NSA-Behandlung. Die *Kombination* von NSA mit Glucocorticoiden ist im klinischen Alltag häufig. Initial werden 15 – 30 mg Prednisolon gegeben und dann je nach Behandlungsdauer (Tab. 2.**11**, S. 38) reduziert. Tritt erneut Schmerz auf, wird die maximale Dosis eines NSA eingesetzt. Unter diesem „NSA-Schutz" werden Glucocorticoide dann weiter reduziert.

Jede cP-Phase kann eine intraartikuläre Injektion mit einer Glucocorticoid-Kristallsuspension nötig machen. Unter den entsprechenden Kautelen sind 3 – 6 intraartikuläre Injektionen pro Jahr und Gelenk möglich. Indikationen bieten mon- bzw. oligartikuläre Befunde, berufsspezifische Situationen oder das Nichtansprechen *eines* Gelenkes auf eine Therapie mit LAR (S. 50). Glucocorticoide sind auch indiziert bei vitaler Indikation,

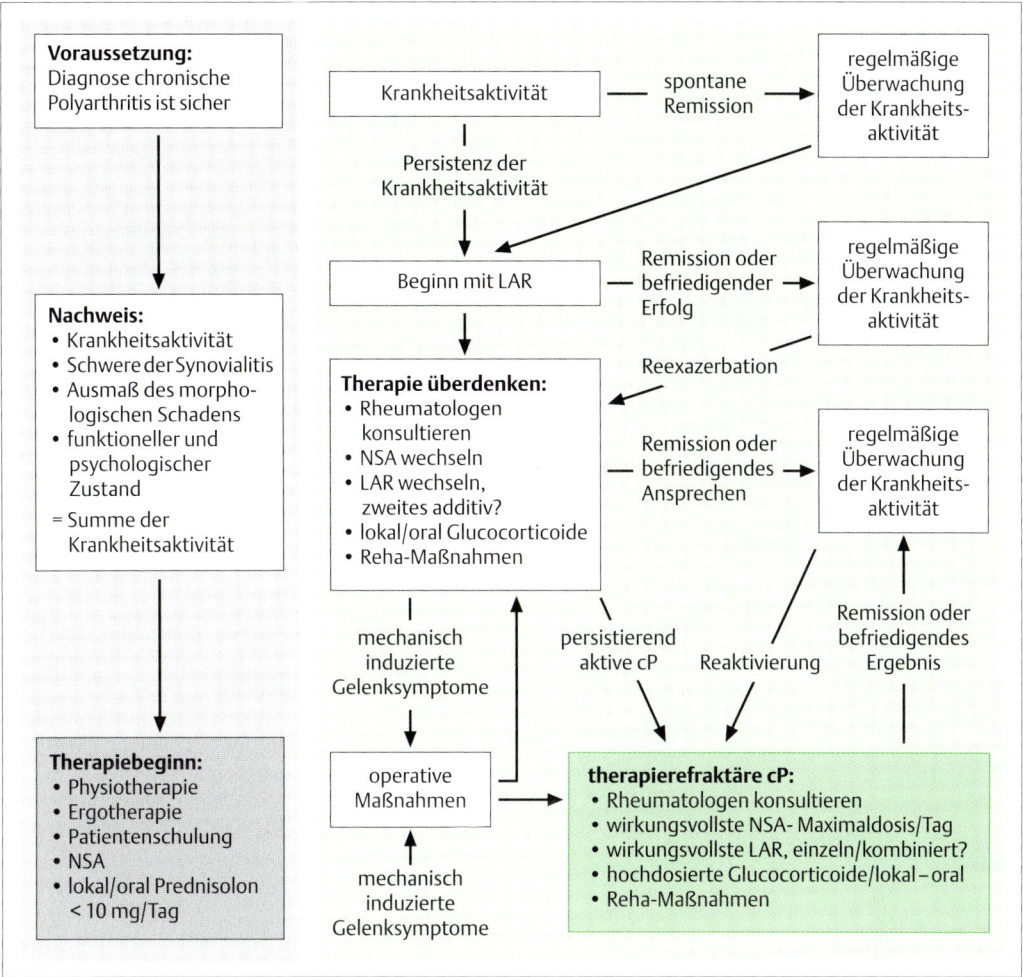

Abb. 6.**2**   Therapiekonzept der chronischen Polyarthritis (ACR 1996; 25).

Überlappungsformen zu den Konnektivitiden, viszeralen Manifestationen, situativ (als Stoßtherapie, systemisch) oder aber, wenn die Kombination NSA und LAR (+ Analgetika) nicht ausreicht.

> ! Gewarnt werden muß vor dem Einsatz von Glucocorticoiden bei atlantodentaler Dislokation (weitere Lockerung!).

Persistierend entzündungsaktive chronische Polyarthritisverläufe erfordern unter Umständen den bereits frühen Einsatz von LAR.

NSA (S. 15 f.)
Glucocorticoide: < 7,5 mg Prednisolonäquivalent/Tag
cave ulzerogenes Potential von NSA + Glucocorticoiden ↑↑
LAR zunächst immer als Monotherapie
MTX (Lantarel, Metex) (oral, i. v.)
7,5 – 30 mg/Woche + Folsäure (Folsan) 50 % der MTX-Dosis 24 Stunden später, oder
Aurothioglucose (Tauredon): s. Schema S. 70
D-Penicillamin (Trolovol, Metalcaptase): s. Schema S. 66
Leflunomid (Arava): s. S. 98 f.
Sulfasalazin (Azulfidine): 2 – 3 g/Tag
initial 500 mg, Steigerung/Woche um 500 mg. Nach 4monatiger Ineffizienz Steigerung auf 3 g/Tag

Aggressive („lupoide") Verläufe

Aggressive Verläufe erfordern nach Feststehen der Diagnose früh – in den Monaten 7–12 – den konzertierten Einsatz von LAR, NSA und (meist) Glucocorticoiden (103). Jede über einen Monat mit persistierend hohem Entzündungsprofil und einer Polyarthritis einhergehende Verlaufsform (Typ III) fällt in diesen Rahmen (Abb. 6.**2**, 6.**3**).

> **Methotrexat** (Lantarel, Metex): (oral, i. v.):
> 7,5–30 mg/Woche + Folsäure (Folsan) 50 mg
> der MTX-Dosis 24 Stunden später oder
> **Azathioprin** (Imurek): initial 2–2,5 mg/kg KG/Tag,
> im Verlauf steigern auf 3mal 1 Tbl. à
> 50 mg = 150 mg, oder
> **Ciclosporin** (Sandimmun, Sandimmun Optoral):
> initial 2,5–3 mg/kg KG/Tag, im Verlauf nach oben
> titern (S. 79). 4 (in Ausnahmefällen 5) mg/kg KG/
> Tag sollten nicht überschritten, NSA nicht parallel
> gegeben werden (S. 80).
> Stellt sich nach genügend langer Applikation
> (Abb. 2.**5**, S. 103) kein Erfolg ein:
> *Kombinationstherapie* mit LAR, in Form einer
> Zweierkombination (überlappend oder parallel),
> z. B.
> **MTX + HCQ** (Lantarel + Quensyl)
> **MTX + SULFA** (Lantarel + Azulfidine-RA)
> **MTX + Aurothiomalat** (Lantarel + Tauredon)
> **MTX + Ciclosporin** (Lantarel + Sandimmun
> Optoral)

Therapie der „therapierefraktären" chronischen Polyarthritis

Therapierefraktär ist die cP (Typ IV), die nicht auf Chloroquin/Hydroxychloroquin, parenterales Gold, Sulfasalazin, Methotrexat (20 mg/Woche) und zusätzlich NSA bzw. Glucocorticoide anspricht (691). Hier ist zunächst nach Begleit- oder Folgeerkrankungen zu suchen: Depression, sekundäre Fibromyalgie, Hypothyreose (167). Vielleicht folgt dann deren spezielle Therapie.

Monotherapeutisch können hochdosiertes Methotrexat (Lantarel, Metex: ≥ 30 mg/Woche i. v.; 390) oder Ciclosporin (Sandimmun, Sandimmun Optoral: initial 2,5 mg/kg KG/Tag) appliziert werden. Weitere monotherapeutische Optionen sind die „Pulse-Therapie" (S. 43), Cyclophosphamid, Minocyclin oder experimentelle Therapieformen (S. 106 f.).

Als Kombinationstherapie können Ciclosporin (2,5 mg/kg KG/Tag) und Methotrexat (15 mg/Wo-

che) eingesetzt und noch zusätzlich um die Pulse-Therapie erweitert werden.

> **Weitere Optionen:**
> **MTX + Leflunomid** (Lantarel + Arava*) oder
> **MTX + Etanercept** (Lantarel + Enbrel*) oder
> *Dreierkombinationen*, wie z. B.
> **MTX** (Lantarel, Metex) **+ Ciclosporin** (Sandimmun
> Optoral) **+ Sulfasalazin** (Azulfidine-RA)
> **MTX** (Lantarel, Metex) **+ Ciclosporin** (Sandimmun
> Optoral) **+ Hydroxychloroquin** (Quensyl)
> * In den USA auf dem Markt

Therapie von Begleiterkrankungen

Die Therapie der cP ist die beste Therapie der Anämie. Die Bestimmung von Ferritin erlaubt eine Orientierung über das im RES gespeicherte Eisen. Keine oralen bzw. i. v. Eisenpräparate. Wenn nötig Bluttransfusionen, Erythrozytenkonzentrate. Die Therapie der die cP begleitenden Osteoporose (S. 133) nützt ein weites medikamentöses Spektrum. Auch die Amyloidose (S. 130) wird am wirkungsvollsten durch eine erfolgreiche Behandlung der cP bekämpft: Zu achten ist auf die Nierenfunktion (salzarme Kost), die Therapie eines bestehenden Hypertonus und Eiweißsubstitution. Mit fraglichem Erfolg wurden bisher auch Glucocorticoide, D-Penicillamin und Colchicin eingesetzt; in finalen Verläufen Nierentransplantation, Dialyse. Das sekundäre Sjögren-Syndrom wird symptomatisch durch Substitution von Tränen- und Mundflüssigkeit therapiert.

Sonstige therapeutische Optionen

Immer sind operative Interventionen zu bedenken. Situativ können zusätzliche chemische oder Isotopensynoviorthesen (S. 125 f.) eingesetzt werden.

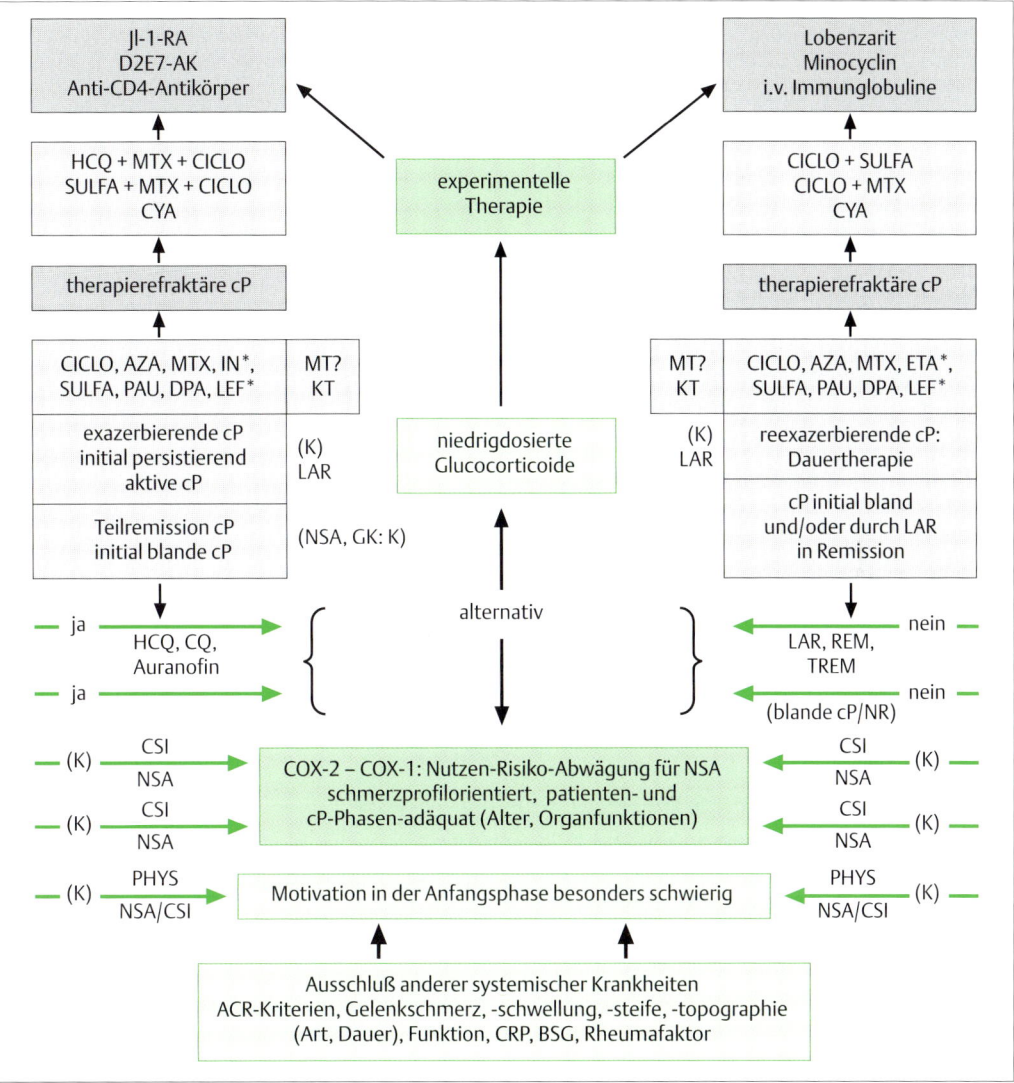

Abb. 6.**3** Krankheitsphasen und Therapie der chronischen Polyarthritis.

AU	= Auranofin	KT	= Kombinationstherapie
AZA	= Azathioprin	LAR	= langsamwirkende Antirheumatika
CICLO	= Ciclosporin	LEF	= Leflunomid
COX-1, 2	= Cyclooxygenase 1, 2	MAK	= monoklonale Antikörper
CQ	= Chloroquin	MT	= Monotherapie
CSI	= Cyclooxygenase-2-spezifische Hemmer	MTX	= Methotrexat
CYA	= Cyclophosphamid	NSA	= nichtsteroidale Antiphlogistika
DPA	= D-Penicillamin	PAU	= parenterales Gold
ETA	= Etanercept	PHYS	= Physiotherapie
GK	= Glucocorticoide	REM	= Remission
HCQ	= Hydroxychloroquin	SULFA	= Sulfasalazin
IL-1	= Interleukin-1	TREM	= Teilremission
IN	= Infliximab		
K	= Kontrollen	*	In den USA auf dem Markt.

Oligarthritis Typ I	
Beginn	< 6 Jahre
Frauen : Männer	2 : 1
Asymmetrische Arthritis	1 – 4 (– 9) Gelenke
	(Sprung-, Kniegelenke)
BSG, CRP, ANA	mäßig ↑; ANA + (70 – 80 %)

Oligarthritis Typ II	
Beginn	> 6 Jahre
Frauen : Männer	1 : 4
Asymmetrische Arthritis	Sprung-, Knie-, Hüftgelenke
Enthesitis, Iridozykllitis	HLA-B27 + (80 %)
BSG, CRP	Typ I

Seronegative Polyarthritis	
Beginn	alle Altersgruppen < 16 Jahre
Frauen : Männer	1,5 : 1
Symmetrische Arthritis	alle Gelenke (+ HWS)
IgM-RF negativ	
BSG, CRP	↑(↑)

Seropositive Polyarthritis	
Beginn	> 10 Jahre
Frauen : Männer	2 : 1
Symmetrische Arthritis	aller (besonders der Hand- und Finger-)Gelenke
IgM-RF	positiv, Rheumaknoten häufig nachweisbar
ANA + BSG, CRP	ANA 60 – 70 %, BSG, CRP ↑↑

Systemische juvenile chronische Arthritis	
Beginn	> 6 Jahre
Frauen : Männer	1 : 1
Fieber	> 39 °C > 2 Wochen
Exanthem, Hepatosplenomegalie, Polyserositis, Polyarthritis nicht selten Oligarthritis im späteren Verlauf	

Tabelle 6.**6** Einteilung juveniler chronischer Arthritiden (120, 448, 799)

Juvenile chronische Arthritis

■ *Diagnosesicherung*

Eine diagnostische und prognostisch hilfreiche Einteilung zeigt Tab. 6.**6**.

■ *Therapie*

(S. auch S. 142).

Allgemeine Therapieprinzipien und -ziele

Der Behandlungserfolg bei juveniler chronischer Arthritis hängt in hohem Maß von der Umgebung des Kindes ab. Die Eltern müssen besonders beraten, geführt und motiviert werden. Auf die schulische Ausbildung ist zu achten. Gerade für Kinder ist ein „vernünftiger" Lebensstil (Belastung,

körperliche Aktivität) schwer nachzuvollziehen. *Alle Möglichkeiten* aktiver und passiver physikalischer Therapie sollen *ausgeschöpft werden*. Die Risiken medikamentöser Therapie müssen besonders beachtet werden. Wie im Rahmen der Erwachsenen-cP sind operative Eingriffe immer zu bedenken. Juvenile chronische Arthritiden entwickeln sich in einer „vulnerablen Periode" – der Wachstumsphase. Wie bei der adulten cP werden LAR, NSA und Glucocorticoide mit den Zielen Entzündungshemmung, Schmerzlinderung (Wachstum; integriert bleiben) eingesetzt.

> ! Juvenile chronische Arthritiden werden *subgruppenadaptiert* (Olig-I, -II; RF-negative Polyarthritis; RF-positive Polyarthritis; systemische juvenile Arthritis) und *phasenadäquat* (blande Spätverläufe, immunaktive Initialstadien) behandelt.

Schmerzlinderung und Entzündungshemmung

Die Acetylsalicylsäure (z. B. Aspirin) – früher (und überwiegend in englischsprachigen Ländern) häufig gegen juvenile chronische Arthritiden eingesetzt – hat an Bedeutung verloren. Bevorzugt werden *NSA* mit *kurzer Halbwertszeit* (nach 1111):

Ibuprofen (Brufen):	3 – 4mal/Tag 20 – 40 mg/kg KG
Indometacin (Amuno):	3 – 4mal/Tag 2 – 3 mg/kg KG
Diclofenac (Voltaren):	3 – 4mal/Tag 2 – 3 mg/kg KG
alle HWZ 1,5 – 3 Std.	
Naproxen (Proxen):	10 – 15 mg/kg KG (leichtgewichtige Kinder) 250 mg/Tag (Teenager)
HWZ 12 – 14 Std.	

Cave: Naproxen induziert (selten) eine Pseudo-porphyrie (Sensitivität).

Glucocorticoide sind nötig, um extraartikuläre Manifestation zu beherrschen:

1 – 2 mg **Prednisolonäquivalent**/kg KG 1mal morgens (wenn möglich alternierend). Rasche Dosisreduktion. Wenn Dauertherapie nicht vermeidbar < 0,15 mg/kg KG/Tag.

Bei monartikulärem Verlauf werden Glucocorticoide intraartikulär als Kristallsuspensionsinjektion gegeben. Cave Wachstumshemmung, Osteoporose, avaskuläre Knochennekrosen (890, 1111).

Therapie verschiedener juveniler Arthritiden

Seropositive Polyarthritis. Seropositive Polyarthritiden entwickeln schnell Knochen- und Knorpeldestruktionen. Der frühe Einsatz von *LAR* und/oder NSA/Glucocorticoiden entscheidet über ihre Prognose:

MTX (Lantarel, Metex):	5 – 15 mg/m²/Woche
Sulfasalazin (Azulfidine RA):	30 – 50 mg/kg KG/Tag
Aurothioglucose: (Aureotan)	0,1 – 0,15 mg/kg KG/Woche
Aurothiomalat (Tauredon):	0,5 – 1,0 mg/kg KG/Woche
(als Reservemedikamente:	Azathioprin, Ciclosporin)

Seronegative Polyarthritis. Für diese Verlaufsform wurde in der Literatur früher formuliert, daß längeres Abwarten und größere Zurückhaltung in der Therapie mit LAR möglich sei. Der Verlauf und „Outcome" vieler inzwischen erwachsenen seronegativen juvenilen Polyarthritiden (mit Ausnahme einer „Sicca-Verlaufsform") widerspricht diesem Postulat; die rheumafaktor-negative Polyarthritis muß wie die seropositive behandelt werden.

Frühkindliche Oligarthritis (Typ I).

HCQ (Quensyl):	3 – 4 mg/kg KG/Tag
CQ (Resochin):	3 – 4 mg/kg KG/Tag
Sulfasalazin (Azulfidine RA):	30 – 50 mg/kg KG/Tag

HLA-B27-assoziierte Oligarthritis (Typ II).

Sulfasalazin (Azulfidine RA):	30 – 50 mg/kg KG/Tag

Systemische juvenile chronische Arthritis.

Kontraindiziert	
Aurothioglucose (Aureotan): Aurothiomalat (Tauredon):	Gefahr der disseminierten intravasalen Koagulopathie (1048)
Sulfasalazin (Azulfidine RA): D-Penicillamin (Trolovol, Metalcaptase):	antigenes Potential Nebenwirkungen ↑↑↑ Wirkung (↓) (↓)

Indiziert	
Methotrexat (Lantarel, Metex):	5 – 15 mg/m²/Woche
Azathioprin (Imurek):	initial (2 – 3 mg/kg KG/Tag)
Ciclosporin (Sandimmun Optoral):	initial 1,5 – 2 mg/kg KG/Tag in 2 Dosen, dann bis zur Wirkung (nicht > 3 mg) nach oben „titern"

Therapie von Begleiterkrankungen

Die *akute Iridozyklitis* wird mit Mydriatika (Tropicamid = Mydrum-Augentropfen, Cyclopentolat = Zyklotat EDO, Homtropin = Homatropin-Augentropfen, Atropin) behandelt (6). Die *chronisch persistierende Iridozyklitis* wird lokal mit Predni-solontropfen (Ultracortenol-Augentropfen) und Dexamethasonsalbe (Spersadex) therapiert (556). In therapieresistenten Fällen werden Glucocorticoide oral gegeben, ebenso wie bei Myokarditis oder Krikoarytänoidarthritis. Besteht eine Glucocorticoidresistenz, kann MTX oder Azathioprin eingesetzt werden.

Spondylitis ankylosans

■ *Diagnosesicherung*

Die modifizierten New-York-Klassifikationskriterien (Tab. 6.7) eignen sich nicht zur Frühdiagnose einer Spondylitis ankylosans. Auch ein frühdiagnostischer Kriterienset (Tab. 6.8) diskriminiert nicht zwischen z.B. einer HLA-B27-korrelierten Iritis + BSG > 20 mm/Std. (3,5 Punkte) und der frühen Sp.a.

Für die Frühdiagnose wichtig sind Hinweise auf eine Sp.a. in der Familie, frühmorgendliche, tiefsitzende Kreuzschmerzen, die sich *durch Bewegung bessern,* und durch Schmerzen verursachte Funktionseinbußen (Ante- und Retrover-

Tabelle 6.**7**   Modifizierte New-York-Kriterien der Spondylitis ankylosans (658)

A. Diagnose

klinische Kriterien

1. tieflokalisierte Kreuzschmerzen und -steifigkeit von ≥ 3 Monaten, die nicht durch Ruhe, sondern durch Bewegung vermindert werden
2. Bewegungseinschränkungen der Lendenwirbelsäule in der sagittalen und frontalen Ebene
3. alters- und geschlechtsadaptiert verminderte Atembreite

radiologische Kriterien

4. beidseitige Sakroiliitis, Grad ≥ II – IV
5. einseitige Sakroiliitis, Grad III – IV

B. Klassifikation

definitive Sp.a.
einseitige Sakroiliitis, Stadium III oder IV, bzw. bilaterale Sakroiliitis, Stadium II – IV + ein klinisches Kriterium

wahrscheinliche Sp. a.

1. wenn alle klinischen Kriterien vorhanden sind
2. einseitige (III, IV) oder bilaterale Sakroiliitis (≥ II – IV)

Tabelle 6.**8**   Frühdiagnostische Kriterien der Spondylitis ankylosans (718)

	Kriterien	**Punkte**
Genetisch	HLA-B27 nachweisbar	1,5
Klinisch	entzündlicher Wirbelsäulenschmerz	1
	tieflokalisierter Kreuzschmerz, ischialgiform ausstrahlend in die Oberschenkel, spontan oder durch Streßtests (z.B. Mennell-Zeichen) der Iliosakralgelenke ausgelöst	1
	Thoraxschmerzen, spontan oder induziert durch Kompression und/oder eingeschränkte Atembreite (≤ 2,5 cm)	
	periphere Arthritis oder Fersenschmerzen	1
	Uveitis anterior	1
	eingeschränkte Bewegung der HWS und/oder LWS in allen Ebenen	1
Laborchemisch	beschleunigte BSG	
	Alter < 50: m > 15 mm/Std., w > 20 mm/Std.	
	Alter ≥ 50: m > 20 mm/Std., w > 30 mm/Std.	1
Röntgenologisch	Wirbelsäule Syndesmophyten, Kasten-, Tonnenwirbel, Romanus- oder Andersson-Läsion, Arthritis der Intervertebral- und/oder Kostovertebralgelenke	1

Ein Score von 3,5 Punkten erlaubt die Frühdiagnose Spondylitis ankylosans

Ausschlußkriterien
Traumatische, degenerative oder andere nichtentzündliche Wirbelsäulenerkrankungen, Arthritis psoriatica oder reaktive Arthritis, maligne, infektiöse, metabolische und endokrinologische Erkrankung, andere Gründe für eine erhöhte BSG oder einen positiven Rheumafaktor

sion der LWS, Einschränkung der thorakolumbalen Rotation, schmerzhaftes Mennell-Zeichen). Großen diagnostischen Stellenwert hat ein *negatives HLA-B27*. Diagnose im späteren Verlauf: modifizierte New-York-Kriterien (Tab. 6.**7**: iliosakrale Arthritis, Syndesmophyten, Synchondritis, Symphysitis, achilläre Enthesitis. Cave: In bis zu 30% der Fälle entwickelt sich eine periphere Mon- oder Oligarthritis vor dem axialen Befall (DD: RF-negativ, HLA-B27-positiv).

Therapie

Allgemeine Therapieprinzipien und -ziele

Im Vordergrund allen Bemühens steht die *Erhaltung der Beweglichkeit* von Wirbelsäule und Extremitäten. Entsprechend dieser Maxime dominiert die *aktive physikalische Therapie* (Dehn- und Kräftigungsübungen, Mobilisationsübungen im Vierfüßlerstand, Klapp-Kriechen, Therapie im Schlingenkäfig oder -tisch, Atemgymnastik usw.). Wesentlich ist die *korrekte Lagerung* (einteilige Matratze). Verschiedene Formen von *Wärme* lindern Schmerzen, lösen Muskelverspannungen und Kontrakturen. Vorsicht mit Wärmezufuhr bei dominierender Gelenkbeteiligung! Der Einsatz *balneotherapeutischer Anwendungen* (Bewegungsbäder, Ultraschalltherapie, usw.) ist meist von Nutzen. Sind periphere Gelenke erkrankt, sollen auch operative Interventionen (Synovialektomie, Gelenkersatz) im Therapiefahrplan stehen. Eine Kolumnotomie ist sehr selten indiziert.

Schmerzlinderung und Entzündungshemmung

NSA	
Diclofenac (Voltaren Resinat):	75 – 150 mg/Tag
Celecoxib (Celebrex)*:	200 – 400 mg/Tag
Rofecoxib (Vioxx)*:	25 – 37,5 mg/Tag
Ibuprofen (Brufen):	600 – 2000 mg/Tag
Acemetacin (Rantudil):	90 – 180 mg/Tag
Indometacin (Amuno):	75 – 150 mg/Tag.
* In den USA auf dem Markt	

NSA ermöglichen durch Schmerzkontrolle eine bessere Lebensqualität und ebnen häufig den Weg zur Gymnastik. In Phasen einer Sp.a., in der die Schmerzen nur diskret oder nicht durch Entzündung verursacht sind, sollte immer die Dosisreduktion bzw. das Weglassen eines Medikaments bedacht werden. Ein spätabends gegebenes NSA kann die bei der Sp.a. häufigen frühmorgendlichen Schmerzspitzen lindern (z.B. Indometacinsuppositorien).

Ein großer Teil der Schmerzen im Verlauf einer Sp.a. ist muskulärer Natur. Aus diesem Grund ist auch der Einsatz von *Myotonolytika* zu erwägen; so z.B. von Tetrazepam (Musaril) 150 – 200 mg/ Tag (Hauptdosis abends). Analgetika haben in der Behandlung einer Sp.a. nur „Adjuvansstellenwert". Auch Glucocorticoide sind nur selten (Iridozyklitis, periphere Gelenkbeteiligung, polysegmentale Spondylodiszitis, sekundäre Amyloidose), z.B. als Stoßtherapie, indiziert.

Dominierende periphere Beteiligung

Bei ausschließlich axialem Verlauf sind LAR nicht indiziert. Es gibt keine Beweise für ihre Wirkung. Dominiert dagegen die periphere Gelenkbeteiligung, kommen – neben der Physiotherapie (Kälte, Krankengymnastik) – *LAR* in Frage:

Sulfasalazin (Azulfidine RA): 2 – 3 g/Tag (S. 87)
Aurothiomalat (Tauredon): nach Schema (S. 75)
MTX (Lantarel, Metex): 7,5 – 30 mg/Woche (S. 93)

Persistierende isolierte iliosakrale Arthritiden

Der Anteil dieser häufiger auftretenden (HLA-B27 + verbesserte bildgebende Diagnostik) *Minimalvariante* einer Sp.a. (?) beträgt 5 – 25% aller diagnostizierten Sp.-a.-Verläufe. An *isolierter bilateraler iliosakraler Arthritis* erkranken vor allem *Frauen* sehr häufig. Sie wird dominierend mit NSA – nie systemisch mit Glucocorticoiden oder Sulfasalazin – behandelt. Sind Iliosakralgelenkarthritiden therapierefraktär, werden sie – selten – aber meist erfolgreich mit Glucocorticoiden injiziert (Bildwandler, CT-gesteuert).

Begleiterkrankungen (Iridozyklitis, Enthesitis, sekundäre Amyloidose)

Iridozyklitis: S. 181 f.

Enthesitiden (z.B. achillär): Ultraschallbehandlung, auch als Phonophorese mit z.B. Voltaren-Emulgel (0,5 – 0,9 W/cm^2 5 – 9 min). Iontophorese (Kaliumjodid).

Sekundäre Amyloidose: Therapie der Grunderkrankung.

Sonstige therapeutische Optionen

Eine *operative Aufrichtung* kann bei – durch poly-segmentale Pseudoarthrosen (Andersson-Syn-drom) entstandener – fixierter Hyperkyphose mit chronischen therapierefraktären Schmerzen und Hüft- und Kniegelenkkontrakturen (daraus entstehen Blickverluste des Patienten) erwogen werden. Sie ist sicherlich eine Ultima ratio – den-noch muß sie „im Gedächtnis" bleiben. Zwei im Abstand von 3 – 4 Wochen durchgeführte Opera-tionen (Dauer des stationären Aufenthalts ca. 12 Wochen) folgt eine postoperative Ruhigstellung im Korsett von mindestens 6 Monaten (Püschel, persönl. Mitt.). Operative Interventionen bei be-fallenen stammnahen (Hüfte, Knien, Schultern) oder peripheren Gelenken (Sprung-, Handgelen-ke) unterliegen den gleichen Regeln wie die cP.

Enteropathische Spondarthritiden

▨ *Diagnosesicherung*

Blutig-schleimige Durchfälle, Tenesmen (Colitis ulcerosa), schleimig-eitrige Durchfälle, Pseudo-appendizitis, anale Abszesse (Morbus Crohn), Malabsorption, voluminöse Fettstühle (Morbus Whipple). Asymmetrische Arthritis, bevorzugt an den unteren Extremitäten in bis zu 20% der Fälle parallel oder nach Darmerkrankung (Colitis ulcerosa und Morbus Crohn), ebenso wie Sakroi-liitis und Spondylitis. Arthralgien/Arthritiden, in 50 – 80% des Morbus Whipple vor der Darmer-krankung. Enthesitiden, HLA-B27.

▨ *Therapie*

Allgemeine Therapieprinzipien und -ziele

Die Therapie von Spondarthritiden, undifferen-zierten Spondarthritiden und auch enteropathi-schen Spondarthritiden muß prospektiv negative Entwicklungen berücksichtigen und ihnen entge-genarbeiten, z.B. Sakroiliitis – Verhindern der Steilstellung der LWS. Im Vordergrund steht die *Therapie der Grunderkrankung* (Colitis ulcerosa, Morbus Crohn, Morbus Whipple). Wichtig: Das Fundament jeder Therapie der Spondarthritiden ist die Physiotherapie.

Schmerzlinderung und Entzündungshemmung

NSA, CSI, eventuell als Suppositorium (abend-licher Schmerz!):

Ibuprofen (Brufen):	400 – 1800 mg/Tag
Diclofenac (Voltaren):	75 – 150 mg/Tag
Celecoxib (Celebrex):	200 – 400 mg/Tag
Rofecoxib (Vioxx):	12,5 – 25 mg/Tag

Glucocorticoide werden nur bei peripherer Ar-thritis, aktiver chronisch entzündlicher Darm-erkrankung, polysegmentaler Diszitis, Iridozykli-tis (lokal, systemisch) und selten intraartikulär (periphere/stammnahe Gelenke Iliosakralgelen-ke) gegeben. Dominiert die periphere Gelenkbe-teiligung, dann *LAR:*

Sulfasalazin (Azulfidine RA): 2 – 3 g/Tag	
Bei persistierend hohem Entzündungsniveau auch:	
MTX (Lantarel, Metex):	≥ 15 mg/Woche

Therapie der Darmerkrankungen

Sulfasalazin (Azulfidine RA): 2 – 3 g/Tag	
Methylprednisolon	
(Decortin H):	initial 30 – 50 mg/ Tag, Reduktion auf Erhaltungsdosis

Therapie von Begleiterkrankungen

Die *Iridozyklitis* wird lokal antiphlogistisch, sel-ten systemisch mit Glucocorticoiden therapiert (S. 181 f.). Die *Synchondritis* wird (selten) mit Glu-cocorticoidinfiltrationen in die Syndesmose be-handelt.

Enthesitis

- lokal:
Glucocorticoidinfiltrationen
(wasserlösliche Glucocorticoide (S. 161 f.)
- topisch:
NSA-haltige Salben, Gele, Cremes (Etofenamat = Rheumon, Fenbufen = Target-Gel, Diclofenac = Voltaren-Emulgel, Indometacin = Elmetacin), als Spray oder mit Semiokklusivverbänden über 1 – 2 Stunden.
Iontophorese: z. B. mit Kaliumjodid (Achillessehne)
Phonophorese: z. B. Voltaren-Emulgel, Target-Gel

Arthritis psoriatica

▧ *Diagnosesicherung*

Rheumafaktornegative Arthritis (Schwellung, Schmerz, Funktionseinschränkung) mehrerer bis zahlreicher Gelenke; bevorzugt betroffen Finger-endgelenke, Zehenmittelgelenke. Wurstzehen, Wurstfinger (Befall im Strahl = Daktylitis) zusam-men mit Psoriasis der Nägel oder Haut. Patho-gnomonische Alterationen im Röntgen (Minus-neben Plusvarianten). Manchmal mit axialer Beteiligung: Parasyndesmophyten, Arthritis der Iliosakralgelenke. In etwa 10% der Fälle entwik-kelt sich die Arthritis vor der Psoriasis.

▧ *Therapie*

Allgemeine Therapieprinzipien und -ziele

Die Therapie der Arthritis psoriatica (A.ps.) muß berücksichtigen, daß mit Psoriasis und Arthritis *zwei Krankheiten* zu behandeln sind, was nur manchmal durch *eine* Maßnahme gelingt. Da die A.ps. im Gegensatz zur chronischen Polyarthritis oft Remissionen entwickelt, ist ihr *Spontanverlauf* in alle therapeutischen Überlegungen einzube-ziehen. Erstes therapeutisches Ziel ist die Ent-zündungskontrolle. Das gilt vor allem für Verläu-fe (ca. 15%), die *schnell mutilierend/destruierend* voranschreiten. Die Konstellationen „milde Pso-riasis + progrediente Arthritis", „schwere Psoria-sis + diskrete Arthritis" oder „schwere Psoria-sis + schwere Arthritis" sind jeweils adäquat (s. unten) zu therapieren. Im Gegensatz zur cP sind häufig funktionell irrelevante Gelenke (z.B. Ze-henendgelenke) betroffen, auch die achsenge-rechte Mutilation ist häufig. Alle diese Fakten fließen in das Therapiekonzept ein.

Schmerzlinderung und Entzündungshemmung

NSA

Ibuprofen (Brufen):	600 bis 1800 mg/Tag
Celecoxib (Celebrex):	200 – 400 mg/Tag
Diclofenac (Voltaren):	50 – 150 mg/Tag
Meloxicam (Mobec):	7,5 – 15 mg/Tag
Indometacin (Amuno):	50 – 150 mg/Tag

Glucocorticoide sind meist nicht indiziert (cave Haut):

Prednisolon (Decortin H):	situationsadäquat, meist < 7,5 mg/Tag

LAR

• bei ausgeprägter Arthritis *und* Psoriasis: **Sulfasalazin** (Azulfidine RA): 2 – 3 g/Tag (S. 86) **MTX** (Lantarel, Metex): 7,5 – 30 mg/Woche (Ciclosporin [S. 79], Etretinat, Vitamin D₃, Analoga)
• bei *dominierender* Arthritis und *diskreter* Psoriasis: **Aurothiomalat** (Tauredon) s. Schema S. 70

Remissionsreiche Verläufe, Arthralgien

Olig- bzw. monarthritische Verläufe der A.ps. mit längeren Pausen der systemischen Entzündungs-aktivität sind nicht selten. In diesen Fällen reicht meist eine schmerzlindernde und entzündungs-hemmende „symptomatische" Behandlung aus, die durch entsprechende balneophysikalische bzw. krankengymnastische Therapie unterstützt werden muß. Verlaufen olig- bzw. monartikuläre Formen mit radiomorphologisch faßbarer De-struktionspotenz und ohne Pausen mit milder/ mittlerer systemischer Aktivität, sind LAR indi-ziert. Zu berücksichtigen sind Destruktionspo-tential, achsengerechte Mutilation, Erkranken funktionsirrelevanter/-relevanter Gelenke. Die Konstellation *Psoriasis und Arthralgien* ist we-sentlich *häufiger* als die A.ps. Diese Konstellation erfordert nie LAR, sondern ausschließlich Physio-therapie und NSA.

Destruierende/mutilierende Verläufe

Ca. 15% der Fälle entwickeln destruierende und mutilierende Verläufe, die oft mit schwerer Pso-riasis korrelieren. Es ist sehr wichtig, diese Ver-laufsformen früh zu erkennen, da eine frühe ag-gressive Therapie mit LAR, antiinflammatorisch potenten NSA, z.B. Indometacin (Amuno), Piroxi-cam (Felden), Diclofenac (Voltaren), manchmal auch Glucocorticoiden (Cloprednol = Syntestan, Deflazacort = Calcort 6, Prednisolon = Decortin H) einsetzen muß.

MTX (Lantarel, Metex):	10 – 30 mg/Woche
Ciclosporin (Sandimmun, Sandimmun Optoral):	initial 2,5 mg/kg KG/ Tag – im Verlauf steigern: nicht über 4 (in Ausnahmefällen 5) mg/kg KG/Tag
Sulfasalazin (Azulfidine RA):	2 – 3 g/Tag

Therapie der Psoriasis

Der Dermatologe sollte die Psoriasis mitbehandeln.

Lokale Therapie.

Keratolytisch: salicylhaltige Externa bis 3 %; Polyäthylenglykol (Lygal N, Kopfsalbe); 1 – 3 %ige kochsalzhaltige Bäder; Dithranol (Psordexan mite; Psoralon MT 1- bis 2mal auf Psoriasisherde: cave Gesicht/ Genitalbereich).
Topische Glucocorticoide: Diprosone, Jellin ultra, Calcipotriolsalbe (Psoratan)

Photo(chemo)therapie.

UV-Bestrahlung

➤ nach Solebädern,
➤ mit 8-Methoxypsoralen-Tabletten bzw. topischer Anwendung vor UVA (PUVA) (nur durch/mit Dermatologen).

Medikamentös/systemische Therapie.

MTX (Lantarel, Metex):	10 – 25 mg/Woche
+ Folsäure (Folsan) (585):	5 – 12,5 mg/Woche, 24 Stunden später gegeben
Ciclosporin (Sandimmun, Sandimmun Optoral)	
initial:	2,5 mg/kg KG/Tag
im Verlauf:	bis zur Wirkung nach „oben" titern; 4 (in Ausnahmefällen 5) mg/kg KG/Tag dürfen nicht überschritten werden. **Parallel keine NSA-Gabe!**
Acitretin (Neotigason): 0,1 – 1,0 mg/kg KG/Tag	

Axiale Beteiligung

Eine Therapie der axialen Beteiligung erübrigt sich meist, da sie oft mild und unentdeckt verläuft. Bei Bedarf NSA, nie Glucocorticoide. Cave Glucocorticoide bei atlantoaxialer Dislokation! Entspricht die axiale Beteiligung dem Bild der Spondylitis ankylosans: S. 183.

Therapie von Begleiterkrankungen

Die *Iridozyklitis* wird mit Mydriatika, topischen Glucocorticoiden oder systemisch mit Glucocorticoiden behandelt; die *Enthesitis* mit topischen NSA, DMSO enthaltenden Salben, Gelen, eventuell Phonophoresen oder Jontophoresen.

Reaktive Arthritiden

Erregernachweis (Salmonellen, Shigellen, Yersinien, Campylobacter jejuni, Chlamydia trachomatis) an der Eintrittspforte (z. B. durch Urethralabstrich) oder Nachweis *spezifischer Antikörper* mit signifikantem (4fachem) Titeranstieg (910). Oligarthritis, asymmetrisch, untere Extremitäten (Knie-, Sprunggelenke). Anamnestisch Urethritis, Enteritis. HLA-B27 nachweisbar. Meist „donnernder" Beginn. Daktylitis, Enthesitis. Konjunktivitis.

Rheumatisches Fieber

▧ *Diagnosesicherung*

Initialer Streptokokkeninfekt, meist mit Angina. Nach 2 – 4 Wochen Auftreten einer Polyarthritis (ca. 60 %) meist großer, selten kleinerer Gelenke. Relativ häufig Karditis (in 50 % Endokarditis/Myokarditis/Perikarditis), Fieber (100 %), deutliche unspezifische Entzündungszeichen (BSG, CRP), Nachweis einer Streptokokkeninfektion im Rachenabstrich, deutlich erhöhter und wechselnder Antistreptolysintiter.

▧ *Therapie*

Allgemeine Therapieprinzipien und -ziele

Kernpunkt jeder Therapie eines rheumatischen Fiebers ist die Vermeidung, Verhütung bzw. Behandlung einer *kardialen Miterkrankung.* Während des akuten Schubes Bettruhe, bei Herzbeteiligung für 2 – 4 Monate. Zwar ist eine ursächliche Therapie im engeren Sinne nicht möglich, jedoch kann die Behandlung mit Penicillin als ursächlich angreifend bezeichnet werden.

Schmerzlinderung und Entzündungshemmung

Schmerzlinderung und Entzündungshemmung bewirkt am besten Acetylsalicylsäure (Aspirin) zwischen 4 und 8 g/Tag.

Initiale Therapie

Initial werden 4 Mill. IE Penicillin G/Tag (Penicillin G Hoechst) oder 4mal 400 000 IE Propicillin (Baycillin) gegeben. Bei Penicillinüberempfindlichkeit Erythromycin (z. B. Erythrocin). Beim geringsten Verdacht auf eine Herzbeteiligung 80 – 100 – 120 mg Prednisolon (Decortin H), anfangs in geteilten Dosen; Dauer 4 – 6 – 8 Wochen. Die Therapie kann über den ASL-Titer (nicht in allen Fällen!), Beschwerden und die bestehenden Herzsymptome (EKG, Systolikum, Tachykardie usw.) überwacht werden.

Rezidivprophylaxe

Im Anschluß an die initiale Therapie Rezidivprophylaxe: 1mal pro Monat 1,2-Benzathin-Penicillin i. m. (Tardocillin) oder 2mal 400 000 IE Propicillin (Baycillin) – Dauer 5 Jahre. Unterbricht diese Prophylaxe wiederum ein Streptokokkeninfekt mit entsprechenden Folgen, erneut Beginn einer Rezidivprophylaxe über den gleichen Zeitraum.

Reiter-Syndrom

■ *Diagnosesicherung*

Akute Form: komplette Trias – Urethritis, Konjunktivitis, Arthritis – klinisch und/oder anamnestisch gesichert. Mindestens 2 dieser 3 Symptome, darunter immer die Arthritis, müssen während des ersten Schubs, *zeitlich eng korreliert,* wenn auch nicht gleichzeitig auftreten.

Inkomplettes Reiter-Syndrom: Urethritis und Polyarthritis; zusätzlich Balanitis circinata, Keratodermablennorrhagikum, Mundschleimhautentzündung (schmerzlos!).

■ *Therapie*

Allgemeine Therapieprinzipien und -ziele

Im akuten Schub sind Bettruhe, Adaptation des Lebensstils an die augenblickliche Funktionssituation, immer passive Krankengymnastik und Verlaufsbeobachtung wichtig. Schmerzlinderung durch Entzündungshemmung und Kontrakturprophylaxe bzw. allgemein Funktionserhalt von Muskulatur und Gelenken sind primäre Therapieziele.

Schmerzlinderung und Entzündungshemmung

Nichtsteroidale Antiphlogistika/Analgetika, im Einzelfall Glucocorticoide. Cave: Das Reiter-Syndrom ist acetylsalicylsäurerefraktär (!).

Therapie der ersten Attacke

Bettruhe, Schonung, Entlastung gewichttragender Gelenke, Vermeiden kontrakturbegünstigender Konstellationen (Rolle unter dem gebeugten Knie), passive Krankengymnastik, hochdosierte *NSA:*

Diclofenac (Voltaren Dispers):	50 – 150 mg/Tag
Indometacin (Amuno):	50 – 150 mg/Tag

Situativ sind **Glucocorticoide** nötig, manchmal sogar in Form eines kurzen Glucocorticoidstoßes (z. B. 30 – 50 mg Prednisolon-Decortin H).
Analgetika nur als Adjuvanstherapie

Therapie der ersten 4 – 6 – 8 Monate

Da etwa 50% aller Reiter-Syndrom-Fälle nach 4 – 6 – 8 Monaten sich selbst limitieren, werden diese Verläufe mit NSA (situativ Glucocorticoide), Analgetika, Kryotherapie und Bettruhe behandelt. In dieser Zeit sind *LAR nicht indiziert.*

Therapie des chronisch rezidivierenden Verlaufs

Glucocorticoide sind selten nötig: als *NSA* werden Piroxicam (Felden), Indometacin (Amuno), Diclofenac (Voltaren), als CSI Celecoxib (Celebrex) und Rofecoxib (Vioxx) eingesetzt. Entsprechend den üblichen Regeln werden LAR, Aurothiomalat (Tauredon), Aurothioglucose (Aureotan) und Methotrexat (Lantarel, Metex), Sulfasalazin (Azulfidine) sowie Azathioprin (Imurek) appliziert.

Therapie von Begleiterkrankungen

Die *Urethritis* und *Prostatitis* werden initial mit 2mal 100 mg/Tag, später dann 1mal 100 mg/Tag Doxycyclin (z.B. Vibramycin) behandelt; die *Balanitis circinata* mit 0,5- bis 1,0%iger Kaliumpermanganatlösung oder 0,5- bis 1,0%iger Brillantgrünlösung. *Mundschleimhauterosionen* können mit Salviathymol bepinselt werden. Vor der Behandlung der verschiedenen *Hautveränderungen* ist der Dermatologe zu Rat zu ziehen. Die *Konjunktivitis* wird mit antibiotikahaltigen unspezifischen Augentropfen therapiert, die *Iridozyklitis* mit glucocorticoidhaltiger Augensalbe (S. 182).

Yersinien-, Chlamydien-, Streptokokkenarthritis

■ *Diagnosesicherung*

Symptomatische Infektion im Respirations- (Chlamydien, Streptokokken), enteralen (Yersinien) oder urogenitalen (Chlamydien) Bereich: asymmetrische Arthritis, die die unteren Extremitäten (Sprung-, Kniegelenke) bevorzugt. Sinusitiden, Bronchopneumonien, Pleuropneumonien (Chlamydien), Strahlbefall, Enthesitis, Sakroiliitis, Synchondritis, Iridozyklitis. Erregernachweis im Rachen-, Urethral- oder Zervixabstrich, in Stuhlkultur und/oder Antikörper gegen Yersinia enterocolitica (Agglutination, ELISA, Immunoblot), gegen Chlamydia trachomatis und/oder pneumoniae durch PCR, direkte Immunfluoreszenz, ELISA. Urinuntersuchung (ELISA) der *ersten* Urinportion (nicht Mittelstrahl). Screening: Chlamydienantikörper der IgG- und IgA-Klasse. HLA-B27 in 40–60% (Chlamydien), bei 70–80% der Fälle (Yersinien) nachweisbar. Rheumafaktoren und antinukleäre Antikörper fehlen.

■ *Therapie*

Allgemeine Therapieprinzipien und -ziele

Sehr wichtig sind Erregerdiagnostik und -therapie. In der akuten Phase symptomatische Behandlung durch NSA, selten Glucocorticoide. Lagerung, aktive wie passive Physiotherapie (Kryotherapie, Krankengymnastik), abwartend. Primäre Ziele: Entzündungskontrolle, Antibiose.

Schmerzlinderung und Entzündungshemmung

Nichtsteroidale Antiphlogistika mit hoher Potenz der Prostaglandinbiosynthesehemmung (z.B. Indometacin, Diclofenac, Piroxicam, Celecoxib, Rofecoxib [noch nicht auf dem Markt]). Eventuell Analgetika als Adjuvanstherapie.

Therapie der akuten Phase

Die Therapie der akuten Attacke ist vom breiten Spektrum der Physiotherapie (analgetische Krankengymnastik, passives Durchbewegen, Kryotherapie usw.) und der Gabe antiinflammatorisch potenter NSA bzw. CSI (Celecoxib, Diclofenac, Piroxicam) geprägt. Im Rahmen einer floriden *chlamydieninduzierten urogenitalen* Infektion werden

Doxycyclin (Vibramycin):	200 mg/Tag über 14 Tage oder
Acithromycin (Zithromax):	1mal 1000 mg

gegeben. Auch der Partner muß mitbehandelt werden.
Bei *bronchopulmonalen* Infektionen:

Roxithomycin (Rulid):	300 mg/Tag über 14 Tage

Therapie chronisch rezidivierender Verläufe

Dauer der Verläufe > 6 – 8 Monate.

• meist nicht nötig:	
NSA (S. 15 f.)	
Sulfasalazin (Azulfidine RA):	2 – 3 g/Tag
MTX (Lantarel, Metex):	10 – 20 mg/Woche
Azathioprin (Imurek):	2 – 2,5 mg/kg KG/Tag

Therapie von Begleiterkrankungen

Enthesitis, Synchondritis, Iridozyklitis (S. 181 f.).

Lyme-Borreliose

■ *Diagnosesicherung*

Anamnestisch Zeckenbiß (oft nicht erinnerlich!).
Symptome des (lokalen) *Stadiums I:* Erythema migrans, Lymphadenosis benigna acutis; des disseminierten *Stadiums II:* Kardiomyopathie, Polyneuropathie, Meningopolyneuritis, flüchtige Arthralgien, Arthritiden und Myalgien; Symptome des *Stadiums III:* chronische Arthritis sowie Akrodermatitis chronica atrophicans. Erregernach-

weis (PCR, ELISA) entsprechend der klinischen Manifestation bei Arthritis in der Synovia, Synovialis; bei Erythema migrans Hautbiopsie, bei chronischer Enzephalomyelitis Liquor. Im ELISA IgM-Antikörper in den ersten Wochen nach dem Zeckenbiß (Stadium I). IgG-Antikörper (Stadium II/III) persistieren oft über Jahre (Seronarbe) (915). Intermittierender (beschwerdefreie Intervalle) Verlauf nach akutem Beginn. Mon-, oligartikulär (am häufigsten Gonarthritis), Daktylitis, Enthesitis.

■ *Therapie*

Allgemeine Therapieprinzipien und -ziele

Im akuten Stadium Kryotherapie, Gelenkschutz, Abpunktieren eines Ergusses (keine Glucocorticoidinstillation!). Sofortiger Beginn einer Antibiotikatherapie.

Therapie der Lyme-Arthritis

Schon beim Auftreten eines Erythema migrans ist eine orale antibiotische Therapie zwingend, mit z. B.

Amoxycillin (Amoxypen)	4mal 500/Tag oder
Doxycyclin (Vibramycin)	1mal 200/Tag über 30 Tage

Führt diese Therapie nicht zur Besserung, Versuch einer parenteralen Therapie mit Penicillin G (Penicillin Grünenthal) 4mal 5 Mega oder Cefotaxim (Claforan) 3mal 2 g/Tag jeweils über 3 Wochen. Alternativ können Acithromycin (Zithromax) oder Cefuroxim (Zinacef) gegeben werden. Bei parenteraler Gabe werden Cefotaxim (Claforan) oder Ceftriaxon (Rocephin) gegeben (1269). Zur Schmerzlinderung NSA.

> ❗ Cave: Intraartikuläre Glucocorticoid-Kristallsuspensionsinjektionen führen bei späterer Antibiotikabehandlung zur Therapieresistenz instillierter Gelenke (1082).

LAR sind nicht indiziert. Die entsprechende antibiotische Behandlung im Stadium I hat beste Aussichten, die Erkrankung zu beenden.

Konnektivitiden

Systemischer Lupus erythematodes

■ *Diagnosesicherung*

Zu Beginn ist der systemische Lupus erythematodes (SLE) häufig sehr schwierig zu diagnostizieren. Meist finden sich keine viszeralen Symptome, aber ausgeprägter Leistungsabfall, „Kollagenosenschlappheit", Fieber, Arthralgien, Arthritiden (cave cP), eventuell Photosensitivität, Hautmanifestationen, Allergien. Im Verlauf sind dann Pleuritiden, Perikarditiden, Nieren- und ZNS-Manifestationen möglich. Labor: Leukopenie, Lymphopenie, beschleunigte BSG – dagegen normales CRP (wenn erhöht, Superinfektion!), ANA, ds DNA-Antikörper, Anti-SS-A, -SS-B, Komplementverbrauch (C 3, C 4, CH50) (Tab. 6.**9**).

■ *Therapie*

Allgemeine Therapieprinzipien und -ziele

Analog zur subtiler werdenden Diagnostik haben die erkannten Verlaufsformen des SLE und die Bandbreite deren Therapie in den letzten Jahren sehr zugenommen. Letztere reicht von *supportiver* Therapie (z. B. Schutz vor UV-Licht, eventuell Lipidsenkung) über Glucocorticoide, Methylprednisolonstoß, Chloroquin/Hydroxychloroquin bis zu Azathioprin, Cyclophosphamid und Therapieformen mit noch ungenügend definiertem Stellenwert (z. B. MTX, Ciclosporin, hochdosierte intravenöse Immunglobuline und monoklonale Antikörper; 1014).

Krankheitsauslösende Noxen (intensive UV-Exponation; bestimmte Medikamente wie Hydralazin, Procain, Hydantoin) müssen vermieden bzw. abgesetzt werden. Cave: Parenterales Gold und D-Penicillamin, Allopurinol sowie *orale Kontrazeptiva,* einige NSA (z. B. Ibuprofen) haben ein ausgeprägtes antigenes Potential. Impfungen sind immer zu überdenken. Für die Therapie entscheidend ist der klinische Befund.

Tabelle 6.**9**   Klassifikationskriterien der ARA von 1982 für den systemischen Lupus erythematodes (1118)

1. Schmetterlings-erythem	fixiertes Erythem, das flach oder erhaben im Bereich der Wangen, meist unter Aussparung der nasolabialen Falten lokalisiert ist
2. Diskoide Haut-veränderungen	erythematöse, erhabene Hautflecken mit adhärenten keratotischen Anteilen und follikulärem Verschluß; atrophische Narben können in älteren Läsionen auftreten
3. Photosensitivität	vom Patienten anamnestisch angegebene Hautrötungen, die infolge einer ungewöhnlichen Reaktion auf Sonnenlicht auftreten
4. Orale Ulzerationen	durch einen Arzt festgestellte orale oder nasopharyngeale Ulkusbildungen, gewöhnlich schmerzlos
5. Arthritis	nichterosive Arthritis mit dem Befall von zwei oder mehr peripheren Gelenken, charakterisiert durch Steife, Schwellung oder Gelenkerguß
6. Serositis	a) Pleuritis-typische Anamnese für einen Pleuraschmerz oder ein Reiben, das auskultatorisch durch einen Arzt festgestellt wird, oder Nachweis eines Pleuraergusses, oder b) Perikarditis – gesichert durch ein EKG oder durch ein Reibegeräusch oder durch den Nachweis eines perikardialen Ergusses
7. Nieren-erkrankung	a) persistierende Proteinurie von mehr als 0,5 g/Tag oder > 3 +, wenn eine Quantifizierung nicht durchgeführt wird, oder b) zelluläre Zylinder, Erythrozyten-, Hämoglobin-, granuläre, tubuläre oder gemischte Zylinder
8. Neurologische Erkrankung	a) Schlaganfall – oder offensichtliche Medikamentenindukion und nach Ausschluß einer metabolischen Stoffwechselstörung b) Psychose – ohne offensichtliche Medikationsindukion und nach Ausschluß einer metabolischen Stoffwechselstörung
9. Hämatologische Erkrankung	a) hämolytische Anämie – mit Retikulozytose oder b) Leukopenie – < 4 000 Leukozyten/µl – zwei oder mehrmaliger Nachweis oder c) Lymphopenie – < 1 500/ µl bei zwei oder mehr Untersuchungen oder d) Thrombozytopenie – < 100 000/µl ohne die Einnahme eines möglicherweise ursächlichen Medikaments
10. Immunologische Erkrankung	a) positiver LE-Zell-Test oder b) Anti-DNA: Ak gegen native dsDNA in einem erhöhten Titer oder c) Anti-Sm: Nachweis von Ak gegen Sm-Antigene oder d) falsch positiver serologischer Test für Syphilis*, positiv mehr als 6 Monate lang, gesichert über einen Treponema-pallidum-Immobilisationstest oder Fluoreszenz-Teponema-Ak-Absorptionstest
11. Antinukleäre Antikörper	Nachweis eines erhöhten antinukleären Antikörpertiters in der Immunfluoreszenz oder einem gleichwertigen Test zu einem bestimmten Zeitpunkt, ohne Zusammenhang zu einem Medikament, das mit einem sogenannten medikamentös induzier-ten Lupussyndrom assoziiert sein kann

* Mittlerweile ist bekannt, daß die falsch positive Syphilisreaktion bei LE-Patienten auf Antiphospholipid-Ak zurück-zuführen ist. Die Sensitivität spezifischer Tests (ELISA) auf Antiphospholipid-Ak ist höher als die der Syphilistests. Ihr Nachweis sollte als gleichwertig spezifisch gelten.

Schmerzlinderung und Entzündungshemmung

Kontraindiziert ist *Ibuprofen. NSA,* die zu häufigen Hautnebenwirkungen führen, sind zu *meiden.*
    Zu empfehlen sind z. B.

Diclofenac (Voltaren):	75 – 150 mg/Tag
Nabumeton (Arthaxan):	500 – 1000 mg/Tag
Piroxicam (Felden):	10 – 20 mg/Tag

Als Dauertherapie reichen manchmal niedrig-dosierte Glucocorticoide aus, z. B. 3 – 6 mg **Predni-solon** (Decortin H), wenn möglich alternierend gegeben

Therapie von Grenzfällen und milden Verläufen

Eventuell nur beobachten – eventuell nur NSA. Keine Immunbefunde bei fehlender Klinik behandeln!

> Entscheidend ist der klinisch-immunologische Index – Beschwerden und Anti-ds-DNA-Titerhöhe/C 3/C 4-Verbrauch.

Glucocorticoide (Prednisolon) nur niedrig dosieren, eventuell anfangs auf 2 Tagesdosen verteilen, später immer zirkadian, wenn möglich, alternierend geben. Initiale Dosis 10 mg Prednisolon/Tag (Decortin H). Dauerdosis S. 38 f.

Therapie von Verläufen mittlerer Aktivität

NSA **(Diclofenac, Meloxicam, Lornoxicam)** + niedrigdosiertes Glucocorticoid **(Prednisolon)** 3 – 6 mg/Tag + **Chloroquin** (Resochin) < 4 mg/kg KG/Tag = 1mal 1 Tbl./Tag oder **Hydroxychloroquin** (Quensyl) < 6 mg/kg KG/Tag (individuelle Dosierung, die Gewichtsberechnung bezieht sich auf das Idealgewicht, S. 54)

▬▬ 47 SLE-Patienten (46 Frauen, Durchschnittsdauer des SLE 89 Monate, Durchschnittseinnahme von HCQ 37 Monate) wurden über 42 Monate beobachtet. Sie wurden in 2 Gruppen geteilt: Gruppe 1: Dauereinnahme von HCQ, Gruppe 2: Plazebo. Das relative Risiko, einen „extremen Schub" zu erleiden, lag für die Patienten mit HCQ (verglichen mit Plazebo) bei 0,44 (95 % CI: 0,17 – 1,12). Ähnliche Werte ergaben sich für das Entstehen einer Nephritis (RR = 0,26), Vaskulitis (RR = 0,50) und die Notwendigkeit für einen Krankenhausaufenthalt (RR = 0,58): Hydroxychloroquin hat einen langzeitprotektiven Effekt gegen Exazerbationen des systemischen Lupus erythematodes, die es um 56 % reduzierte (151). ▪

➤ Bessert sich der SLE unter der Kombinationsgabe von *Glucocorticoiden + Chloroquin/Hydroxychloroquin:* Immer zuerst die Glucocorticoide senken und dann ausschleichen.
➤ *Glucocorticoide + Azathioprin (Imurek):* Glucocorticoide 3 – 6 mg Prednisolon/Tag, zirkadian oder alternierend. Azathioprindosis: 2,5 mg/kg KG/Tag. Im Verlauf zuerst Glucocorticoiddosis senken und dann ausschleichen.

➤ *Glucocorticoide + Hydroxychloroquin (Quensyl) + Azathioprin (Imurek):* Glucocorticoide niedrig dosieren (3 – 6 mg Prednisolon/Tag), zirkadian oder alternierend. Hydroxychloroquin (Quensyl) körpergewichtsorientiert (S. 54). Azathioprin (Imurek): initial 2,5 mg/kg/Tag. Im Verlauf zunächst die Glucocorticoide reduzieren und ausschleichen, danach Azathioprin reduzieren und ausschleichen und dann Hydroxychloroquin über einen längeren Zeitraum hinweg langsam absetzen.

▬▬ 22 die ACR-Kriterien eines SLE erfüllende Patienten, die vor Beginn einer Untersuchung mindestens 6 Monate Glucocorticoide eingenommen hatten (16 zusätzlich Antimalariapräparate), erhielten oral wöchentlich 15 mg *Methotrexat* über 6 Monate. Patienten mit Nieren- oder ZNS-Beteiligung wurden von der Studie ausgeschlossen. Antimalariapräparate wurden abgesetzt, die Glucocorticoide konnten weiter genommen werden. Zusätzlich war Indometacin bis zu 100 mg täglich erlaubt. In der Verlaufsbeobachtung wurde der SLE-Disease-Activity-Index (SLEDAI) eingesetzt. Er sank signifikant von im Mittel 12,2 auf 4 (p = 0,001). Die Prednisolondosis konnte von im Mittel 17,4 mg/Tag auf 5,36 mg/Tag (p = 0,01) gesenkt werden. Diese Ergebnisse zeigen, daß eine bestimmte SLE-„Subpopulation" von Methotrexat profitiert (394). ▪

> Die Kombination Glucocorticoide + MTX scheint bei einem SLE-Subset (keine Nieren-, keine ZNS-Beteiligung) erfolgreich zu sein.

Therapie lupoider Verläufe (Glomerulonephritis, ZNS-Manifestationen)

Voraussetzungen für aggressive Therapieformen sind persistierend hohe Entzündungsaktivität (C3/C4 ↓↓ – Anti-dsDNA ↑↑, BSG ↑↑); viszerale Manifestationen, Vaskulitis.

Mittel- bis hochdosierte **Glucocorticoide** – wenn nötig, über den Tag verteilt: initial 50 – 70 mg Prednisolon/Tag – rasch absteigend
Cyclophosphamid:
Wiederholte i. v. Cyclophosphamidstoß-Behandlungen (500 – 1000 mg/m²)
Zweiter Stoß bereits 3 Wochen nach dem ersten
Dritter Stoß bis 6. Cy-Stoß nach jeweils 4 Wochen
Weitere Stöße nach jeweils 12 Wochen
Orale Cyclophosphamidstoß-Therapie (S. 83).
Cyclophosphamid + Methylprednisolon-Pulse-Therapie.

▧▧▧▧ Methylprednisolon-Pulse-Therapie allein, Cyclophosphamidbolustherapie allein oder die beiden Präparate kombiniert wurden Patienten *mit SLE und Nephritis* gegeben. 85% der die Kombination erhaltenden Patienten erreichten eine renale Remission im Vergleich zu 62% der Cyclophosphamidgruppe und 38% der Prednisolongruppe (431). ▪

▧▧▧▧ 25 SLE-Patienten mit ZNS-Symptomen ohne Antiphospholipidantikörper (8 Schizophrenie, 9 organisches Hirnsyndrom, 3 transverse Myelitis, 2 schwere Depression, 2 Migräne und 1 Schlaganfall), wurden (im Mittel) 18 Tage nach Beginn der neuropsychiatrischen Symptome mit einer wöchentlichen i. v. *Cyclophosphamiddosis* von 500 mg (zusätzlich i. v. Mesna) behandelt. Ein völliger Rückgang der Symptome ließ sich bei 12 Patienten (48%), ein teilweiser bei 6 Patienten (24%) feststellen. Die i. v. Cyclophosphamid-Pulse-Therapie ist eine effektive Behandlung des nichtthrombotischen neuropsychiatrischen SLE (728, 812). ▪

Weitere (teilexperimentelle) Therapiemöglichkeiten

Plasmapherese, Synchronisation von Plasmapherese mit nachfolgender Cyclophosphamidstoß-Behandlung, Immunadsorption, Ciclosporin, hochdosierte intravenöse Immunglobuline, Transplantation hämatopoetischer Stammzellen sind weitere Therapiemöglichkeiten.

▧▧▧▧ 14 Patientinnen mit aktivem SLE (ACR-Kriterien) erhielten an 3 aufeinanderfolgenden Tagen *Plasmapheresen* (je 60 ml/kg KG). 6 Stunden nach der 3. Plasmapherese sowie am 4. und 5. Tag danach erhielten sie *Cyclophosphamidinfusionen* (je 12 mg/kg KG = Gesamtdosis 36 mg/kg KG). Cyclophosphamid wurde ab dem 6. Tag oral (initial mit 1 mg/kg KG/Tag) gegeben. Die weitere Dosis richtete sich nach dem Nadir. Das vor der ersten Plasmapherese abgesetzte Prednisolon erhielten die Patientinnen am 5. Tag – in einer Dosis von 2 mg/kg KG/Tag bis zum 7. Tag. Es wurde danach auf 1 mg/kg KG/Tag reduziert und dem jeweiligen klinischen Status angepaßt und bis auf 0,1 mg/kg KG/Tag reduziert. Cyclophosphamid wurde bei 12 von 14 Patientinnen, Prednisolon bei 4 von 14 nach 6 Monaten abgesetzt. 8 Patientinnen wurden über einen mittleren Zeitraum von 5,6 Jahren weiterbeobachtet und sind bisher – ohne Medikation – klinisch in Remission geblieben (316). ▪

▧▧▧▧ In einer Studie wurden 9 SLE-Patienten mit „Lupusnephritis" über 7 – 21 Monate oral mit *Cyclosporin* (5 mg/kg/Tag und zusätzlich 16 mg Prednisolon/Tag) therapiert. Alle litten unter einem nephrotischen Syndrom (Biopsie vor Behandlung: 5 proliferative Glomerulonephritis, 3 diffuse proliferative Glomerulonephritis und 1 membranöse Nephropathie). Die Therapie erreichte eine stabile Nierenfunktion aller Patienten und einen signifikanten Rückgang der Proteinurie (1125). ▪

Die hochdosierte Chemotherapie und sich daran anschließende Transplantationen hämatopoetischer Stammzellen wird in jüngeren Publikationen als mögliche therapeutische Option für schwere SLE-Verläufe dargestellt (318). Auch die Photophorese wurde schon zur Therapie des SLE eingesetzt (654).

Therapie von Begleiterkrankungen

Diagnostik und Therapie von Superinfektionen (CRP ↑↑!). Vasodilatation bei Raynaud-Syndrom (z. B. Nifedipin = Adalat: 3mal 10 mg/Tag). Antihypertensive Therapie (ACE-Hemmer Captopril).

Progressive systemische Sklerose

▪ *Diagnosesicherung*

Induration und chronisch progrediente Atrophie der Haut, der Finger, der Hände, des Gesichts, der Unterarme, der Beine, aber auch des übrigen Körpers. Ödeme, Atrophie, Pigmentierung, grobe Hautfältelung um den Mund, Teleangiektasien, trophische Störungen mit Nekrosen, Verkürzung des Zungenbändchens, Ösophagusbeteiligung (Motilitätsverlust), Raynaud-Syndrom. Mögliche Organbeteiligung an Lunge, Magen-Darm-Kanal, Herz, Nieren und Gefäßen. Myositis. Mögliche Beteiligung der Gelenke: Polyarthralgien, Polyarthritis. Diagnose mit Hilfe nationaler und internationaler diagnostischer Kriterien (Tab. 6.**10**).

▪ *Therapie*

Allgemeine Therapieprinzipien und -ziele

Die medikamentöse Therapie der progressiven systemischen Sklerose (PSS) soll Entzündung und Kollagenstoffwechsel beeinflussen, den Fibroseprozeß hemmen und rheologische Eigenschaften des Blutes sowie dessen Mikrozirkulation verbessern. Haut, viszerale Manifestationen

Tabelle 6.**10** Progressive systemische Sklerose – Klassifikationskriterien, Assoziation mit Antikörpern und HLA-Antigenen (753)

Internationale Nomenklatur	Deutschsprachige Nomenklatur	Symptome Prognose	Antikörper HLA-Antigene
Limited cutaneous systemic sclerosis (LSSC)	Typ I	Akrosklerose, auf Hände beschränkt Prognose gut	ANA ↑ Anticentromer-Ak (ACA) – DR5
	Sonderform CREST-Syndrom	CREST Prognose gut	ACA – DR1, DR8, (DR4)
Diskriminierungs-schwellen Überschreiten der Ellenbogenregion Übergreifen auf Körperstamm	Typ II +	von den Händen proximal aszendierende Sklerose	ANA ↑ ↑ Anti-Scl 70 – DR 2, (DR5)
	Typ II –	langsam progredient Prognose schlecht	ANA ↑ ↑ (Anti-Scl 70) – DR3 (Mann) DR11 (Frau)
Diffuse cutaneous systemic sclerosis (DSSC)	Sonderformen Typ II	wie II + mit Polymyositis mit ausgeprägten Teleangiektasien und Lungenbeteiligung	PM-Scl 70 – DR3 Fibrillarin-Ak
	Typ III +	proximal und/oder zentral beginnende Sklerose; ausgeprägte interne Beteiligung; rasche Progression	ANA ↑ ↑ ↑ Anti-Scl 70 – DR2, DR5 – B8, DR3, DR5
	(Männer)	Prognose schlecht	

+ mit entzündlicher Aktivität
– ohne entzündliche Aktivität

und Gelenkerkrankungen werden von Dermatologen, Internisten, internistischen Rheumatologen bzw. einem Team behandelt. Eine kleine Auswahl der bisher gegen die PSS eingesetzten Substanzen verdeutlicht das „Dilemma" der medikamentösen Therapie: Penicillin-G-Infusionen, Spironolacton (Aldactone), Colchicin (Colchicum Dispert), Griseofulvin (Fulcin S, Polygris), Vasodilatatoren (Isosorbiddinitrat = Isoket), Nifedipin (Adalat), Verapamil, Antifibrotika (Cyclofenil, Fertodur, D-Penicillamin = Trolovol, Metalcaptase – initial „start low – go slow", bis zu 750 mg später mit einer niedrigeren Erhaltungsdosis als im Rahmen einer cP, etwa 250 mg/Tag), Fibromyolytika (Stanozol = Stromba-Tabletten). Sehr wichtig ist es, frühzeitig diagnostisch zuzuordnen (Tab. 6.**10**).

> ❗ Da die PSS kausal nicht zu behandeln ist, haben supportive Maßnahmen einen sehr hohen Stellenwert: Mund- und Zahnhygiene, Schleimhautpflege. Vermeiden von Nikotin, clonidin- und ergotaminhaltigen Pharmaka und – sehr wichtig – von Kälte (Handschuhe, „Handschuhöfen").

Schmerzlinderung und Entzündungshemmung

Glucocorticoide, Azathioprin, Cyclophosphamid, MTX und Ciclosporin werden bei (hoch)aktiven PSS-Verläufen eingesetzt. DPA ist in Frühstadien unter den Prämissen „Hemmung der Quervernetzung des Kollagens" und „Hemmung der Fibroblastenproliferation und -chemotaxis" indiziert (cave lange Anlaufzeit; hohe Nebenwirkungsrate – ca. 40%). An NSA können Diclofenac (Voltaren), Indometacin (Amuno, Indocid), Meloxicam (Mobec) und Lornoxicam (Telos) gegeben werden.

Therapie unterschiedlicher Verläufe

Therapie der akralen Verlaufsform. Die Therapie der *akralen Form* (Limited cutaneus systemic sklerosis – LSSC; Typ I, CREST-Syndrom; Tab. 6.**10**) muß, um *Raynaud-Symptome* zu verringern, vor allem Kälte, aber auch Streß ausschalten. Medikamentös können Nifedipin (Adalat), 20 – 30 mg/Tag, oder Prazosin (Minipress), bis 4 mg/Tag, oder Carboprostacyclin (Iloprost) 2,0 ng/kg/min i. v. über 6 – 8 Stunden an 3 – 5 aufeinanderfolgenden Tagen (264), bzw. Pentoxifyllin (Trental) 400 – 1200 mg/Tag, appliziert werden. Die *Hautveränderungen* der PSS (sowohl bei der akralen als auch bei der diffusen Verlaufsform) bessern physikalische Therapie (Bindegewebsmassagen, Lymphdrainagen, Ultraschall) und Salben (z.B. Linola, 60,0 g – Linola-Fett aquadestruierend ad 300 g für das Gesicht; Cholesterin 7,5 g, ad 250 g – Vaselinum flavum ad 500 g, für den Körper).

Vasoaktive Substanzen wie ACE-Hemmer (Captopril = Lopirin bzw. Enalaprin = Xanef) oder Calcitonin (Karil, s. c.) bekämpfen die oft quälenden peripheren Vasospasmen und daraus resultierende *Fingerkuppennekrosen* (1069). Ist der Ösophagus erkrankt, soll der Patient aufrecht (sitzend) essen und trinken, mehr warme als kalte Speisen zu sich nehmen und den Magen-pH durch Antazida über 3,5 halten.

Therapie der diffusen Verlaufsform. Die diffuse Form der Sklerose (diffuse cutaneous systemic sklerosis = DSSC, Typ II +/–; Sonderformen Typ II; Typ III + ; Tab. 6.**10**) erfordert bei hoher entzündlicher Aktivität, Alveolitis, Myositis bzw. Overlap-Symptomatik Glucocorticoide. Dosierung: 30 mg/Tag – Reduktion bis zur Erhaltungsdosis (795).

Cyclophosphamid (Endoxan) 1 – 2,5 mg/kg KG/Tag + **niedrigdosiertes Prednisolon** (Decortin H < 7,5 mg/Tag) verbesserten die Lungenfunktion (7, 502)

Einen günstigen Einfluß auf die Haut zeigten auch Azathioprin (Imurek), 2 mg/kg KG/Tag (872), Methotrexat (Lantarel, Metex), 7 – 15 – 25 mg/Woche + Folsäure (Folsan) (90, 1023), und Ciclosporin (Sandimmun, Sandimmun Optoral), 2,5 – 4 (5) mg/kg KG/Tag (502).

Therapie bei Nieren- und Gastrointestinaltraktbeteiligung

Regelmäßige Blutdruckkontrollen sind insbesondere bei der diffusen Verlaufsform der Sklerose nötig. Der erhöhte Blutdruck wird am besten mit ACE-Hemmern (z. B. Piretanid + Ramipril = Arelix ACE) in einer Dosierung von ½– 1 Tbl./Tag gesenkt, wodurch sich auch die renale Funktion verbessert. Ösophagusmotilitätsstörungen sind bei PSS häufig: 3mal 10 mg Metoclopramid (Paspertin) oder 3mal 5 – 10 mg Cisaprid (Propulsin) regen die Motorik an. Gegen eine bereits bestehende Refluxösophagitis sind zusätzlich Protonenpumpenhemmer (Omaceprol = Antra, 40 – 60 mg/Tag) oder H_2-Rezeptoren-Blocker (Ranitinin = Zantic, 2- bis 4mal 150 mg/Tag) einzusetzen.

Sonstige therapeutische Optionen

In einer offenen Studie erhielten 14 Patienten mit rapid progressiver systemischer Sklerose über 18 Wochen 3mal wöchentlich 0,1 mg/m^2 (n = 6) oder 0,5 mg/m^2 (n = 8) γ-Interferon (INF-γ). Primäre Zielparameter waren die Hautdicke (Relation von normaler zu betroffener Haut: Konstrukt-Hautscore) und die Fläche der involvierten Haut. Die mittlere Hautdicke (Score-Umfang 0 – 45) nahm von 25,9 auf 19,1 (p < 0,03), das Ausmaß (Flächen-Score) betroffener Haut von 33,1 auf 19,6 (p < 0,02) ab (372).

Auch Isotretinin (Roaccutan) und Ketotifen (Zaditen) (837), die extrakorporale Photophorese (957; Luderschmitt persönl. Mitt.) sollen die Hautsymptome modifizieren.

> **!** Hohen Stellenwert hat die supportive und physiotherapeutische Therapie (662). Bei allen limitierten Verläufen sind Ultraschall (Phonophorese), Bewegungstherapie (Mobilisation, Ergotherapie), Bindegewebs- und Unterwassermassage sowie – stadienorientiert – manuelle Lymphdrainage indiziert. Das Raynaud-Syndrom läßt sich physiotherapeutisch und psychologisch beeinflussen (CO_2-Bad, Bindegewebsmassage, Biofeedback). Bei Ventilationsstörungen ist Atemtherapie indiziert.

Polymyositis bzw. Dermatomyositis-Syndrom

▧ *Diagnosesicherung*

Klassifikationskriterien der Polymyositis/Dermatomyositis zeigt Tab. 6.**11**).

▧ *Therapie*

Allgemeine Therapieprinzipien und -ziele

Im Anfangsstadium Bettruhe, Vermeiden von Muskelschäden. Atemgymnastik, Krankengymnastik als Prophylaxe von Gelenkkontrakturen. Therapieziele sind Rückgang der Muskelkrämpfe, Abnahme von Muskelschwäche und Müdigkeit. Erst nach Inaktivieren des Prozesses gezieltes Muskelaufbautraining.

Schmerzlinderung und Entzündungshemmung

Neben Glucocorticoiden, den Mitteln der ersten Wahl, werden Azathioprin (Imurek), MTX (Lantarel, Metex), i.v. Immunglobuline, Ciclosporin (Sandimmun, Sandimmun Optoral) und Cyclo-

Tabelle 6.**11** Klassifikationskriterien der Polymyositis und Dermatomyositis (1121)

1. Hautveränderungen
1.1 livide Schwellung der Oberlider
1.2 Gottron-Zeichen (Fingergelenke)
1.3 Erythem über den Streckseiten anderer Extremitätengelenke
2. Erhöhte Serum-CK
3. Proximale Muskelschwäche
4. Muskelschmerz bei Druck oder spontan
5. Myopathische EMG-Veränderungen mit pathologischer Spontanaktivität
6. Positive Anti-Jo-1-Antikörper
7. Nichtdestruktive Arthritis oder Arthralgien
8. Systemische Entzündungszeichen (Fieber > 37° axillär, CRP erhöht, beschleunigte BSG > 20 mm/Std.
9. Myositisches Gewebsyndrom mit Muskelfaserde- und -regeneration und entzündlichen Infiltraten, eventuell mit Faserinvasion
Dermatomyositis: ≥ 1 Hautveränderung und 4 andere Kriterien
Polymyositis: ≥ 4 Kriterien außer Hautveränderungen

phosphamid (Endoxan – bei schwerer interstitieller Lungenerkrankung) eingesetzt.

Therapie der Myositis

Initial werden *zirkadian* z.B. 80 – 100 mg Prednisolon/Tag (Decortin H) über 2 – 4 Wochen (1 – 1,5 mg/kg KG) gegeben. Nach der Normalisierung der CK-Serumwerte wird Prednisolon reduziert auf die *alternierende* Gabe umgestellt: z.B. (1.Woche) 80/60, (2.Woche) 80/50, (3.Woche) 80/40 bis zu 80 – 100 mg/0; dann Reduktion der alternierenden Gabe auf eine minimale Stabilisierungsdosis durch monatliche 5 – 10 mg-Schritte, meist bis zu 10 – 25 mg/Tag alternierend. Dauer dieser Therapie bei stabilem Zustand 1,5 – 2 Jahre. Anschließend wöchentliche Reduktion um 1 – 2 mg (597).

Cave:

➤ Verzögerte Kraftzunahme bei normalisierter CK bedeutet nicht ausreichende Remission.
➤ Glucocorticoid-Nonresponder, wenn nach 3 Monaten Prednisolontherapie kein klinischer Effekt nachweisbar ist.
➤ Glucocorticoidmyopathie neben Polymyositis.

Weitere therapeutische Optionen

Intravenös **Methylprednisolon (**Decortilen Solubile 500 – 1000 mg) über mehrere Tage, gefolgt von oraler Prednisolontherapie (s. unten)
Kombination von Azathioprin und Prednisolon: **Prednisolon** (Decortin H)
– initial: zirkadian 100 mg Prednisolon/Tag

– im Verlauf Reduktion: 1.Tag 100 mg
    2.Tag 90 mg
    = 10 mg/Woche

– im Verlauf Reduktion bis 1.Tag 100 mg
    2.Tag 0 mg
    = alternierende Therapie

– im weiteren Verlauf Reduktion: 10 mg/Woche bis zur Erhaltungsdosis (gesichert durch normale Muskelenzyme, Kraftzuwachs, Entzündungskontrolle): meist 10 – 25 mg/Tag
Azathioprin (Imurek):   100 – 200 mg/Tag
Kombination von Ciclosporin und Prednisolon: **Prednisolon** (Decortin H):   s. oben
Ciclosporin (Sandimmun, Sandimmun Optoral):
– initial: 2,5 – 3 mg/kg KG/Tag, nicht > 4 (5) mg/kg KG/Tag

Intravenöse **Immunglobuline**
– 1 g/kg KG/Tag an 2 aufeinanderfolgenden
  Tagen, monatliche Wiederholung

MTX (Lantarel, Metex): initial 15 mg/Woche

Chlorambucil (Leukeran), Plasmapherese

Primäres und sekundäres Sjögren-Syndrom

▨ Diagnosesicherung

Keratoconjunctivitis sicca und/oder Xerostomie; Anti-SS-A-(Ro-), Anti-SS-B-(La-)Antikörper. Müdigkeit, Vergrößerung der Speicheldrüsen, Arthralgien, Arthritiden, Myalgien, Vaskulitis, Raynaud-Phänomen, Lymphknotenvergrößerung, Splenomegalie, Hypergammaglobulinämie, weitere Antikörper (ANA, RF, organspezifische Antikörper; Tab. 6.**12**), Schirmer-, Bengalrosa-, Saxon-Test.

▨ Therapie

Allgemeine Therapieprinzipien und -ziele

Behandelt werden müssen *Sicca-Symptome* (Augen, Mund, Scheide, Haut) und *extraglanduläre Manifestationen.*

> **!** Sehr wichtig ist die kontinuierliche ärztliche Überwachung, um extraglanduläre Krankheitssymptome und eine maligne Lymphomentwicklung so früh wie möglich zu erfassen.

Sicca-Patienten sollten Rauchen, den Aufenthalt in zentralgeheizten Räumen mit zu geringer Luftfeuchtigkeit, das Sitzen am offenen Fenster eines Zuges oder Autos (Luftzug), harte Kontaktlinsen, Medikamente, die die Sicca-Symptomatik verstärken (Antidepressiva, Antihistaminika und Anticholinergika), meiden. Im Rahmen des sekundären Sjögren-Syndroms sind parallel Grunderkrankungen (z.B. cP, SLE) zu behandeln.

Therapie des primären Sjögren-Syndroms

Symptomatische Therapie. *Tränenersatzmittel* unterscheiden sich vor allem durch ihre Viskosität. Polyvinylalkoholpräparate (z.B. Lacrimal-, Liquifilm-Augentropfen) eignen sich für geringe, Hydroxyäthylcellulosepräparate (z.B. Lacrigel-Augentropfen) oder Gele mit längerer Verweil-

---

Tabelle 6.**12**   Klassifikationskriterien des Sjögren-Syndroms (1171)

1. Okuläre Symptome
   Trockene Augen (≥ 3 Monate) oder Fremdkörpergefühl oder Benutzen künstlicher Tränen mehr als dreimal täglich

2. Orale Symptome
   Trockener Mund (≥ 3 Monate) oder Speicheldrüsenschwellung als Erwachsener oder Notwendigkeit des Trinkens beim Genuß trockener Speisen

3. Augenbefunde
   Schirmer-Test* ≤ 5 mm in 5 Minuten oder Van-Bijsterveld-Score**

4. Histopathologie (Lippenspeicheldrüsenbiopsie)
   Fokus-Score*** ≥ 1

5. Speicheldrüsenmanifestation
   Speicheldrüsenszintigraphie pathologisch oder Parotissialographie pathologisch oder Speichelflußmessung (unstimuliert) ≤ 1,5 ml in 15 Minuten****

6. Autoantikörper
   Anti-SS-A-(Ro-) oder Anti-SS-B-(La-)Antikörper oder ANA positiv

Ausschlußkriterien

● Lymphome, AIDS, Sarkoidose, Graft-versus-host-Reaktion, Sialoadenose, Einnahme von Antidepressiva, Antiparkinsonmedikamenten, Neuroleptika oder parasymphatikomimetischen Substanzen.

● Ein sicheres *primäres* Sjögren-Sydrom wird angenommen, wenn mehr als 4 Kriterien (Kriterium 6 nur SS-A- oder SS-B-Antikörper) positiv sind.

● Das sichere *sekundäre* Sjögren-Syndrom erfordert den Nachweis von Kriterium 1 oder 2 und 2 weiteren positiven Kriterien (nur Kriterium 3, 4, 5).

 * Schirmer-Test: Filterpapierstreifen in die untere Konjunktivalfalte legen und 5 Minuten belassen. Pathologisch bei unter 5 mm Befeuchtung.
 ** Van-Bijsterveld-Score: semiquantitative Bestimmung epithelialer Defekte durch Anfärbung der Bindehaut und Hornhaut mit Bengalrosa. Es wird eine Punktbewertung mit maximal 9 Punkten für jedes Auge zugrunde gelegt. Ein pathologischer Ausfall besteht bei mehr als 4 Punkten.
 *** Ein Fokus ist eine Agglomeration von mindestens 50 mononukelären Zellen; der Fokus-Score wird definiert als die Anzahl von Foci pro 4 mm² Drüsengewebe.
 **** Dieses Kriterium ist bei älteren Patienten auszuschließen.

dauer für ausgeprägte Schweregrade (909). Bei *Xerostomie* ist Zucker zu meiden und Rauchen zu unterlassen. *Kariesprophylaxe* durch Spülungen mit 0,05%igem Natriumchlorid über einige Minuten. Zuckerfreier Kaugummi stimuliert die Sekretion des restlichen Speicheldrüsengewebes, die auch durch Bromhexin erreicht werden kann. Zu empfehlen ist das häufige Trinken kleiner Schlucke Wasser. Scheidengele bzw. fetthaltige Lotionen helfen bei Scheidentrockenheit (Gleitgelen) und trockener Haut.

Therapie aggressiver Verläufe. Extraglanduläre Manifestationen wie nekrotisierende oder leukoklastische Vaskulitis, periphere Polyneuropathie, Hilusvergrößerung, renale Manifestation im Sinn einer tubulären Azidose oder eine Lungenfibrose werden parallel zur geschilderten Substitutionstherapie mit Glucocorticoiden (initial 1 mg/kg KG/Tag), der Kombination von Glucocorticoiden (Prednisolon) und Cyclophosphamid (Endoxan) im Bolus und eventuell auch mit Azathioprin (Imurek) oder Ciclosporin (Sandimmun Optoral) behandelt.

> **!** Hinweise auf die Entwicklung eines malignen Lymphoms bieten die Konversion einer Hypergamma- zur Hypogammaglobulinämie und „das Verschwinden" eines in großen Mengen vorhandenen Rheumafaktors.

Die im Rahmen des primären Sjögren-Syndroms häufigen Arthralgien, Arthritiden und Myalgien werden mit NSA (cave allergenes Potential) oder Hydroxychloroquin (Quensyl 200–400 mg/Tag) therapiert.

Therapie des sekundären Sjögren-Syndroms

Die Substitutionstherapie des sekundären Sjögren-Syndroms gleicht der des primären. Schwierigkeiten bietet die Konstellation „initiales primäres Sjögren-Syndrom oder initiale cP bzw. initialer SLE". Läßt sich die Diagnose dann festlegen, ist die Grunderkrankung parallel zum sekundären Sjögren-Syndrom zu behandeln.

Polymyalgia rheumatica – Riesenzellarteriitis-Syndrom (PMR-RZS)

■ *Diagnosesicherung*

Anamnestisch muskuläre Schmerzen des Schultergürtels, der Oberarme und/oder des Beckengürtels, die Oberschenkel involvierend. Labor: erheblich beschleunigte Blutsenkungsgeschwindigkeit (> 50 mm/Std.), pathologisches Akute-Phase-Protein-Profil. *Bioptisch* Nachweis einer Riesenzellarteriitis (meist der A. temporalis). Immer ist ein Malignom auszuschließen (Alter, Symptome!) (Tab. 6.**13**, 6.**14**).

Tabelle 6.**13** Diagnostische Kriterien der Polymyalgia rheumatica (87)

> 1. Beidseitige Schulterschmerzen und/oder beidseitige Steife (alternativ auch Schmerzen in folgenden Regionen: Nacken, Oberarme, Gesäß, Oberschenkel)
> 2. Akuter Krankheitsbeginn (innerhalb von 2 Wochen)
> 3. Initiale BSG-Beschleunigung > 50 mm/Std.
> 4. Morgensteifigkeit von mehr als einer Stunde
> 5. Alter > 55 Jahre
> 6. Depressionen und/oder Gewichtsverlust
> 7. Beidseitiger Oberarmdruckschmerz
>
> Polymyalgia rheumatica wahrscheinlich, wenn drei Kriterien oder ein Kriterium + Temporalarteriitis vorhanden

Tabelle 6.**14** Klassifikation der Riesenzellarteriitis (513)

> 1. Alter bei Erkrankungsbeginn > 55 Jahre
> 2. Neuauftreten lokalisierter Kopfschmerzen
> 3. Lokaler Druckschmerz oder abgeschwächte Pulsation einer Temporalarterie (ohne offensichtliche arteriosklerotische Ursache)
> 4. BSG-Beschleunigung ≥ 50 mm/Std.
> 5. Bioptischer Nachweis (Vaskulitis durch mononukleäre Zellinfiltration oder granulomatöse Gefäßentzündung meist mit Nachweis von Riesenzellen)
>
> Bei Vorliegen von mindestens drei Kriterien kann die Diagnose einer RZA gestellt werden

■ *Therapie*

Allgemeine Therapieprinzipien und -ziele

Patienten mit einem PMR-RZS-Syndrom sind durchweg älter als 50 Jahre. Jede medikamentöse Therapie orientiert sich deshalb am erhöhten Risiko- und Interaktionspotential dieser Altersgruppe. In aktiven Krankheitsphasen ist physikalische Therapie nicht indiziert. Bei längerer Krankheitsdauer mit ausreichender Glucocorticoideinstellung aktive und passiv-unterstützende Krankengymnastik. Die *Verhinderung arteriitischer Komplikationen* steht im Vordergrund. Vor Beginn der Therapie mit Glucocorticoiden müssen bei älteren Menschen andere Schmerzpotentiale (Halswirbelsäule, Periarthropathien der Schultern und der Hüfte, Hüftgelenkserkrankungen, Lendenwirbelsäule), die schon bestehen, notiert werden, um bei den späteren, immer wieder folgenden Glucocorticoid-Reduktions-/Auslaßversuchen den Patienten dann nach einer „anderen Schmerzqualität" (im Gegensatz zum Schmerz beim PMR-RZS-Syndrom) fragen zu können.

Schmerzlinderung und Entzündungshemmung

> **!** Ausschließlich Glucocorticoide können Schmerzen und Entzündungen des PMR-RZS-Syndroms lindern und hemmen.
> Allerdings ist die initiale Dosis nicht immer so niedrig (10 mg/Tag), das „sofortige" Ansprechen nicht immer die Regel, wie häufig in der Literatur beschrieben.

Therapie mit/ohne Arteriitis

➤ Das PMR-RZS-Syndrom mit bioptisch gesicherter *Arteriitis* oder *hochgradigem klinischem Verdacht* auf eine Arteriitis wird initial mit 40–80 mg Prednisolon/Tag (Decortin-H) – anfangs in über den Tag verteilten Dosen – behandelt. Ziel ist die schnelle Kontrolle der arteriitischen Komponente.

➤ Die PMR ohne jeden Verdacht/Nachweis einer Arteriitis dagegen wird mit 10–30 mg Prednisolon (oder Äquivalent)/Tag therapiert.

> **!** Die Dosis der folgenden Langzeitbehandlung wird durch die BSG (Männer < 20 mm/Std., Frauen < 30 mm/Std.), das CRP (< 0,5 mg/dl) und das aktuelle Beschwerdebild festgelegt.

Wenn nach 2–3 Wochen die Blutsenkungsgeschwindigkeit nicht auf mindestens 40% des Ausgangswertes gesunken ist und unverändert Schmerzen bestehen, ist eine Dosissteigerung indiziert. Bei gutem Ansprechen auf Glucocorticoide Dosisreduktion pro Woche um 5 mg Prednisolon. War initial die über den Tag verteilte Applikation nötig, sollte bei Normalisierung der angesprochenen Parameter schnell die zirkadiane Gabe folgen. Da die *alternierende Therapie* das Krankheitsgeschehen häufig *nicht genügend kontrolliert,* ist sie *nicht zu empfehlen.* Glucocorticoide dürfen nicht zu schnell reduziert werden (Gefahr der Erblindung, Cortisonentzugssyndrom, andere Komplikationen).

> **!** Gefährlich sind auch ein zu früher Therapie-abbruch (Rezidive) oder die zu frühe Glucocorticoideinsparung durch NSA. Die zeitliche Dauer der Therapie ist offen.

Therapie im Verlauf

In den ersten 12–18 Monaten müssen BSG und CRP monatlich kontrolliert werden. Engmaschige Kontrollen aller möglichen Glucocorticoidnebenwirkungen und des aktuellen Beschwerdebilds sind nötig. Wenn die Krankheit kontrolliert scheint, ist eine langsame Glucocorticoidreduktion bei paralleler Kontrolle von BSG und CRP indiziert.

Die Risiken der Therapie mit Prednisolon liegen zum einen in einer zu niedrigen Dosierung (Arteriitis, Erblindung usw.), zum anderen in den glucocorticoidinduzierten Nebenwirkungen.

> **!** NSA beherrschen die systemische Krankheitsaktivität eines PMR-RZS-Syndroms nicht.

Polyarteriitis nodosa

▧ *Diagnosesicherung*

Klassifikationskriterien der klassischen Polyarteriitis nodosa (PAN) zeigt Tab. 6.**15**. Am häufigsten erkranken periphere Nerven (Mononeuritis multiplex) und Nieren (70%). Arthritiden und Arthralgien entwickeln sich ebenso wie Myalgien und Hautmanifestationen in ca. 50%, der Magen-Darm-Trakt erkrankt in 30% der Fälle. Deutlich weniger häufig involviert sind Herz (Infarkt), ZNS (Apoplex), Lungen (interstitielle Pneumonitis) und Augen (Blutungen in der Retina) (196). Gewichtsabnahme, Nachtschweiß und Fieber sind schwere Allgemeinsymptome. Bis zu 40% der Fälle sind mit Hepatitis B und Hepatitis C assoziiert. Nach der Definition der Chapel-Hill Consensus Conference wurde die mikroskopische PAN von der klassischen PAN (mittelgroße Arterien) getrennt (538). Die mikroskopische PAN, eine nekrotisierende Vaskulitis kleiner Gefäße, hat folgende Prodromi: Myalgien, Arthralgien, Myositiden und Arthritiden. Eine schwere (selten leichtere) Kapillararteriitis der Lungen und/oder der Nieren führt zu meist rasch progredienten Organfunktionseinschränkungen.

Tabelle 6.**15**   Klassifikation der klassischen Panarteriitis nodosa (655)

1. Gewichtsverlust von über 4 kg, Allgemeinsymptome
2. Livedo reticularis
3. Hodenschmerz und -schwellung
4. Myalgien, Schwäche, Druckschmerz der Beinmuskulatur
5. Mono- oder Polyneuropathie, ZNS-Symptome
6. Hypertonus (diastolischer Blutdruck von über 90 mmHg)
7. Serumkreatinin von über 1,5 mg/dl
8. HVB-Carrier-Status
9. Arteriographische Befunde: Aneurysmen, Verschlüsse
10. Typische Histologie von gefäßwandinfiltrierenden Granulozyten oder Granulozyten mit mononukleären Leukozyten in kleinen und mittleren Arterien
Mindestens 3 der 10 Kriterien sollten vorliegen, um die Diagnose klassische PAN zu stellen. Die Sensitivität beträgt 82,2%, Spezifität 86,6%

▧ *Therapie*

Allgemeine Therapieprinzipien und -ziele

Zu trennen sind Hepatitis-B- oder -C-assoziierte von der nichtassoziierten PAN, da die nicht viral assoziierte PAN anders als die ANCA-assoziierten primären Vaskulitiden behandelt werden (913, 914). Zu achten ist hier auf opportunistische Infektionen.

Schmerzlinderung und Entzündungshemmung

Prednisolon (Decortin H), Zytostatika (Cyclophosphamid = Endoxan, Chlorambucil = Leukeran). Limitierte, nicht progressive Verläufe werden mit Prednisolon, solche mit viszeraler Beteiligung mit Prednisolon + Zytostatika behandelt.

Therapie der PAN, nicht viral assoziiert

Limitierte, nicht progressive Verläufe. Initial 40–60 mg/Tag Einmalgabe oder über den Tag verteilte Glucocorticoide. Bei Besserung Reduktion um 5–10 mg/Tag alle 10 Tage. Ab 15 mg/Tag Reduktion um 1 mg/Woche bis zur Erhaltungsdosis.

Durch Glucocorticoide nicht kontrollierbare Verläufe. Wenn Prednisolon in hohen und über den Tag verteilten Dosen die Aktivität und Progression der Vaskulitis nicht kontrollieren kann oder die Vaskulitis viszeraler Organe bereits initial progressiv-aggressiv ist: Prednisolon (s. oben) + Cyclophosphamid oder Chlorambucil. Cyclophosphamid (Endoxan) 2–4 mg/kg KG/Tag bis zur Remission. Zur Prophylaxe von Gefäßverschlüssen Calciumantagonisten (Verapamil, z.B. Isoptin).

Therapie der PAN, viral assoziiert

Therapie mit α-Interferon 2a/2b (Roferon-A, Intron A), eventuell kombiniert mit einer Plasmapherese (653) oder Prednisolon + Cyclophosphamid (441).

Therapie der ANCA-assoziierten primären Vaskulitiden

Zu unterscheiden sind die *Induktionstherapie,* die *Remissionstherapie* nicht vital bedrohter Patienten und die *remissionserhaltende Therapie* sowie eine *Notfalltherapie* und die Behandlung *therapierefraktärer Verläufe* (914). Die auf den oberen und/oder unteren Respirationstrakt begrenzte, ohne Vaskulitiszeichen verlaufende Wegner-Granulomatose wird mit 2mal 960 mg/Tag Trimethoprim/Sulfametrol (Lidaprim) behandelt (914). Systemisch verlaufende ANCA-assoziierte Vaskulitiden werden sofort entsprechend dem Fauci-Schema therapiert: Cyclophosphamid (Endoxan) 2–4 mg/kg KG/Tag + Prednisolon (Decortin H), 1 mg/kg KG/Tag (336). Bei gleichbleibender Cyclophosphamiddosis ist Prednisolon im Verlauf auf ≤ 7,5 mg/Tag zu reduzieren. Zur Remissionserhaltung kann MTX in einer Dosis von 20–25 mg/Woche eingesetzt werden (458).

Weitere therapeutische (teilexperimentelle) Optionen:

➤ die Therapie mit hochdosierten i. v. Immunglobulinen: 400 mg/kg KG/Tag an 5 aufeinanderfolgenden Tagen – Wiederholung dieses Zyklus in 4 Wochen (938);
➤ die Therapie mit monoklonalen Antikörpern (713).

Weichteilrheumatismen

Fibromyalgiesyndrom

▮ Diagnosesicherung

Tab. 6.**16** zeigt diagnostische Kriterien des Fibromyalgiesyndroms (FMS).

▮ Therapie

Allgemeine Therapieprinzipien und -ziele

Bisher gibt es keine allgemeinverbindliche Therapie. Es ist noch unklar, ob das FMS eine somatisierte Depression, eine chronische Wohlbefindensstörung mit Folgen für den somatischen und/oder psychischen Bereich oder eine somatoforme Erkrankung ist. Therapeutische Ansätze liegen in physiotherapeutischen, psychologischen und medikamentösen Bereichen.

Therapieziele:

➤ Chronizität vermeiden.
➤ Durchblutung der Muskulatur und der Weichteilgewebe steigern.
➤ Schlafstörungen verringern.
➤ Gemütslage stabilisieren.

Tabelle 6.**16**   Diagnostische Kriterien des Fibromyalgiesyndroms (794)

- Spontane Schmerzen in der Muskulatur, im Verlauf von Sehnen und Sehnenansätzen mit typischer stammnaher Lokalisation, die über mindestens 3 Monate in 3 verschiedenen Regionen vorhanden sind
- Druckschmerzhaftigkeit an mindestens der Hälfte der typischen Schmerzpunkte (Druckdolorimetrie oder digitale Palpation mit ca. 4 kp/cm², sichtbare Schmerzreaktion)
- Kontrollpunkte ohne solche Schmerzreaktion
- Begleitende vegetative und funktionelle Symptome inklusive Schlafstörungen
- Psychopathologische Befunde (seelische und Verhaltensauffälligkeiten)
- Normale Befunde der gängigen Laboruntersuchungen

Für die Diagnose FMS sollen mindestens 3 der folgenden vegetativen Symptome und funktionellen Störungen nachweisbar sein:

- kalte Akren, trockener Mund, Hyperhidrosis der Hände, Dermographismus. Tremor der Hände, respiratorische Arrhythmie, orthostatische Beschwerden
- Schlafstörungen, Globusgefühl, Parästhesien/Dysästhesien, Obstipation/Diarrhö, funktionelle Atembeschwerden, funktionelle kardiale Beschwerden, Dysurie und/oder Dysmenorrhö

Um den für den Fibromyalgiepatienten häufig schwierigen Zugang zu medikamentösen, psychologischen und aktiven Therapieformen zu erreichen, spielen Patienteninformation und -motivation vom ersten Arzt-Patient-Kontakt an eine entscheidende Rolle. Zunächst muß dem Patienten die unbedingte Gewißheit vermittelt werden, daß seine Krankheit (Schmerz) real ist. Es ist nützlich, über die Rolle der Schlafstörungen zu sprechen. Auch sollte der Arzt über die möglichen Beziehungen der Neurohormone zu Schmerz, Müdigkeit, gestörtem Schlaf und Verstimmungen sprechen. Ein Gespräch über Muskelschmerzen und schlechte muskuläre Durchblutung kann das „Tor" zu physiotherapeutischen Empfehlungen öffnen.

Schmerzminderung, Schlafverbesserung

Während des frühen FMS werden balneologisch-krankengymnastische Anwendungen (initial überwiegend passiv, danach zunehmend aktiv) angewendet. Auch psychologische Interventionsstrategien wie autogenes Training, progressive

Muskelrelaxation nach Jacobson und Schmerzbe-wältigungsprogramme sind sinnvoll. NSA – ob-wohl am häufigsten verordnet – sind *fast immer erfolglos.* Bewiesen, wenn auch nur bei 30–50% aller Fibromyalgiepatienten, wirkt Amitriptylin (Saroten). Initial in sehr niedriger Dosis (5–10 mg) 1–3 Stunden vor dem Schlafengehen wirkt es schlafregulierend (Phase IV), bei einem Teil der Patienten lassen die Schmerzen nach. Die Anfangsdosis kann danach in 2 wöchigen Ab-ständen jeweils um 5 mg erhöht werden (bis zu 50–75 mg abends als Einzeldosis). Schmerzlin-dernd werden kurzfristige Aufenthalte in der Käl-tekammer empfunden.

Verhinderung der Chronifizierung des Krankheitsbilds

Sehr wichtig ist ärztliche Information zur Moti-vation vor Therapie und die dem Patienten zu vermittelnde Gewißheit, daß das Krankheitsbild ernstgenommen wird. Auch eine Patientenschule leistet Sinnvolles. Ein interessanter Aspekt: Inte-grierte Gruppentherapie ist häufig erfolgreicher als Einzeltherapie (129).

Psychotrope Therapie

In kontrollierten Studien wurden bisher Cyclo-benzaprin (in den USA Flexeril), Promazin (Mega-phen), Amitriptylin (z. B. Saroten), Doxepin (z. B. Aponal), Fluoxetin (Fluctin), aber auch schlafan-stoßende Mittel wie Zopiclon (Ximovan) und Te-mazepam (Planum) eingesetzt.

Sonstige therapeutische Ansätze

Wie schon erwähnt, spielt die Physiotherapie eine große Rolle und hier der schrittweise, aber *konsequente* Übergang von der passiven zur akti-ven Form. Möglich sind Dehnen, Aerobic-Fitneß-training, Wärme und Elektrotherapie sowie Kälte (Spray, Kältekammer). Aufbauend auf der besse-ren Durchblutung der Muskulatur und von Weichteilgeweben kann kardiovaskuläres Fit-neßtraining auf dem Standfahrrad Fibromyalgie-symptome verbessern. Da es nicht selten ist, daß diese Therapie anfangs die Schmerzen des Pati-enten steigert, besteht ein alternativer Einstieg „in die bessere Fitneß" in Walking, Schwimmen oder Wassergymnastik. In den Rahmen der Psy-chotherapie gehören neben den schon erwähn-ten muskelentspannenden Methoden auch eine geführte Imagination, EMG-Biofeedback und For-men der kognitiven Verhaltenstherapie.

Medikamentöse Optionen – zur Zeit auf dem wissenschaftlichen Prüfstand: S-Adenosylme-thionin (Gumbaral), Tryptophan (Neurocalm), Al-prazolam (Cassadan), Diothiepin, 5-HT3-Rezep-tor-Antagonisten, Nimodipin (Nimotop), Mexili-tin (Mexitil) (limbisches System), STH-Analoga, Serotonin-Wiederaufnahmehemmer, periphere Verschlußdilatatoren.

Periarthropathia humeroscapularis als Beispiel für Periarthropathien

■ *Diagnosesicherung*

Schmerzursache der Periarthropathia humero-scapularis (P. hs.) tendopathica simplex ist meist eine Engpaß-(Konflikt-)Situation, wenn sich die Rotatorenmanschette (Sehnenhaube der Ansätze von Mm. supra- und infraspinatus am Tubercu-lum majus, vom M. subscapularis am Tubercu-lum minus) bei Abduktion unter dem Akromion und dem Lig. coracoacromiale hindurchbewegen muß: Painful arc zwischen 70 und 120%. Bewe-gungen < 70 Grad und > 120 Grad sind schmerz-los. Abgrenzend dazu entstehen Schmerzen einer Akromioklavikulargelenkaffektion erst bei einer Abduktion zwischen 140 und 180 Grad.

■ *Therapie*

Allgemeine Therapieprinzipien und -ziele

Mögliche kausale Faktoren (Analyse des Arbeits-platzes und der Freizeitgewohnheiten; cave Ste-reotypien; Grunderkrankungen – Arthrose, Ar-thritis?) müssen ausgeschaltet werden. Der topi-sche und/oder systemische Einsatz von NSA, Muskelrelaxanzien und Psychopharmaka, loka-len Infiltrationen und/oder intraartikulären In-jektionen ist, phasenabhängig und sich am ana-tomischen Korrelat orientierend, indiziert.

Schmerzlinderung und Entzündungshemmung

Die Behandlung aller Periarthropathien muß sich an Funktionsstörungen, Schmerzen und am je-weiligen Stadium orientieren. Je länger die NSA-Therapie dauert, um so ausgeprägter sollen die NSA-Merkmale „kurze bis mittellange Halb-wertzeit und gute COX-1-/COX-2-Ratio sein.

NSA:

Diclofenac (Voltaren):	50 – 150 mg/Tag
Nabumeton (Arthaxan):	500 – 1000 mg/Tag
Celecoxib (Celebrex):	100 – 200 mg/Tag
Ibuprofen (Brufen):	400 – 1600 mg/Tag

Topika:
Diclofenac

(Voltaren Emulgel):	2 – 3mal/Tag
DMSO (Rheumabene):	2 – 3mal/Tag
Capsaicin (Dolenon):	2 – 3mal/Tag

Glucocorticoide (nicht systemisch!):
zur Infiltration:
Prednisolon (Decortin H)
zur i.a. Injektion:
Triamcinolonhexacetonid (Lederlon) 20 – 40 mg

Therapie der P. hs. tendinotica simplex chronica

Die Therapie der P. hs. tendinotica simplex chronica ist eine Domäne sowohl der aktiven wie auch der passiven Physiotherapie. Meist sind Wärme, nur selten Kälteanwendungen indiziert. Zur Konversion einer aktivierten P. hs. sind NSA (s. oben) nötig. NSA, DMSO oder Capsaicin enthaltende Topika können – bei konsequenter und langdauernder Anwendung –hilfreich sein. Auch Phonophoresen (z.B. mit Target-Gel) sind erfolgreich. Lokale Infiltrationen (z.B. der langen Bizepssehne) mit Glucocorticoid-Lokalanästhetikamischungen (z.B. Decortin H, Bupivacain) und intraartikuläre Injektionen von Glucocorticoid-Kristallsuspensionen (z.B. 20 mg Triamcinolonhexacetonid = Lederlon) sind situationsabhängig und mit guter anatomischer Kenntnis einzusetzen (Abb. 6.4).

Weitere Optionen bieten die extrakorporale Stoßwellentherapie (ESTW), das „Needling" und operative Interventionen, wie die bursoskopische Defiléerweiterung, die Akromioplastik und die Sanierung der Rotatorenmanschette.

Therapie anderer Periarthropathia-humeroscapularis-Formen

Die *akute* Periarthropathia humeroscapularis erfordert Ruhigstellung und Kryotherapie über mindestens 1 – 2 Tage. Wärme verschlimmert!

NSA:

Diclofenac + Misoprostol	75 – 150 mg
(Arthotec forte):	Diclofenac/Tag
	200 – 400 mg
	Misoprostol/Tag
Indometacin (Amuno):	50 – 175 mg/Tag
Ibuprofen (Brufen):	400 – 1600 mg/Tag

Die *Periarthropathia humeroscapularis ankylosans* verlangt aktive und passive Krankengymnastik, eventuell Mobilisation in Narkose mit nachfolgender täglicher Krankengymnastik.

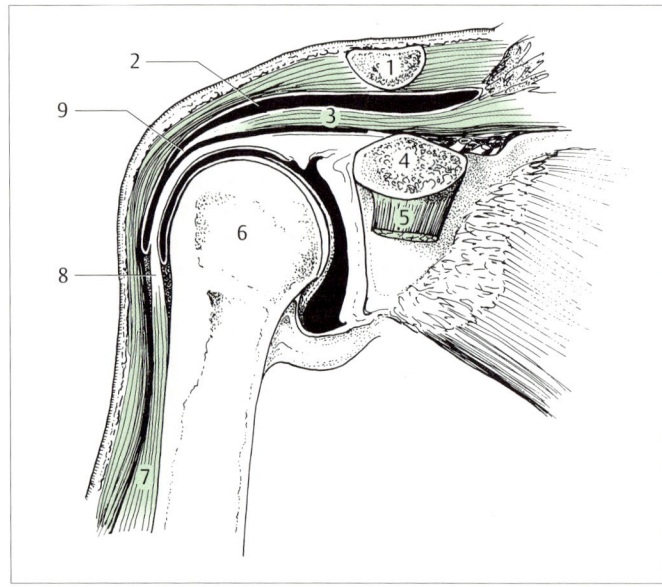

Abb. 6.**4**   Anatomie des Schultergelenks (748).
1 = Klavikula
2 = Bursa subacromialis
3 = M. supraspinatus
4 = Processus coracoideus
5 = M. biceps brevis
6 = Humerus
7 = M. biceps longus
8 = Sehnenverlauf des
      M. biceps longus
9 = Ansatz des M. supraspinatus

NSA:

Ketoprofen (Alrheumun):	150 – 300 mg/Tag
Indometacin (Amuno):	100 – 200 mg/Tag
Piroxicam (Felden):	20 mg/Tag
Lornoxicam (Telos):	8 – 16 mg/Tag
Celecoxib (Celebrex):	100 – 300 mg/Tag
Rofecoxib (Vioxx):	12,5 – 25mg/Tag

Lokale Infiltrationen von *Depotglucocorticoiden:*

Triamcinolonhexacetonid	
(Lederlon):	5 – 10 mg
Betamethason	
(Disprosone Depot):	0,75 – 1,25 mg

Die Therapie der Periarthropathia humeroscapularis *tendinotica subacuta* erfordert laue Wärme (Prießnitz-Wickel), vorsichtig aktivierende Krankengymnastik und lauwarme Heublumenwickel.

NSA:

Diclofenac + Misoprostol	75 – 150 mg
(Arthotec forte):	Diclofenac/Tag
	200 – 400 mg
	Misoprostol/Tag
Diclofenac (Voltaren Resinat):	75 – 150 mg/Tag
Ibuprofen (Brufen)	200 – 1000 mg/Tag
Meloxicam (Mobec):	7,5 – 15 mg/Tag

Intraartikuläre und/oder Injektionen an druckdolente Stellen, bestehend aus der Mischung eines Lokalanästhetikums mit einem wäßrigen bzw. mikrokristallinen Glucocorticoid, sind nützlich (S. 123 f.; S. 161 f.).

Arthrosen der Gelenke und der Wirbelsäule

▪ Diagnosesicherung

Schmerzen des „degenerativen" Typs (Ermüdungs-, Belastungs-, Endphasenschmerz) + Anamnese (Belastung, Ruhe) + klinische Befunde + bildgebende Verfahren + fehlende systemische Entzündungszeichen + eventuell Periarthropathiesymptome. Einzelne Arthrosen s. unten.

▪ Therapie

Allgemeine Therapieprinzipien und -ziele

Die grundlegende Physiotherapie wird situativ von der Therapie mit Analgetika bzw. analgetisch akzentuierten NSA, eventuell auch von NSA oder Capsaicin enthaltender topischer Anwendung begleitet. Abhängig von der Arthrosephase wird mit intraartikulären Glucocorticoiden, chemischer oder Radioisotopensynoviorthese (selten) bzw. beim nichtoperationsfähigen Patienten einer Gelenklavage oder einem arthroskopischen Débridement therapiert. Anpassung der Beanspruchung des arthrotischen Gelenks an das verbliebene eingeschränkte Leistungsvermögen, Korrektur einer Präarthrose, einer Kontraktur, Entlastung eines arthrotischen Gelenks (Beruf), Gelenkersatz, Rückführung einer aktivierten Arthrose in die latente Phase. Gewichtsabnahme bei Arthrosen der gewichttragenden Gelenke.

Zu unterscheiden sind Substanzen, die Symptome modifizieren, ohne die Struktur, die Morphe, den Verlauf der Arthrose zu verändern, von Substanzen, die den Verlauf der Arthrose und damit auch die Struktur beeinflussen (systemic slow acting drugs in osteoarthritis – SYSADOA). Letztere können Symptome anfangs nur diskret oder nicht bekämpfen *und* prospektiv den Verlauf der Arthrose positiv modifizieren. Ziele der symptomatisch-medikamentösen Arthrosetherapie sind die Schmerzkontrolle und (wenn nötig) die lokale Entzündungskontrolle. Einem Stufenschema folgend (Abb. 3.**1**, S. 151) werden peripher und zentral wirkende Analgetika oral oder topisch verabreichte NSA, fakultativ intraartikuläre Glucocorticoide und eventuell Medikamente mit verzögertem Wirkungseintritt appliziert. Sehr wichtig sind Gelenkschutz (Ergotherapie), wie z.B. bei der ergonomischen Arbeitsplatzgestaltung, und die funktionsverbessernde oder -erhaltende Krankengymnastik, die auch Kontrakturen verhindern oder beheben soll. Muskeldehnungen und Deep friction (periartikuläre Substrate) ergänzen das physiotherapeutische Spektrum. Die (nicht aktivierte) Arthrose „liebt Wärme in jeder Form". Moorkneten, Fangokneten, Packungen und unterschiedliche Elektrotherapieformen (69-cm-Welle, 11-cm-Welle usw.).

Schmerzlinderung und Entzündungshemmung

Die Therapie von Arthrosen muß einerseits die *unterschiedlichen Schmerzquellen* dieser Krankheitsbilder berücksichtigen (Tab. 6.**17**), darf andererseits die mögliche *negative Wirkung der NSA* auf den Knorpel nicht negieren (Tab. 3.**1**, S. 152).

Tabelle 6.**17**   Schmerzquellen bei (aktivierter) Arthrose (Auswahl)

Struktur	Mechanismus
Knorpel	Knorpelfragmente, Kristall- und Enzymfreisetzung, Stimulierung inflammatorischer Mediatoren, Druckerhöhung im subchondralen Knochen, Gelenkinstabilität
Menisci	Degeneration oder Verletzung bzw. Überdehnung an ihrer Kapselinsertion
Synovia/ Synovialis	zunehmendes Synoviavolumen, das Knorpelprodukte und Entzündungszellen enthält
Subchondraler Knochen	Ischämie und ansteigender Gefäßdruck
Osteophyten	Periostschmerz, neurales Impingement
Gelenkkapsel	Dehnung durch Volumen/Druck an der Stelle der Insertionen in Knochen und Periost
Bänder	Dehnung bei Periost und Knochen
Bursen	Entzündung mit oder ohne Kalzifikation
Muskel	Tonuserhöhung, Kontrakturen

Tabelle 6.**18**   Das Ziel: Arthroseprogressionshemmung – Substanzen auf dem wissenschaftlichen Prüfstand

In Anwendung
• Hyaluronsäure: Viskosität? Wirkung in der Synovialis?
• Chondroitinsulfat: komplexe Wirkungen
• Diacerhein: moduliert Interleukin-1
Experimentelle Therapie
• Tetracycline: hemmen Metalloproteinasen?
• TGF-β: „repariert" Knorpel?
• Genetische Kontrolle von Metalloproteinasehemmern: TIMP
• Genetische Kontrolle von Metalloproteinasen: MMP
• IL-1-Rezeptorantagonisten

NSA: kurze Halbwertszeit, und/oder gutes COX-2-/COX-1-/Verhältnis, und/oder schwache PG-Synthesehemmer.

Diclofenac (Voltaren):	50 – 150 mg/Tag
Ibuprofen (Brufen):	400 – 1200 mg/Tag
Celecoxib (Celebrex):	2mal 100 oder 1mal 200 mg/Tag
Rofecoxib (Vioxx):	12,5 – 25 mg/Tag

Analgetika: z.B. Paracetamol (ben-u-ron): 500 – 1500 mg/Tag.

Glucocorticoide – nie systemisch: fakultativ (selten) i.a.: Glucocorticoid-Kristallinjektionen (z.B. Triamcinolonhexacetonid = Lederlon).

Topika

Indometacin (Elmetacin-Spray)	3mal/Tag
Diclofenac (Voltaren-Emulgel)	3mal/Tag
Ibuprofen (Ibutop)	3mal/Tag
DMSO (Dolobene)	3mal/Tag
Capsaicin (Dolenon)	3mal/Tag

SYSADOA = Systemic slow acting drugs in osteoarthritis: Substanzen mit fraglichem Wert

Ademetionin (Gumbaral):	2mal 200 mg/Tag
Oxaceprol (AHP 200):	3mal 400 mg/Tag
D-Glucosaminsulfat (DONA 200):	3mal 250 mg/Tag

Substanzen auf dem wissenschaftlichen Prüfstand

Chondroitinsulfat (in Deutschland nicht auf dem Markt) (A, CH: Condrosulf):	400 – 1200 mg/Tag
Hyaluronsäure (Hyalart):	i.a. Injektionen 5mal in wöchentlichen Abständen
Hylan G-F20 (Synvisc):	2 ml i.a. in zwei aufeinanderfolgenden Wochen (Mo/Fr/Mo; 1232)
Diacerhein (in Deutschland nicht auf dem Markt) (in Frankreich: Art 50):	2mal 50 mg/Tag

Ziele dieser Substanzen sind die Hemmung der Arthroseprogression und der Schmerzen (Tab. 6.**18**).

Sonstige Therapieoptionen:

➤ Gelenklavage,
➤ Synoviorthese (selten),
➤ arthroskopisches Débridement,
➤ autologe Chondrozytentransplantation (experimentell).

Therapie häufiger Arthrosen

Arthrosen der Hand

▪ *Diagnosesicherung*

Tab. 6.**19** zeigt Klassifikationskriterien der Arthrosen der Hand.

▪ *Therapie*

Vor jeder Therapie von Fingerpolyarthrosen ist zwischen lediglich kosmetisch negativen und mit Schmerzen, Kälteüberempfindlichkeit und Funktionseinbuße einhergehenden Verläufen zu unterscheiden. Fingerpolyarthrosen können das Ausüben bestimmter Berufe erschweren (PC-, EDV-Arbeiten; Schreibkräfte). Die Fingerpolyarthrose ist ein gutes Beispiel dafür, wie verhältnismäßig „kleine Mittel" Gutes erreichen können: Kneten in heißem Moor oder heißem Wasser mit hyperämisierenden Zusätzen mit dem Ziel der Wärmezufuhr, der Kräftigung der periartikulären Strukturen, der Muskulatur und der Funktionserhaltung.

Tabelle 6.**19** Klassifikationskriterien der Arthrosen der Hand (20)

1. Handschmerz, Beschwerden oder Steifigkeitsgefühl an den meisten Tagen des zurückliegenden Monats und
2. harte Verdickung an 2 oder mehreren Gelenken von 10* und
3. weniger als 3 geschwollene MCP-Gelenke und entweder
4. a) harte Verdickung an 2 oder mehreren Gelenken von 10*   oder   b) Fehlstellung von einem oder mehreren Gelenken von 10*.

* DIP II, III und PIP II, III und beide Karpometakarpalgelenke I.
Sensitivität 93 %, Spezifität 97 %.

Initiale Fingerpolyarthrose

Schmerzen in der Initialphase und in „Schüben" werden mit analgetisch orientierten NSA oder Analgetika bekämpft: Ibuprofen (Brufen) 400–1200 mg/Tag, Paracetamol (ben-u-ron) 500–1500 mg/Tag. Eine topische Therapie in Form mehrfachen Einreibens mit Indometacin (Amuno-Gel), Etofenamat (Rheumon-Gel), Ibuprofen (Ibutop) oder Fenbufen (Target-Gel) wirkt günstig (s. S. 128).

Destruierende Fingerpolyarthrose

Diese foudroyant verlaufenden Fingerpolyarthrosen sind in ihren aktiven Phasen wärmeempfindlich. Die Kryotherapie in verschiedenen Formen (kaltes Moor, Eispackungen, sehr kurzzeitige Kaltwindtherapie) wirkt bessernd. In diesen Phasen können (selten) niedrige Dosen von Glucocorticoid-Kristallsuspension (z. B. 5 mg; Triamcinolonhexacetonid = Lederlon) intraartikulär nötig werden. Analgetika haben nur einen Adjuvanstherapiewert; NSA/CSI sollten überwiegend antiphlogistisch akzentuiert sein: Indometacin (Amuno), Diclofenac (Voltaren), Lornoxicam (Telos), Rofecoxib (Vioxx), Celecoxib (Celebrex). Die lokale Therapie mit antiphlogistischen Gelen bzw. Salben lindert Schmerzen.

Rhizarthrose

Die aktivierte Rhizarthrose kann eine Indikation zur intraartikulären Glucocorticoidinjektion sein. Als passagere Maßnahme bei chronisch persistierenden Schmerzen der Rhizarthrose hilft eine Daumenorthese. Die Schlüsselfunktion des Daumensattelgelenks für die Greiffunktion der Hand führt bei chronischen Schmerzen und pathoanatomischer Morphe auch zu operativen Überlegungen: kapsel- und ligamentverstärkende Operationen, Denervierung zur Schmerzausschaltung, Gelenktoilette (ohne Knochenresektion), Operationen mit Knochenresektion und Interpositionsplastiken oder Endoprothesen.

Gonarthrose

▪ *Diagnosesicherung*

Gonarthrosen können rein klinisch oder klinisch und radiologisch diagnostisch gesichert werden (Tab. 6.**20**).

Tabelle 6.**20** Klassifikationskriterien der Gonarthrose (19)

Klinisch

1. Knieschmerz und
2 a) Krepitation an den meisten Tagen des letzten Monats und
2 b) Morgensteifigkeit bei aktiver Bewegung > 30 Minuten
2 c) Alter > 37 Jahre
3 a) Krepitation und
3 b) Morgensteifigkeit von ≤ 30 Minuten und
3 c) knöcherne Auftreibung oder
4 a) keine Krepitation und
4 b) knöcherne Auftreibung

Sensitivität 89 %, Spezifität 88 %

Klinisch und radiologisch

1. Knieschmerz an den meisten Tagen des letzten Monats und
2. Osteophyten oder
3 a) für die Arthrose typische Synoviaanalyse (klar, viskös, Zellzahl unter 2 000/µl) (wenn nicht vorhanden/ersatzweise: Alter < 40 Jahre) und
3 b) Morgensteifigkeit von ≥ 30 Minuten und
3 c) Krepitation bei aktiver Bewegung

Sensitivität 94 %, Spezifität 88 %

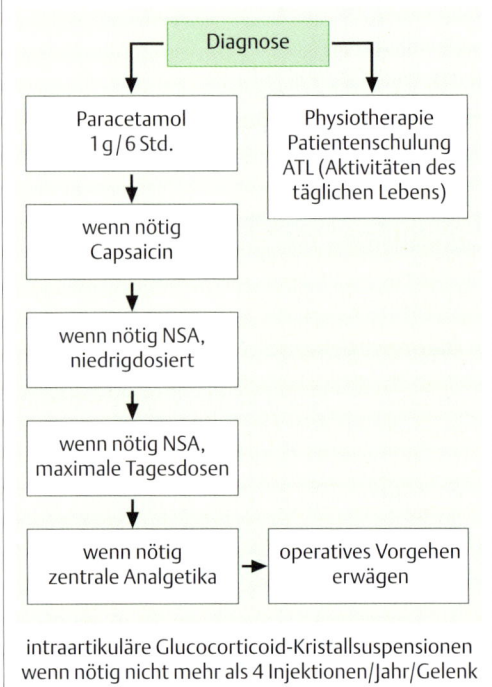

intraartikuläre Glucocorticoid-Kristallsuspensionen wenn nötig nicht mehr als 4 Injektionen/Jahr/Gelenk

Abb. 6.**5**   Therapie von Arthrosen großer Gelenke (667).

■ *Therapie*

Allgemeine Therapieprinzipien und -ziele

Auf Prinzipien der medikamentösen Therapie verweisen (Abb. 6.**5** u. 6.**6**). Physiotherapie (Kälte, Wärme), Krankengymnastik (M. quadriceps), orthopädische Hilfsmittel (Schuhzurichtungen, Tapes), Gewichtsabnahme, Anpassung der Belastung an die Gelenksituation. Ziel ist die Schmerzlinderung.

Initiale Gonarthrose

Ziele sind Schmerzlinderung, Funktionserhaltung. Therapie mit Gelen und Salben (NSA, Diclofenac, Indometacin, Etofenamat, Ibuprofen, Capsaicin enthaltend). Wenn nötig, systemische Therapie mit analgetischen NSA und reinen Analgetika (Brufen = Ibuprofen, Paracetamol = ben-u-ron).

Aktivierte und fortgeschrittene Gonarthrose

Erstes Ziel ist die *Konversion der aktivierten Arthrose* zur *„stummen"* Arthrose: antiinflammatorisch akzentuierte NSA (Indometacin = Amuno,

Nabumeton = Arthaxan, Celecoxib = Celebrex, Rofecoxib = Vioxx). Bei Erguß Abpunktieren und Instillation von Glucocorticoid-Kristallsuspensionen (z. B. Triamcinolonhexacetonid = Lederlon); begleitend immer Kryotherapie. Weitere Optionen sind operative Therapie (endoskopische Lavage, offenes Débridement, Gelenkersatz) (Abb. 6.**5**).

Koxarthrose

■ *Diagnosesicherung*

Klassifikationskriterien der Koxarthrose zeigt Tab. 6.**21**.

■ *Therapie*

Allgemeine Therapieprinzipien und -ziele

Bei aktiver Koxarthrose immer *Konversion* zu stummer Koxarthrose; Mobilität fördern; Wärme, Krankengymnastik (M. quadriceps, M. glutaeus medius), Kontrakturprophylaxe.

- **Allgemeines** (Belastung und Gewicht senken)
- **Orthopädietechnik**
- **Krankengymnastik**, Ergotherapie
- **physikalische Therapie** (Wärme, Ultraschall)
- **medikamentöse Therapie**
  - NSA, CSI
  - kurze Halbwertszeit
  - vorwiegende COX-2-Hemmer
  - günstige COX-1-/COX-2-Ratio
  - schwache P6-Synthesehemmer
- **topische Applikation** von NSA-, Capsaicin-, DMSO-haltigen Gelen/Cremes (nur Gonarthrose)
- **phasenorientiert**
  - Infiltrationen
  - intraartikuläre Glucocorticoid-Kristallsuspensionsinjektionen
- **operative Therapie**
  - Gelenklavage
  - Osteophytenabtragung
  - „Meniskussanierung"
  - gelenknahe Osteotomie
  - Arthroplastik
  - Arthrodese

Je länger die Therapie der aktivierten Arthrose mit NSA, CSI über die Konversion Arthritis zu Arthrose hinaus dauert, um so wichtiger wird das Anforderungsprofil an diese NSA: schwache COX-1-Hemmer, kurze Halbwertszeit, günstige COX-1-/COX-2-Ratio.

Abb. 6.**6** Therapie (aktivierter) Arthrosen großer Gelenke (Gon- und Koxarthrose).

Handstock (Gegenseite; richtige Höhe!), Schuhzurichtungen. Stehen auf harten Böden meiden, Anpassung der Belastung an die Gelenksituation! Korrekturosteotomie (früh), andere operative Verfahren (Abb. 6.**6**).

Schmerzlinderung und Entzündungshemmung

NSA:

Diclofenac
(Voltaren Resinat):	75 – 150 mg/Tag
Celecoxib (Celebrex):	100 – 200 mg/Tag
Piroxicam (Felden):	10 – 20 mg/Tag
Meloxicam (Mobec):	7,5 – 15 mg/Tag
Ibuprofen (Brufen):	400 – 1200 mg/Tag
Rofecoxib (Vioxx):	12,5 – 25 mg/Tag

Tabelle 6.**21** Klassifikationskriterien der Koxarthrose (21)

Klinisch
1. Hüftschmerz und
2 a) Innenrotation < 15 Grad und
2 b) BSG < 45 mm/Std. (wenn BSG fehlt, ersatzweise Hüftbeugung < 115 Grad) oder
3 a) Innenrotation < 15 Grad und
3 b) Schmerz bei Innenrotation und
3 c) Morgensteifigkeit < 60 Minuten
3 d) Alter > 50 Jahre

Klinisch und radiologisch
1. Hüftschmerz und mindestens 2 der 3 nachfolgenden Merkmale
– BSG > 20 mm/Std.
– radiologisch Osteophyten (Kopf oder Pfanne)
– radiologische Gelenkspaltverschmälerung (oben, lateral und/oder medial).

Aktivierte Koxarthrose

Zur *Konversion zur inaktivierten Arthrose* Einsatz potenter antiinflammatorischer NSA: eventuell intraartikulär Kristallsuspension, analgetische Krankengymnastik (Schlingenkäfig) (Abb. 6.**6**).

Sonstige therapeutische Optionen

Umstellungsosteotomien sind indiziert, wenn trotz ausgeprägter Fehlstellung die Arthrose noch nicht entscheidend fortgeschritten ist (valgisierende, varisierende oder derotierende Osteotomie). Die *Totalendoprothese* ersetzt sowohl die femorale als auch die azetabuläre Komponente. Man unterscheidet zementfreie, zementierte und hybride Varianten der Verankerungstechniken der Implantate.

> **!** Eine für jede Arthrose individuelle Mischung von Eigenmaßnahmen, orthopädietechnischen und ergotherapeutischen Applikationen, passiven (Wärme/Schmerz) sowie aktiven krankengymnastischen Anwendungen (Muskeldehnung-, -kräftigung, Kontrakturprophylaxe usw.) sowie medikamentöse Behandlungen erreichen in vielen Fällen und bei stufenweisem Vorgehen den Stillstand bzw. das Verlangsamen der Arthroseprogression.

Degenerative Wirbelsäulenerkrankungen

■ *Diagnosesicherung*

Lokal z. B. Schiefhals: lokale Haltungsstörung und Funktionseinschränkung, Muskelhartspann, Segmentblockierung, keine Ausstrahlung bzw. Projektion der Beschwerden.

Pseudoradikulär: reflektorisch schmerzhaft gereizte Gewebe-Sehnenansätze, Gelenkkapsel, Schleimbeutel, Muskulatur (Hartspann) mit *scheinbar segmentaler Ausstrahlung,* schmerzhafte muskuläre Müdigkeit, keine Reflexanomalien oder Ausfälle; Röntgen: z. B. Spondylarthrose, degenerative Segmentlockerung.

Radikulär: sensible Reiz- bzw. Ausfallerscheinungen im Dermatom, motorische Ausfälle (EMG), Nachweis eines Bandscheibenvorfalls im CT, MRT oder (selten) durch die Myelographie.

■ *Therapie*

Allgemeine Therapieprinzipien und -ziele

Gewichtsabnahme, Stärkung der Rücken- und Bauchmuskulatur, Haltungskorrektur, Korrektur chronischen Fehlverhaltens im Alltag (Sitzen, Stehen, Liegen usw.), Geh- und Rückenschule, Ausgleich eines Beckenschiefstands, usw. Eine überragende Rolle in der Therapie aller Wirbelsäulensyndrome spielt die physikalische Therapie, das gesamte Spektrum der Wärme- und Kälteanwendungen ebenso nützend wie die Wärmevermittlung und analgetische Wirkung durch die Elektrotherapie. Information und Motivation zum richtigen Gehen, Sitzen, Stehen, Liegen – z. B. Rückenschule. Häufig limitieren sich akute Schmerzepisoden an der Wirbelsäule selbst. Zu vermeiden sind Trainingsmangel, somatische Fixierung und Muskeldysbalancen; zu beachten sind das frühe Einsetzen einer Physiotherapie und das Ermuntern zur Aktivität. Gegen chronischen Schmerz stehen Muskelaufbautraining, körperliches Ausdauertraining (Dehnung der verkürzten tonischen Muskulatur, Haltungsschulen, Propriozeptive neuromuskuläre Fazilitation) gemeinsam mit Entspannungstraining, autogenem Training und Biofeedbackmethoden im Vordergrund.

Schmerzlinderung und Entzündungshemmung

Analgetische Krankengymnastik, Kälte, Wärme, Massagen. Medikamentös: NSA und Analgetika (S. 15).

Therapie des lokalen Wirbelsäulensyndroms

Neutralisation von Noxen (z. B. stereotype Bewegungsabläufe). *Lokale Maßnahmen:* Wärmezufuhr, hyperämisierende Salben bzw. Gele, Infiltration (S. 161), Iontophoresen (z. B. mit Pleomix-B) oder Phonophoresen (z. B. mit Voltaren-Emulgel).

Selten: analgetisch akzentuierte NSA wie Ibuprofen (Brufen), Naproxen-Natrium (Apranax), Analgetika ohne antientzündliche Eigenschaften, eventuell Myotonolytika.

Therapie des pseudoradikulären Wirbelsäulensyndroms

Hoher Stellenwert der physikalischen Therapie (z.B. Ultraschall, Hochfrequenztherapie), eventuell Teilimmobilisation (Schanz-Krawatte, Witschi-Kissen, Tigger-Bandage), Flach- und Hartlagerung (einteilige Matratze), Massage, Unterwassermassage, Muskellockerung (Wärme/Kälte), manuelle Therapie.

Myotonolytika:	
Tetrazepam (Musaril):	50 – 150 mg/Tag
Tolperison (Mydocalm):	150 – 300 mg/Tag

NSA mit ausgeglichenem analgetischen und antiphlogistischen Wirkungsprofil (z.B. Diclofenac, Nabumeton, Meloxicam).

Therapie des radikulären Wirbelsäulensyndroms (einschließlich Bandscheibenvorfall)

Über die muskuläre Entspannung und weitgehende Schmerzfreiheit soll der Bandscheibe „der Rückzug ermöglicht werden". *Immobilisation in möglichst schmerzfreier Lage* (Würfel, aber auch andere Lagen); wenn nötig Bandscheibenoperation. In der akuten Phase *Myotonolytika* (z.B. 3mal 10 bis 3mal 20 mg Diazepam; Bettruhe, Immobilisation), *hochdosierte Analgetika.* Bei schwersten Verläufen:

Nefopam (Ajan; Acupan):	2 × 20 mg/Tag i.m.
Pentazocin	
(Fortral, Fortalgesic):	2 × 50 mg/Tag i.m.

Keine i.m. Therapieform darf auf Dauer angelegt sein. Cave: Operationszeitpunkt nicht verpassen! In ausgewählten Fällen (monoradikuläre Irritationssymptomatik, segmentale Sensibilitätsstörung, Lasègue < 45 %, Muskeleigenreflexdifferenzen) und nach Ausschluß von Kontraindikationen (Voroperation im erkrankten Segment, Caudaequina-Syndrom, Spinalkanalstenose) steht auch die *Chemonukleolyse* mit Chymopapain zur Verfügung.

Arthritis urica und Hyperurikämie

◼ *Diagnosesicherung*

Hyperurikämie (Männer > 7,4 mg/dl, Frauen > 6,2 mg/dl); Nachweis von Harnsäurekristallen in Synovia oder Tophi. Akute Monarthritis (Podagra in ca. 50 – 70 %, Sprunggelenke und Knie in ca. 15 – 25 % der Fälle); Tophi (Ohren, Ellbogen, Fingergelenke).

◼ *Therapie*

Allgemeine Therapieprinzipien und -ziele

Therapieziel im akuten Anfall: Entzündungsstopp, Schmerzlinderung; im Intervall: Hyperurikämie dauerhaft senken. Im Intervall und im Anfall: eventuell Kälte.

Therapie der akuten Gichtattacke

Erste Wahl:	
Glucocorticoide:	Tag 1 bis Tag 6
Prednisolon (Decortin-H):	50 – 40 – 30 – 20 – 10 – 0 je Tag
oder *NSA:*	
Diclofenac	
(Voltaren Resinat):	75 mg alle 6 Stunden
Indometacin (Amuno):	50 mg alle 6 Stunden
oder	

Colchicin (Colchum Dispert): initial 1 mg, danach alle 2 Stunden 0,5 – 1 mg bis zum Eintreten der Wirksamkeit oder deutlichen Nebenwirkungen (Erbrechen, Diarrhö oder – alternativ – zur Unterstützung der NSA- oder Glucocorticoidtherapie der akuten Gichtattacke 2mal 0,5 mg/Tag
Bei großen Gelenken:
Triamcinolonhexacetonid
(Lederlon):   40 mg i.a.

Therapie der Gicht im Intervall

Kontinuierliche urikostatische oder urikosurische Behandlung der Hyperurikämie (Ziel: Harnsäurewert 5,5 – 6,0 mg/dl).

Allopurinol (Zyloric)	
initial:	100 – 200 mg/Tag
im Verlauf:	300 mg/Tag
Benzbromaron (Uricovac)	
initial:	25 – 50 mg/Tag
im Verlauf:	50 – 200 mg/Tag
Allopurinol + Benzbromaron	
(Acifugan)	100 mg Allopurinol + 20 mg Benzbromaron/Tag

> **!** Eine weitere Möglichkeit der Behandlung der Arthritis urica im Intervall ist die „ABC-Therapie": Allopurinol + Benzbromaron + Colchicin (niedrigdosiert).

Therapie von Begleiterkrankungen

Bei Gichtniere, Nephrolithiasis tägliche Trinkmenge > 3 l; Alkalisieren des Urins (z.B. mit Uralyt U). Adipositas: Gewicht senken, Alkohol meiden. Symptomlose Hyperurikämie: Diät – Purine meiden.

Chondrokalzinose

■ *Diagnosesicherung*

Pseudogichtattacken, DD: aktivierte Arthrosen. Sporadisch idiopathisch oder sekundär. Bei Verdacht auf sekundäre Chondrokalzinose: Hyperparathyreoidismus, Hämochromatose, Hypothyreose, Amyloidose, Gicht, Hypomagnesiämie, Hypophosphatasie ausschließen. Radiologischer Nachweis von Knorpel-, seltener Weichteilverkalkungen meist linear, parallel zur Knorpeloberfläche in den Knie- und/oder Schultergelenken. Ablagerungen auch im Anulus fibrosus der Disci intervertebrales, der Synovialis, der fibrösen Gelenkkapsel, in Sehnen und Bändern, im Faserknorpel der Menisken und der Disci articulares. Beweisend ist der Nachweis von Calciumpyrophosphat = (CPPD-)Kristallen.

■ *Therapie*

Allgemeine Therapieprinzipien und -ziele

Anfallkupierung; Behandlung der Grunderkrankung bei sekundärer Chondrokalzinose; Kryotherapie, Krankengymnastik = symptomatische Therapie.

Therapie der Pseudogichtattacke

Da meist ältere Menschen an Chondrokalzinose erkranken, niedrige NSA-Dosen von Diclofenac (Volaren), Indometacin (Amuno), Ibuprofen (Brufen) und Nabumeton (Arthaxan). Zusätzlich immer Entleerung des Ergusses (eventuell auch diagnostisch nötig) und intraartikuläre Applikation von Triamcinolonhexacetonid (Lederlon), Dosis in Milligramm, je nach Gelenkgröße.

Therapie im Verlauf

Symptomatisch mit phasenadäquater Kryotherapie, NSA und Analgetika.

Osteoporose (bei chronischer Polyarthritis; primär, sekundär, glucocorticoidinduziert)

■ *Diagnosesicherung*

Klinisch: Fraktur (meist Schenkelhals, Radius, BWS oder LWS) durch inadäquates Trauma. Hohlrundrücken, Längenabnahme, Tannenbaumphänomen. Ausschluß sekundärer Osteoporosen (Osteomalazie, Malabsorption, Langzeitimmobilität, chronische Entzündungen, Hypogonadismus, Hyperthyreose, Langzeitglucocorticoideinnahme).

Labor: Calcium, alkalische Phosphatase und bisherige biochemische Marker sind nicht sicher. Dennoch: Hydroxyprolinausscheidung im Urin > 35 mg/Tag = high turnover; < 16 mg/Tag = low turnover.

Knochendichtemessung: periphere und zentrale quantitative Computertomographie (p/c QCT).

Röntgen: Knochendichteverminderung 30 – 50%; Betonung der vertikalen Trabekelstruktur, Grund- und Deckplatten „wie mit dem Bleistift nachgezeichnet"; Keil-, Fisch-, Flachwirbelbildung. Cave Risikopatienten (Langzeiteinnahme von Glucocorticoiden, frühzeitige Menopause, postmenopausale Frauen [+ Risikofaktoren Rauchen, Calciummangel, Immobilität]). Einteilung in *High-turnover-* und *Low-turnover*-Osteoporose. Definition: Osteopenie (T-Score – 1 bis – 2,5 SD); Osteoporose (T-Score < – 2,5 SD); manifeste Osteoporose (1–3 Wirbelkörperfrakturen ohne adäquates Trauma); fortgeschrittene Osteoporose (multiple Wirbelkörper- und extraspinale Frakturen).

■ *Therapie*

Allgemeine Therapieprinzipien und -ziele

Die gesteigerte Knochenresorption soll gehemmt, der physiologische Knochenanbau stimuliert, die Knochenqualität optimiert werden. Schmerzbehandlung ist von der Osteoporosetherapie getrennt zu sehen. Vermeiden von Frakturen. Änderung der Ernährungsgewohnheiten (Milch und Käse ↑), der Lebensgewohnheiten (Rauchen ↓, Alkohol ↓). Rücken- und Gangschule; cave Sturzgefahr (Sehstärke, Heben, medikamentöse Therapie), Sturzprophylaxe (Hüftprotektor), Orthopädiemechanik (Mieder).

Zusammenfassend:

➤ weiteren Knochenverlust vermeiden.
➤ Calciumbilanz positivieren.
➤ Knochenanbau stimulieren.
➤ Knochenabbau hemmen.

Schmerztherapie

Schafft Voraussetzung zur ausreichenden Mobilität.

NSA mit analgetischem Effekt:	
Mefenaminsäure (Ponalar):	500 – 1000 mg/Tag
Ibuprofen (Brufen):	bis 2400 mg/Tag
Diclofenac + Misoprostol (Arthotec forte):	75 – 150 mg Diclofenac/Tag 200 – 400 mg Misoprostol/Tag

Analgetika:	
Paracetamol (ben-u-ron):	bis 1200 mg/Tag
Flupirtinmaleat (Katadolon):	3 – 4mal 100 mg/Tag
Tramadol (Tramal):	600 mg/Tag
Tilidin-Naloxon (Valoron N):	schmerzorientiert; nach Absprache mit dem Arzt
Calcitonin (Karil):	
s. c. Intervalltherapie 4 – 8 Wochen:	50 – 100 IE/Tag
als Nasenspray 4 – 8 Wochen:	100 IE/Tag

Therapie der Osteoporose bei chronischer Polyarthritis

Adäquate Schmerztherapie (NSA, Glucocorticoide, Analgetika; S. 13 – 45) führt zur wichtigen Mobilität. Ausreichende Calciumzufuhr (500 – 1000 mg/Tag) und 500 – 1000 Einheiten Vitamin D (Vigantoletten). *Entscheidend* bei systemisch entzündlichen Erkrankungen ist die *Entzündungssuppression.*

Bei hochaktiver cP:	
Calcitonin (Karil):	s. c./i. m. 50 – 100 IE/ Tag im 4- bis 8 wöchigen Intervall
Biphosphonate: **Alendronsäure** (Fosamax):	10 mg 1mal morgens nüchtern mit Wasser über 2 – 3 Jahre
Etidronat + Calcium:	Didronel-Kit 14 Tage Etidronat 76 Tage Calcium
Bei *mäßig aktiver c.P.* und *niedriger Knochendichte*:	
Natriumfluorid (Ossiplex retard):	50 – 75 mg/T
Natriummonofluor-phosphat (Mono-Tridin):	2mal 75 mg/T

Im speziellen Fall Substitution:

➤ hohe Vitamin-D-Dosen oder Vitamin-D-Metaboliten (Blutbestimmung);
➤ Testosteron (Blutbestimmung);
➤ Östrogene (Blutspiegelbestimmung) peri- und postmenopausal. Bei intaktem Uterus zyklisch Hormonsubstitution, perimenopausal bis zu 4 – 6 Jahren (Cyclo-Progynova), später konjungierte Östrogene (Presomen).

Tabelle 6.**22** Medikamentöse Therapie der Osteoporose

Basis: Allgemeine Therapieempfehlungen + 500–1 000 mg Kalzium + 500–1 000 I.E. Vitamin D_3	
Low turnover Osteoblastenstimulation	**High turnover Osteoblastenhemmung**
Fluoride	wenn nötig **Östrogene**
Natriumfluorid (NaF, Ossiplex retard): 25–50 mg/Tag Monofluorphosphat (MFP; Mono-Tridin): 150 mg/Tag, entsprechend 10–20 mg Fluoridionen	*Calcitonin* (Lachscalcitonin = Karil) initial: 100 IE s.c. oder i.m./Tag im Verlauf: 50 IE s.c. oder i.m./Tag Humancalcitonin (Cibacalcin 0,5 mg/0,25 mg) über 4–8 Wochen 0,25–0,5 mg s.c. oder i.m./Tag (Akut- oder Intervallbehandlung)
	Biphosphanate Alendronsäure (Fosamax): 10 mg/Tag morgens nüchtern mit Wasser über 2–3 Jahre Etidronat + Calcium (Didronel-Kit) 14 Tage Etidronat; 76 Tage Calcium
	Alfacalcidol (Doss) 0,25–1,0 µg/Tag

Therapie der glucocorticoidinduzierten Osteoporose

Basistherapie:

Regelmäßig Krankenymnastik.

Calcium (Calcium Verla):	500–1000 mg/Tag
Vitamin D_3 (Vigantoletten):	500–1000 IE/Tag (besonders bei älteren Menschen)

Peri-/postmenopausale cP mit hoher Entzündungsaktivität.
Basistherapie:

➤ Östrogen-/Gestagensubstitution (situativ).
➤ Kombination von Alendronsäure (Fosamax) zur Hemmung der Knochenresorption + Alfacalcidol (Doss) zur Osteoblastenstimulation.

Alendron (Fosamax):	10 mg/Tag morgens, nüchtern mit einem vollen Glas Wasser; danach mindestens 30 Minuten nicht wieder hinlegen
Alfacalcidol (Doss):	0,25–1,0 µg/Tag

Mäßig aktive cP mit mittelhoher langfristiger Glucocorticoidtherapie.
Basistherapie:

➤ Alfacalcidol (Doss): 0,25–1,0 µg/Tag
➤ Fakultativ Östrogene, Fluoride, Biphosphonate.

Therapie der Low- und High-turnover-Osteoporose

(Tab. 6.**22**)

➤ 9–12 Monate Vitamin-D-Metaboliten, um den gesteigerten Knochenabbau zu bremsen.
➤ Danach zusätzlich Fluoride über 2–5 Jahre (226).

Algodystrophie (Reflexdystrophie, Schulter-Hand-Syndrom, Morbus Sudeck)

◼ *Diagnosesicherung*

Diagnostische Kriterien zeigt Tab. 6.**23**.

◼ *Therapie*

Allgemeine Therapieprinzipien und -ziele

Medikamentös induzierte Algodystrophie: Barbiturate, Thyreostatika, Tuberkulostatika, Isoniacid, Ethionamid, Pyrizinamid absetzen. Therapie eines möglichen Grundleidens (278).

Stadienorientierte *psychologische Therapie:*

➤ begleitende Psychotherapie,
➤ Motivation durch Information.

Stadienorientierte *Physiotherapie*

➤ Stadium I: Kryotherapie, kurzdauernde Ruhigstellung, manuelle Lymphdrainage.
➤ Stadium II: aktive KG, auch im Wasser; CO_2- und Solebäder, Hauffe-Bäder, konsensuelle Bindegewebsmassagen.
➤ Stadium III: Wärme, Ultraschall, aktive und passive Krankengymnastik.

Schmerztherapie im Stadium I

Im Stadium I sind *Analgetika* (zentral, peripher), *Glucocorticoide* oder analgetisch akzentuierte *NSA* indiziert.

100 IE/Tag Calcitonin über 4–6 Wochen. Nasenspray (Karil) nachmittags oder abends (587).

Oder: 30–50 mg Prednisolonäquivalent/Tag zirkadian.

Oder: Pamidronsäure (Aredia) 30 mg/Tag als Kurzinfusion über 3–5 Tage.

Oder:

Acetylsalicylsäure (Aspirin):	2–4 g/Tag
Paracetamol (ben-u-ron):	1,5–2,5 g/Tag
Ibuprofen (Brufen):	bis 2,4 g/Tag
Flupirtin (Katadalon):	3- bis 4mal 100–200 mg/Tag
Tramadol (Tramal):	3- bis 4mal 100–300 mg/Tag

Tabelle 6.**23** Klassifikation der Algodystrophie (278)

Gruppe A	– lokaler, mechanischer, entzündlicher oder gemischter Schmerz
	– kutane Hyperästhesie
	– vasomotorische Störung (Hyper-/Hypothermie)
	– Haut- und Haarwachstum verstärkt/vermindert
	– lokale Hyperhidrose
	– lokales Ödem
Gruppe B	– lokale diffuse oder gefleckte Osteoporose ohne Sklerosierung und Gelenkspaltschmälerung
	– lokal-positive Tc-Szintigraphie
Gruppe C	– keine Entzündungszeichen im Blut, z. B. normale BSG und CRP
Gruppe D	– zellarme Synovia
	– Synovialhistologie: verstärkte Vaskularisation ohne relevantes zelluläres Infiltrat
	– normale Knochenhistologie
	– Verschmälerung der Knochentrabekel mit vermehrten Osteoklasten und Osteoblasten
Gruppe E	– dramatische Wirkung von Calcitonin oder Sympathikusblockaden

Die Diagnose Algodystrophie kann gestellt werden, wenn ein Kriterium von drei oder fünf Gruppen vorhanden ist.

Weitere therapeutische Optionen:

➤ Sympathikusblockade,
➤ perkutane lumbale Sympathektomie.

Literatur

1 Acerbi, D., C. Bonati, G. Boscarino, L. Bufalino, F. Cesari, E. D'Ambrosio, P. Mansanti, G. Scali: Pharmacokinetic study on piroxicam at the steady state in elderly subjects and younger adults after administration of piroxicam beta-cyclodextrin. Int. J. Clin. Pharm. Res. 8 (1988), 175–180

2 Adam, O., K. Heinle: Diätetische Therapie der rheumatoiden Arthritis. 27. Tagung Deutsche Gesellschaft für Rheumatologie. Abstr. 1996

3 Adorini, L., Z. A. Nagy: Peptide competition for antigen presentation. Immunol. Today 11 (1990), 21–24

4 Aeberhard, E. E., S. A. Henderson, N. S. Arabolos: Nonsteroidal anti-inflammatory drugs inhibit expression of the inducible nitric oxide synthase gene. Biochem. Biophys. Res. Commun. 208 (1995), 1053–1059

5 Akarasereenont, P., J. A. Mitchell, C. Thiemermann, J. R. Vane: Relative potency of nonsteroid anti-inflammatory drugs as inhibitors of cyclooxygenase-1 or cyclooxygenase-2. Brit. J. Pharmacol. 112 (1994), 183–188

6 Akduman, L., H. J. Kaplan, L. Tychsen: Prevalence of uveitis in an outpatient juvenile arthritis clinic: onset of uveitis more than a decade after onset of arthritis. J. Pediatr. Ophthalmol. Strabismus 34 (1997), 101–106

7 Akesson, A., A. Scheja, A. Lundin, F. A. Wollheim: Improved pulmonary function in systemic sclerosis after treatment with cyclophosphamide. Arthritis Rheum. 37 (1994), 729–735

8 Alarcon, G. S., I. C. Tracy, W. D. Blackburn: Methotrexate in rheumatoid arthritis. Arthritis Rheum. 32 (1989), 671–676

9 Alarcon, G. S., O. Castaneda, M. Ferrandez, C. L. Krumdieck, W. J. Koopman: Efficacy and safety of 10-deazoaminopterin in the treatment of rheumatoid arthritis. A one-year continuation, double-blind study. Arthritis Rheum. 35, 11 (1992), 1318–1321

10 Alarcon, G. S., O. Castaneda, M. G. Nair, M. Ferrandez, W. J. Koopman, C. L. Krumdieck: A controlled trial of methotrexate versus 10-deazoaminopterin in the treatment of rheumatoid arthritis. Ann. Rheum. Dis. 51 (1992), 600–603

11 Alarcon, G. S., I. C. Tracy, G. M. Strand, K. Singh, M. Macaluso: Survival and drug discontinuation analyses in a large cohort of methotrexate treated rheumatoid arthritis patients. Ann. Rheum. Dis. 54 (1995), 708–712

12 Albani, S., J. E. Tuckwell, L. Esparza.: The susceptibility sequence to rheumatoid arthritis is a cross-reactive B cell epitope shared by the Escherichia coli heat shock protein dnaI and the histocompatibility leukocyte antigen DRB1* 0401 molecule. J. Clin. Invest. 89 (1992), 327–331

13 Alfes, A.: Ergebnisse der Radiosynoviorthese. Dissertation, Köln 1995

14 Al-Mallah, N., C. J. Brindley, H. Bun, P. Berbis, A. Durand, J.-M. Geiger, Y. Privat: Pharmacokinetics of acitretin (Ro 10–1670) following multiple oral dosing. In: Pharmacology of retinoids in the skin. Pharmacol. Skin (Hrsg. Reichert, K., B. Shroot), pp. 181–187. Karger Verlag Basel 1989

15 Allegra, C. J., J. C. Drakes, J. Jolivet, B. A. Chabner; Inhibition of AICAR by methotrexate and dihydrofolic acid polyglutamates. proc. Natl. Acad. Sci. USA, 82 (1985), 4881–4885

16 Allison, A. C., S. W. Lee: Pro-inflammatory and catabolic effects of interleukin-1 and their antagonism by glucocorticoids. In: Basis for variability of response to anti-rheumatic drugs (Agents and Actions Suppl. Vol. 24; Eds.: Brooks, P. M., Day, R. O., Williams, K., Graham, G.), pp. 207–225, Birkhäuser Verlag Basel 1988

17 Allolio, B.: Steroidtherapie. In: Therapiehandbuch (Ed. Krück, F., Kaufmann, W., Bünte, H., Gadtke, E., Tölle, R., Wilmanns, W.), pp. B3-1–19, Urban & Schwarzenberg Verlag München – Wien – Baltimore 1992

18 Altman, R. D.: A placebo and Naproxen controlled study of intraarticular (IA) hyaluronate (HA) in osteoarthritis (OA) of the knee. Arthritis Rheum. Vol. 38, No. 9 (Suppl.) (1995) Abstr. 522 S240

19 Altman, R., E. Asch, D. Bloch, G. Bole, D. Borenstein, K. Brandt, W. Christy, T. D. Cooke, R. Greenwald, M. Hochberg, D. Howell: Development of criteria for the classification and reporting of osteoarthritis: classification of osteoarthritis of the knee. Arthritis Rheum. 29 (1986), 1039–1049

20 Altman, R., G. Alarcon, D. Appelrouth, D. Bloch, D. Borenstein, K. Brandt, C. Brown, T. D. Cooke, W. Daniel, R. Gray, R. Greenwald, M. Hochberg, D. Howell: The American College of Rheumatology criteria for the classification and reporting of osteoarthritis of the hand. Arthritis Rheum. 33 (1990), 1601–1610

21 Altman, R. D., G. Alarcon, D. Appelrouth, D. Bloch, D. Borenstein, K. Brandt, C. Brown, T. D. Cooke, W. Daniel, D. Feldmann, R. Greenwald: The American College of Rheumatology criteria for the classification and reporting of osteoarthritis of the hip. Arthritis Rheum. 34 (1991), 505–514

22 Altman, R. D., G. O. Perez, G. N. Sfakianakis: Interaction of ciclosporin A and non-steroidal antiinflammatory drugs on renal function in patients with rheumatoid arthritis. The American Journal of Medicine, Vol. 93 (1992), 396–402

23 Altman, R. D., A. Aven, C. E. Holmburg, L. M. Pfeifer, M. Sack, G. T. Young: Capsaicin cream 0.025% as monotherapy for osteoarthritis: a double-blind

study. Seminars Arthr. Rheum. 23 (Suppl. 3) (1994), 25 – 33

24 American College of Rheumatology ad Hoc Committee on Clinical Guidelines: Guidelines for Monitoring drug therapy in rheumatoid arthritis. Arthritis Rheum. 39, 5 (1996), 723 – 731

25 American College of Rheumatology Ad Hoc committee on Clinical Guidelines: Guidelines for the management of rheumatoid arthritis. Arthritis Rheum. 39 (1996), 713 – 722

26 Ammon, H. P. T.: Einfluß von Populus-, Fraxinus-, Phytodolor N und Solidago-Extrakten auf die Bildung von 5-Lipoxygenaseprodukten in stimulierten Granulozyten der Ratte. Steigerwald-Forschungsbericht 23/89 (1989)

27 Amor, B., D. Herson, A. Cherot, F. Delbarre: Polyarthritis rhumatoid évoluant depuis plus de 10 dans (1966 – 1978). Ann. Med. Interne 132 (Paris) (1981), 168 – 173

28 Amos, R. S., T. Pullar, D. E. Bax, D. Situnayake, H. A. Capell, B. McConkex: Sulphasalazine for rheumatoid arthritis: toxicity in 774 patients monitored for one to 11 years. Br. Med. J. 293 (1986), 420 – 423

29 Anderson, P. A., S. A. West, J. R. O'Dell, C. S. Vis, R. G. Claypool, B. L. Lotzin: Weekly pulse methotrexate in rheumatoid arthritis. Ann. Intern. Med. 103 (1985), 489 – 496

30 de Andrade, J. R.: Small doses of prednisolone in the management of rheumatoid arthritis. Ann. Rheum. Dis. 23 (1964), 158 – 162

31 Angel, J., F. Berenbaum, C. le Denmat, T. Nevalainen, J. Masliah, C. Fournier: Interleukin-1-induced prostaglandin E$_2$ biosynthesis in human synovial cells involves the activation of cytosolic phospholipase A$_2$ and cyclooxygenase-2. Eur. J. Biochem. 226 (1994), 125 – 131

32 Ansell, B. M.: Cyclosporin A in paediatric rheumatology. Cin. Exp. Rheumatol. 11 (1993), 113 – 115

33 Armenti, V. T., K. M. Ahlswede, B. A. Ahlswede, B. E. Jarrell, M. J. Moritz, J. F. Burke: National transplantation pregnancy registry: outcomes of 154 pregnancies in cyclosporine-treated female kidney transplant recipients. Transplantation 57 (1994), 502 – 506

34 Arner, E. C., L. R. Darnell, M. A. Pratta: Effect of anti-inflammatory drugs on human interleukin-1 induced cartilage degradation. Agents Actions 21 (1987), 334 – 336

35 Arnett, F. C., S. M. Edworthy, D. A. Bloch: The american rheumatism association 1987 revised criteria for the classification of rheumatoid arthritis. Arthritis Rheum. 31 (1988), 315 – 324

36 Arnett, F. C.: Revised criteria for the classification of rheumatoid arthritis. Bull. Rheum. Dis. 38 (1989), 1 – 6

37 Arnold, W. J.: Tidal irrigation versus medical management in patients with osteoarthritis of the knee: Results of a single blind randomized multicenter study. Arthritis Rheum. 32 (Suppl. 4) (1989), S138

38 Arvidson, N. G., B. Gubjörnsson, A.-C. Tydén, L. Elfman, T. H. Tötterman, R. Hällgren: Circadian rhythm of serum interleukin-6 in rheumatoid arthritis. Ann. Rheum. Dis. 53 (1994), 521 – 52

39 Arvidson, N. G., B. Gudbjornsson, A. Larsson, R. Hallgren: The timing of glucocorticoid administration in rheumatoid arthritis. Ann. Rheum. Dis. 56 (1) (1997), 27 – 31

40 Arzneimittel-telegramm 4/96: Möglichkeiten und Grenzen der Arthrose-Therapie großer Gelenke (1996) 35 – 37

40 b : Auer, J. A., G. E. Fackelman, D. A. Gingerich, A. W. Fetter: Effect of hyaluronic acid in naturally occurring and experimentally induced osteoarthritis. Am. J. Vet. Res. 41 (1980), 568 – 574

41 Austin, H. A., J. H. Klippel, J. E. Balow, N. G. Le Riche: Therapy of lupus nephritis. Controlled trial of prednisone and cytotoxic drugs. N. Engl. J. Med. 314 (1986), 614 – 619

42 Avina-Zubieta, J. A., E. S. Johnson, M. E. Suarez Almazor, A. S. Russell: Incidence of myopathy in patients treated with antimalarials. A report of three cases and a review of the literature. Brit. J. Rheumatol. 34 (1995), 166 – 170

43 Avioli, L. V.: Potency ratio – a brief synopsis. Br. J. Rheumatol. 32 (Suppl. 2) (1993), 24 – 26

44 Awad, M., V. M. Corrigall, J. M. Dayer: Effects of gold salts on monocytes maturation and their pattern of cytokine secretion. Br. J. Rheumatol. 34 (Suppl. 1) (1995), 288

45 Aylward, J. M.: Hydroxychloroquine and chloroquine: Assessing the risk of retinal toxicity. J. Am. Optom. Assoc. 64 (1993), 878 – 797

46 Azad Khan, A. K., D. T. Howes, J. Piris, S. C. Truelove: Optimum dose of sulphasalazine for maintenance treatment of ulcerative colitis. Gut, 21 (1980), 232 – 240

47 Bach, G.: Phytotherapeutika. In: Therapie rheumatischer Erkrankungen (Hrsg. K. Gräfenstein). pp. 88 – 90. Ecomed Verlag Landsberg 1996

48 Bach, J. F., M. Dardenne: Antigen recognition by T-lymphocytes. II. Similiar effects of azathioprine antilymphocyte serum and anti-thetaserum on rosette-forming lymphocytes in normal and neonatally thymectomized mice. Cell. Immunol. 3 (1972), 11 – 21

49 Bachrach, W. H.: Sulfasalazine: I. An historical perspective. Am. J. Gastroenterol. 83 (5) (1988), 487 – 496

50 Bacon, P. A., C. R. Tribe, P. Harrison, J. C. Mackenzie: Rheumatoid disease, amyloidosis and its treatment with penicillamine. Europ. J. Rheumatol. Inflamm. 3 (1979), 70 – 74

51 Bacon, P. A., M. Salmon: Modes of action of second-line agents. Scand. J. Rheum., Suppl. 64 (1987), 17 – 24

52 Baer, A. N., E. N. Desspris, S. B. Krantz: The pathogenesis of anaemia in rheumatoid arthritis: a clinical and laboratory analysis. Seminars Arthr. Rheum. 19, 4 (1990), 209 – 223

53 Baici, A.: Interaction between human leukocytes elastase and chondroitin sulfate. Chem. Biologisch Interactions 51 (1984), 1 – 11

54 Baici, A., D. Horler, B. Moser, H. O. Hofer, K. Fehr, F. J. Wagenhäuser: Analysis of glycosaminoglycans in human serum after oral administration of chondroitin sulfate. Rheumatol. Int. 12 (1992), 81 – 88

55 Balasz, E. A., J. L. Denlinger: Viscosupplementation: a new concept in the treatment of osteoarthritis. J. Rheumatol. 20 (Suppl. 39) (1993) 3–9

56 Baldamente, M. A., S. B. Cherney: Periostal and vascular innervation of the human patella in degenerative joint disease. Seminars Arthr. Rheum. 18 (1989), Suppl. 2, 22–29

57 Balis, F. M., J. Mirro Jr., G. H. Reaman: Pharmacokinetics of subcutaneous methotrexate. J. Clin. Oncol. 6 (1988), 1882–1886

58 Baltus, J. A., J. W. Boersma, A. P. Hartman, J. P. Vandenbroucke: The occurrence of malignancies in patients with rheumatoid arthritis treated with cyclophosphamide: a controlled retrospective follow-up. Ann. Rheum. Dis. 32 (1983), 368–373

59 Bandilla, K.: Radiosynoviorthese: Die radiochemische Synovektomie in der Behandlung der rheumatoiden Arthritis. Therapiewoche 31 (1981), 5053–5056

60 Barrera, P., A. M. Th. Boerbooms, E. M. Janssen: Circulating soluble tumor necrosis factor receptors, interleukin-2 receptors, tumor necrosis factor α, and interleukin-6 levels in rheumatoid arthritis. Longitudinal evaluation during methotrexate and azathioprine therapy. Arthritis Rheum. 36 (1993), 1070–1079

61 Barrera P., A. M. Th. Boerbooms, R. W. Sauerwein: Interference of circulating azathioprine but not methotrexate or sulfasalazine with measurements of interleukin-6 bioactivity. Lymphokine Cytokine Res. 13 (1994), 155–159

62 Barrera, P., A. M. Boerbooms, L. B. A. van de Putte, J. W. M. van der Meer: Effects of antirheumatic agents on cytokines. Seminars Arthr. Rheum. 25, 4 (1996), 234–253

63 Barthel, H. R., L. G. Meier, D. J. Wallace: Antimalariamittel bei rheumatischen Erkrankungen: Neue Therapieaspekte alter Medikamente. Dtsch. med. Wschr. 121 (1996), 1576–1582

64 Bartsch, M., H. Bartsch, Ch. Toloczyki: Behandlung von entzündlich aktivierten Gonarthrosen. Vergleich der klinischen Wirksamkeit von Vitamin E und Diclofenac-Natrium sowie einer Kombination – vorläufige Ergebnisse. Therapiewoche 39, 25 (1989), 1839–1845

65 Batlle-Gualda, E., M. Figueroa, J. Ivorra, A. Raber: The efficacy and tolerability of aceclofenac in the treatment of patients with ankylosing spondylitis: a multicenter controlled clinical trial. Aceclofenac Indomethacin Study Group. Journal of Rheumatol. 23 (7) (1996), 1200–1206

66 Battistini, B., R. Botting, Y. S. Bahlke: Cox-1 and Cox-2: Toward the developement of more selective NSAIDS DNα P 7 (8) (1994), 501–512

67 Baumgartner, S., L. W. Moreland, M. H. Schift: Double blind, placebo-controlled trial of tumor necrosis factor receptor (p 80) fusion protein (TNFS: Fc) in active rheumatoid arthritis. (Abstr.). Arthritis Rheum. 39 (Suppl. 9) (1996), 74

68 Bax, D. E., R. S. Amos: Sulphasalazine: a safe, effective agent for prolonged control of rheumatoid arthritis. A comparison with sodium aurothiomalate. Ann. Rheum. Dis. 44 (1985), 194–198

69 Bayley, T. R. L. I. Haslock: Night medication in rheumatoid arthritis. Journal of the royal College of General Practitioners 26 (1976), 591–594

70 Beitins, I. Z., F. Bayard, I. G. Ances: The transplacental passage of prednisone and prednisolone in pregnancy near term. J. pediatr. 81 (1972), 936–945

71 Bellamy, N.: Etodolac in the management of pain: a clinical review of a multipurpose analgesic. Inflammopharmacology 5 (1997), 139–152

72 Bendix, G., A. Bjelle: Adding low-dose cyclosporin A to parenteral gold therapy in rheumatoid arthritis: a double-blind placebo-controlled study. Brit. J. Rheumatol. 35 (11) (1996), 1142–1149

73 Benjamin, R. J., S. X. Qin, M. P. Wise, S. P. Cobbold, H. Waldmann: Mechanism of monoclonal antibody-facilitated tolerance induction: a possible role for the CD4 (L3T4) and CD11 a (LFA1) molecules in self-non-self-discrimination. Eur. J. Immunol. 18 (1988), 1079–1088

74 Bensen, W., P. Tugwell, R. M. Roberts, D. Ludwin, H. Ross, E. Grace, M. Gent: Combination therapy of ciclosporine with methotrexate and gold in rheumatoid arthritis (2 pilot studies). J. Rheumatol. 21 (1994), 2034–2038

75 Bergevin, H.: Pyrithoxin bei rheumatischen Erkrankungen. Mises à jour de rheumatologie. 1979

76 Bernhardt, M., A. Keimel, G. Belucci, P. Spasojevic: Doppelblinde, randomisierte Vergleichsstudie von Phytodolor N und Placebo sowie offener Vergleich zu Piroxicam bei Patienten mit arthrotischen Gelenkveränderungen; (Interner Forschungsbericht 1991)

77 Bernstein, B. H., B. H. Sinssen, K. K. King, W. Kanson: Aspirin-induced hepatotoxicity and its effect on juvenile rheumatoid arthritis. Amer. J. Dis. Childh. 131 (1977), 659–646

78 Bernstein, H. N.: Ophthalmologic considerations and testing in patients receiving long-term antimalarial therapy. Amer. J. Med. 75, Suppl. 1 a (1983), 25–34

79 Bernstein, H. N.: Ocular safety of hydroxychloroquine sulfate (plaquenil). Ann. Ophthalmol. 23 (1991), 292–296

79a Bernstein, R. M., W. Frenzel: A comparative study of two dosage regimens of lornoxicam and a standard dosage of naproxen in patients with rheumatoid arthritis. Europ. Clin. Res. 7 (1995), 259–273

80 Berry, H., S. P. Liyanage, R. Durance, C. G. Barnes, L. Berger: Trial comparing azathioprine and penicillamine in treatment of rheumatoid arthritis. Ann. Rheum. Dis. 35 (1976), 542–543

81 Bertino, J.: The mechanism of action of the folate antagonists in man. Cancer Res. 23 (1963), 1286–1306

82 Bertolini, A., R. Poggioli, P. Zanoli: Vitamin E enhances the activity of nonsteroidal antiinflammatory drugs. Riv. Farmacol. Ter. 13 (1982), 27–34

83 Bhatt-Sanders, D.: Acupuncture for rheumatoid arthritis: an analysis of the literature. Seminars Arthr. Rheum. Vol. 14, 4 (1985), 225–231

84 Biehl, G., I. Bayer, P. Schöperhoff: Therapie von Spondylarthrosen: Klinischer Vergleich von Oxaceprol mit Ibuprofen. Extracta Orthop. 16 (1993), 18–22

85 Bijlsma, J. W., Y. Schenk, A. C. Ramsellar: Methylprednisolone pulse therapy in conjunction with azathioprine in rheumatoid arthritis. Clin. Rheumatol. 5 (1986), 499–504

86 Billigmann, P.: Enzymtherapie – eine Alternative bei der Behandlung des Zoster. Eine kontrollierte Studie an 192 Patienten. FdM 113 (1995), 39 – 44

87 Bird, H. A., W. Esselinckx, A. S. Dixon, A. G. Mowat, P. N. H. Wood: An evaluation of criteria for polymyalgia rheumatica. Ann. Rheum. Dis. 38 (1979), 434 – 439

88 Bird, H. A.: Disease modifying drugs for rheumatoid arthritis: asset or liability? Editorial. Clin. Rheumatol. 6 (1987), 486 – 488

89 Bird, H. A., P. Le Gallez, J. s. Dixon, M. a. Catalano, A. Traficante, L. Liany, H. Sussman, H. Rotman, V. Wright: A clinical and biochemical assessment of a non-thiol ACE inhibitor (pentopril; CGS-13945) in active rheumatoid arthritis. J. Rheumatol. 17 (1990), 603 – 608

90 Black, C. M., C. P. Denton: The management of systemic sclerosis. Br. J. Rheumatol. 34 ((1995), 3 – 7

91 Blanche, P., P. C. J. Menkes: Die immunsuppressive Behandlung der Amyloidose nach chronischer Polyarthritis und Still-Syndrom (übersetzt in: EULAR-Bull. 3, 1993, 101 – 104), Original in: Rev. de Rhum. 59 (12) (1992), 784 – 789

92 Blankenhorn, G.: Klinische Wirksamkeit von Spondyvit (Vitamin E) bei aktivierten Arthrosen. Eine multizentrische placebokontrollierte Doppelblindstudie. Z. Orthop. 124 (1986), 340 – 343

93 Blitstein-Willinger, E., N. Haas, F. Nürnberger, G. Stüttgen: Immunological findings during treatment of multiple keratoacanthoma with etretinate. Br. J. Dermatol. 114 (1986), 109 – 116

94 Bode, B. Y., D. E. Yocum, E. P. Gall: Methotrexate (MTX) in scleroderma: Experience in ten patients. Arthritis Rheum. 33 (Supp. 9) (1990), S 66

95 Bodinier, J. T. M. C., Cerep, Celle l'Evescault, France: Concentration dependent inhibition of IL-1 by diacerhein. Comparison of NSAID and diacerhein effects on the biosynthesis of prostaglandins. Osteoarthritis and Cartilage. Vol. 2 (Suppl. 1) (1994), B1, S. 17

96 Boers, M., M. Ramsden: Long acting drug combinations in rheumatoid arthritis: A formal overview. J. Rheumatol. 18 (1991), 316 – 331

97 Bolten, W.: Efficacy and tolerability of diacerhein vs. diclofenac: a double-blind clinical trial in patients with osteoarthritis of the knee. Osteoarthritis and Cartilage. Vol. 2 (Suppl. 1) (1994), B5, S. 18

98 Bombardier, C., R. Buchbinder, P. Tugwell: Efficacy of ciclosporine a in rheumatoid arthritis: longterm follow up data and the effect and quality of life. Scand. J. Rheumatol. 21 (Suppl. 95) (1992), 29 – 33

99 Borg, G., E. Allander, B. Lund, E. Berg, U. Brodin, H. Pettersson, L. Trang: Auranofin improves outcome in early rheumatoid arthritis. Results from a 2-year, double blind, placebo controlled study. J. Rheumatol. 15 (1988), 1747 – 1754

100 Borg, A. A., M. J. Davis, P. D. Fowler, M. F. Shadforth, P. T. Dawes: Rifampicin in early rheumatoid arthritis. Scand. J. Rheumatol. 22 (1993), 39 – 42

101 van den Borne, B., R. B. M. Landewe, H. S. Goei The: Relative bio-availability of a new oral form of cyclosporine A in patients with rheumatoid arthritis. Brit. J. Clin. Pharmacol. 39 (1995), 172 – 175

102 van den Borne, B., R. B. M. Landewe, H. S. Goei The: Combination therapy in recent onset rheumatoid arthritis: a synergistical interaction between chloroquine and cyclosporine. Br. J. Rheumatol (abstracts BSR-meeting Harrogate), 1997

103 van den Borne, B., R. B. M. Landewé, H. S. Goei The, J. Rietveld, A. H. Zwinderman, G. A. W. Bruyn, F. C. Breedveld, B. A. C. Dijkmans: Combination therapy in recent onset rheumatoid arthritis. Br. J. Rheumatol. 36 (Suppl. 1) (1997), 181

104 van den Borne, B., R. B. M. Landewé, I. Houkes, F. Schild, P. C. W. van der Heyden, J. M. W. Hazes, J. P. Vandenbroucke, A. H. Zwinderman, H. S. Goei The, F. C. Breedveld, H. J. Bernelot Moens, P. M. Kluin, B. A. C. Dijkmans: No increased risk of malignancies and mortality in cyclosporine-treated patients with rheumatoid arthritis. Arthritis Rheum. Vol. 41, No. 11 (1998), 1930 – 1937

105 Bosch, A., V. J. Benedi.: Enhancement of the humoral immune response and resistance to bacterial infection in mice by the oral administration of a bacterial immunomodulator (OM-8980). Immunopharmacology and Immunotoxicology 10 (3) (1988), 333 – 343

106 Boumpas, D. T., H. A. Austin, E. M. Vaughn, J. H. Klippel: Controlled trial of pulse methyl-prednisolone versus two regimens of pulse cyclophosphamide in severe lupus nephritis. Lancet 340 (1992), 741 – 745

107 Boumpas, D. T.: A novel action of glucocorticoids-NF-kappa B inhibition (editorial). Br. J. Rheumatol. 35 (1996), 709 – 710

108 Boussina, I., M. Toussaint, H. Ott, P. Hermans, G. H. Fallet: A double-blind study of Erbium[169] synoviorthesis in rheumatoid digital joints. Scand. J. Rheumatology X 8 (1979), 71 – 74

109 Brabant, T., A. Wittenborg: Antiphlogistische und analgetische Wirksamkeit von Vitamin E (d-alpha-Tocopherolacetat, Spondyvit) im Vergleich zu Diclofenac-Natrium in der Behandlung von Patienten mit chronischer Polyarthritis. Z. Rheumatol. 52, 5 (1993), Abstr. 61 E, 356

110 Brackertz, D., T. L. Vischer: OM-8980 in rheumatoid arthritis: a 6-month double blind placebo controlled multicenter study. J. Rheumatol. 16 (1989), 19 – 23

111 Bradley, J. D., K. D. Brandt, B. P. Katz: Infectious complications of cyclophosphamide treatment for vasculitis. Arthritis Rheum. 32 (1989), 45 – 53

112 Brandt, K., E. S. Cathcart, S. Cohen: A clinical analysis of the course and prognosis of 42 patients with amyloidosis. Amer. J. Med. 44 (1968), 955 – 962

113 Braun, J. J., D. H. Birkenhäger-Frenkel, All. Rictveld, J. R. Jullmann, T. J. Vissor, J. C. Birkenhäger: Influence of I alpha (OH) D_3 administration on bone and bone mineral metabolism in patients on chronic glucocorticoid treatment; a double blind controlled study. Clin. Ednocrinol. 18 (1983), 65 – 73

114 Breedveld, F. C., B. A. C. Dijkmans, H. Mattie: Minocycline treatment for RA. J. Rheumatol. 17 (1990), 43 – 46

115 Breedveld, F. C., R. R. P. de Vries: T-cell vaccination – a prospect. In: Rheumatoid Arthritis (Eds. Smolen,

I., I.-R. Kalden, R. N. Maini), pp. 385 – 393, Springer-Verlag Berlin, Heidelberg, New York 1992

116 Breithaupt, H.: Besonderheiten der Pharmako-therapie rheumatischer Erkrankungen im höheren Lebensalter. Z. Rheumatol. 51 (1992), 301 – 304

117 Brennan, P., B. Harrison, E. Barrett: A simple algorithm to predict the development of radiological erosions in patients with early rheumatoid arthritis. British Medical Journal 313 (1996), 471 – 476

118 Bresnihan, B. J. M. Alvaro-Gracia, M. Cobby, M. Doherty, Z. Domljan, P. Emery, G. Nuki, K. Pavelka, R. Rau, B. Rozman, I. Watt, B. Williams, R. Aitchison, D. McCabe, P. Musikic: Treatment of rheumatoid arthritis with recombinant human interleukin-1 receptor antagonist. Arthritis Rheum. Vol. 41, No. 12 (1998), 2196 – 2204

119 Brett, M. Y., G. Buscher, E. Ellrich, W. H. Greb, J.-J. Kurth, B. Rulander, B. Schmerenbeck, R. Haddock, A. Thawley: Lack of enterohepatic circulation of the active metabolite of nabumetone in humans, J. Rheumatol. 19 (Suppl. 36) (1992), 81 – 85

120 Brewer, E. J., J. Bass, J. Baum, J. T. Cassidy, C. W. Fink, J. C. Jacobs, V. Hanson, J. F. Levinson, J. G. Schaller, J. S. Stillmann: Current proposed revision of JRA criteria. Arthritis Rheum. 20 (Suppl.) (1977), 195 – 199

121 Brick, J. E., L. W. Moreland, F. Al-Kawas: Prospective analysis liver biopsies before and after methotrexate therapy in rheumatoid arthritis. Seminars Arthr. Rheum. 19 (1989), 31 – 44

122 Bridaeu, C., S. Kargman, S. Liu, A. L. Dallob, E. W. Ehrich, I. W. Rodger, C. C. Chan: A human whole blood assay for clinical evaluation of biochemical efficacy of cyclooxygenase inhibitors. Inflamm. Res. 45 (1996), 68 – 78

123 Brittberg, M., Lindahl, A., Nilsson, A., Ohlsson, C., Isaksson, O., Petersen, L.: Treatment of deep cartilage defects in the knee with autologous chondrocyte transplantation. N. Engl. J. Med. 331 (1994), 889 – 895

124 Brodgen, R. N., L. R. Wiseman: Aceclofenac. A review of its pharmacodynamic properties and therapeutic potential in the treatment of rheumatic disorders and in pain management. Drugs 52 (1) (1996), 113 – 124

125 Brody M., I. Bohm, R. Bauer: Mechanisms of action of methotrexate: experimental evidence that methotrexate blocks the binding of interleukin 1 β to the interleukin 1 receptor on target cells. Eur. J. Clin. Chem. Clin. Biochem 31 (1993), 667 – 674

126 Brooks, P. M., C. J. Needs: The use of antirheumatic medication during pregnancy and in the puerperium. Rheum. Dis.Clin. North. Am. 15 (1989), 789 – 806

127 Brooks, P. M., C. J. Needs: Antirheumatic drugs in pregnancy and lactation. Balliere's Clin. Rheum. 4 (1990), 157 – 171

128 Brower, J. R. B. J., P. A. G. M. de Smet: Pharmacokinetic-pharmacodynamic drug interactions with nonsteroidal anti-inflammatory drugs. Clin. Pharmacokinet. 27 (1994), 462 – 471

129 Brückle, W., M. Bordenmann, H. Weber: Patientenschulung bei Fibromyalgie. Akt. Rheumatol. 22 (1997), 92 – 97

130 Brune, K.: Grundzüge der Arzneimitteltherapie rheumatischer Krankheiten. Aesopus, Basel, 1983

131 Brune, K.: Neue Erkenntnisse zum Wirkmechanismus der entzündungshemmenden Effekte der Glukokortikoide. In: Immunbefunde in der Rheumatologie. Stellenwert der Diagnosehilfe? Sinn und Unsinn einzelner Bestimmungen? (Ed. W. Miehle), pp. 149 – 152 (1992)

131ª Brune, K.: Besondere Möglichkeiten im Bereich der Pharmakokinetik. Fschr. Med. 117/7 (1999), Therapie Report 30/1 – 30/4

132 Bruno, A.: Deflazacort vs. prednisone effect on blood glucose control in insulin-treated diabetics. Arch. Intern. Med. 147 (1987), 679 – 680

133 Brzoska, J., H. J. Obert: Immunomodulating effects of interferons: conclusions for therapy. In: Genital papillomavirus infections: modern diagnosis and treatment (Eds. Gross G., Jablonska, S., Pfister, H., Stegner H. E.), pp. 379 – 391. Springer, Berlin Heidelberg New York 1990

134 Buckland-Wright, J. C., G. S. Clarke, I. C. Chikanza, R. Grahame: Quantitative microfocal radiography detects changes in erosion area in patients with early rheumatoid arthritis treated with myocrisine. J. Rheumatol. 20: 2 (1993), 243 – 247

135 Buckley, L. M., E. S. Leib, K. S. Cartularo, P. M. Vacek, S. M. Cooper: Effects of low dose corticosteroids on the bone mineral density of patients with rheumatoid arthritis. J. Rheumatol. 22 (1995), 1055 – 1059

136 Bunch, T. W., J. D. O'Duffy, R. B. Tompkins: Controlled trial of hydroxychloroquine and D-penicillamine singly and in combination in the treatment of rheumatoid arthritis. Arthritis Rheum. 27 (1984), 267 – 276

137 Burckhardt, H., M. Schwingel, H. Menninger, H. W. MacCartney, H. Tschesche: Oxygen radicals as effectors of cartilage destruction. Arthritis Rheum. 29 (1986), 379 – 387

138 Burmester, G. R., F. Emmerich: Anti-CD4 therapy in rheumatoid arthritis. Clin. Exp. Rheumatol. 11 (Suppl. 81) (1993), 139 – 145

139 Buyon, J. P., Yaron, M., M. D. Lockshin: First international conference on Rheumatic diseases in pregnancy. Arthritis Rheum. 36 (1993), 59 – 64

140 Caccavo, D., B. Laganà, A. P. Mitterhofer, G. M. Ferri, A. Afeltra, A. Amoroso, L. Bonomo: Long-term treatment of systemic lupus erythematosus with cyclosporine A. Arthritis Rheum. 40, 1 (1997), 27 – 35

141 Cade, R., G. Stein, M. Pickering, E. Schlein, F. Spooner: Low dose, longterm treatment of rheumatoid arthritis with azathioprine. South Med. J. 69 (1976), 388 – 392

142 Calabresi, P., R. J. Parks, Jr.: Antiproliferative agents and drugs used for immunsuppression. In: The pharmacologic basis of therapeutics (Eds.: Goodman, I. S. A. Gilman), pp. 1348 – 1396. The Macmillan Company London, Toronto 1980

143 Calabresi, P., R. J. Parks Jr.: Antiproliferative agents and drugs used for immunosuppression. In: The Pharmacological Basis of Therapeutics. 7th Ed. Edited by A. G. Gilman, L. S. Goodman, T. W. Rall, and F. Murad. pp. 1240 – 1278. New York, Macmillan Publishing Co., 1985

144 Caldwell, J. R., P. D. Saville, G. D. Bedsole, W. W. Pleskow, C. L. Young: Therafectin (amiprilose HCl) in rheumatoid arthritis: a 6 month double blind, placebo-controlled study, followed by a 6 month open extension. Arthritis Rheum. 30 (1987), S57

145 Caldwell, J. R., R. Bonebrake, W. Gruhn, H. H. McIlwain: Long-term efficacy and safety of amiprilose hydrochloride (AM) in a double-blind, randomized withdrawal study in patients with rheumatoid arthritis (RA). Arthritis Rheum. Vol. 36, No. 9 (Suppl.) (1993), Abstr. C168, S215

146 O'Callaghan, J. W., M. J. Forrest, P. M., Brooks: Inhibition of neutrophil chemotaxis in methotrexate-treated rheumatoid arthritis patients. Rheumatol. Int. 8 (1988), 41 – 45

147 Campana, C., M. B. Regazzi, I. Buggia, M. Molinaro: Clinical significant drug interactions with Cyclosporine. An Update. Clin. Pharmacokinet. 30 (1996), 141 – 179

148 Campion, G., I. Löw-Friedrich, Ch. Oed, H. Seifert: Comparison of different dosing regimes of leflunomide in the treatment of active rheumatoid arthritis. 25th Scandinavian Congress of Rheumatology. Scand. J. Rheumatol. Suppl. 98 (1994), Abstr. 140

149 Campion, G. V., M. E. Lesback, J. Lookabaugh, G. Gordon, M. Catalano and the IL-1Ra Arthritis Study Group: Dose-range and dosefrequency study of recombinant human interleukin-1 receptor antagonist in patients with rheumatoid arthritis. Arthritis Rheum. 39 (1996), 1092 – 1101

150 The Canadian Hydroxychloroquine Study Group: A randomized study of the effect of withdrawing hydroxychloroquine sulfate in systemic lupus erythematosus. N. Engl. J. Med. 324 (1991), 150 – 162

151 The Canadian Hydroxychloroquine Study Group: A randomized longterm study of hydroxychloroquine (HCQ) withdrawal on major exacerbations in systemic lupus erythematosus. Arthritis Rheum. 38 : 9 (Suppl.) (1995), S. 347 Abstr. 1165

152 Cannon, G. W., S. H. Pincus, R. D. Emkey, A. Denes, S. A. Cohen, F. Wolfe, P. A. Saway, A. M. Jaffer, A. L. Weaver, L. Cogen, J. D. Schindler: Double-blind trial of recombinant gamma-interferon versus placebo in the treatment of rheumatoid arthritis. Arthritis Rheum. 32 (1989), 964 – 973

153 Cannon, G. W., R. D. Emkey, A. Denes, S. A. Cohen., P. A. Saway, F. Wolfe, A. M. Jaffer, A. L. Weaver, L. Cogen, J. Gulinello, S. M. Kennedy, J. D. Schindler: Prospective two-year follow up of recombinant interferon-gamma in rheumatoid arthritis. J. Rheumatol. 17 (Suppl. 3) (1990), 304 – 310

154 Cannon, G. W., J. Caldwell, P. Holt, B. McLean, Q. Zeng, E. Ehrich, B. Seidenberg, J. Bolognese, B. Daniels for the MK-099 Phase III Protocol 035 Study Group: MK-0966, a specific COX-2 inhibitor, has clinical efficacy comparable to diclofenac in the treatment of knee and hip osteoarthritis (OA) in a 26-week controlled clinical trial. Arthritis Rheume. Abstr. Suppl. Vol. 41, No. 9 (1998), Abstr. 999, S. 196

155 Cantoni, G. L.: S-Adenosylmethionine; a new intermediate formed enzymatically from L-methionine and adenosinetriphosphate. J. Biol. Chem. 204 (1953), 403 – 416

156 Cao, C., K. Matsumura, K. Yamagata, Y. Watanabe: Endothelial cells of the rat brain vasculature express cyclooxygenase-2 mRNA in response to systemic interleukin-1β: a possible site of prostaglandin synthesis responsible for fever. Brain Res. 733 (1996), 263 – 272

157 Capell, H. A., S. M. Fraser: Drug treatment of pain in rheumatoid disorders, Ballières Clin. Rheumatol. 1 (1987), 91 – 121

158 Capell, H. A., J. A. Hunter, R. Maslok, A. Thomson: What effect can be expected from sulphasalazine and penicillamine therapy over 2 years in a routine setting? Br. J. Rheum. 28, Suppl. (1989), 1, 27

159 Capell, H. A., D. R. Porter, R. Madhok, J. A. Hunter: Second line (disease modifying) treatment in rheumatoid arthritis: which drug for which patient? Ann. Rheum. Dis. 52 (1993), 423 – 428

160 Capizzi R. L., J. R. Bertino: Methotrexate therapy of Wegener's granulomatosis. Ann. Intern. Med. 74 (1971), 74 – 79

161 Carette, S., M. J. Bell, W. J. Reynolds, B. Haraoui, G. A. McCain, V. P. Bykerk, S. M. Edworthy, M. Baron, B. E. Koehler, A. G. Fam, N. Bellamy, C. Guimont: Comparison of amitriptyline, cyclobenzaprine, and placebo in the treatment of fibromyalgia. A randomized, double-blind clinical trial. Arthritis Rheum. 37: 1 (1994), 32 – 40

162 Cargill, D. I., D. E. Furst: Clinical pharmacokinetics of low dose methotrexate. pp. 5 – 15. In: Methotrexate for Rheumatoid Arthritis. (Ed.M. Yaron). Tel Aviv, Zofan Ltd., 1990

163 Carlin, G., A. K. Nymar, A. Grönberg: Effects of sulfasalazine on cytokine production by mitogen-stimulated human T-cells. Arthritis Rheum. 37 (Suppl. 9) (1994), S383

164 Carson, C. W., G. W. Cannon, J. J. Egger: Pulmonary disease during the treatment of rheumatoid arthritis with low-dose pulse methotrexate. Seminars Arthr. Rheum. 16 (1987), 186 – 195

164ᵃ Caruso, I.: Lornoxicam versus diclofenac in rheumatoid arthritis: A double-blind, multicenter study. Adv. Ther. 11 (1994), 132 – 138

165 Case, J. P., H. Lorberboum-Galski, R. Lafyatis, D. Fitzgerald, R. L. Wilder, I. Pastan: Chimeric cytotoxin 142-PE40 delays and mitigates adjuvant-induced arthritis in rats. Proc. Natl. Acad. Sci USA 86 (1989); 287 – 291

166 Cash, J. M., J. H. Klippel: Is malignancy a major concern in rheumatoid arthritis patients? J. Clin. Rheum. 1 (1995), 14 – 22

167 Cash, I. M., R. L. Wilder: Refractory rheumatoid arthritis. Therapeutic options. In: Treatment – Resistent Rheumatic Diseases. Rheumatic Disease clinics of North America (Eds. Cash, I. M., Wilder, R. L.), pp. 1 – 18. Saunders, Philadelphia London Toronto Montreal Sydney Tokyo 1995

168 Caspi, D., M. Tishler, M. Yaron: Association between gold included skin rush and remission in patients with rheumatoid arthritis. Ann. Rheum. Dis. 48 (1989), 730 – 732

169 Cassidy, J. T.: Juvenile rheumatoid arthritis. In: Kelly, W. N., Harris, E. P., Ruddy, S., Sledge, C. B.: Textbook of Rheumatology. pp. 279–1305. Saunders, Philadelphia, 1981

170 Cecil, R. L., W. H. Kammerer, F. J. DePrume: Gold salts in the treatment of rheumatoid arthritis. Ann. Intern Med. 16 (1942), 811–827

171 Chalmers, I. M., D. S. Sitar, T. Hunter: A one year, open, prospective study of sulfasalazine in the treatment of rheumatoid arthritis: adverse reactions and clinical response in relation to laboratory variables, drug and metabolite serum levels, and acetylator status. J. Rheumatol 17 (1990), 764–770

172 Chan, S. Y.: Function of COX-1 and COX-2. ILAR-Congress of Rheumatology. 8–13 Juni 1997. Proceedings (1997), 426–427

173 Chang, D. M., P. Baptiste, P. H. Schur: The effect of antirheumatic drugs on Interleukin 1 (IL-1) activity and IL-1 and IL-1 inhibitor production by human monocytes. J. Rheumatol. 17 (1990), 1148–1157

174 Chantraine, A., D. Uebelhart: Efficacy and tolerability of chondroitin 4–289

175ªCharlot, J.: Long term efficacy and tolerability of lornoxicam in elderly patients with rheumatoid arthritis or osteoarthritis: A multicenter, open study (data on file).

176 Cheigh, J. S.: Drug administration in renal failure. Amer. J. Med. 62 (1977), 601–603

177 Chiocchia, G., M. C. Boissier, C. Fournier: Therapy against murine collagen-induced arthritis with T cell receptor V β-specific antibodies. Eur. J. Immunol. 21 (1991), 2899–2905

178 Choy, E. H., I. C.. Chikanza, G. H. Kingsley et al.: Treatment of rheumatoid arthritis with single dose or weekly pulses of chimaeric Anti-CD4 monoclonal antibody. Scand. J. Immunol. 36 (1992), 291–298

179 Choy, E. H., G. H. Kingsley, G. S. Panayi: Treatment with anti-CD4 monoclonal antibody and acute interstitial nephritis. Arth. Rheum. 4 (1993), 723–724

180 Choy, E. H., C. Pitzalis, J. A. Bijl, G. J. H. Kingsley, G. S. Panayi: The importance of dose and dosing regimen of anti-CD4 monoclonal antibody (mAB) in the treatment of rheumatoid arthritis (RA). Arthritis Rheum. Vol. 36, 9 (Suppl.) (1993), Abstr. A191, S129

181 Choy, E. H., G. S. Panayi, G. H. Kingsley: Therapeutic monoclonal antibodies. Brit. J. Rheumatol. 34 (1995), 707–715

182 Choy, E. H., D. L. Scott: Drug treatment of rheumatic diseases in the 1990s. Achievements and future developments. Drugs 53 (3) (1997), 337–348

183 Clark, P., P. Tugwell, K. Bennett.: Meta-analysis of injectable gold in rheumatoid arthritis. J. Rheumatol. 16 (1989), 442–447

184 Clegg, D. O.: Sulfasalazine. In: Arthritis and Allied Conditions. A Textbook of Rheumatology. Ed. McCarty. pp. 637–643. Lea & Febiger Philadelphia London 1993

185 Clegg, D. O.: Combination Hydroxychloroquine and Methotrexate in the treatment of rheumatoid arthritis: Arthritis Rheum. 36 (Suppl.) (1993): Abstr. 87

186 Clegg, D. O., D. J. Reda, M. H. Weismann: Comparison of sulfasalazine and placebo in the treatment of ankylosing spondylitis. Arthritis Rheum. 39, 12 (1996), 2004–2012

187 Clements, P. J., J. Davis: Cytotoxic drugs: their clinical application to the rheumatic diseases. Seminars Arthr. Rheum. 15 (1986), 231–254

188 Clementz, G. L., B. J. Dolin: Sulfasalazine-induced lupus erythematosus. Am. J. Med. 84 (1988), 535–538

189 Cockburn, I.: Assessment of the risks of malignancy and lymphomas developing in patients using sandimmune. Transplant Proc. 19 (1987), 1804–1807

190 Combe, B., R. M. Pope, M. Filchback: Interleukin-2 in rheumatoid arthritis: Production of and response to interleukin-2 in rheumatoid synovial fluid, synovial tissue and peripheral blood. Clin. Exp. Immunol. 59 (1985), 520–528

191 Combe, B., B. Cosso, J., Clot, M. Bonneau, J. Sany.: Human placenta-eluated gamma globulins in rheumatoid arthritis. Am. J. Med. 78 (1985), 920–928

192 Comer, S. S., H. E. Jasin: In vitro immunomodulatory effects of sulfasalazine and its metabolites. J. Rheumatol. 15 (4) (1988), 580–586

193 Committee on Drugs, American Academy of Pediatrics: The transfer of drugs and other chemicals into human breast milk. Pediatrics 84 (1989), 924–936

194 Committee on drugs. American Academy of Pediatrics: The transfer of drugs and other chemicals into human milk. Pediatrics 93 (1994), 137–150

195 Conaghan, P. G., R. O. Day, P. Brooks: Beneficial effects of intraarticular hyaluronan (ARTZ) in osteoarthritis of the knee – results of a multicentre study. ILAR-Congress of Rheumatology. 8.–13. Juni 1997. Book of Abstracts 730

196 Conn, D. L.: Polyarthritis. In: Practical Rheumatology (Eds. Klippel, I. H., Dieppe, P. A.), pp. 375–384.Mosby London Baltimore 1995

197 Conradi, E., M. L. Conradi: Zur Indikation klinischer Fastenbehandlungen. Zschr. Ärztl. Fortbild. 63 (1970), 1284–1288

198 Conrozier, T., E. Vignon: Die Wirkung von Chondroitinsulfat bei der Behandlung der Hüftgelenkarthrose: Eine Doppelblindstudie gegen Placebo. In: Orales Chondroitinsulfat bei Arthrose. pp. 69–75. Eular-Verlag, Basel 1992

199 Consensus Development Converence: Diagnosis, prophylaxis and treatment of osteoporosis. Amer. J. Med. 94 (1993), 646–650

200 Constantin, A., P. Loubet-Lescoulié, N. Lambert, B. Yassine-Diab, M. Abbal, B. Mazières, C. der Préval, A. Cantagrel: Antiinflammatory and immunoregulatory action of methotrexate in the treatment of rheumatoid arthritis. Arthritis Rheum. 41, 1 (1998), 48–57

201 Conte, A., N. Volpi, L. Palmieri, I. Bahous, G. Ronca: Biochemical and pharmacokinetic aspects of oral treatment with chondroitin sulfate. Arzneimittel-Forschung/Drug Res. 45 (II), 8 (1995), 918–925

202 Cooperating Clinics Committee of the American Rheumatism Association: A controlled trial of cyclophosphamide in rheumatoid arthritis. N. Engl. J. Med. 283 (1970), 883–889

203 Cooperating Clinics Committee of the American Rheumatism Association: A controlled trial of gold salt therapy in rheumatoid arthritis. Arthritis Rheum. 16 (1973), 353–358

204 Corkill, M. M., B. W. Kirkham, D. O. Haskard, C. Barbatis, T. Gibson, G. S. Panayi: Gold treatment of rheumatoid arthritis decreases synovial expression of the endothelial leukocyte adhesion receptor ELAM-1. J. Rheumatol. 18 (1991), 1453–1459

205 Cortivo, R., E. Govoni, A. de Galateo: Hyaluronate reverses inhibition of proteoglycan synthesis by oxygen free radicals in cultured chick embryonic cartilage. Eur. J. Cell. Biol. 49 (Suppl. 28) (1989), 18

206 Cortvito, R., P. Brun, L. Cardarelli, M. O'Regan, M. Radica, G. Abatangelo: Antioxidant effects of hyaluronan and its α-Methyl-Prednisolone derivative in chondrocyte and cartilage cultures. Seminars Arthr. Rheum. 26, 1 (1996), 492–501

207 Corvetta, A., M. N. Luchetti, G. Pomponio, P. J. Spaeth, G. Danieli: Effect of high dose intravenous immunoglobulin in rheumatoid arthritis. In: Immunotherapy with intravenous immunoglobulins (Ed. Imbach P.). Acaemic Press: San Diego (1991), 283–295

208 Corzillius, M., P. Harten, U. M. Schwab, J. O. Schröder, H. H. Euler: Perorale Applikation von Stoß-Cyclophosphamid bei Autoimmunerkrankungen. Akt. Rheumatol. 75 (1996), 1–7

209 Cox, N. L., M. V. Prowse, M. C. Maddison, P. J. Maddison.: Treatment of early rheumatoid arthritis with rifampicin. Ann. Rheum. Dis. 51 (1992), 32–34

210 Craig, G. L., R. T. Hoffmeister, J. W. Harrison, D. Wilson: Follow-up of patients started on methotrexate prior to 1975. Arthritis Rheum. Vol. 35, No. 5 (Suppl.) (1993), 46–R13

211 Crilly, A., McInness, A. G. McDonald: Interleukin-6 (IL-6) and soluble IL-2 receptor levels in patients with rheumatoid arthritis treated with low dose oral methotrexate. J. Rheumatol. 22 (1995), 224–226

212 Crilly, A., S. Kolta, M. Dougados: Effect of cyclosporin A on interleukin-6 and soluble interleukin-2 receptor in patients with rheumatoid arthritis. Ann. Rheum. Dis. 54 (1995), 137–139

213 Cronstein, B. N., G. Weissmann: The adhesion molecules of inflammation. Arthritis Rheum. 36, 2 (1993), 147–157

214 Cronstein, B. N., M. E. Eberle, H. E. Gruber, R. I. Levin: Methotrexate inhibits neutrophil function by stimulating adenosine release from connective tissue cells. Proc. Natl. Acad. Sci. USA 88 (1991), 2441–2445

215 Cronstein, B. N.: Molecular therapeutics. Methotrexate and its mechanisms of action. Arthritis Rheum. 39, 12 (1996), 1951–1960

216 De la Cruz, C., E. González, D. Nicolás, J. Egido, G. Herrero-Beaumont: Long term effects of NSAID on the production of cytokines degradation and other inflammatory mediators by blood cells of patients with OA. Agents & Actions 41 (1994), 171–178

217 Cseuz, R., J. Zimmerman, G. S. Panayi: Daily and alternate-day azathioprine treatment in rheumatoid arthritis: a twelve-week controlled clinical trial. Br. J. Rheumatol. 31 (1992), 501–502

218 Csuka, M. E., G. F. Carrera, D. J. McCarty: Treatment of intractable rheumatoid arthritis with combined cyclophosphamide, azathioprine, and hydroxychloroquine: a follow-up study. J. Am. Med. Ass. 255 (1986), 2315–2319

219 Cullis-Hill, D., P. Gosh: The role of hyaluronic acid in joint stability – a hypothesis for hip dysplasia and allied disorders. Med. Hypotheses 23 (1986), 171–185

220 Cuperus, R. A., A. O. Muijsers, R. Wever: Antiarthritic drugs containing thiol groups scavenge hypochlorite and inhibit its formation by myeloperoxidase from human leukocytes. A therapeutic mechanism of these drugs in rheumatoid arthritis? Arthritis Rheum. 28 (11) (1985), 1228–1233

221 Curran, J. J., T. W. Jamieson, C. Derus: Therapeutic utility of pulse methotrexate in Reiter's syndrome. Arthritis Rheum. 30 (Suppl. 4) (1987), C 75

222 Curran, J. J.: Long term safety and efficacy of methotrexate in the elderly rheumatoid population. Arthritis Rheum. Vol. 36, 9 (Suppl.) (1993), Abstr. 254, S81

223 Currey, H. L. F., J. Harris, R. M. Mason, J. Woodland, T. Beveridge, C. J. Roberts, D. W. Vere, A. St.J. Dixon, J. Davies, B. Owen-Smith: Comparison of azathioprine, cyclophosphamide, and gold in treatment of rheumatoid arthritis. Br. Med. J. 3 (1974), 763–766

224 Daller, D., H. Menninger: Kombinationstherapie mit Remissionsinduktoren bei chronischer Polyarthritis: Stand der klinischen Forschung. Akt. Rheumatol. 4, 20 (1995), 113–123

225 Dambacher, M. A., E. Schacht: Osteoporose. Informationen über Risikoabschätzung, Prävention und Therapie. Eular, Basel 1993

226 Dambacher, M. B., H. Radspieler, M. Neff: Unkonventionelle Überlegungen zur Behandlung der Osteoporose. Klinikarzt $\frac{5}{26}$ (1997), 122–130

227 Danis, V. A., G. M. Franic, P. M. Brooks: The effect of slow-acting anti-rheumatic drugs (SAARDs) and combination of SAARDs on monokine production in vitro. Drugs Exp. Clin. Res. 17 (1991), 549–554

228 Danis, V. A., G. M. Franic, D. A. Rathjen, R. M. Laurent, P. M. Brooks: Circulating cytokine levels in patients with rheumatoid arthritis: results of a double blind trial with sulphasalazine. Ann. Rheum. Dis. 51 (1992), 946–950

229 Darlington, L. G.: Dietary therapy for arthritis. Rheumatic Disease Clinics of North America, Vo. 17, 2 (1991), 273–285

230 Das, K. M.: Pharmacotherapy of inflammatory bowel disease: Part I. Sulfasalazine. Postgrad. Med. J., 74 (6) (1989), 141–151

231 Davis, L. S., A. F. Kavanaugh, L. A. Nichols, P. E. Lipsky: Induction of persistent T cell hyporesponsiveness in vivo by monoclonal antibody to ICAM-1 in patients with rheumatoid arthritis. J. Immunol. 154 (1995), 3525–3537

232 Dawes, P. T., P. D. Fowler, S. Clarke: Rheumatoid arthritis: Treatment which controls the C-reactive protein and erythrocyte sedimentation rate reduces radiological progression. Br. J. Rheumatol. 25 (1) (1986), 44–49

233 Dawes, P. T., C. Kirlew, I. Haslock: Saline washout for knee osteoarthritis: Results of a controlled study. Clin. Rheumatol. 6 (1987), 61–63

234 Dawisha, S. M., C. H. Yarboro, E. M. Vaughan, H. A. Austin III, J. E. Balow, J. H. Klippel: Outpatient monthly oral bolus cyclophosphamide therapy in systemic lupus erythematosus. Journ. Rheumatology 23:2 (1996), 273–278

235 Deal, C. L., T. J. Schnitzer, E. Lipstein, J. R. Seibold, R. M. Stevens, M. D. Levy, D. Albert, F. Renold: Treatment of arthritis with topical capsaicin: a double-blind trial. Clin. Therap. 13 (1991), 383–395

236 Deal, C. L.: The use of topical capsaicin in managing arthritis pain: A clinician's perspective. Seminars Arthr. Rheum. Vol. 23, No. 6 (Suppl. 3) (1994), 48–52

237 De Brum-Fernandes, A. J., S. Laporte, M. Heroux, M. Lora, C. Patry, H. A. Ménard, R. Dumais, R. Leduc: Expression of prostaglandin endoperoxide synthase-1 and prostaglandin endoperoxide synthase-2 in human osteoblasts. Biochem. Biophys. Res. Commun 198 (1994), 955–960

238 de Gennaro, F., P. D. Piccioni, R. Caporali, M. Luisetti, C. Montecucco: Wirkung der Behandlung mit Galaktosaminoglukuronglykansulfat auf die Elastase der synovialen Granulozyten bei arthrotischen Patienten. In: Orales Chondroitinsulfat bei Arthrose (Hrsg. M. Lequesne, P. Lualdi, R. Numo), pp. 53–61, Eular Basel 1992

239 Degner, F.: Meloxicam. Therapeutischer Fortschritt durch bevorzugte COX-2-Hemmung. Auswertung der Studienergebnisse bei Osteoarthrose (OA). Akt. Rheumatol. 21 (1996), 286–290

240 Delbarre, F., Cayla, J., Menkes, C., Aignan, M., Roucayrol, J. C., Ingrand: La synoviorthèse par les radio-isotopes. Presse méd. 76 (1968), 1045–1051

241 Deleuran B., M. Kristensen, K. Paludan: The effect of second-line antirheumatic drugs on interleukin-8 mRNA synthesis and protein secretion in human endothelial cells. Cytokine 4 (1992), 403–409

242 O'Dell, J., C. E. Haire, N. Erikson, W. Drymalski, W. Palmer, P. J. Eckhoff, V. Garwood, P. Maloley, L. Klassen, S. Wees, H. Klein, G. Moore: Treatment of rheumatoid arthritis with methotrexate alone, sulfasalazine and hydroxychloroquine, or a combination of all three medications. New Engl. J. Med. 344 (1996), 1287–1291

243 O'Dell, J., C. E. Haire, N. Erikson, W. Drymalski, W. Palmer, P. J. Eckhoff, V. Garwood, P. Maloley, L. Klassen, S. Wees, H. Klein, G. Moore: Efficacy of triple DMARD therapy in RA patients with suboptimal response to MTX. Results of an open-label study. J. Rheum. 23, Suppl. 44 (1996), 72–74

244 O'Dell, J. R., C. E. Haire, W. Palmer, W. Drymalski, S. Wees, K. Blakely, M. Churchill, P. J. Eckhoff, A. Weaver, D. Doud, N. Erikson, F. Dietz, R. Olson, P. Maloley, L. W. Klassen, G. F. Moore: Treatment of early rheumatoid arthritis with minocycline or placebo. Arthritis Rheum. 40, 5 (1997), 942–848

245 Depré, M., E. Ehrich, I. DeLepeleire, A. Dallob, A. van Hecken, D. Hilliard, W. Tanaka, P. Wong, A. Buntinx, B. J. Gertz, P. DeSchepper: Demonstration of specific COX-2 inhibition by MK-966 (Vioxx) in humans with supratherapeutic doses: EULAR J. Suppl. 2, Vol. 27 (1998), Abstr. 196, S118

246 Del Puente, A., W. C. Knowler, D. J. Pettitt, P. H. Bennett: The incidence of rheumatoid arthritis is predicted by rheumatoid factor titer in longitudinal population study. Arthr. Rheum. 31 (1988), 1239–1244

247 Dequeker, J.: Results of controlled trials with subreum in rheumatoid arthritis. Z. Rheumatol. 52, 5, Abstract 33 (1993), 10

248 Dequeker, J.: Kortikoide, Knochenmasse und Frakturen bei rheumatischen Erkrankungen.Akt. Rheumatol. 18 (1993), 14–17

249 Derry, C. L., T. L. Schwinghammer: Agranulocytosis associated with sulfasalazine. Drug Intell. Clin. Pharm. 22 (1988), 139–142

250 Deutsch, R., J. W. Brodack, K. F. Deutsch: Radiation synovectomy revisited. European J. of Nuclear Medicine 20, No. 11 (1993), 1113–1127

251 de Vries, C. R., F. S. Freiha: Hemorrhagic cystitis: A review. J. Urol. 143 (1990), 1–9

252 de Witt, D. L., O. Lanenville, M. Lecomte, T. Hla, C. Funk, M. Smith: Selective inhibition of the human PGH-synthase-1 and -2 (cyclooxygenase) isoenzymes by aspirin and other nonsteroidal anti-inflammatory drugs. In: World Congress Inflammation '93, IAIS, Vienna, October 10–15, 1993 (Abstract), pp. 154

253 de Witt, D. L., W. L. Smith: Yes, but do they still get headaches? Cell 83 (1995), 345–348

254 Del Junco, D. J.: The relationship between rheumatoid arthritis and reproductive function (thesis). University of Texas, Houston, 1988

255 Diaz, C. J., E. L. Garcia, A. Mechante: Treatment of rheumatoid arthritis with nitrogen mustard. Preliminary report. JAMA, 147 (1951), 1418–1419

256 van Dijk, A.: 14C-OM 89 (> 30000 D): Absorption, distribution, elimination and excretion after single oral administration to the rat; interner Forschungsbericht 1990

257 Dijkmans, B. A. C., E. de Vries, T. M. Vreede: Synergistic and additive effects of disease modifying antirheumatic drugs combined with chloroquine on the mitogen-driven stimulation of mononuclear cells. Clin. Exp. Rheumatol. 8 (1990), 455–459

258 Dijkmans, B. A. C., A. W. A. M. Van Rijthoven, H. S. Goeithe, M. Boers, A. Cats: Cyclosporine in rheumatoid arthritis. Seminars Arthr. Rheum. 22 (1992), 30–60

259 Dillard, C. J., K. J. Kunert, A. L. Tappel: Lipid peroxidation during chronic inflammation induced in rats by Freund's adjuvant: Effect of vitamin E. Res. Comm. Chem. Path. Pharm 37 (1982), 143–146

260 Dinchuk, J. E., B. D. Car, R. J. Focht, J. J. Johnston, B. D. Jaffe, M. B. Covington, N. R. Contel, V. M. Eng, R. J. Collins, P. M. Czerniak, S. A. Gorry, J. M. Trzaskos: Renal abnormalities and an altered inflammatory response in mice lacking cyclooxygenase II. Nature 378 (1995), 406–409

261 Dingle, J. T.: The effect of NSAIDs on human articular cartilage glycosaminoglycan synthesis. European Journal of Rheumatology and Inflammation. Vol. 16, 1 (1996), 47–52

262 Dinnendahl, V.: Patientengerechte Arzneimittelinformation aus der Sicht des Apothekers. In: Patientengerechte Arzneimittelinformation durch den Arzt. Umschau, Frankfurt (1981), 79 – 84

263 Di Rosa, M., M. Radomski, R. Carnuccio, S. Moncada: Glucocorticoids inhibit the induction of nitric oxide synthase in macrophages. Biochem. Biophys. Res. Commun. 172 (1990), 1246 – 1252

264 Di Spaltro, F. X., C. Cotrill, C. Cahill, E. Degnan, G. J. Mulford, D. Scarborough, A. J. Franks Jr., A. S. Klainer, E. Biasaccia: Extracorporal photochemotherapy in progressive systemic scerosis. Int. J. Dermatol. 32 (1993), 417 – 421

265 Dixon, A. St.J., Jacoby, R. K., Berry, H., Hamilton, E. B. D.: Clinical trial of intra-articular injection of sodium hyaluronate in patients with osteoarthritis of the knee. Curr. Med. Res. Opin. 11 (1988), 205 – 213

266 Dixon, J. S., M. Greenwood, H. A. Bird: How reliable is ESR as a measure of disease activity in rheumatoid arthritis treated with hydroxychloroquine? Clin. Rheumatol. 7 (1988), 262

267 Doherty, M., P. A. Dieppe: Effect of intraarticular yttrium-90 on chronic pyrophosphate arthropathy (CPA) of the knee. Lancet (1981), 1243 – 1245

268 McDonald, B. R., M. Gowen: Cytokines and bone. Br. J. Rheumatol. 31 (1992), 149 – 155

269 Donnelly, M. T., C. J. Hawkey: Therapie und Prävention der NSAR-induzierten Gastropathie. Rheumatol. in Europa $^{26}/_2$ (1997), 71 – 73

270 van Dooren-Greebe, R. J., A. L. A. Kuijpers, F. Termorshnizen, P. C. M. van de Kerkhof: Interruption of long-term methotrexate in psoriasis. Acta Dermatomyositis Venereol. (Stockholm) 75 (1995), 396 – 398

271 van Dooren-Greebe, R. J., J. A. M. Lemmens, T. de Boo, N. M. A. Hangx, A. L. A. Kuijpers, P. C. M. van de Kerkhof: Prolonged treatment with oral retinoids in adults: No influence on the frequency and severity of spinal abnormalities. Br. J. Dermatol. 134 (1996): 71 – 76

272 Dougados, M., B. Amor: Cyclosporine A in rheumatoid arthritis: preliminary results of an open trial. Arthritis Rheum. 30 (1987), 83 – 87

273 Dougados, M., L. Duchesne, H. Awada, B. Amor: Assessment of efficacy and acceptibility of low dose ciclosporine in patients with rheumatoid arthritis. Ann. Rheum. Dis. 48 (1989), 550 – 556

274 Dougados, M., M. Nguyen, V. Listrat, B. Amor: High molecular weight sodium hyaluronate (hyalectin) in osteoarthritis of the knee: a 1 year placebo-controlled trial. Osteoarthritis and Cartilage 1 (1993), 97 – 103

275 Dougados, M., H. Torley: Efficacy of ciclosporine A in rheumatoid arthritis: Worldwide experience. Brit. J. Rheumatol. 32 (Suppl. 1) (1993), 57 – 59

276 Dougados, M., M. Nguyen, L. Berdah, M. Lequesne, B. Mazières, E. Vignon, The Echodiah Study, Paris, France: Evaluation of the chondromodulating effect of diacerhein in hip osteoarthritis. Osteoarthritis and Cartilage. Vol. 2 (Suppl. 1) (1994), B9, S. 19

277 Dougados, M., A. Cantagrel, P. Goupille, M. Schattenkircher, S. Meusser, L. Paimela, R. Rau, H. Zeidler, Leirisalo-Repom, K. Peldan, B. Combe: Sulfasalazine (SASP), Methotrexate (MTX) and the combination (Combi) in early rheumatoid arthritis (RA): a double blinde randomized study. Regionaltagung der Deutschen Gesellschaft für Rheumatologie Düsseldorf. 19. – 21. September 1997. Abstr. V, 17

278 Doury, P., Y. Dirheimer, S. Pattin: Algodystrophie. Springer Verlag, Berlin – Heidelberg – New York 1981

279 Dreher, R., K. Fink, H. Seidel, P. Wagner, B. Rohrbach, K. Federlin: Immunmodulation durch symptomatisch wirksame Antirheumatika. Immunol. U. Infekt 11 (1983), 123 – 134

280 Dreher, R.: Glukokortikoide in der Therapie der chronischen Polyarthritis, insbesonders Low-Dose-Prednisolon-Therapie (LDPT). Akt. Rheumatol. 18 (1993), 8 – 10

281 Drevlow, B. E., R. Lovis, M. A. Haag et al.: Recombinant human interleukin-1 receptor type I in the treatment of patients with active rheumatoid arthritis. Arthritis Rheum. 39 (1996), 257 – 265

282 Drosos, A. A., P. V. Voulgari, I. Papadopoulos, E. N. Politi, P. Georgiou, A. K. Zkou: Cyclosporine-A in the treatment of early rheumatoid arthritis. A prospective randomized 24 month study. ILAR-Congress of Rheumatology. 8 – 13 Juni 1997. Book of Abstracts 51

283 Dvornik, D. M.: Tissue selective inhibition of prostaglandin biosynthesis by etodolac. J. Rheumatol. 24 (Suppl. 47) (1997), 40 – 47

284 Dwosh, J. L., H. B. Stein, M. B. Urowitz, H. A. Smythe, T. Hunter, M. A. Ogryzlo: Azathioprine in early rheumatoid arthritis. Comparison with gold and chloroquine. Arthritis Rheum. 20 (1977), 685 – 692

285 Easterbrook, M.: Ocular effects and safety of antimalarial agents. Amer. J. Med. 85, Suppl. 4a (1988), 23 – 29

286 Eaton, A. M., H. Derota, G. W. Kernodle, J. P. Uglietta, J. Crawford, W. J. Fulkerson: Pulmonary hypertension secondary to serum hyperviscosity in a patient with rheumatoid arthritis. Am. J. Med. 82 (1987), 1021 – 1026

287 Eckardt, A., S. Horn, E. Märker-Herrmann: Gibt es noch eine Indikation für die parenterale Anwendung nichtsteroidaler Antiphlogistika? Risiken und forensische Aspekte. Akt. Rheum. 3, 22 (1997), 117 – 120

288 Edelson, R. L.: Photopheresis. J. Clin. Apheresis 5 (1990), 77 – 79

289 Edmonds, J. P., D. L. Scott, D. E. Furst, P. Brooks, H. E. Paulus: Antirheumatic drugs: a proposed new classification. Arthritis Rheum. 36, 3 (1993), 336 – 339

290 Edmonds, J. P., D. L., Scott, D. E. Furst, H. E. Paulus: New classification of antirheumatic drugs. The evolution of a concept. J. Rheumatol. 20: 3 (1993), 585 – 587

291 Edmonds, S., P. G. Winyard, R. Guo, P. Merry, A. Langrish-Smith, H. Hansen, S. Ramm, D. R. Blake: Analgesic activity of repeated oral doses of vitamin E in the treatment of rheumatoid arthritis. Results of a prospective placebo-controlled double-blind trial. Brit. J. Rheum. 35 (1996), 269 – 278

292 Ehresman, G. R., K. E. Maclaughlin, D. A. Horwitz: Dose-related clinical efficacy of therafectin (ampirilose HCl) in rheumatoid arthritis. Arthritis Rheum. 30 (1987), S34

293 Ehrich, E., T. S., A. Kivitz, A. Weaver, F. Wolle, B. Morrison, Q. Zeng, J. Bolognese, B. Seidenberg: MK-966, a highly secective COX-2 inhibirot, was effective in the treatment of osteoarthritis (OA) of the knee and hip in a 6-week placebo controlled study. Arthritis Rheum. 40, 9 (Suppl.) (1997), Abstr. 330, S85

294 Ehrich, E., T. Schnitzer, H. Mcilwain, R. Levy, F. Wolfe, M. Weisman, B. Morrison, J. Bolognese for the MK-966 Osteoarthritis Pilot Study Group: MK-966, a highly selective COX-2 inhibitor, is effective in the treatment of osteoarthritis in a 6-week pilot study. ILAR-Congress of Rheumatology. 8. – 13. Juni 1997. Book of Abstracts 47

295 Ehrich, E., T. S., A. Kivitz, A. Weaver, F. Wolle, B. Morrison, Q. Zeng, J. Bolognese, B. Seidenberg: MK-966, a highly secective COX-2 inhibirot, was effective in the treatment of osteoarthritis (OA) of the knee and hip in a 6-week placebo controlled study. Arthritis Rheum. 40, 9 (Suppl.) (1997), Abstr. 330, S85

296 Ehrich, E., T. Schnitzer, A. Weaver, A McKay Brabham, M. Schiff, A. Ko, C. Brett, J. Bolognese, B. Seidenberg for the MK-966 Osteoarthritis 029 Study Group: Treatment with MK-966 (Vioxx), a specific COX-2 inhibitor, resulted in clinical improvement in osteoarthritis (OA) of the knee and h ip, that was sustained over six month. Eular J. Suppl. 2, Vol. 27 (1998), Abstr. 198, S 198

297 Ehrich, E., J. Bolognese, D. J. Watson, S. X. Kong, S. Stern, P. Mease, Q. Zeng, B. Seidenberg: The effect of MK-966 (Vioxx), a COX-2 specific inhibitor, on health-related quality-of-life in osteoarthritis patients. Eular J. Suppl. 2, Vol. 27 (1998), Abstr. 197, S120

298 Elliot, M. J., R. N. Maini, M. Feldmann, A. Long-Fox, P. Charles, P. Katsikis, M. Brennan, J. Walker, H. Bijl, J. Ghrayeb, J. N. Woody: Treatment of rheumatoid arthritis with chimeric monoclonal antibodies to tumor necrosis factor alpha. Arthritis Rheum. 36, 12 (1993), 1681 – 1690

299 Elliot, M. J., R. N. Maini, M. Feldmann: Randomised double-blind comparison of chimeric monoclonal antibody to tumour necrosis factor α (cA2) versus placebo in rheumatoid arthritis. Lancet 344 (1994), 1105 – 1110

300 Elliot, M. J., R. N. Maini, M. Feldmann: Repeated therapy with monoclonal antibody to tumour necrosis factor α (cA2) in patients with rheumatoid arthritis. Lancet 344 (1994), 1125 – 1127

301 Elman, A., R. Gulleberg E. Nilsson, I. Rendahl, L. Wachtmeister: Chloroquine retinopathy in patients with rheumatoid arthritis. Scand. J. Rheumatol. 5 (1976), 161 – 166

302 Emery, P.: Monotherapy in rheumatoid arthritis. Br. J. Rheumatol. 32 (Suppl. 1) (1993), 21 – 23

303 Emery, P., P. Späth, H. Affentranger, H. A. Schwarz, A. Gough: Placebo controlled double-blind study of high-dose intravenous immunoglobulin therapy in patients with early rheumatoid arthritis (RA). Arthritis Rheum. Vol. 36, 9 (Suppl.) (1993), Abstr. 113, S57

304 Emery P.: The Roche Rheumatology Prize Lecture. The optimal management of early rheumatoid disease: the key to preventing disability. Br. Journal of Rheumatology 33 (1994), 765 – 768

305 Emery, P., D. P. M. Symmons: What is early rheumatoid arthritis?: definition and diagnosis. Baillièrre's Clinical Rheumatolgy – Vol. 11, No. 1 (1997), 13 – 26

306 Endres, W.: D-Penicillamine in pregnancy – to ban or not to ban? Klin. Wschr. 59 (1981), 535 – 537

307 Engel J.-M., G. Ströbel: Rheumatherapie I, pp. 2125 – 2126, Edition Medizin 1990

308 Engelhardt, G., R. Bögel, Chr. Schnitzer, R. Utzmann: Meloxicam: Influence on arachidonic acid metabolism. Part I. in vitro findings. Biochemical Pharmacology 51 (1996), 21 – 28

309 Engelhardt, G., R. Bögel, Chr. Schnitzer, R. Utzmann: Meloxicam: Influence on arachidonic acid metabolism. Part II. in vitro findings. Biochemical Pharmacology 51 (1996), 29 – 38

310 Engelhardt, G.: Pharmacology of meloxicam, an new nonsteroidal anti-inflammatory drug with an improved safety profile through preferential inhibition of COX-2. Br. J. Rheumatol. 35 (Suppl. 1) (1996), 4 – 12

311 Epstein, W. V.: Parenteral gold therapy for rheumatoid arthritis: A treatment whose time has gone. J. Rheumatol. 16 (1989), 1291 – 1294

312 Epstein, W. V., C. J. Henke, E. H. Yelin.: Effect of parenterally administered gold therapy on the course of adult rheumatoid arthritis. Ann. Intern. Med. 114 (6) (1991), 437 – 444

313 Ernst, E.: Orale Therapie mit proteolytischen Enzymen: Effekte auf hämorheologische Parameter. Perfusion 12 (1994), 440 – 441

314 Esbjörner, E., G. Järnerot, L. Wranne: Sulphasalazine and sulphapyridine serum levels in children of mothers treated with sulphasalazine during pregnancy and lactation. Acta Paediatr. Scand. 76 (1987), 137 – 142

315 Euler, H. H., J. O. Schroeder: Plasmapheresis for lupus nephritis. N. Engl. J. Med. (1992), 439 – 446

316 Euler, H. H., J. O. Schroeder, P. Harten, R. A. Zäuner, H. J. Gutschmidt: Treatment-free remission in severe systemic lupus erythematosus following synchronization of plasmapheresis with subsequent pulse cyclophosphamide. Arthritis Rheum. 37: 12 (1994), 1784 – 1794

317 Euler, H. H., J. O. Schroeder, R. A. Zeuner, E. Teske: A randomized trial of plasmapheresis and subsequent pulse cyclophosphamide in severe lupus: Design of the LPSG trial. Int. J. Artif. Organs 14 (1994), 639 – 646

318 Euler, H. H., S. Fastenrath, P. Dreger, N. Schmitz, A. Marmont: Knochenmarktransplantation – eine neue Option bei schwerem SLE? Akt. Rheumatol. 21 (1996), 114 – 122

319 Eysel, P., K. Peters: Spondylodiszitis. In: Bakterielle Infektionen der Knochen und Gelenke (Eds. K. M. Peters, B. Klosterhalfen), pp. 52 – 68. Ferdinand Enke Verlag, Stuttgart 1997

320 Faarvang, K. L., C. Egsmose, P. Kryger, J. Pødenphant, M. Ingeman-Nielsen, T. M. Hansen: Hydroxychloroquine and sulphasalazine alone and in combination in rheumatoid arthritis: a randomised double blind trial. Ann. Rheum. Dis. 52 (1993), 711 – 715

321 DeFabo, E. C., F. P. Noonan: Mechanism of immune suppression by ultraviolet irradiation in vivo. Evi-

dence for the existence of a unique photoreceptor in skin and its role in photoimmunology. J. Exp. Med. 157 (1983), 84–98

322 Falcini, F., G. Taccetti, M. Ermini, S. Trapani, A. Calzolari, A. Franchi, M. M. Cerinic: Methotrexate-associated appearance and rapid progression of rheumatoid nodules in systemic-onset juvenile rheumatoid arthritis. Arthritis Rheum. 40, 1 (1997), 175–178

323 Fairburn, K., M. Grottveld, R. J. Ward, C. Abiuka, M. Kus, R. B. Williams, P. G. Winyard, D. R. Blake: α-Tocopherol, lipids and lipoproteins in knee-joint synovial fluid and serum from patients with inflammatory joint disease. Clin. Sci. 83 (1992), 657–664

324 Fairburn, K., M. L. Kus, R. Guo, D. R. Blake, P. G. Winyard: Is there an increased need for antioxidant vitamins in rheumatoid arthritis? Br. J. Rheumatol. 33 (Suppl. 1) (1994) Abstr. 290, 153

325 Fairburn, K., M. L. Kus, R. Guo, D. R. Blake, P. G. Winyard: Is low density lipoprotein prone to oxidation in the rheumatoid joint? Br. J. Rheumatol. 33 (Suppl. 1) (1994) Abstr. 321, 169

326 Fam, A. G.: Should all patients with interval gout be treated with urate lowering drugs? (editorial), J. Rheumatol. 22 (1995), 1621–1623

327 Farber, S., L. K. Diamond, R. D. Mercer.: Temporary remissions in acute leukemia in children produced by folic antagonist 4-amethopteroylglutonic acid (ametopterin). N. Engl. J. Med., 238 (1948), 787–793

328 Farr, M., L. Waterhouse, G. D. Kitas, P. A. Bacon: Assessing the outcome of sulphasalazine therapy in rheumatoid arthritis. Br. J. Rheumatolg. XXVI (1987), 2, 3

329 Farr, M., G. Kitas, P. A. Bacon: Sulfasalazine in rheumatoid arthritis: combination therapy with D-Penicillamine or sodium aurothiomalate. Clin. Rheumatol. 7 (1988), 242–248

330 Farr, M., G. D. Kitas, E. I. Tunn, P. A. Bacon: Immunodeficiences associated with sulphasalazine therapy in inflammatory arthritis. Brit. J. Rheumatol. 30 (1991), 413–417

331 Farr, M., L. Waterhouse, A. E. Johnson, P. A. Bacon: Sulphasalazine (SASP) in rheumatoid arthritis (RA): a 5 year prospective study. ILAR-Congress of Rheumatology. 8–13 Juni 1997. Book of Abstracts 52

332 Farrell, A. J., D. R. Blake, R. M. J. Palmer, S. Moncada: Increased concentrations of nitrite in synovial fluid and serum samples suggest increased nitric oxide synthesis in rheumatoid diseases. Ann. Rheum. Dis. 51 (1992), 1219–1222

333 Fasciani, G. C., A. Pagnano, A. F. Ferraro: Valutazione clinico-strumentale dell'efficacia di un trattamento di base dell' osteoartrosi. Riv. Ital. Biologisch Med. 10 (1990), 55–58

334 Fassas, A., A. Anagnostopoulos, H. Kazis: Peripheral blood progenitor cell transplantation (PBSC-T) for the treatment of multiple sclerosis. Bone Marrow Transplant 17 (Suppl. 1) (1997), 69 a (abstract)

335 Fassbender, H. G.: Strukturelle Aspekte kausaler, pathogenetischer und symptomatischer Angriffsmöglichkeiten in der Rheumatherapie. Dtsch. med. Wschr. 107 (1982), 746–753

336 Fauci, A. S., B. Haynes, P. Katz, S. Wolff: Wegener's granulomatosis: prospective clinical and therapeutic experience with 85 patients for 21 years. Ann. Intern. Med. 98 (1983), 76–85

337 Fehlauer, C. S., C. W. Carson, G. W. Cannon: Methotrexate therapy in rheumatoid arthritis: 2-year retrospective follow-up study. J. Rheumatol. 16 (1989), 307–312

338 Fehsel, K., A. Jalowy, S. Qi, V. Burkart, B. Hartmann, H. Kolb: Islet cell DNA is a target of inflammatory attack by nitric oxide. Diabetes 42 (1993), 496–500

339 Feigenbaum, S. L., A. T. Masi, S. B. Kaplan: Prognosis in rheumatoid arthritis. A. longitudinal study of newly diagnosed younger adult patients. Am. J. Med. 66 (1979), 377–384

340 Feldkamp, M., J. C. Carey: Clinical teratology counseling and consultation case report: Low dose methotrexate exposure in the early weeks of pregnancy. Teratology 47 (1993), 533–539

341 Felson, D. T., J. J. Anderson, R. F. Meenan: The comparative efficacy and toxicity of second-line drugs in rheumatoid arthritis. Arthritis Rheum. 33 (1990), 1449–1461

342 Felson, D. T., J. J. Anderson, M. Boers, C. Bombardier, M. Chernoff, B. Fried, D. Furst, Ch. Goldsmith, St. Kieszak, R. Lightfoot, H. Paulus, P. Tugwell, M. Weinblatt, R. Widmark, H. J. Williams, F. Wolfe: The American College of Rheumatology preliminary core set of disease activity measures for rheumatoid arthritis clinical trials. Arthritis Rheum. 36, 6 (1993), 729–744

343 Felson, D. T., J. J. Anderson, M. Boers, C. Bombardier, D. Furst, C. Goldsmith, L. M. Katz, R. Lightfoot Jr., H. Paulus, V. Strand, P. Tubwell, M. Weinblatt, H. J. Williams, F. Wolfe, S. Kieszak: American College of Rheumatology preliminary definition of improvement in rheumatoid arthritis. Arthritis Rheum. 38 (1995), 727–735

344 Fenner, H.: Grundlagen der Therapie. Suppositorienanwendung in der Rheumatologie: Hat die rektale Applikation nichtsteroidaler Antirheumatika Vorteile? Rheumather. Akt. 4 (1982), 26–29

345 Fenner, H.: Wirkstoffe zur Behandlung rheumatischer Erkrankungen (Antirheumatika), In: Dihlmann, W.: Therapie der entzündlich-rheumatischen Krankheiten. pp. 8–42. Mediamed, Ravensburg 1983

346 Fenner, H.: Differentiating among nonsteroidal antiinflammatory drugs by pharmacokinetic and pharmacodynamic profiles. Seminars Arthrit. Rheum. 26 (1997), 28–33

347 Fenner, H.: New classification of aspirin like drugs. William Harvey Research Conferences on selective COX-2 inhibitors. 17.–19. September 1997. Phuket. Abstract book 17–18

348 Fenner, H.: Immunpharmakologisches Profil und therapeutische Perspektiven von anti-TNF α-Therapien. Z. Rheumatol. 57 (1998), 294–297

349 Fernandez-Herlihy, L.: Requiem for gold. Ann. Intern. Med. 114 (1991), 993–994

350 Ferraccioli, G. F., L. M. Bambara, M. Ferraris, G. Perpignano, R. Cattaneo, F. Porzio, S. Accardo, L. Mattara, A. Zoppini, M. Benucci, P. A. Ostuni, G. Pasero: Effects of cyclosporine on joint damage in rheuma-

toid arthritis. Clin. Exp. Rheum,. 15 (Suppl. 17) (1997), 83–89

351 Ferraz, M. B, H. C. da Silva, E. Atra: Low dose methotrexate with leucovorin rescue in AS. J. Rheumatol. 18 (1991) II.1, 146–147

352 Ferraz, M. B., G. R. C. Pinheiro, S. C. Silvia, E. Albuquerque, L. Roimicher, C. Rezende, M. Helfenstein, E. Atra: Combination therapy with methotrexate (MTX) and Chloroquine (CQ) in rheumatoid arthritis (RA): A randomized double-blind controlled trial. Arthritis Rheum. 35 (Suppl.): (1992) Abstract 56

353 Ferraz, M. B., G. R. C: Pinheiro, M. Helfenstein, E. Albuquerque, C. Rezende, L. Roimicher, L. Brandao, S. C. Silva, G. H. Pinheiro, E. Atra: Combination therapy with methotrexate and chloroquine in rheumatoid arthritis. Scand. J. Rheumatol. 23 (1994), 231–236

354 Ferraz, M. B., B. O'Brien: A cost effectiveness analysis of urate lowering drugs in nontophaceous recurrent gouty arthritis. J. Rheumatol. 22 (1995), 908–914

355 Feutren, G., B. von Graffenried: Ciclosporine A pharmacology and therapeutic use in autoimmun disease. Immunopharmacology in autoimmun diseases and transplantation. (Eds. Rugstad, H. E., Endresen, L., Forre, O.), pp. 159–173, New York: Plenum Press, 1992

356 Fiechtner, J. J., D. R. Miller, G. Starkebaum: Reversal of neutropenia with methotrexate treatment of patients with Felty's syndrome. Arthritis Rheum. 2 (1989), 194–201

357 Fiocco, U., L. Cozzi, E. Cozzi: Treatment of rheumatoid arthritis by murine antiidiotypic monoclonal antibodies to a syngeneic anti-HLA class II monoclonal antibody. Br. J. Rheumatol. 30 (1991), 90–94

358 Firestein, G. S., J. M. Alvaro-Garcia, R. Maki: Quantitative analysis of cytokine gene expression in rheumatoid arthritis. J. Immunol. 144 (1990), 3347–3353

359 Firestein, G. S., M. M. Paine, D. L. Boyle: Mechanisms of methotrexate action in rheumatoid arthritis. Selective decrease in collagenase gene expression. Arthritis Rheum. 37 (1994), 193–200

360 Flohe, L., W. Gunzler, R. Ladenstein: Glutathione peroxidase. In: Glutathione: metabolism and function (Eds. Arias I. M. and Jacoby W. B.), Raven Press, New York 1976

361 Forestier, J.: Rheumatoid arthritis and its treatment by gold salts. J. Lab. Clin. Med. 20 (1935), 827–840

362 Forre O., F. Bjerkhoel, C. F. Slavesen, K. J. Berg, H. E. Rugstad, G. Saelid, O. J. Mellbye, E. Kass: An open, controlled, randomized comparison of cyclosporine and azathioprine in the treatment of rheumatoid arthritis. A preliminary report. Arthritis Rheum. 30 (1987), 88

363 Forre, O.: Ciclosporine A (Sandimmun) in rheumatoid arthritis: a double-blind placebo-controlled study. Scand. J. Rheumatol. Suppl. 85 (1990), 57–72

364 Forre, O.: Radiologic evidence of disease modification in rheumatoid arthritis patients treated with cyclosporine. Results of a 48-week multi centre study comparing low-dose cyclosporine with placebo. Norwegian Arthritis Study Group.Ar. Rheum. 37 (10) (1994), 1506–1512

365 Forschungsbericht, Bioresearch s. p. A.: Anti-inflammatory and analgesic activitiy of Methylthioadenosine (MTA), an S-Adenosyl-L-methionine (SAMe) metabolite. 1985

366 Fort, J. G., J. L. Abruzzo: Nitritoid reaction following initiation of ACE inhibitors in patients with rheumatoid arthritis treated with i. m. gold (abstract). Arthritis Rheum. 35 (1992) (Suppl.), R10

367 Fosdick, W. M., J. L. Parsons, D. F. Hill: Long-term cyclophosphamide therapy in rheumatoid arthritis. Arthritis Rheum. 11 (1968), 151–160

368 Fox, R. I.: Mechanism of action of hydroxychloroquine as an antirheumatic drugs. Seminars Arthr. Rheum. 23, Suppl. 1 (1993), 82–91

369 Fox, R. I.: Mechanisms of action of leflunomide in rheumatoid arthritis. J. Rheumatol. 25 (Suppl. 53) (1998), 20–26

370 Francois, D. T., J. J. Mond, C. H. June, L. M. Wahl, I. Laurindo, I. M. Katona: Recombinant Y-IFN (reIFN-γ) enhances anti-IgM mediated human B-Cell proliferation. Arthritis Rheum. Abstr. C100 (30), 4 (1987), 90

371 French Cooperative Study Group: A randomised trial of plasma exchange in severe acute systemic lupus erythematosus: Methodology and interim analysis. Plasma Therapeutisch Trans. Tech. 6 (1984), 535–539

372 Freundlich, B., S. A. Jimenez, V. D. Steen, T. A. Medsger Jr., M. Szkolnicki, H. S. Jaffe: Treatment of systemic sclerosis with recombinant interferon- α. Arthritis Rheum. 35, 10 (1992), 1134–1142

373 Freyberg, R. H., W. D. Block, G. S. Wells: Gold therapy for rheumatoid arthritis. Clinics 1 (1942), 537–549

374 Fricke, R., M. Taghawinejad: Die chemische Synoviorthese. In: Synoviorthese/Synovektomie: Ergebnisse und Differentialindikation (Hrsg. Hettenkofer, H.-J.), pp. 68–81. Eular, Basel 1986

375 Fries, J. F., P. Spitz, R. G. Kraines, H. R. Holman: Measurement of patient outcome in arthritis. Arthritis Rheum. 23 (1980), 137–145

376 Fries, J. F., S. Gurkipal, L. Lenert, D. Furst: Aspirin, hydroxychloroquine and hepatic enzyme abnormalities with methotrexate in rheumatoid arthritis. Arthritis Rheum. 33 (1990), 1611–1618

377 Fries, J. F., C. A. Williams, D. R. Ramey, D. A. Bloch: The relative toxicity of disease modyfying antirheumatic drugs. Arthritis Rheum. 36, 3 (1993), 297–305

378 Fries, J. F., M. C. Hochberg, T. A. Medsger Jr., G. G. Hunder, C. Bombardier and the American College of Rheumatology Diagnostic and Therapeutic Criteria Committee: Criteria for rheumatic disease: Different types and different functions. Arthritis Rheum. 37 (1994), 454–462

379 Frölich, J. C.: Prostaglandin endoperoxide synthetase isoenzymes: the clinical relevance of selective inhibition. Ann. Rheum. Dis. 54 (1995), 942–943

380 Frölich, J. C.: A classification of NSAIDs according to the relative inhibition of cyclooxygenase isoenzymes. TiPS 18 (1997), 30–34

381 Fuchs, H. A., J. J. Kaye, L. F. Callahan: Evidence of significant radiographic damage in rheumatoid arthritis within the first 2 years of disease. J. Rheumatol. 16 (1989), 585–591

382 Fujisawa, Y., H. Asahara, K. Okamoto, H. Aono, T. Hasunuma, T. Kobata, Y. Iwakura, S. Yonehara, T. Sumida, K. Nishioka: Therapeutic effect of the anti-fas antibody on arthritis in HTLV-1 tax transgenic mice. J. Clin. Invest. 98 (1996), 271–278

383 Furst, D. E.: Single dose pharmacokinetics of gold compounds. International Gold Workshop. Munich. Karger Verlag, Basel 1983

384 Furst, D. E., R. Koehnke, L. F. Burmester: Increasing methotrexate effect with increasing dose in the treatment of resistant rheumatoid arthritis. J. Rheumatol. 16 (1989), 313–320

385 Furst, D. E.: Rational use of disease-modifying antirheumatic drugs. 39 (1990), II. 1, 19–37

386 Furst, D. E.: Methotrexate: New mechanisms and old toxicities. In: Variability in response to antirheumatic drugs. pp. 131–137, Birkhäuser Verlag, Basel 1993

387 Furst, D. E.: Methotrexate in the rheumatic diseases. ILAR-Congress of Rheumatology. 8–13 Juni 1997. Proceedings (1997), 255–257

388 Furst, D. E.: Meloxicam: Selective COX-2 inhibition in clinical practice. Sem. Arthritis Rheum. Vol. 26, No. 6 (Suppl. 1) (1997), 21–27

389 Furst, D. E.: Clinical pharmacology of combination disease-controlling (DCART/DMARD) therapy in rheumatoid arthritis. Z. Rheumatol. 57 (1998), 20–24

390 Gabriel, S. E., E. Creagen, W. O. Fallow, T. Bunch: Intravenous (IV) methotrexate (MTX) in the treatment of refractory rheumatoid arthritis (RA). Arthritis Rheum. 32 (Suppl. 4) (1989), p. 61

391 Gabriel, S. E., H. S. Luthra: Rheumatoid arthritis: can the long-term outcome be altered? Mayo Clin. Processus styloideus ulnae 63 (1989), 58–68

392 Gambichler, T., F. Schröpl: Balneophototherapie bei Patienten mit Psoriasis vulgaris. Z. Dermatol. 181 (1995), 176–181

393 Gamp, R.: Die Radiosynoviorthese im Handbereich. Akt. Rheumatol. 8 (1986), 165–167

394 Gansauge, S., A. Breitbart, N. Rinaldi, H. von Baum, M. Schwarz-Ewill: Methotrexate in patients with systemic lupus erythematosus. Arthritis Rheum. 38: 9 (Suppl.) (1995), S347 Abstr. 1161

395 Ganten, T. M., M. C. Jendro, J. W. Fulbright, E. L. Matteson, C. M. Weyand, J. J. Goronzy: Restricted diversity of the T cell receptor repertoire after therapeutic T cell depletion with monoclonal antibody campath-1 H. Arthritis Rheum. Vol. 39, 9 (Suppl.) (1993), Abstr. 9, S40

396 Garcia-Consuegra, J., R. Merino, A. Alonso, F. Goded: Systemic lupus erythematosus: a case report with unusual manifestations and favourable outcome after plasmapheresis. Eur. J. Pediatr. 151 (1992), 581–582

397 Garrett, R., H. Paulus: Complications of intravenous methylprednisolone pulse therapy. Arthritis Rheum. 23 (1980) (abstr), 677

398 Garton, M. I., D. M. Reid: Bone mineral density of the hip and of the antero-posterior and lateral dimensions of the spine in men with rheumatoid arthritis. Effects of low-dose corticosteroids. Arthritis Rheum. 36, 2 (1993), 222–227

399 Gaston, J. S. H., S. Strober, J. J. Solovera: Dissection of the mechanisms of immune injury in rheumatoid arthritis, using total lymphoid irradiation. Arthritis Rheum. 321 (1988), 21–30

400 Gatter, R. A.: Arthrocentesis technique and intrasynovial therapy. In: Arthritis and Allied Conditions. A Textbook of Rheumatology. 11th Edition (Ed. McCarty), pp. 711–720. Lea & Febiger Philadelphia London 1989

401 Gatter, R. A.: Arthrocentesis technique and intrasynovial therapy. In: Arthritis and Allied Conditions. A Textbook of Rheumatology. 12th Edition (Ed. McCarty), pp. 748–757. Lea & Febiger Philadelphia London 1993

402 Gedalia, A., B. E. Zganjar, A. K. Shetty, G. S. Ellis jr., I. H. Ludwig: Low-dose methotrexate in the treatment of severe childhood iritis. ILAR-Congress of Rheumatology. 8–13 Juni 1997. Book of abstracts 123

403 Geiger, J. M., J. H. Saurat: Acitretin and etretinate: How and when they should be used. Dermatologic Clinics 11 (1993): 117–129

404 Geis, G. S., H. Stead, S. Morant, R. Naudin, R. Hubbard: Efficacy and safety of celecoxib, a specific COX-2 inhibitor, in patients with rheumatoid arthritis. Arthritis Rheum. Abstr. Suppl. Vol. 41, No. 9 (1998), Abstr. 1699, S 316

405 Geis, G. S., R. Hubbard, D. Callison, S. Yu, W. Zhao: Safety and efficacy of celecoxib, a specific COX-2 inhibitor, in patients with rheumatoid arthritis. Arthritis Rheum. Abstr. Suppl. Vol. 41, No. 9 (1998), Abstr. 1990, S 364

406 Geisslinger, G., K. Brune, M. Goppelt-Strübe: Cox-1- und Cox-2-Hemmung: Wunsch und Wirklichkeit einer spezifischeren Therapie mit nichtsteroidalen Antirheumatika. Akt. Rheumatol. 21 (1996), 1–7

407 Geller, D. A., A. K. Nussler, M. Di Silvio.: Cytokines, endotoxin, and glucocorticoids regulate the expression of inducible nitric oxide synthase in hepatocytes. Proc. Natl. Acad. Sci. USA 90 (1993), 522–526

408 Gennari, C.: Effects of deflazacort on bone. In: Advances in glucocorticoid therapy. pp. 153–160 (Ed. Avioli, L.), Excerpta Medica 1986

409 Georgescu, L., G. C. Quinn, S. Schwartzman, St. A. Paget: Lymphoma in patients with rheumatoid arthritis: Association with the disease state or methotrexate treatment. Seminars Arthr. Rheum. Vol. 26, No. 6 (1997), 794–804

410 German Lymphokine Study Group: Double blind controlled phase III multicenter clinical trial with interferon gamma in rheumatoid arthritis. Rheumatol. Int. 12 (1992), 175–185

411 Van Gestel, A. M., M. L. L. Prevoo, M. A. van't Hof, M. H. van Rijswijk, L. B. van de Putte, P. L. van Riel: Development and validation of the European League against Rheumatism response criteria for rheumatoid arthritis. Arthritis Rheum. 39 (1996), 34–40

412 Giannini, E. H., E. J. Brewer, N. Kuzmina, A. Shaikov, A. Maximov, I. Vorontsov, C. W. Fink, A. J. Newman, J. T. Cassidy: Methotrexate in resistant juvenile rheumatoid arthritis. Results of the U. S. A.-U. S. S.

R. double-blind, placebo-controlled trial. The New England Journal of Medicine, Vol. 326, No. 16 (1992), 1043–1049

413 Gibson, T., P. Emery, R. D. Armstrong, J. J. Crisp, G. S. Panayi: Combined D-penicillamine and chloroquine treatment of rheumatoid arthritis – a comparative study. Br. J. Rheumatol. 26 (1987), 279–284

414 McGill, N. W.: Gout and other crystal arthropathies. MJA 166 (1997), 33–38

415 Van Ginneken, C. A. M., F. Moolenaar: Antipyretische en antiflogistisch-antipyretische analgetica. In: Algemene Farmacotherapie, het geneesmiddel in theorie en praktijk (Ed.: H. Wesseling, C. Neef, et al., pp. 289–323. Bohn Stafleu Van Loghum, Antwerp, Belgium 1990

416 Girard, D., R. M. Aloisi, M. L. Bliven: Cyclophosphamide and 15(S)-15 methyl PGE1 correct the T/B lymphocyte ratios of NZB/NZW mice. Agents Actions 29 (1990), 333–341

417 Glaser, K. B.: Cyclooxygenase selectivity and NSAIDs: Cyclooxygenase-2 selectivity of etodolac (Iodine). Inflammopharmacology 3 (1995), 335–345

418 Glimet, T., le Meignen, P., Normandin, C., Teyssedou, J. P.: Le point sur les synoviorthèses. In: L'actualité rhumatologique 1985 (Ed. de Sèze, S.). L'Expansion Paris 1985

419 Göbel, D., S. Gratz, T. von Rothkirch, W. Becker: Chronische Polyarthritis und Radiosynoviorthese: Eine prospektive, kontrollierte Studie der Injektionstherapie mit Erbium-169 und Rhenium-186. Z. Rheumatol. 56 (1997), 207–213

420 Goenendal, H., F. H. J. Ramper: Methotrexate and trimethoprin sulphamethoxazole – A potentially hazardous combination. Clin. Exp. Dermatol. 15 (1990), 358–360

421 Golden, M. R., R. S. Katz, R. A. Balk: The relationship of pre-existing lung disease (PELD) to the occurrence of methotrexate pneumonitis (MP) in rheumatoid arthritis (RA) patients (PTS). Arthritis Rheum. 33 (Suppl. 9), S 40, 1990

422 Goldenberg, D. L., D. T. Felson, H. Dinerman: A randomized, controlled trial of amitriptyline and naproxen in the treatment of patients with fibromyalgia. Arthritis Rheum. 29 (1986), 1371–1377

423 Goldenberg, D., M. Mayskiy, C. Mossey, R. Ruthazer, C. Schmid: A randomized, double-blind crossover trial of fluoxetine and amitriptyline in the treatment of fibromyalgia. Arthritis Rheum. 39, 11 (1996), 1852–1549

424 Goldstein, R. A., D. L. Bowen, A. S. Fauci: Adrenal corticosteroids. In: Inflammation: Basis principles and clinical correlates second edition (Eds. Gallin, J. I., Goldstein, M., Snyderman, R.), pp. 1061–1081, Raven Press New York 1992

425 Gollnick, H., C. E. Orfanos: Clinical efficacy of etretinat and acitretin. European experience. In: Psoriasis II. New York (Hrsg. H. H. Roenigk, H. J. Maibach), pp. 725–749. Edition Marcel Dekker 1991

426 Gollnick, H., C. E. Orfanos: Etretinat: Pro und Contra. Hautarzt 36 (1985), 2–9

427 Gonzalez, E., C. de la Cruz, R. de Nicolas: Long-term effect of nonsteroidal anti-inflammatory drugs on the production of cytokines and other inflammatory mediators by blood cells of patients with osteoarthritis. Agents Actions 41 (1994), 171–178

428 Gough, A., V. Arthrus, G. Panayi, P. Emery: Steroids in early rheumatoid disease: no long term impact when given with sulphasalazine. Br. J. Rheumatol. 30 (Suppl.) (1991), 140–145

429 Gough, A. K. S., J. Lilley, S. Eyre, R. L. Holder, P. Emery: Generalised bone loss in patients with early rheumatoid arthritis. Lancet 344 (1994), 23–27

430 Gourley, M. F., M. F. Seldin, A. D. Steinberg: Immunoregulatory Agents. In: Inflammation: Basic Principles and Clinical Correlates (Eds. Gallin, J. I., Goldstein, I. M., Snyderman, R.), pp. 1103–1126, Raven Press, LTD., New York, 1992

431 Gourley, M. F., H. A. Austin III., D. Scott, C. H. Yarboro, E. M. Vaughan, J. Muir, T. Boumpas, J. H. Klippel, J. E. Balow, A. D. Steinberg: Methylprednisolone and cyclophosphamide, alone or in combination, in patients with lupus nephritis. Ann. Intern. Med. 125 (1996), 549–557

432 Govert, A. J., S. Patton, R. L. Fine: Pancytopenia from urinary trimethoprim and methotrexate. Ann. Intern. Med. 117 (1992), 877–878

433 Graham, L. D., W. L. Myones, R. F. Rivas-Chacon, L. M. Pachman: Morbidity associated with long-term methotrexate therapy in juvenile rheumatoid arthritis. J. Pediatr. 120 (1992), 468–473

434 Graninger W. B., W. Hassfeld, B. B. Pesau: Induction of systemic lupus erythematosus by interferon-γ in a patient with rheumatoid arthritis. J. Rheumatol. 18 (1991), 1621–1622

435 Gratwohl, A., A. Tyndall: Hämatopoetische Stammzelltransplantationen in der Behandlung von Autoimmunkrankheiten. Z. Rheumatol. 56 (1997), 173–177

436 Greco, zitiert in: Battistini, B., R. Botting, Y. S. Bahlke: Cox-1 and Cox-2 toward the development of more selectiv NSAIDs. Drug News and Perspectives 7, 8 (1994), 501–512

437 Grönberg, A., P. Isaksson, G. Smedegard: Inhibitory effect of sulfasalazine on production of IL-1 ß, IL-6 and TNFα. Arthritis Rheum. 37 (Suppl. 9) (1994), S383

438 Gross, D.: Orale Chondroitinsulfatmedikation zur Behandlung von Arthrosen. Therapiewoche 33 (1983), 4238–4244

439 Gross, W. L., P. M. Rob: Ciclosporin A bei entzündlich-rheumatischen Erkrankungen. Internist 37 (1996), 91–97

440 Guéry, J. C., A. Sette, J. Leighton: Selective immunosuppression by administration of major histocompatibility complex (MHC) class II-binding peptides. Evidence for in vivo MHC blockade preventing T cell activation. J. Exp. Med. 175 (1992), 1345–1352

441 Guillevin, L., F. Lhote, A. Leon, F. Fauvelle, L. Vivitski, C. Trepo: Treatment of polyarteriitis nodosa related to hepatitis B virus with short term steroid therapy associated with antiviral agents and plasma exchanges. A prospective trial in 33 patients. J. Rheumatol. 20 (1993), 289–298

442 Gundert-Remy, U., B. Fritzweiler, H. Koppenhöfer, U. Möntmann: Patientengerechte Arzneimittelinformation aus der Sicht des klinischen Arztes. In: Pa-

tientengerechte Arzneimittelinformation durch den Arzt. Umschau, Frankfurt (1981), 73–79

443 Gupta, A. K., M. T. Goldfarb, C. E. Ellis, E. L. Matteson, J. McCune, J. J. Voorhees: Ciclosporine A in the treatment of psoriatic arthritis. In: Psoriasis (Eds. Roenigk H. H.), pp. 195–200. Dekker, New York, 1991

444 Gyllenhammar, H., G. Lärfars, J. Bratt, J. Palmblad: Antirheumatic gold salts inhibit production of nitric oxide in murine macrophages activated with lipopolysaccharide. J. Invest. Med. 44 (1996) 298 A

445 Haagsma, C., L. van de Putte, P. van Riel: Sulfasalazin (SASP), Methotrexate (MTX) and the combination (COMBI) in early RA, a double blind randomized study. Arthritis Rheum. Vol. 38, No. 9 (Suppl.) (1995), Abstr. 1290, S368

446 Haberhauer, G.: Induction of anticentromere antibody in patients receiving treatment with D-penicillamine. Klin. Wochenschr. 67/10 (1989), 535–537

447 Häfner, R., H. Truckenbrodt: Die Synoviorthese mit Varicocid in der Behandlung der juvenilen chronischen Arthritis. Akt. Rheumatol. 10 (1985), 202–205

448 Häfner, R., H. Michels, L. Sänger, H. Truckenbrodt: Diagnosehilfen: Die juvenile chronische Arthritis. In: Mathies, H., Häfner, R. Litera Rheumatologica Eular-Verlag, Basel 1990

449 Häfner, R., H. Truckenbrodt, H. Michels, C. von Altenbockum: Therapie der juvenilen chronischen Arthritis. Dt. Ärztebl. 88, 43 (1991a,b), B-2402-B-2407; A-3622-A3633

450 Häfner, R., H. Truckenbrodt: Juvenile chronische Arthritis. In: Rheumatologie in Praxis und Klinik (Hrsg. Miehle, W., K. Fehr, M. Schattenkirchner, K. Tillmann), 2. Auflage, Thieme, Stuttgart – New York. Im Druck

450ªHafslund Nycomed Pharma AG: Comparison of the efficacy and safety of lornoxicam and diclofenac in rheumatoid arthritis: A multicentre doubleblind study followed by treatment with lornoxicam (data on file).

451 Hagena, F.-W.: Die Radiosynoviorthese mit Yttrium 90 am Kniegelenk bei chronischer Polyarthritis. Fortschr. Med. 100/36 (1982), 1673–1677

452 Hakulinen, T., H. Isomäki, P. Knekt: Rheumatoid arthritis and cancer. Studies based on linking nationwide registries in Finland. Am. J. Med. 78 (Suppl. 1A) (1985), 29

453 Halberg, P., M. W. Bentzon, O. Crohn, I. Gad, O. Halskov, J. Heyn, M. Ingemann, P. Junker, I. Lorenzen, I. Moller, T. M. Hansen, N. Olsen, G. Pedersen, S. F. Sorensen, P. Stage: Double-blind trial of levamisone, penicillamine and azathioprine in rheumatoid arthritis. Clinical, biochemical, radiological and scintigraphic studies. Dan. Med. Bull. 31 (1984), 403–409

454 Hall, C. L.: The natural course of gold and penicillamine nephropathy: A longterm study of 54 patients. Adv. Exp. Med. Biol. 252 (1989), 247–256

455 Halsted, C. H., G. Gandhi, T. Tamura: Sulfasalazine inhibits the absorption of folates in ulcerative colitis. N. Engl. J. Med. 305 (1981), 1513–1514

456 Hamdy, H., R. J. R. McKendry, E. Mierins, J. A. Liver: Low-dose methotrexate compared with azathioprine in the treatment of rheumatoid arthritis. Arthritis Rheum. 30 (1987), 361–368

457 Handler, R. P.: Favourable results using methotrexate in the treatment of patients with ankylosing spondylitis. Arthritis Rheum. 32 (1989), 234

458 Handrock, K., E. Reinhold-Keller, M. Heller, H. Rudert, G. Duncker, W. L. Gross: Beneficial effects of low-dose Methotrexate (MTX) in Wegener's granulomatosis (WG). Arthritis Rheum. 37 (1994), 353

459 Hansen, T. M., E. Dickmeiss, H. Jans: Combination of methylprednisolone pulse therapy and remission inducing drugs in rheumatoid arthritis. Ann. Rheum. Dis. 46 (1987), 290–295

460 Harmand, M. F.: Effect of S-Adenosylmethionine on human articular chondrocyte differentiation. Am. J. Med. 83 (5a) (1987)

461 Harris, N. S., G. Merino, J. S. Najarian: Mode of action of antilymphocyte sera (ALS). Transplant. Proc. 3 (1971), 797–804

462 Harris, R. C., J. A. McKenna, Y. Akai: Cyclooxygenase-2 is associated with the macula densa of rat kidney and increases with salt restriction. J. Clin. Invest. 94 (1994), 2504–2510

463 Hart, F. D.: Drug treatment of the rheumatic diseases. MTP Press, Lancaster 1978

464 Harth, M.: Serum-gold-levels during chrysotherapy with relation to urinary and fecal excretion. Clin. Pharmacol. Therapeutisch 15 (1974), 354–360

465 Harth, M., G. A. McCain, K. Cousin: The modulation of interleukin-1 production by interferon gamma, and the inhibitory effects of gold compounds. Immunopharmacology 20 (1990), 125–134

466 Hashimoto, K., P. E. Lipsky: Effects of gold compounds on protein kinase C activity of T cells. FAEB J. 5 (Suppl.) (1991); A 990

467 Haslock, I: Arthritis in old age: drug treatment. In: Bone and Joint Disease in the Elderly (Ed. Wright, V.), pp. 181–196 Churchill-Livingstone, Edinburgh 1983

468 Hatz, H., K. Helmke, W. Löffler, B. Piper: Still-Syndrom des Erwachsenenalters: Therapie- und Verlaufsbeobachtungen. Z. Rheumatol. 52, 5, Abstr. 47 E (1993), 37

469 Haustein, U.-F.: Lokaltherapie der Psoriasis. In: Psoriasis und Gelenkerkrankungen (Hrsg. U. Wollina, G. Hein, B. Knopf), pp. 259–273. Gustav Fischer, Jena – Stuttgart 1996

470 Hauzeur, J. P., T. Appelboom: Double-blind, placebo-controlled study of OM-8980 in rheumatoid arthritis. Rheumatol. Int. 9 (1989), 71–76

471 Hauzeur, J. P.: Long-term open study and follow-up with OM-8980 after a double-blind placebo-controlled study of OM-8980 in rheumatoid arthritis; conducted in Belgium and Luxemburg. Clin. Study Report (1990)

472 Hawel, R., U. Kinigadner, U. Schmidt: Die Behandlung des Schulter-Arm-Syndroms mit einem pflanzlichen Antirheumatikum. Ergebnisse eines multizentrischen Doppelblindvergleichs versus Diclofenac, im Druck

473 Healey, L. A., M. B. Backes: Nitritoid reactions and angiotensin-converting-enzyme inhibitors (letter). N. Engl. J. Med. 321 (11) (1989), 763

474 Heering, P.: Untersuchungen zur Pathophysiologie der Ciclosporin induzierten Nephrotoxizität. Thieme Verlag, Stuttgart, New York 1993

475 Helfgott, S. M. K.: Total lymphoid radiation. In: Rheumatic disease clinics of North America. New directions in antirheumatic therapy (Ed. Trentham, D. E.), pp. 577. Saunders, Philadelphia, 1989

476 van der Heide, A., J. W. G. Jacobs, J. W. J. Bijlsma: The effectiveness of early treatment with „second-line" antirheumatic drugs: a randomized, controlled trial. Ann. Intern. Med. 124 (1996), 699 – 707

477 van der Heijde, D. M. F. M., P. L. C. M. van Riel, H. H. Nuver-Zwart, F. W. J. Gribnau, L. B. A. van de Putte: Effects of hydroxychloroquine and sulfasalazine on progression of joint damage in rheumatoid arthritis. Lancet 1 (1989), 1036 – 1038

478 van der Heijde, D. M., P. L, van Riel, I. H. Nuver-Zwart, L. B. van de Putte: Sulphasalazine versus hydroxychloroquine in rheumatoid arthritis: 3 Year follow-up. (Letter) Lancet 1 (1990), 335

479 van der Heijde, D. M. F. M., M. A. van't Hof, P. L. C. M. van Riel, L. A. M. Theunisse, E. W. Lubberts, M. A. van Leeuwen, M. H. Rijswijk, L. B. A. van de Putte: Judging disease activity in clinical practice in rheumatoid arthritis: first step in the development of a disease activity score. Ann. Rheum. Dis. 49 (1990), 916 – 920

480 Hein, R., J. Behr, M. Hündgen: Treatment of systemic sclerosis with γ-interferon. Br. J. Dermatol. 126 (1992), 496 – 501

481 Helmke, K.: Heutige Anwendungsbereiche der Immunglobulintherapie. Fortschr. Med. 112, 15 (1994), 39 – 47

482 Hendel, L., T., Ammitzbll F. Kreuzig: Bioavailability of D-penicillamine in a patient with gastrointestinal progressive systemic sclerosis. Scand. J. Rheumatol. 15 (1986), 91 – 94

483 Henderson, W. R. Jr.: The role of leukotrienes in inflammation. Ann. Intern. Med. 121 (1994), 684 – 697

484 Herborn, G., R. Rau, H. Menninger, D. Elhardt, J. Schmitt: Zweijahresdaten der Vergleichsstudie Methotrexat/Aurothiomalat von 102 Patienten. Z. Rheumatol. 51 (1992), 163 – 171

485 Herborn, G., Wassenberg, S., Prinz-Langenohl, R., Rau: Kann durch die zusätzliche Vitamin-E-Gabe die Dosis von Diclofenac bei Patienten mit chronischer Polyarthritis reduziert werden? Z. Rheumatol. 53 (1994), Abstr. P122, 70

486 Herman, R. A., P. van Pedersen, J. Hoffman, D. E. Furst: Pharmacokinetics of low dose methotrexate in rheumatoid arthritis patients. J. Pharm. Sci., 78 (1989), 165 – 171

487 Herzog, C., C. Walker, W. Pichler: Monoclonal anti-CD4 in arthritis. Lancet II (1987), 1461 – 1462

488 Highton, J., P. A. Hessian, B. Small, D. G. Palmer: An assessment of the diagnostic value of quantitative measurement of IgA rheumatoid factor. J. Rheumatol. 12 (1985), 854 – 858

489 Hillson, J., D. E. Furst: Pharmacology and pharmacokinetics of methotrexate in rheumatic disease. Rheum. Dis. Cl. of NA, in press

490 Hirata, S., N. T. Mataubara, R. Sawa: Inhibition of in vitro vascular endothelial cell proliferation and in vivo neovascularization by low-dose methotrexate. Arthritis Rheum. 32 (1989), 1065 – 1073

491 Hirohata, S., S. Shinohara, T. Inoue, T. Miyamoto, P. E. Lipsky: Regulation of B cell function by lobenzarit, a novel disease-modifying antirheumatic drug. Arthritis Rheum. 35, 2 (1992), 168 – 175

492 L'Hirondel, J. L.: Klinische Doppelblindstudie mit oral verabreichtem Chondroitinsulfat gegen Placebo bei der tibiofemoralen Gonarthrose (125 Patienten): Orales Chondroitinsulfat. In: (Hrsg. Lequesne, M. P. Lualdi und R. Numo), pp. 69 – 75, Eular, Basel 1992

493 Ho, V. C., H. B. Stein, R. A. Ongley, W. A. McLeod: Penicillamine induced pemphigus. J. Rheumatol. 12 (3) (1985), 583 – 586

494 Hoa, T. T. M., T. Hasunuma, H. Aono, K. Masuko, T. Kobata, K. Yamamoto, T. Sumida, K. Nishioka: Novel mechanisms of selective apoptosis in synovial T cells of patients with rheumatoid arthritis. J. Rheumatol. 23 (1996), 1332 – 1337

495 Hochberg, M. C., R. D. Altman, K. D. Brandt, B. M. Clark, P. A. Dieppe, M. R. Griffin, R. W. Moskowitz, T. J. Schnitzler: Guidelines for the medical management of osteoarthritis. Arthritis Rheum. Vol. 38, No. 11 (1995), 1541 – 1546

496 Hochberg, M. C., M. Oriezi-Esfahani, L. Lao, E. Singh, M. B. Berman: Acupuncture in the treatment of osteoarthritis of the knee. ILAR-Congress of Rheumatology 8. – 13. Juni 1997. Singapore. Proceedings (1997), 521 – 522

497 Hodis, H. N., F. P. Quismorio, E. Wickham, D. H. Blankenhorn: The lipid, lipoprotein and apolipoprotein effects of hydroxychloroquine in patients with systemic lupus erythematosus. J. Rheumatol. 29 (1993), 661 – 665

498 Hoernecke, R., A. Doenicke: Perioperative Enzymtherapie. Eine sinnvolle Ergänzung zur postoperativen Schmerztherapie? Anaesthesist 42 (1993), 856 – 861

499 Hoffmeister, R. T.: Methotrexate therapy in rheumatoid arthritis: 15 years experience. Am. J. Med. 75 (6A) (1983), 69 – 73

500 Honkanen, V., Y. T. Konttinen, Mussalo-Rauhamaa, H.: Vitamins A and E retinol binding protein and zinc in rheumatoid arthritis. Clin. Exp. Rheumatol. 7 (1989), 465 – 469

501 van den Hoogen, F., A. Boerbooms, J. Rasker: Treatment of systemic sclerosis with methotrexate: Results of a one-year open study. Arthritis Rheum. 33 (Suppl. 9) (1990), p. 66

502 van den Hoogen, F. H. J., L. B. A. van de Putte: Treatment of systemic sclerosis. Curr. Op. Rheumatol. 6 (1994), 637 – 641

503 Horneff, G., G. R. Burmester, G. Strobel, M. Gramatzki, J. R. Kalden, F. Emmrich: Therapie der chronischen Polyarthritis mit einem monoklonalen Antikörper gegen das CD4-Antigen auf T-Helferzellen (abstract). Akt. Rheumatol. 14 (1989), 232

504 Horneff, G. R. Burmester, F. Emmerich, J. R. Kalden: Treatment of rheumatoid arthritis with anti-CD4 monoclonal antibody. Arthritis Rheum. 34, 2 (1991), 129 – 140

505 Horneff, G., U. Dirksen, F. Emmerich: Treatment of refractory juvenile rheumatoid arthritis by monoclonal Anti-CD4 antibodies: A pilot study in two children. Ann. Rheum. Dis. 54 (1995), 846 – 849

506 Horneff, G.: Anti-CD4-Therapie der rheumatoiden Arthritis. Arthritis+Rheuma 18, Nr. 3 (1998), 126 – 133

507 Horwitz, D. A., M. Linker-Israeli, J. E. Gray, G. R. Ehresmann: Therafectin, (amiprilose HCL) in rheumatoid arthritis: correlation between clinical improvement and connection of immune dysfunction. Arthritis Rheum. 30 (1987), S 57

508 Hosie, J., M. Distel, E. Bluhmki: Meloxicam in osteoarthritis: a 6-month, double-blind comparison with diclofenac sodium. Br. J. Rheumatol. 35 (Suppl. 1) (1996), 39 – 43

509 Hubbard, R. C., R. Koepp, S. S. Yu, S. Talwalker, G. St. Geis, G. D. Searle & Co: Pilot efficacy of SC-58 635, a COX-2-selective inhibitor, in rheumatoid arthritis. Arthritis Rheum. Abstr. Suppl. Vol. 40, No. 9 (1997), Abstr. 125

510 Hubbard, R. C., G. S. Geis, E. M. Woods, S. Yu, W. Zhao: Efficacy, tolerability, and safety of celecoxib, a specific COX-2-inhibitor, in osteoarthritis. Arthritis Rheum. Abstr. Suppl. Vol. 41, No. 9 (1998), Abstr. 982, S 196

511 Huber, B.: Therapie degenerativer rheumatischer Erkrankungen. FdM 109 (11) (1991), 56 – 60

512 Huffman, D. H., S. H. Wan, D. C. Azarnoff.: Pharmacokinetics of methotrexate. Clin. Pharmacol. Ther. 14 (1973), 572 – 579

513 Hunder, G. G., D. A. Bloch, B. A. Michel, M. B. Stevens, W. P. Arend, L. H. Calabrese, S. M. Edworthy, A. S. Fauci, R. Y. Leavitt, J. T. Lie, R. W. Lightfoot, A. T. Masi, D. J. McShane, J. A. Mills, S. L. Wallace, N. J. Zvaifler: The American College of Rheumatology 1990 criteria for the classification of giant cell arteriitis. Arthritis Rheum. 33 (1990), 1122 – 1228

514 Hunt, R. E., R. M. Phillips, W. J. Shergy: Role of folic acid in limiting methotrexate related side effects. Arthritis Rheum. Abstr. Nr. 561 – 1995

515 Hunter, T., M. B. Urowitz, D. A. Gordon, H. A. Smythe, M. A. Orgyzlo: Azathioprine in rheumatoid arthritis. A long-term follow-up study. Arthritis Rheum. 18 (1975), 15 – 20

516 Hurd, E. R., V. J. Giuliano: The effect of cyclophosphamide on B and T lymphocytes in patients with connective tissue diseases. Arthritis Rheum. 18 (1975), 67 – 74

517 Huskisson, E. C.: Azathioprine. In: Clinics in rheumatic diseases, 10 (1984)

518 Huskisson, E. C., H. Berry, P. Gishen: Effects of anti-inflammatory drugs on the progression of osteoarthritis of the knee. J. Rheumatol. 22 (1995), 1991 – 1946

519 Huskisson, E. C., R. Ghozlan, R. Kurthen, F. L. Degner, E. Bluhmki: A long-term study to evaluate the safety and efficacy of meloxicam therapy in patients with rheumatoid arthritis. Br. J. Rheumatol. 35 (Suppl. 1) (1996), 29 – 34

520 Inanici, F., R. Celiker, H. Ertürk, Z. Hascelik: Short-term results of intraarticular injection of Na-hyaluronate in patients with knee osteoarthritis. ILAR-Congress of Rheumatology. 8 – 13 Juni 1997. Book of abstracs 38

521 Iannuzzi, I., N. Dawson, N. Zein, I. Kishner: Does drug therapy slow radiographic deterioration in rheumatoid arthritis? N. Engl. J. Med. 309 (1983), 1023 – 1028

522 Inam, R. D., B. Chiu, S. Rabinovich, W. Marshall: Neuromodulation of synovitis: Capsaicin effect on severity of experimental arthritis. J. Neuroimmunol. 24 (1989), 17 – 22

523 Ionac, M., MJ. Parnham, M. Plauchithiu, K. Brune: Oxaceprol, an atypical inhibitor of inflammation and joint damage. Akt. Rheumatol. Im Druck.

524 Isaacs, J. D., V. K. Manna, B. L. Hazleman, T. J. Schnitzer, E. W. St.Clair, E. L. Matteson, K. J. Bulpitt, J. M. Johnston: Campath™-H in Ra – a study of multiple i. v. dosing. Arthritis Rheum. Vol. 36, No. 9 (Suppl.) (1993), Abstr. 8, p 40

525 Isomäki, H. A., T. Hakulinen, U. Jontzenlahti: Excess risk of lymphomas, leukemia and myeloma in patients with rheumatoid arthritis. J. Chron. Dis. 31 (1978), 69

526 Isomäki, H., R. von Essen, I. Martio, M. Nissila: Arthritis in HLA-B27 positive patients. Scand. J. Rheumatol. (1980) Suppl. 32, 174 – 177

527 Itoh, K., K. Kosaka, S. Shintqani, T. Takahashi, K. Kumagai: The effect of lobenzarit disodium, CCA on functions of macrophages, Ia antigen expression and interleukin 1 production. (1) Effect on peripheral blood monocytes of rheumatoid arthritis patients and healthy people. Rinsho Meneki (Clin. Immunol.) 19 (1987), 343 – 351

528 Iwata, H.: Pharmacologic and clinical aspects of intraarticular injection of hyaluronate. Clin. Orthopaedics and Related Research 289 (1993), 285 – 291

529 Jacobs, J. C.: Pediatric Rheumatology. Springer Verlag, Berlin – Heidelberg – New York 1982

530 Jacobson, I. M., P. B. Kelsey, G. T. Blyden: Sulfasalazine-induced agranulocytosis. Am. J. Gastroenterol. 80 (2) (1985), 118 – 121

531 Jaeschke, R., J. Adachi, G. Guyatt, J. Keller, B. Wong: Clinical usefulness of amitriptyline in fibromyalgia: the results of 23 N-of-1 randomized controlled trials. J. Rheumatol.18 (1991), 447 – 451

532 Jaffe, I. A.: Comparison of the effect of plasmapheresis and penicillamine on the level of circulating rheumatoid factor. Ann. Rheum. Dis. 22 (1963), 71 – 76

533 Jain, A. K., I. R. Ryan, F. G. McMahon: Effect of single oral doses of benzbromarone on serum and urinary uric acid. Arthritis Rheum. 17 (1974), 149

534 Jain, J., P. G. McCaffrey, Z. Miner: The T-cell transcription factor NFATp is a substrate for calcineurin and interacts with Fos and Jum. Nature 365 (1993), 352 – 355

535 Jalava, S., B. Virsheimo: Triamcinolone mexacetonide in the treatment of therapy-refractory gonitis. J. Int. Med. Res. 10 (1982), 53 – 58

536 Janeway, C. A.: The role of CD4 in T cell activation: Accessory molecule or co-receptor? Immunology today 10 (1989), 234 – 238

537 Jenner, P. N., E. S. Johnson: Review of the experience with nabumetone in clinical trials outside of the United States. Am. J. Med. 83 (Suppl. 4B) (1987), 110

538 Jenette, J. C., R. J. Falk, K. Andrassy, A. Bacon, J. Chrug, W. L. Gross, E. C. Hagen, G. S. Hoffmann, G. G. Hunder, C. G. M. Kallenberg, R. T. McCluskey, R. A. Sinicio, A. J. Rees, L. A. van Es, R. Waldherr, A. Wiik: Nomenclature of systemic vasculitides: the proposal of an international consensus conference. Arthritis Rheum. 37 (1994), 187–192

539 Jenoure, P., R. Feinstein: Degenerative lesions of the knee. Der informierte Arzt 7 (1986), 7–12

540 Jeurissen, M. E. C., A. M. T. H. Boerbooms, L. B. A. van de Putte: Superiority of methotrexate to azathioprine in advanced rheumatoid arthritis. Results of a randomized double blind trial. Arthritis Rheum. 33 (Suppl. 9) (1990), S. 39

541 Johnson, C. A., A. S. Russell, T. Kovithavongs, M. Dasgupta: Measurement of immunologic and inflammatory responses in vitro in rheumatoid arthritis patients treated with methotrexate. J. Rheumatol. 13 (1986), 986–994

542 Joint Committee of the Medical Research Council and Niffield Foundation: A comparison of prednisolone and aspirin or other analgetics in the treatment of rheumatoid arthritis. Ann. Rheum. Dis. 18 (1959), 173–188

543 Joint Committee of the Medical Research Council and Niffield Foundation. A comparison of prednisolone with aspirine or other analgetics in the treatment of arthritis. Ann. Rheum. Dis. 19 (1960), 331–337

544 Jouzeau, J. Y., B. Terlain, A. Abid, E. Nédélec, P. Netter: Cyclo-oxygenase isoenzymes. How recent findings affect thinking about nonsteroidal anti-inflammatory drugs. Drugs 53 (4) (1997), 563–582

545 Joyce, D. A., R. K. Will, D. M. Hoffman, B. Laing, S. J. Blockbourn: Exacerbation of rheumatoid arthritis in patients treated with methotrexate after administration of folinic acid. Ann. Rheum. Dis. 50 (1991), 913–914

546 Kahan, B. D.: Individualization of cyclosporine therapy using pharmacokinetic and pharmacodynamic parameters. Transplantation 40 (1985), 457–476

547 Kahan, A., B. Amor, C. J. Menkes: Recombinant interferon in the treatment of systemic sclerosis. Am. J. Med. 87 (1989), 273–277

548 Kahan, A.: An overview of the MELISSA and SELECT clinical trials of meloxicam. William Harvey Research Conferences on selective COX-2 inhibitors. 17.–19. September 1997. Phuket. Abstract book 28–29

549 Kaiser, H., H. K. Kley: Cortisontherapie. 9. Aufl. Thieme Stuttgart New York 1992

550 Kaiser, H., H. J. Hatz: Punktionen und Injektionen in der Rheumatologie. Injektions- bzw. Infiltrationstherapie bei Weichteilerkrankungen. pp. 82–113. Enke Verlag, Stuttgart, 1996

551 Kalden, J.-R., W. Schranz, G. Losch, G. Bartels: Neue Indikationsgebiete zur hochdosierten Immunglobulintherapie: Therapeutischer Plasmaaustausch, Autoimmunopathies. Betr. (1982), 48–53

552 Kalden, J.-R.: Progress in the therapy of rheumatoid arthritis. In: Rheumatoid arthritis (Eds. Smolen, J.

S., J.-R. Kalden, R. N. Maini), pp. 365–384. Springer Verlag, Berlin – Heidelberg – New York – London – Paris – Tokyo 1992

553 Kalden, J. R.: Diät in der Rheumatologie. Internist 37 (1996), 1068–1069

554 Kalden, J. R., B. D. Williams, T. K. Kvien, R. Rosenburg, I. Löw-Friedrich for the European Leflunomide Study Group: Rapid onset of action of leflunomide, a novel immunomodulatory agent for rheumatoid arthritis. 11th EULAR Symposium 5.–8. 9. (1998), S. 110, Nr. 157

555 Kanayama, Y., T. Kim, M. Okamura, N. Negoro, T. Takada, T. Inoue: Serum levels of alpha and gamma interferons in systemic lupus erythematosus. Arthritis Rheum. Abstr. C83 (30), 4 (1987), 91

556 Kanski, J. J.: Uveitis in juvenile chronic arthritis: incidence, clinical features und prognosis. Eye 2 (1988), 641–645

557 Kantor, S. M., B. A. Wallin, C. G. Grier, J. P. McCafferty, J. D. Wetherington, M. J. Fox and the Auranofin Cooperating Group: Combination of Auranofin and Methotrexate as initial DMARD therapy in RA. 55th Annual Meeting, American College of Rheumatology, Seattle (Wash), Oct 27th – Nov 1st, 1990: Arthritis Rheum. 33 (Suppl.): (1990), Abstract A 109

558 Karim, A., D. Tolbert, A. Piergies, T. Hunt, R. Hubbard, K. Harper, M. Slater, S. Geis: Celecoxib, a specific COX-2-inhibitor, lacks significant drug-drug interactions with methotrexate or warfarin. Arthritis Rheum. Abstr. Suppl. Vol. 41, No. 9 (1998), Abstr. 1698, S. 315

559 Kashgarian, M.: Lupus nephritis: lessons from the path. lab. Kidney Int. 45 (1994), 928–938

560 Käßer, U. R., E. Gromnica-Ihle, E.-M. Lemmel, W. W. Bolten: Therapie rheumatischer Erkrankungen während Schwangerschaft und Stillzeit. Ein Leitfaden für Behandelnde. Novartis Pharma Verlag, Nürnberg 1998

561 Katz, F., B. Duncan: Entry of prednisone into human milk, N. Engl. J. Med. 293 (1975), 1154–1158

562 Katz, W. A.: Pharmacology and clinical experience with tramadol in osteoarthritis. Drugs (52 Suppl.) (1996), 39–47

563 Kaur, H., B. Halliwell: Evidence for nitric oxide-mediated damage in chronic inflammation – Nitrotyrosine in serum and synovial fluid from rheumatoid patients. FEBS Lett. 350 (1994), 9–12

564 Kavanaugh, A. F., L. S. Davis, L. A. Nichols: Treatment of refractory rheumatoid arthritis with a monoclonal antibody to intercellular adhesion molecule-1. Arthritis Rheum. 37 (1994), 992–999

565 Kavanaugh, A., L. Davis, L. Nichols, P. Lipsky: Retreatment of rheumatoid arthritis patients with an anti-ICAM-1 monoclonal antibody (abstract). Arthritis Rheum. (Suppl. 9) (1995), 38 : S280

566 Kay, E. A., M. I. V. Jayson: Risk factors that may influence development of side effects of gold sodium thiomalate. Scand. J. Rheumatol. 16 (1987), 241–245

567 Kean, W. F., N. Bellamy, P. M. Brooks: Gold therapy in the elderly rheumatoid arthritis patient. Arthritis Rheum. 26 (1983), 705–711

568 Keck, E.: Knochendichte bei Patienten mit chronischer Polyarthritis unter Kortison-Langzeittherapie. Akt. Rheumatol. 18 (1993), 27–31

569 van Kerckhove, C., E. N. Giannini, D. J. Lovell: Temporal patterns of response to D-penicillamine, hydroxychloroquine, and placebo in juvenile rheumatoid arthritis patients. Arthritis Rheum. 31 (1988), 1252–1261

570 Keyßer, G., U. Alpermann, G.-R. Burmester: Anti-CD4-Therapie in der Behandlung der rheumatoiden Arthritis – sind die Würfel schon gefallen? Z. Rheumatol. 57 (1998), 320–325

571 Khamashta, M. A., N. M. Buchanan, G. R. Hughes: Antimalarial drugs in pregnancy – the North American experience. Lupus 5 (Suppl. 1) (1996), 67–69

572 Kidd, B. L.: Neurogenic influences in arthritis. Ann. Rheum. Dis. 49 (1990), 649–652

572ªKidd, B.: A multicentre, randomised, doubleblind study comparing lornoxicam with diclofenac in osteoarthritis. Haflund Nycomed Pharma AG (data on file).

573 Kimberly, A. S., A. H. Mackenzie, J. D. Clough, W. S. Wilke: Folate supplementation in methotrexate-treated rheumatoid arthritis patients. Seminars Arthr. Rheum. Vol. 20, No. 5 (1991), 332–338

574 Kingsley, G. H., J. Verwilghen: T-cell vaccinations in humans. Clin. Exp. Rheumatol. 11 (1993), S63-S64

575 Kirkham, B. W., F. Thien, B. K. Pelton, C. Pitzalis, P. Amlot, A. M. Denman: Chimeric CD7 monoclonal antibody therapy in rheumatoid arthritis. J. Rheumatol. 19 (1992), 1348–1352

576 Kirwan, J. R., H. L. F. Currey: Rheumatoid arthritis: disease modifying antirheumatic drugs. Clin. Rheum. Dis. 9 (1984), 581–588

577 Kirwan, J. R. and the Arthritis and Rheumatism Council Low Dose Glucocorticoid Study Group: The effect of glucocorticoids on joint destruction in rheumatoid arthritis. N. Engl. J. Med. 333 (1995), 142–146

578 Kitas, G. D., M. Farr, L. Waterhouse, P. A. Bacon: Influence of acetylator status on sulphasalacine efficacy and toxicity in patients with rheumatoid arthritis. Scand. J. Rheumatol. 21 (1992), 220–225

579 Klein, H. O.: Therapie der rheumatoiden Arthritis mit rekombinantem Interferon-gamma. Klinischer Verlauf und Laborparameter während einjähriger Behandlung. Fortschr. Med. 106 (1988), 721–725

580 Kley, H. K.: Probleme bei operativen Eingriffen. In: Cortisontherapie (Hrsg. H. Kaiser, H. K. Kley) pp. 326–330. Thieme Verlag Stuttgart New York 1992

581 Klippel, I. H.: Winning the battle, losing the war? Another editorial about rheumatoid arthritis. J. Rheumatol. 17 (1990) 1118–1122

582 Kloppenburg, M., F. C. Breedveld, J. Ph. Terwiel, C. Maallee, B. A. C. Dijkmans: Minocycline in active rheumatoid arthritis (RA): A double-blind placebo-controlled trial. Arthritis Rheum. Vol. 36, No. 9 (Suppl.) (1993), Abstr. 49, p. 47

583 Klotz, U.: Clinical pharmacokinetics of sulphasalazine, its metabolite, and other prodrugs of 5-aminosalicylic acid. Clin. Pharmacokinet., 10 (1985), 285–302

584 Knänfelt, A.: Synthesis of articular cartilage proteoglycans by isolated bovine chondrocytes. Agent Actions 14 (1984), 58–62

585 Knopf, B.: Methotrexat (MTX). In: Psoriasis und Gelenkerkrankungen (Hrsg. U. Wollina, G. Hein, B. Knopf), pp. 197–205. Gustav Fischer, Jena – Stuttgart 1996

586 Knott, I., M. Dieu, M. Burton, A. Houbion, J. Remacle, M. Raes: Induction of cyclooxygenase by interleukin1–1: comparative study between human synovial cells and chondrocytes. J. Rheumatol. 21 (1994), 462–466

587 Knüsel, O.: Neurodystrophische Syndrome. In: Rheumatologie in Praxis und Klinik (Eds. Miehle, W., K. Fehr, M. Schattenkirchner, K. Tillmann). Georg Thieme-Verlag, New York – Stuttgart. Im Druck.

588 Kolarz, G., M. Scherak, M. El Shohoumi, G. Blankenhorn: Hochdosiertes Vitamin E bei chronischer Polyarthritis. Akt. Rheumatol. 15 (1990), 233–237

589 Kondoh, T., Y. Hidaka, H. Katoh, N. Inoue, S. Aito: Evaluation of a filtration lymphocytapheresis (LCP) device for use in the treatment of patients with rheumatoid arthritis. Artificial Organs 15 (3) (1991), 180–188

590 Kornreich, H. K.: Systemic lupus erythematosus in childhood. Clin. Rheum. Dis. 2 (1976), 429–435

591 Kotaniemi, A.: Knochendichte unter Glukokortikoiden in niedriger Dosierung bei rheumatoider Arthritis. Akt. Rheumatol. 18 (1993), 18–21

592 Kotzin, B. L., S. Strober, G. S. Kansas: Suppression of pokeweed mitogen-stimulated immunoglobulin production in patients with rheumatoid arthritis after treatment with total lymphoid irradiation. J. Immunol. 2 (1984), 1049–1055

593 Kovarik, J. M., P. Kurkki, E. Mueller, M. Guerret, E. Markert, R. Alten, H. Zeidler, S. Genth-Stolzenburg: Diclofenac combined with cyclosporine in treatment refractory rheumatoid arthritis: Longitudinal safety assessment and evidence of a pharmacokinetic/dynamic interaction. J. Rheumatol. 23 (1996), 2033–2038

594 Kovarsky, J.: Clinical pharmacology and toxicology of cyclophosphamide: Emphasis on use in rheumatic disease. Seminars Arthr. Rheum. 12 (1983), 359–372

595 Kowanko, I. C., R. Pownall, M. S. Knapp, A. J. Swannell, P. G. C. Mahoney: Time of day of prednisolone administration in rheumatoid arthritis. Ann. Rheum. Dis. 41 (1982), 447–452

596 Kowsari, B., S. K. Finnie, R. L. Carter,J. Love, P. Katz, R. S Panush: Assessment of the diet of patients with rheumatoid arthritis and osteoarthritis. J. Am. Diet. Ass 82 (1993), 657–659

597 Krajnc, I., B. Gorisek: Polymyositis, Dermatomyositis und Einschlußkörpermyositis – Kritische Übersicht der aktuellen Kriterien in der Diagnostik und Therapie. Akt. Rheumatol. 22 (1997), 1–8

598 Kraus, A., C Alvarado, Y. Richaud-Patin, L. Llorrente: Treatment of primary Sjögren's syndrome with cyclosporine A: Improvement of xerostomia, keratoconjunctivitis sicca and normalization of hypergammaglobulinemia, autoantibody production and IL-10 levels. Arthritis Rheum. 40, Suppl. (1997), 1034

599 Krause, D.: Langzeitkombinationstheraple der chronischen Polyarthritis: Methotrexat und parenterales Gold. Z. Rheumatol. 57 (1998), 37–40

600 Kremer, J. M., W. Jubiz, A. Michalek, R. I. Rynes, L. E. Bartholomew, J. Bigaouette, M. Timchalk, D. Beeler, L. Lininger: Fish-oil fatty acid supplementation in active rheumatoid arthritis: a double-blinded, controlled, crossover study. Ann.Intern. Med. 106 (1987), 497–503

601 Kremer, J. M., J. K. Lee: A long-term prospective study of the use of methotrexate in rheumatoid arthritis. Arthritis Rheum. 31 (1988), 577–584

602 Kremer, J. M., D. A. Lawrence, W. Jubiz, R. DiGiacomo, R. Rynes, L. E. Bartholomew, M. Sherman: Dietary fish oil and olive oil supplementation in patients with rheumatoid arthritis: clinical and immunologic effects. Arthritis Rheum. 33 (1990), 810–820

603 Kremer, J. M.: Long-term prospective methotrexate (MTX) therapy in patients with rheumatoid arthritis (RA); update after a mean of 89 months (M). Arthritis Rheum. 33 (Suppl. 9) (1990): S40

604 Kremer, J. M., C. T. Phelps: Long-term prospective study of the use of Methotrexate in the treatment of rheumatoid arthritis. Update after a mean of 90 month. Arthritis Rheum. 35 (1992), 138–154

605 Kremer, J. M., G. F. Petrillo, D. A. Lawrence: Methotrexate (MTX) induces significant changes in IL-1, IL-2, IL-6 and IL-8 not lymphocyte markers in patients (PTS) with rheumatoid arthritis (RA). Arthritis Rheum. Vol. 36, No. 9 (Suppl.) (1993), Abstr. 234, p. 771

606 Kremer, J. M.: The mechanism of action of methotrexate in rheumatoid arthritis: the search continues. J. Rheumatol. 21 (1994), 1–5

607 Kröger, H.: Einfluß einer niedrigdosierten Glukokortikoidtherapie auf den Knochenstoffwechsel bei rheumatoider Arthritis. Akt. Rheumatol. 18 (1993), 19–20

608 Krötlinger, M.: Entzündlicher Rheumatismus und Akupunktur. In: Außerschulische Methoden bei rheumatischen Erkrankungen (Hrsg. Josenhans, G., Miehle, W.), pp. 87–96, Verlag für Medizin Dr. Ewald Fischer, Heidelberg 1981

609 Krogstad, D. J., P. H. Schlesinger: Acid-vesicle function, intracellular pathogens, and the action of chloroquine against plasmodium falciparum.New Engl. J. Med. 317 (1979), 542–549

610 Krüger, K.: Der Einsatz von CyA bei der chronischen Polyarthritis. In: Cyclosporin A: Wirkungsmechanismus und klinischer Einsatz (Ed. Trenn, G.), pp. 139–154, Fischer Stuttgart, New York 1991

611 Krüger, K., K. U. Bube, M. Schattenkirchner: Untersuchungen zur Langzeitcompliance von Basistherapeutika in der Therapie der chronischen Polyarthritis. Akt. Rheumatol. 18 (1993), 120–126

612 Krüger, K.: Der Einsatz von Cyclosporin A bei der chronischen Polyarthritis und weiterer rheumatischen Krankheiten. Z. Rheumatol. 54 (1995), 89–95

613 Krüger, K., A.-G. Schmidt and the OLR 302 study group: Neoral in severe active rheumatoid arthritis of long disease duration. Extended Abstract (1997). Proc. XIX ILAR Congr. Rheumatol.

614 Krüger, K.: Die Behandlung der rheumatoiden Arthritis und weiterer entzündlich-rheumatischer Erkrankungen mit Cyclosporin A – Update 1977. Akt. Rheumatol. 23 (1998), 40–47

614ᵃ Krüger, K.: Lornoxicam – Analgesie durch Physiologie. Fschr. Med. 117/7 (1999), Therapie Report 30/2

615 Kuhlwein, A., H. J. Meyer, C. O. Koehler: Einsparung von Diclofenac durch B-Vitamine: Ergebnisse einer randomisierten Doppelblindprüfung mit reduzierten Tagesdosierungen von Diclofenac (75 mg Diclofenac versus 75 mg Diclofenac plus B-Vitamine) bei akuten Lendenwirbelsäulensyndromen. In: Die Bedeutung von Vitamin B1, B6, B12 in der Schmerztherapie (Eds. Zöllner, N., Forth, W. Klin. Wochschr. 68 (1990), 107–115

615ᵃ Kullich, W., G. Klein: Die Ausschüttung der körpereigenen Opiatpeptide Dynorphin und β-Endorphin unter dem Einfluß des nichtsteroidalen Antirheumatikums Lornoxicam i.v. Akt. Rheumatol. 17 (1992), 128–132

616 Kumar, R., L. D. Biggart, I. McEvoy, M. G. McGeown: Cyclophosphamide and reproductive function. Lancet 1 (1972), 1212–1214

617 Kushner, I.: Does aggressive therapy of rheumatoid arthritis affect outcome? J. Rheumatol. 16 (1989), 1–4

618 Kushner, I., N. V. Dawson: Aggressive therapy does not substantially alter the long-term course of rheumatoid arthritis. So what else is new?, pp. 163–172. In: Controversies in Clinical Rheumatology, Vol. 19, No. 1, 1993

619 Kvam, B. J., E. Fragonas, A. Degrassi: Oxygenderived free radical (ODRF) action on hyaluronan (HA), on two HA ester derivatives, and on the metabolism of articular chondrocytes. Exp. Cell. Res. 218 (1995), 79–86

620 Kwon, N. S., C. F. Nathan, D. J. Stuehr: Reduced biopterin as a cofactor in the generation of nitrogen oxides by murine macrophages. J. Biol.Chem. 264 (1989), 20496–20501

621 Kyle, V., R. J. Coughlan, H. Tighe, H. Waldmann, B. L. Hazleman: Beneficial effect of monoclonal antibody to interleukin-2 receptor on activated T cells in rheumatoid arthritis. Ann. Rheum. Dis. 48 (1989), 428–428

622 van de Laar, M. A. F. J., J. K. van der Korst: Rheumatoid arthritis, food, and allergy. Seminars Arthr. Rheum. Vol. 21, 1 (1991), 12–23

623 Lafforgue, P., S. Monianel-Mouterde, A. Durand, J. Catalin, P. C. Acquaviva: Lack of correlation between efficacy and pharmacokinetics of MTX therapy in rheumatoid arthritis. Arthritis Rheum. Vol. 36, 9 (Suppl.) (1993), Abstr. 252, S80

624 Lake, B., G. Andrews: Rheumatoid arthritis with secondary amyloidosis and malabsorption syndrome. Amer. J. Med. 44 (1968), 105–115

625 Lally, E. V., G. Ho.: A review of methotrexate therapy in Reiter's syndrome. Seminars Arthr. Rheum. 15 (1985), 135–145

626 Lally, E. V.: The use of Methotrexate in the treatment of Reiter's syndrome, polymyositis/dermatomyositis, and other connective tissue diseases. In: Methotrexate Therapy in Rheumatic Disease (Ed. Wilke, W. S.), pp. 295–312. New York: Dekker 1989

627 Lam, F. Y., W. R. Ferrell: Capsaicin suppresses substance P-induced joint inflammation in the rat. Neurosci. Lett. 105 (1989), 155–158

628 Landewe, R. B., M. S. Vergouwen, H. S. Goei The, A. W. van Rijthoven, F. C. Breedveld, B. A. Dijkmans: Antimalarial drug induced decrease in creatinine clearance. J. Rheumatol. 22 (1995), 34–37

629 Laneuville, O., D. K. Breuer, D. L. DeWitt, T. Hla, C. D. Funk, W. L. Smith: Differential inhibition of human prostaglandin endoperoxide H synthases-1 and -2 by nonsteroidal anti-inflammatory drugs. J. Pharmacol. Exp. Therapeutisch 271 (1994), 927–934

630 Langenbach, R., S. G. Morham, H. F. Tiano, C. D. Loftin, B. I. Ghanayem, P. C. Chulada, J. F. Mahler, C. A. Lee, E. H. Goulding, K. D. Kluckman, H. S. Kim, O. Smithies: Prostaglandin synthase 1 gene disruption in mice reduces arachidonic acid-induced inflammation and indomethacin-induced gastric ulceration. Cell 83 (1995), 483–492

631 Langevitz, P., Bank, D. Zemer: Treatment of resistent rheumatoid arthritis with minocyline: An open study. J. Rheumatol. 19 (1992), 1502–1504

632 Lansink, M., A. de Boer, B. Dijkmans: The onset of rheumatoid arthritis in relation to pregnancy and childbirth. Clin. Exp. Rheumatol. 11 (1993), 171–174

633 Lanza, F. L., D. A. Callison, R. C. Hubbard, S. S. Yu, S. Talwalker, G. S. Geis: A pilot endoscopic study of the gastroduodenal effects of SC-58635, a COX-2-selective inhibitor. Arthritis Rheum. 40, 9 (Suppl.) (1997), Abstr. 373, S 93

634 Larsen, A.: A radiological method for grading the severity of rheumatoid arthritis. Thesis, Helsinki 1974

635 Larsen, N. E., K. M. Lombard, E. G. Parent: Effect of hyalan- on cartilage and chondrocyte cultures. J. Orthop. Res. 10 (1992), 23–32

636 Lasky, H. P., K. Bauer: Increased helper inducer and decreased suppressor inducer phenotypes in the rheumatoid joint. Arthritis Rheum. 31 (1988), 52–59

637 Laurent, U. B. G., J. R. E. Fraser, A. Engström-Laurent: Catabolism of hyaluronan in the knee joint of the rabbit. Matrix 12 (1992), 130–136

638 Lazarus, H. M., S. B. Cohen, D. O. Clegg, J. E. Menitove, S. B. Sorin, S. Hinkle, J. A. Markenson, S. Saal, L. T. Goodnough, R. M. Fleischmann: Selective in vivo removal of rheumatoid factor by an extracorporal treatment device in rheumatoid arthritis patients. Transfusion 31 (1990), 122–128

639 Leaker, B. R., G. J. Becker, J. P. Dowling, P. S. Kincaid-Smith: Rapid improvement in severe lupus glomerular lesions following intensive plasma exchange associated with immunosuppression. Clin. Nephrol. 25 (1986), 236–244

640 Lecheler, J., F. Petermann: Patientenschulung: Grundlagen und Trends. In: Petermann F., Lecheler, J. (Hrsg.): Patientenschulung. Dustri, Deisenhofen 1992

641 Leden, I.: Digoxin-hydroxychloroquine interaction. Acta Med. Scand. 211 (1982), 411–412

642 Lehtinen, K., H. Isomäki: Intramuscular gold therapy is associated with long survival in patients with rheumatoid arthritis. J. Rheumatol. 18 (1991), 524–529

643 Leib, E. S., C. Restivo, H. E. Paulus: Immunosuppressive and corticosteroid therapy of polyarteriitis nodosa. Am. J. Med. 67 (1979), 941–947

644 Lemmel, E. M., H. J. Obert, P. H. Hofschneider: Low-dose gamma interferon treatment of rheumatoid arthritis. Lancet I (1988), 598–604

645 Lemmel, E. M., D. Brackertz, M. Franke, W. Gaus, P. W. Hartl, K. Machalke H. Mielke, H. J. Obert, H. H. Peter, J. Sieper, R. Sprekeler, H. Stierle: Results of a multicenter placebocontrolled double-blind randomized phase III clinical study of treatment of rheumatoid arthritis with recombinant interferon-gamma. Rheumatol. Int. (1988), 87–93

646 Lemmel, E. M., W. Bolten, R. Bourgos-Vargas, P. N. Platt, M. Nissilä, D. Sahlberg, O. Bjorneboe, H. Baumgartner, J. P. Valat, P. Franchimont, M. Distel, E. Bluhmki, G. Hanft: A double blind placebo controlled study of 7.5 and 15 mg of meloxicam in patients with rheumatoid arthritis (RA). Scand. J. Rheumatol. 98 (Suppl.) (1994), Abstr. 111

647 Levine, J. D.: Intraneuronal substance P contributes to the severity of experimental arthritis. Science 226 (1984), 547–549

648 Levy, Y., J. George, P. Langewitch, M. Lorber, Y. Bar-Dayan, B. Gilburd, G. Zandman-Goddard, F. Fabbrizzi, Y. Shoenfeld: Novelaspects of I. V. I. G. treatment in autoimme diseases. ILAR-Congress of Rheumatology. 8–13 Juni 1997. Proceedings (1997), 456–458

649 Levy, G. D., S. J. Munz, J. Paschal, H. B. Cohen, K. J. Pince, T. Peterson: Incidence of hydroxychloroquine retinopathy in 1,207 patients in a large multicenter outpatient practice. Arthritis Rheum. Vol. 40, 8 (1997), 1482–1486

650 Lewis, P., B. L. Hazleman, R. Hanka: Cause of death in patients with rheumatoid arthritis with particular reference to azathioprine. Ann. Rheum. Dis. 39 (1980), 457–469

651 Lewis, R. A., K. F. Austen, R. J. Soberman: Leukotrienes and other products of the 5-lipoxygenase pathway. Biochemistry and relation to pathobiology in human diseases. N. Engl. J. Med. 323 (1990), 645–655

652 Lewis, E. J., L. G. Hunsicker, S.-P. Lan, R. S. Rohde, J. M. Lachin: A controlled trial of plasmapheresis therapy in severe lupus nephritis. N. Engl. J. Med. 326 (1992), 1373–1379

653 Lhote, F., A. Leon, F. Fauvelle, L. Vvitski, C. Trepe: Treatment of polyarteriitis nodosa related to hepatitis B virus with alpha interferon and plasma exchanges. Results in 6 patients. Arthritis Rheum. 36 (1993), 90–96

654 Licht-Mbalyohere, A., A. Heller, R. Stadler: Extracorporal photochemotherapy of therapyrefractory cases on systemic lupus erythematosus with urticarial vasculitis and pemphigus foliaceus. Eur. J. Dermatol. 28 (1998) 128–141

655 Lightfoot, R. W., B. A. Michel, D. A. Bloch, G. G. Hunder, N. J. Zvaifler, D. J. McShane, W. P. Arend, L. H. Calabrese, R. Y. Leavitt, J. T. Lie, A. T. Masi, J. A. Mills, M. B. Stevens, S. L. Wallace: The American College of Rheumatology 1990 criteria for the classification

of polyarteriitis nodosa. Arthritis Rheum. 33 (1990): 1088–1093

656 Lima, F., N. M. M. Buchanan, M. A. Kamashta: Obstetric outcome in systemic lupus erythematosus. Seminars Arthr. Rheum. 25 (1995), 184–192

657 Lindén, B., M. Distel, E. Bluhmki: A double-blind study to compare the efficacy and safety of meloxicam 15 mg with piroxicam 20 mg in patients with osteoarthritis of the hip. Br. J. Rheumatol. 35 (Suppl. 1) (1996), 35–38

658 van der Linden, S. M., A. Cats, H. S. Goethe, M. A. Kahn: Proposals for revision of diagnostic criteria for ankylosing spondylitis. Arthritis Rheum. 30 (Suppl. 1) (1987), S75, C9

659 Link, P., Dreher, R.: D-α-Tocopherolacetat (Vitamin E) versus Diclofenac-Na in der Therapie der aktivierten Arthrose. Dtsch. Ärztemagazin 22 (1990), 48–52

660 Lockie, L. M., D. M. Smith: Forty seven years experience with gold therapy in 1,019 rheumatoid arthritis patients. Seminars Arthr. Rheum. 14 (1985), 238–246

661 Löw, A., A. Hotze, F. Krapf, W. Schranz, B. J. Manger, J. Mahlstedt, F. Wolf, J. R. Kalden: The nonspecific clearance function of the reticuloendothelial system in patients with immune complex mediated diseases before and after therapeutic plasmapheresis. Rheumatol. Int. 5 (1985), 69–72

662 Lohmann, J., M. Ständer, Ch. Luderschmidt: Physikalisch-balneologische Behandlung der progressiven systemischen Sklerodermie (Bentheimer Konzept) (Selbsthilfegruppe Sklerodermie in Deutschland) (1988), 1–8

663 Lorenz, H-M., C. Antoni, T. Valerius, R. Repp, M. Grünke, N. Schwerdtner, H. Nüßlein, J. Woody, J. R. Kalden, B. Manger: In vivo blockade of TNF α by intravenous infusion of a chimeric monoclonal TNF α antibody in patients with rheumatoid arthritis: short-term cellular and molecular effects. J. Immunol. 156 (1996), 1646–1653

664 Losa, G. A., G. J. M. Maestroni: Immunological and clinical effects of a bacterial extract (OM-8980) in rheumatoid arthritis. Clinical Trials Journal 25, 1 (1988), 12–20

665 Lotz, M., D. A. Carson, J. H. Vaughan: Substance P activation of rheumatoid synoviocytes: Neural pathway in pathogenesis of arthritis. Science 235 (1987), 893–895

666 Loudon, J. R.: Hydroxychloroquine and postoperative thromboembolism after total hip replacement. Amer. J. Med. 85, Suppl. 4 a (1988), 57–61

667 Lozada, C. J., R. D. Altman: Management of osteoarthritis. In: Arthritis and allied conditions (Eds. W. J. Koopmann), pp. 2013–2025. Williams u. Wilkins, Baltimore, Philadelphia, London, Paris, Bangkok, Rio de Janeiro, Hongkong, Munich 1997

668 van der Lubbe, P. A., C. Reiter, F. C. Breedveld, K. Krüger, M. Schattenkirchner, M. E. Sanders, G. Rietmüller: Chimeric CD4 monoclonal antibody cM-T412 as a therapeutic approach to rheumatoid arthritis. Arthritis Rheum. Vol. 36, 10 (1993), 1375–1379

669 van der Lubbe, B. A. C. Dijkmans, H. M. Markusse, U. Nässander, F. C. Breedveld: A randomized, double-blind, placebo-controlled study of CD4 monoclonal antibody therapy in early rheumatoid arthritis. Arthritis Rheum. Vol. 38, 8 (1995), 1097–1106

670 Lundberg, M. S., G. W. Cannon, J. R. Ward: Peripheral lymphocyte depletion in gold sodium thiomalate-treated rheumatoid arthritis patients. Arthritis Rheum. 31 (1988), 909–913

671 Luukkainen, R., H. Isomäki, A. Kajander: Effect of gold treatment on the progression of erosions in RA patients. Scand. J. Rheumatol. 6 (1977), 123–127

672 Luukkainen, R., A. Kajander, H. Isomäki: Effect of gold treatment on the progression of erosions in rheumatoid arthritis. Scand. J. Rheumatol. 6 (1977), 189–192

673 Luukkainen, R.: Chrysotherapy in rheumatoid arthritis with particular emphasis on the effect of chrysotherapy on radiographical changes and on the optimal time of initiation of therapy. Scand. J. Rheumatol. Suppl. 34 (1980), 1–56

674 Lynch, S., R. N. Brogden: Etodolac. A preliminary review of its pharmacodynamic activity and therapeutic use. Drugs 31 (1986), 288

675 McCarty, J., G. F. Carrera: Intractable rheumatoid arthritis: Treatment with combined cyclophosphamide, azathioprine and hydroxychloroquine. JAMA 248 (1992), 1718–1723

676 McConcey, B., R. S. Amos, S. Durham: Sulphasalazine in rheumatoid arthritis. Br. Med. J. 280 (1980), 442–444

677 McGeehan, J. D. Becerer, R. C. Bast: Regulation of tumour necrosis factor-alpha processing by a metalloproteinase inhibitor. Nature 370 (1994), 558–561

678 Machold, K. P., J. S. Smolen: Interferon-γ induces exacerbation of systemic lupus erythematosus. J. Rheumatol. 17 (1990), 831–832

679 McKenna, F., R. Hopkins, K. P. Hinchcliffe, H. A. Bird, V. Wright: Gold and penicillamine, alone and in combination in active rheumatoid arthritis (abstract), Sixteenth International Congress of Rheumatology. Sydney, May 1985

680 McKenzie, N., R. Devineni, W. Vezina, P. Keown, C. Stiller: The effect of cyclosporine on organ blood how. Transpl. Proceed 17 (1985), 1973–1975

681 Mackinnon, S. K., G. Starkebaum, R. F. Willkens: Pancytopenia associated with low dose pulse methotrexate in the treatment of rheumatoid arthritis. Seminars Arthr. Rheum. 15 (1985), 119–126

682 Madhok, R., E. Wijelath, J. Smith, J. Watson, R. D. Sturrock, H. A. Capell: Is the beneficial effect of sulfasalazine due to inhibition of synovial neovascularization? J. Rheumatol. 18 (1991), 199–202

683 Madhok, R., H. I. Torley, H. A. Capell: A study of the long-term efficacy and toxicity of ciclosporine A in rheumatoid arthritis. J. Rheumatol. 18 (1991), 1485–1489

684 Mahrle, G.: Cyclosporin A bei Psoriasis. Dtsch. Dermatologe 41 (1993). 847–851

685 Mahrle, G.: Cyclosporin A. In: Psoriasis und Gelenkerkrankungen (Hrsg. U. Wollina, G. Hein, B. Knopf), pp. 205–212. Gustav Fischer, Jena – Stuttgart 1996

686 Mahrle, G., H.-J. Schulze, M. Bräutigam, P. Mischer, R. Schopf, E. G. Jung, G. Weidinger, L. Färber: Anti-

inflammatorische Wirksamkeit von niedrigdosiertem Ciclosporin A bei der Psoriasis-Arthritis. Eine prospektive Multicenter-Studie. British Journal of Dermatology 135 (1996), 752–757

687 Maier, C.: Calcitonin. In: Lehrbuch der Schmerztherapie: Grundlagen, Theorie und Praxis für Aus- und Weiterbildung. (Eds. Zenz, M., I. Jurna). pp. 179–186. Wissenschaftliche Verlagsgesellschaft Stuttgart, 1993

688 Maier, W. PO., D. S. Gordon, R. F. Howard: Intravenous immunoglobulin therapy in systemic lupus erythematosus associated thrombocytopenia. Arthritis Rheum. 33 (1990), 1233–1239

689 Maini, R. N.: Monoclonal anti-TNFα antibody (cA2) in the treatment of rheumatoid arthritis. ILAR-Congress of Rheumatology. 8–13 Juni 1997. Proceedings (1997), 459–464

690 Maini, R. N., F. C. Breedveld, J. R. Kalden, J. S. Smolen, D. Davis, J. D. MacFarlane, C. Antoni, B. Leeb, M. J. Elliott, J. N. Woody, T. S. Schaible, M. Feldmann: Therapeutic efficacy of multiple intravenous infusions of anti-tumor necrosis factor α monoclonal antibody combined with low-dose weekly methotrexate in rheumatoid arthritis. Arthritis Rheum. 41, 9 (1998), 1552–1563

691 Maksymowych, W. P.: Refractory rheumatoid arthritis. ILAR-Congress of Rheumatology. 8.–13. Juni 1997. Proceedings (1997), 214–215

692 Malaise, M., P. Franchimont: Defective in vitro gamma interferon production in rheumatoid arthritis. Arthritis Rheum. 30 (1987), 230–231

693 Malaise, M., P. Franchimont: A three-year double-blind study with oral chondroitin sulfate in patients suffering from Heberden's and Bouchard's osteoarthritis. Im Druck.

694 Malaise, M. G., P. de Keyser, M. de Backer, M. A. van Lierde, E. Lesaffre: The use of Sandimmun (cyclosporine A) in severe refractory rheumatoid arthritis: the Belgian experience. Clinical Rheumatology 14 (Suppl. 2) (1995), 26–32

695 Mangan, F. R.: Nabumetona. In: Non-Steroidal Anti-Inflammatory Drugs. Mechanisms and Clinical Use (Eds. A. J. Leweis, D. E. Furst), pp. 439. Marcel Dekker, New York 1987

696 Manger, B: Experimentelle Therapie der rheumatoiden Arthritis. Z. Rheumatol. 57 (1998), 298–301

697 Marchesoni, A., G. P. Ceravolo, N. Battafarano, A. Rossetti, S. Tosi, F. Fantini: Cyclosporine A in the treatment of adult onset Still's disease. J. Rheumatol. 24 (1997), 1582–1587

698 Markham, A., H. M. Bryson: Deflazacort: a review of its pharmacological properties and therapeutic efficacy. Drugs 50 (2) (1995), 317–333

699 Marks, J. S.: Chloroquine retinopathy: Is there a safe daily dose? Ann. rheum. Dis. 41 (1982), 52–58

700 Marshall, K. W., B. Chiu, R. D. Inman: Substance P and arthritis: Analysis of plasma and synovial fluid levels. Arthritis Rheum. 33 (1990), 87–90

701 Marsicano, L. J., M. E. Ocampo: Hepatic tolerance of aceclofenac (in spanish). Gen Gen 48 (4) (1994), 250–255

702 Martel-Pelletier, J. P. Pelletier: Suppressive effects of diacerhein and rhein on the synthesis of metalloproteases, IL-1β and LIF in human osteoarthritic sy-

novial membrane. Diacerhein: Pharmacology and clinical results. Singapore, Satellitensymposium 1997

703 Martin, M. F. R., J. Dixon, P. Hicklin: a combination of D-penicillamine and hydroxychloroquine for the treatment of rheumatoid arthritis. Ann. Rheum. Dis. 41 (1982), 208–214

704 Martin, M. F. R., F. McKenna, H. A. Bird, K. E. Surrall, J. S. Dixon, V. Wright: Captopril: a new treatment for rheumatoid arthritis. Lancet 16 (1984), 1325–1327

705 Martindale: The extra pharmacopoeica. Nutritional agents and vitamins. 31th Editorial-Board (Ed. Reynolds, J. E. F.), pp. 1349–1396, London, Royal Pharmaceutical Society 1996

706 Marx, J.: Testing of autoimmune therapy begins. Science 252 (1991), 27–28

707 Masferrer, J. L., B. S. Zweifel, K. Seibert, P. Needleman: Selective regulation of cellular cyclooxygenase by dexamethasone and endotoxin in mice. J. Clin. Invest. 86 (1990), 1375–1379

708 Masferrer, J. L., K. Seibert, B. S. Zweifel, P. Needleman: Endogenous glucocorticoids regulate an inducible cyclooxygenase enzyme. Proc. Natl. Acad. Sci USA 89 (1992), 3917–3921

709 Mathies, H.: Azathioprin in der Rheumatologie. Fortschr. Med. 97/48 (1979), 2211–2250

710 Mathies, H., F. J. Wagenhäuser: Klassifikation der Erkrankungen des Bewegungsapparats. Compendia Rheumatologica 4. Eular, Basel 1979

711 Mathies, H., F. J. Wagenhäuser, W. Siegmet: Richtlinien zur Therapie rheumatischer Erkrankungen. Compendia Rheumatologica 5, Eular, Basel 1980

712 Mathies, H., W. Miehle: Medikamentöse Therapie. In: Rheumatologie in Praxis und Klinik (Hrsg. Fehr, K., W. Miehle, M. Schattenkirchner, K. Tillmann), pp. 6.40–6.89. Thieme Stuttgart New York 1989

713 Mathieson, P. W., S. P. Cobbold, G. Hale, M. R. Clark, D. B. G. Oliveira, C. M. Lockwood, H. Waldmann: Monoclonal-antibody therapy in systemic vasculitis. N. Engl. J. Med. 323 (1990), 250–255

714 Matsubara, T., R. Saura, K. Hirohata: Inhibition of human endothelial cell proliferation in vitro and neovascularization in vivo by D-penicillamine. J. Clin. Invest. 83 (1989), 158–167

715 Matsubara, T., R. Saura, K. Uno: Modulation of articular chondrocyte metabolism by substance P: Possible involvement of neural pathway in cartilage degradation. In Scientific abstracts of the 54th annual meeting of the American College of Rheumatology, Seattle, WA, October 27 to November 1, 1990

716 Matsuo, H., T. Nakamura, K. Shibayama, M. Motomura, K. Nagasato, G. Takeo, M. Tsujihata, S. Nagataki: Plasmapheresis to treat human T lymphotropic virus type I-associated myelopathy. Therapeutic Hemapheresis in the 1990s (Ed. U. E. Nydegger), pp. 198–207. Curr. Stud. Hematol. Blood Transf. Karger, Basel 1990

717 Mattar, J., E. M. Lemmel: Über den Einfluß von Auszügen aus Populus tremula, Fraxinus excelsior, Solidago virgaurea und einer Mischung (entspr. dem pflanzlichen Antirheumatikum Phytodolor N) auf die Aktivierbarkeit des oxidativen Stoffwechsels

von humanen polymorphkernigen Leukozyten und peripheren Makrophagen. Akt. Rheumatol. 16 (2) (1991), 61 – 64

718 Mau, W., H. Zeidler, R. Mau: Evaluation of early diagnostic criteria for ankylosing spondylitis in a 10-year followup. Z. Rheumatol. 49 (1990), 82 – 87

719 Maziasz, T., K. Seibert, N. Khan, S. Paulson, P. Isakson: Preclinical pharmacology of cel. and demonstration of superior GI safety compared with NSAIDs in Dogs. Arthritis Rheum. 40, 9 (Suppl.) (1997), Abstr. 983

720 Mazières, B., G. Loyau, C. J. Menkès, J. P. Valat, R. L. Dreiser, J. Charlot, A. Masounabe-Puyanne: Le chondroitine sulfate dans le traitement de la gonarthrose et de la coxarthrose. Rev. Rhum. Mal. ostéoartic. 59 (7 – 8) (1992), 466 – 472

720ᵃ McCormack, K.: Non-steroidal anti-inflammatory drugs and spinal nociceptive processing. Pain 59 (1994), 9 – 43

720ᵇ McCormack, K.: The spinal actions of nonsteroidal antiinflammatory drugs and the dissociation between their antiinflammatory and analgesic effects. Drugs 47 (Suppl. 5) (1994), 28 – 45

721 Meade, E. A., W. L. Smith, D. L. DeWitt: Differential inhibition of prostaglandin endoperoxide synthase (cyclooxygenase) isozymes by aspirin and other non-steroidal antiinflammatory drugs. J. Biol.-Chem. 268 (1993), 6610 – 6614

722 Meenan, R. F.: Commentary to abstract 138 – 96 – 2 – 24. In: Yeark book of rheumatology 1996. P. 58. Mosby New York – London 1996

723 Meffert, H., E. Rowe, N. Sönnichsen: Zeitabhängigkeit von antipsoriatischer und phototoxischer Wirksamkeit bei peroraler PUVA-Therapie. Dermatol. Mo. Schr. 172 (1986), 229 – 231

724 Meffert, H., E. Rowe, M. Miehe: Differenzierung von antipsoriatischer und phototoxischer Effektivität bei topischer PUVA-Therapie. Hautarzt 37 (1986), 90 – 93

725 Meffert, H.: Photo(chemo)therapie. In: Psoriasis und Gelenkerkrankungen (Hrsg. U. Wollina, G. Hein, B. Knopf), pp. 226 – 234. Gustav Fischer, Jena – Stuttgart 1996

726 Mehs, M.: Probleme der Patienten im Umgang mit Arzneimitteln. In: Patientengerechte Arzneimittelinformation durch den Arzt. Schriftenreihe der medizinisch-pharmazeutischen Studiengesellschaft e. V. Umschau, Frankfurt (1981), 20 – 24

727 Meinao I. M., E. I. Sato, L. E. Andrade, M. B. Ferraz, E. Atra: Controlled trial with chloroquine diphosphate in systemic lupus erythematosus. Lupus 5 (3) (1996), 237 – 241

728 Mendez, M. J.: Pulse cyclophosphamide in the treatment of neuropsychiatric systemic lupus erythematosus. Arthritis Rheum. 38 : 9 (Suppl.) (1995), S 346 Abstr. 1157

729 Mengle-Gaw, L., R. C. Hubbard, A. Karim, S. S. Yu, S. Talwalker, P. C. Isakson, G. S. Geis, B. D. Schwartz: Study of the platelet effects of SC-58 635, a novel COX-2-selective inhibitor. Arthritis Rheum. 40, 9 (Suppl.) (1997), Abstr. 374, S 93

730 Menkes, C. J.: Radioisotope synoviorthesis in rheumatoid arthritis. Rheumatol. Rehabil. (1979), 45 – 46

731 Menkes, C. J., P. Verrier, A. Le Go, F. Delbarre: Synoviorthese radio-isotopique des articulations digitales dans la polyarthrite rhumatoide. Annales de Chirurgie 28 (1974), 883 – 889

732 Menkes, C. J., A. Mauborgne, S. Loussadi: Substance P (SP) levels in synovial tissue and synovial fluid from rheumatoid arthritis (RA) and osteoarthritis (OA) patients. In: Scientific abstracts of the 54th annual meeting of the American College of Rheumatology, Seattle, WA, October 27 to November 1, 1991

733 Menninger, H., F. Hartmann, W. Behringer: Medikamentöse Therapie. In: Klinikleitfaden Rheumatologie (Ed. Bitsch, Th.), pp. 490 – 448, Jungjohann Verlagsgesellschaft, Neckarsulm, Lübeck, Ulm 1995

734 Menninger, H.: Peripherer und zentraler Weichteilrheumatismus. Myo contractura 9, 2 (1995), 1 – 2

735 Menninger, H., C. Meixner, W. Behringer, F. Hartmann, W. Söndgen: Radiologische Heilungsphänomene bei chronischer Polyarthritis unter Behandlung mit Methotrexat oder Natriumaurothiomalat. Z. Rheumatol. 55 (1996), 241 – 248

736 Menninger, H.: Basistherapeutische Kombinationstherapie bei chronischer Polyarthritis: Ein Überblick. Z. Rheumatol. 57 (1998), 25 – 30

737 Merrill, J. T., C. Shen, D. Schreibman, D. Coffey, O. Zakharenko, R. Fisher, R. G. Lahita, J. Salmon, B. N. Cronstein: Adenosina A₁ receptor promotion of multinucleated giant cell formation by human monocytes. Arthritis Rheum. 40, 7 (1997), 1308 – 1315

738 Mertz, D. P.: Gicht. Grundlagen, Klinik und Therapie. 4. Auflage. Thieme, Stuttgart 1983

739 Messina, O. D., J. C. Barreira, J. R. Zanchetta: Effect of low doses of deflazacort vs. prednisone on bone mineral content in premenopausal rheumatoid arthritis. J. Rheumatol. 19 (1992), 1520 – 1526

740 Metzger, A. L., A. Bohan, L. S. Goldberg: Polymyositis and dermatomyositis: Combined methotrexate and corticosteroid therapy. Ann. Intern. Med. 81 (1974), 182 – 189

741 Metzler, C., A. Schnabel, W. L. Gross: Langzeitverträglichkeit von Methotrexat bei der Rheumatoiden Arthritis, eine prospektive Untersuchung über 5 Jahre. Regionaltagung der Deutschen Gesellschaft für Rheumatologie Düsseldorf. 19. – 21. September 1997. Abstr. P 21

742 Meyer, B., W. Schneider, E. F. Elstner: Antioxidative properties of alcoholic extracts from fraxinus excelsior, populus tremula and solidago virgaurea. Arzneimittelf. Drug Res. 2 (1995), 174 – 176

743 Michaels, R. M., D. H. Beezhold, Z. L. Chang: Phospholipase A₂ activity in peripheral blood cells of rheumatoid arthritis patients treated with methotrexate. Arthritis Rheum. Vol. 35, No. 5 (Suppl.) (1993), 16 – 18

744 Middleton, G. D., J. E. McFarlin, P. E. Lipsky: Hydroxychloroquine and pain thresholds (letter). Arthritis Rheum. 38 (1995), 445 – 446

745 Mihatsch, M. J. B. Ryffel, F. Gudat, G. Thiel: Cyclosporine nephropathy. In: Renal pathology with clinical and functional correlations. (Eds. C. C.

Tisher, B. M. Brenner), pp. 1555 – 1586. Lippincott Philadelphia 1990

746 Miehle, W.: Goldbehandlung bei chronischer Polyarthritis. Dissertation 1972

747 Miehle, W.: Außerschulische Methoden in der Rheumatologie? In: Außerschulische Methoden bei rheumatischen Erkrankungen (Eds. Josenhans, G., Miehle W.), pp. 97 – 104, 1981

748 Miehle, W.: Medikamentöse Therapie rheumatischer Krankheiten. Thieme Stuttgart 1985

749 Miehle, W.: Nicht-steroidale Antiphlogistika und langsamwirkende Antirheumatika. In: Therapiehandbuch (Eds. Krück, F., Kaufmann, W., Gladke, E., Tölle, R., Wilmans, W.) B4 – B4 – 22. Urban & Schwarzenberg, München – Wien, Baltimore 1992

750 Miehle, W.: Rheumatoide Arthritis – Diagnose und Therapie. 2. Auflage, Thieme, Stuttgart 1999

751 Miehle, W., H. Streibl: Induziert Methotrexat „Rheumaknoten". FdM 22 (1994), 459 – 462

752 Miehle, W.: Chronische Polyarthritis – Behandlung außerhalb der Schulmedizin. FdM 7 (1995) 81/45 – 85/53

753 Miehle, W.: Progressiv-systemische Sklerose. In: Consilium Cedip Praktikum 1997. pp. 659

754 Miehle, W., M. Späth: Extraartikulärer Rheumatismus. In: Rheumatologie (Ed. H. Hettenkofer), pp. 175 – 220. Thieme, Stuttgart – New York 1998

755 Miehle, W.: Kombinationstherapie langsamwirkender Anti-rheumatika: pro und kontra. Akt. Rheumatol. Im Druck.

756 Miehlke, R. K., S. Schneider, F. Sörgel, P. Muth, F. Henschke, K. H. Giersch, P. Münzel: Penetration of the active metabolite of nabumetone into synovial fluid and adherent tissue of patients undergoing knee joint surgery. Drugs 40 (Suppl. 5) (1990), 57

757 Miller, A., O. Lider, H. L. Weiner: Antigen-driven bystander suppression after oral administration of antigens. J. Exp. Med. 174 (1991), 791 – 798

758 Miller, J. H., J. White, T. H. Norton: The value of intra-articular injections in osteoarthritis of the knee. J. Bone Surg. (Br.) 40 (1958), 536 – 643

759 Miller, L. C., C. A. Dinarello: Interleukin 1 beta is structurally related to dihydrofolate reductase: Effects of methotrexate on IL-1. (Abstract.) Cytokine Res. 7 (1988), 1 – 49

760 Miller, L. C., B. A. Sisson, L. B. Tucker, B. A. DeNardo, J. G. Schaller: Methotrexate treatment of recalcitrant childhood dermatomyositis. Arthritis Rheum. Vol. 35, No. 10 (1992), 1143 – 1149

761 Million, R.: Long-term study of management of rheumatoid arthritis. Lancet (1984), 812 – 816

762 Mills, P. V., M. Beck, B. J. Power: Assessment of the retinal toxicity of hydroxychloroquine. Trans. Ophthalmol. Soc. UK 101 (1983), 109 – 113

763 Milner, J. C.: Osteoarthritis of the hip and indometacin. J. Bone Surg. (1972), 54B 752

764 Mitchison, A., J. Sieper: Immunological basis of oral tolerance. Z. Rheumatol. 54 (1995), 141 – 144

765 Miyasaka, N., K. Sato, M. Goto, M. Sasano, M. Natsuyama, K. Inoue, K. Nishioka: Augmented interleukin-1 production and HLA-DR expression in the synovium of rheumatoid arthritis patients. Possible

involvement in joint destruction. Arthritis Rheum. 31 (1988), 480 – 486

766 Mladenovic, V., Z. Domljan, B. Rozman, I. Jajic, D. Mihajlovic, J. Dordevic, M. Popovic, M. Dimitrijevic, M. Zivkovic, G. Campion, P. Musikic, I. Löw-Friedrich, C. Oed, H. Seifert, V. Strand: Safety and effectiveness of leflunomide in the treatment of patients with active rheumatoid arthritis. Arthritis Rheum. Vol. 38, 11 (1995), 1595 – 1603

767 Mödder, G.: Die Radiosynoviorthese. Nuklearmedizinische Gelenktherapie (und -diagnostik) in Rheumatologie und Orthopädie. Warlich, 1995

768 Moens, H. J., B. J. Ament., B. W. Feltkamp, J. K. van der Korst: Longterm follow up of treatment with D-penicillamine for rheumatoid arthritis: Effectivity and toxicity in relation to HLA antigens. J. Rheumatol. 14 (6) (1987), 1115 – 1119

769 Mogadam, M., W. O. Dobbins, B. Korelitz: Pregnancy in inflammatory bowel disease: Effect of sulfasalazine and corticosteroid on fetal outcome. Gastroenterology 80 (1981), 72 – 76

770 Mohler, K. M., D. S. Torrance, C. A. Smith, R. G. Goodwin, K. E. Stremler, V. P. Fung, H. Madani, M. B. Widmer: Soluble tumor necrosis factor (TNF) receptors are effective therapeutic agents in lethal endotoxemia and function simultaneously as both TNF carriers and TNF antagonists. J. Immunol. 151 (1993), 1548 – 1561

771 Moise, K. J. Jr., J. C. Huhta, D. S. Sharif: Indomethacin in the treatment of preterm labor: Effects on the fetal ductus arteriosus. N. Engl. J. Med. 319 (1988), 327 – 331

772 Momma, K., H. Takeuchi: Constriction of fetal ductus arteriosus by non-steroidal antiinflammatory drugs. Prostaglandins 26 (1983), 631 – 643

773 Moreland, L. W., R. P. Bucy, A. Tilden, P. W. Pratt, A. F. Lobuglio, M. Khazaeli, M. P. Everson, P. Daddona, J. Ghrayeb, C. Kilgarriff, M. E. Sanders, W. J. Koopman: Use of a chimeric monoclonal anti-CD4 antibody in patients with refractory rheumatoid arthritis. Arthritis Rheum. 36, 3 (1993), 307 – 318

774 Moreland, L. W., W. Parks. P. W. Pratt, R. P. Bucy, B. S. Jackson, J. W. Feldman, W. J. Koopman: Treatment of refractory rheumatoid arthritis with a chimeric anti-CD4 monoclonal antibody. Arthritis Rheum. Vol. 37, 6 (1994), 834 – 838

775 Moreland, L. W., P. W. pratt, M. D. Mayes, A. Postlethwaite, M. H. Weisman, T. S. Schnitzer, R. Lightfoot, L. Calabrese, D. J. Zelinger, J. N. Woody, W. J. Koopman: Double-blind, placebo-controlled multicenter trial using chimeric monoclonal anti-CD4 antibody, Cm-T412, in rheumatoid arthritis patients receiving concomitant methotrexate. Arthritis Rheum. Vol. 38, 11 (1995), 1581 – 1588

776 Moreland, L. W., L. W. Heck, W. J. Koopman, P. A. Saway, T. C. Adamson, Z. Fronek, R. D. O'Connor, E. E. Morgan, J. D. Diveley, S. P. Richieri, D. J. Carlo, S. W. Brostoff: V β 17-T-cell receptor peptide vaccine in rheumatoid arthritis: results of phase I dose escalation study. J. Rheumatol. 23 (1996), 1353 – 1362

777 Moreland, L. W. , G. R. Margolies, L. W. Heck, et al.: Recombinant soluble tumor necrosis factor receptor (p80) fusion protein: Toxicity and dose finding

trial in refractors rheumatoid arthritis. J. Rheumatol. 23 (1996), 1849

778 Moreland, L. W., L. W. Jeck Jr., W. J. Koopman: Biologic agents for treating rheumatoid arthritis. Concepts and Progress. Arthritis Rheum. 40, 3 (1997), 397–409

779 Moreland, L. W., S. W. Baumgartner, M. H. Schiff: Treatment of rheumatoid arthritis with a recombinant human tumor necrosis factor receptor (p75)-Fc fusion protein. N. Engl. J. Med. 337 (1997), 141

780 Moreland, L. W., S. Baumgartner, E. Tindal, R. Fleischmann, S. Cohen, M. Schiff, A. Weaver, P. Mease, R. Ettlinger, B. Gruber, E. Ruderman, A. Robison, C. M. Blosch: Long-term treatment of rheumatoid arthritis (RA) with p75 TNF receptor (TNFR: Fc; ENBREL™). ILAR-Congress of Rheumatology. 8–13 Juni 1997 (1997). Book of Abstracts 60

781 Moreland, L. W., T. P. Haverty, M. C. Wacholtz, R. W. Knowles, R. P. Bucy, L. W. J. Heck, W. J. Koopman: Nondepletion humanized anti-CD4 monoclonal antibody in patients with refratory rheumatoid arthritis. J. Rheumatol. 25 (1998), 221–228

782 Moreland, L. W.: Soluble tumor necrosis factor receptor (p75) fusion protein (Enbrel) as a therapy for rheumatoid arthritis. Rheum. Dis. of North America. Vol. 24, No. 3 (1998), 579–591

783 Moreland, L. W.,..W. Baumgartner, E. A. Tindall, M. H. Schiff, R. M. Fleischmann, A. Weaver, P. Mease, E. Ruderman, R. Ettlinger, B. L. Gruber, R. B. Lies, C. M. Blosch: Long-term treatment of DMARD failing rheumatoid arthritis patients with TNF receptor p75 FC fusion protein (TNFR: Fc; ENBREL (TM)). Journ. of Investigative Medicine 46 (Suppl. 3) (1998), 229A

784 Morgan, S. L., J. E. Baggott, W. H. Vaugh: The effect of folic acid supplementation on the toxicity of low-dose methotrexate in patients with rheumatoid arthritis. Arthritis Rheum. 33 (1990), 9–18

785 Morgan, S. L., J. E. Baggott, W. H. Vaughn, J. S. Austin, T. A. Veitch, J. Y. Lee, W. I. Koopman, C. L. Krumdieck, G. S. Alarcòn: Supplementation with folic acid during methotrexate therapy for rheumatoid arthritis: A double blind, placebo-controlled trial. Am. Intern. Med. (1994), 833–841

786 Morgan, S. L., J. E. Baggott, W. H. Vaughn, J. S. Austin, G. S. Alarcón, C. L. Krumdieck, W. J. Koopman: 5 mg or 50 mg/week of folic acid (FA) supplementation does not alter the efficacy of methotrexate (MTX) treated rheumatoid arthritis (RA) patients. Arthritis Rheum. Abstr. 61 S 1995

787 Morham, S. G., R. Langenbach, C. D. Loftin, H. F. Tiano, N. Vouloumanos, J. C. Jennette, J. F. Mahler, K. D. Kluckman, A. Ledford, C. A. Lee, O. Smithies: Prostaglandin synthase-2 gene disruption causes severe renal pathology in the mouse. Cell 83 (1995), 473–482

788 Morreale, P., R. Mangpulo, M. Galatini, L. Boccera, G. Saponati, L. Bocchi: Comparison of the antiinflammatory efficacy of chondroitin sulfate and diclofenac sodium in patients with knee osteoarthritis. J. Rheumatol. 23 (1996), 1385–1391

789 Morrison, C. J., P. Gordon, T. Hashimoto: Enhanced killing of Candida albicans by cultured peritoneal exsudate cells treated with SM-1213, a synthetic immunomodulator. Antimicrob. Agents Chemotherap. 26 (1984), 74–77

790 Moynier, M., B. Cosso, J. Brochier, J. Clot: Identification of class-II HLA alloantibodies in placenta-eluated gamma globulins used for treating rheumatoid arthritis. Arthritis Rheum. 30 (1987), 375–381

791 Müller, H. E.: Folsäurebedarf und -stoffwechsel. Dtsch. Med. Wschr. 120 (1995), 1285–1289

792 Müller, W.: Die Synoviorthese. Folia rheum. Geigy (1979)

793 Müller, W.: Dauermedikation der chronischen Polyarthritis. In: Fortschritte der Rheumatologie (Eds. Otte, P., Wagenhäuser, F. J.), pp. 90–121, Steinkopff, Darmstadt 1981

794 Müller, W., I. Lautenschläger: Die Generalisierte Tendomyopathie (TGM) – Teil 1: Klinik, Verlauf und Differentialdiagnose. Z. Rheumatol. 49 (1990), 11–21

795 Müller-Ladner, U., K. Benning, B. Lang: Current therapy of systemic sclerosis (scleroderma). Clin. Invest 71 (1993), 257–263

796 Muirden, K. D., C. B. Senator: Iron in the synovial membrane in rheumatoid arthritis and other joint diseases. Ann. Rheum. Dis. 27 (1968), 38–46

797 Mukaida, N., C. C. O. Zachariae, G. L. Gusella, K. Matsushima: Dexamethasone inhibits the induction of monocyte chemotactic-activating factor production by IL-1 or tumour necrosis factor. J. Immunol. 146 (1991), 1212–1215

798 Munro, R. A. L., R. D. Sturrock: Slow-acting antirheumatic drugs. Drug interactions of clinical significance. Drug Safety 13 : 1 (1995), 25–30

799 Munthe, E.: Diagnostic criteria, nomenclature, classification. In: The care of rheumatic children. Eular-Bulletin 3: Session VI Eular Publ., Basel pp. 42–50, 1977

800 Munzinger, U., T. Drobny: The ability to walk: priority in rheumatoid arthritis. In: Rheumatoid arthritis (Eds.: Baumgartner, H., Dvorak, J., Grob, D., Munzinger, U., Simmen, B. R.). pp. 58–66, Thieme Verlag, Stuttgart – New York 1995

801 Muzellec, Y., P. LeGoff, J. Jouquan: Antibodies to histones in rheumatoid arthritis. Diagn. Clin. Immunol. 5 (6) (1988), 326–331

802 Namiki, O., H. Toyoshima, N. Morisaki: Therapeutic effect of intra-articular injection of high molecular weight hyaluronic acid on osteoarthritis of the knee. Internatl. J. Clin. Pharmacol. Therap. Toxicol. 20 (1982), 501–507

803 Nechay, B. R.: Inhibition of adenosine triphophatases by gold. Arthritis Rheum. 23 (1980), 464–470

804 Neeck, G., K. Federlin, V. Graef, K. L. Schmidt: Circadiane Variationen der Plasmakonzentrationen des Cortisols und des Corticotropins (ACTH bei Patienten mit rheumatoider Arthritis). Akt. Endokr. Stoffw. 7 (1986), 136–139

805 Needs, C., P. Brooks: Drugs, pregnancy and rheumatoid arthritis. In: Rheumatology (Eds.: Klippel, J. H., P. A. Dieppe). pp. 8.18.4–8.18.6. Mosby, St. Lous, Baltimore, Boston, Chikago, London, Philadelphia, Sydney, Toronto 1994

806 O'Neill, G. P., J. A. Mancini, S. Kargman, J. Yergey, M. Y. Kwan, J.-P. Falgueyret, M. Abramovitz, B. P. Kennedy, M. Ouellet, W. Cromlish, S. Culp, J. F. Evans,

A. W. Ford-Hutchinson, P. J. Vickers: Overexpression of human prostaglandin G/H synthase-1 and 2 by recombinant vaccinia virus: inhibition by nonsteroidal antiinflammatory drugs and biosynthesis of 15-hydroxyeicosatetraenoic acid. Mol. Pharmacol. 45 (1993), 245 – 257

807 O'Neill, G. P., A. W. Ford-Hutchinson: Expression of mRNA for cyclooxygenase-1 and cyclooxygenase-2 in human tissues. FEBS Lett 330 (1993), 156 – 160

808 Nelson, I. L., M. Østensen: Pregnancy and rheumatoid arthritis. In: Rheumatic disease clinics of North America. Saunders Philadelphia London Toronto Montreal Sydney Tokyo. 21, 1 (1997), 195 – 212

809 Neumann, R., D. Ricken: Grundprinzipien der immunsuppressiven Therapie. In: Vorlaender, K.-O.: Immunologie. Grundlagen, Klinik, Praxis. pp. 815 – 831. Thieme Verlag, Stuttgart – New York, 1983

810 Neumann, V. C., K. A. Grindulis, S. Hubbal.: Comparison between penicillamine and sulphasalazine in rheumatoid arthritis: Leeds-Birmingham trial. Br. Med. J. 287 (1983), 1099 – 1102

811 Neumann, V., R. Hopkins, I. Dixon: Combination therapy with pulsed methylprednisolone in rheumatoid arthritis. Ann. Rheum. 44 (1985), 747 – 751

812 Neuwelt, C. M., S. Lacks, B. R. Kaye, J. B. Ellman, D. D. Borenstein: Role of intravenous cyclophosphamide in the treatment of severe neuropsychiatric systemic lupus erythematosus. The American Journal of Medicine 98 (1995), 32 – 41

813 Newland, A. C., J. G. Treleaven: High-dose intravenous IgG in adults with autoimmune thrombocytopenia. Lancet 1 (1983), 84 – 87

814 Nguyen, M., M. Dougados, L. Berdah, B. Amor: Diacerhein in the treatment of osteoarthritis of the hip. Arthritis Rheum. 37, No. 4 (1994), 529 – 536

815 Niculescu, D., G. Pineta: Synoviorthese mit Varicocid bei Reizknie. Z. Rheumatol. 47 (1988), 252 – 256

816 Nissila, M., H. Isomäki, K. Kaarela, P. Kiviniemi, J. Martio, S. Sarna: Prognosis of inflammatory joint diseases. A three-year follow-up study. Scand. J. Rheumatol., 12 (1983), 33 – 38

817 Nissila, M., K. Lehtinen, M. Leirisalo-Repo: Sulfasalazine in the treatment of ankylosing spondylitis. A twenty-six week, placebo-controlled clinical trial. Arthritis Rheum. 31 (1988), 1111 – 1116

818 Noble, J., A. G. Jones, M. A. Davis, C. B. Sledge, R. I. Kramer, E. Livni: Leakage of radioactive particle systems from a synovial joint studied with a gamma camera: its application to radiation synovectomy. J. Bone Joint Surg.(Am) 65 (1983), 381 – 389

819 Noble, S., A. J. Wagstaff: Cyclosporine. A review of ist pharmacology and clinical potential in the treatment of systemic lupus erythematosus. BioDrugs 7 (6) (1997)483 – 501

820 Nogawa, S., F. Zhang, M. E. Ross, C. Iadecola: Cyclooxygenase-2 gene expression in neurons contributes to ischemic brain damage. J. Neurosci. 17 (1997), 2746 – 2755

821 Norris, P. G., J. L. M. Hawk, C. Baker: Britisch Photodermatology Group guidelines for PUVA. Br. J. Dermatol. 130 (1994), 246 – 255

822 Nyfors, A.: Liver biopsies from psoriasis related to methotrexate therapy. Acta Pathol. Microbiol. Immunol. Scand. 85 (Sect. A) (1977), 511 – 518

823 Nyfors, A.: Benefits and adverse drug experiences during long-term Methotrexate treatment of 248 psoriatics. Dan. Med. Bull. 25 (1978) 208 – 211

824 O'Banion, M. K., J. C. Dusel, J. W. Chang, M. D. Kaplan, P. D. Coleman: Interleukin-1β induces prostaglandin G/H synthase-2 (cyclooxygenase-2) in primary murine astrocyte cultures. J. Neurochem. 66 (1996), 2532 – 2540

825 O'Banion, M. K.: COX-2 in Alzheimer's disease. William Harvey Research Conferences on selective COX-2 inhibitors. 17. – 19. September 1997. Phuket. Abstract book 15 – 16

826 Obert, H. J., J. F. Brzoska, M. P. Hündgen: Interferon gamma zur Behandlung der Rheumatoiden Arthritis. Ergebnisse von Therapiestudien bei 850 Patienten. In: Neuere Ergebnisse in der Osteologie (Hrsg. Willert, H. G., Heuck, F. H. W.), Springer-Verlag Berlin – Heidelberg (1989), 3 – 10

827 Obertreis, B., T. Ruttkowski, T. Teucher, B. Behnke, H. Schmitz: Ex-vivo-in-vitro-Hemmung der Lipopolysaccharidstimulierten Tumor-Nekrose-Faktor-α- und Interleukin-1-β-Sekretion in humanem Vollblut durch Extractum Urticae dioicae foliorum. Arzneimittel-Forschung/Drug Research 46, 4 (1996), 389 – 394

828 Ochsendorf, F. R., U. Runne, G. Goerz, E. Zrenner: Chloroquin-Retinopathie. Durch individuelle Tagesdosis vermeidbar. Dtsch. med. Wschr. 118 (1993), 1895 – 1898

829 Oepen, I.: An den Grenzen der Schulmedizin. Eine Analyse umstrittener Methoden. Deutscher Ärzteverlag 1985

830 Ohosone, Y., Y. Okano, H. Kameda, N. Hama, M. Hirakata, T. Mimori, M. Akizuki, Y. Ikeda: Clinical characteristics associated with methotrexate-induced pneumonitis in patients treated for rheumatoid arthritis. ILAR-Congress of Rheumatology. 8. – 13. Juni 1997. Book of abstracts 62

831 Oka, M.: Effect of pregnancy on the onset and course of rheumatoid arthritis. Ann. Rheum. Dis. 12 (1953), 227 – 229

832 Okamoto, M., M. Sasano, M. Goto: Suppressive effect of anti-rheumatic drugs on interleukin-1 ß release from human peripheral blood monocytes. Int. J. Immunopharmac. 13 (1991), 39 – 43

833 Olivieri, I., C. Salvarani, F. Cantini, L. Macchioni, A. Padula, L. Niccoli, L. Boiardi, I. Portioli: Therapy with cyclosporine in psoriatic arthritis. Seminars Arthr. Rheum. 27 (1997), 36 – 43

834 Olsen, N. J., G. P. Teal, R. H. Brooks: IgM-rheumatoid factor and responses to second-line drugs in rheumatoid arthritis. Agents Actions 34 (1991), 169 – 171

835 Olsen, N. J., J. J. Cush, P. E. Lipsky: Multicenter trial of an anti-CD5 immunoconjugate in rheumatoid arthritis (RA). Arthritis Rheum. 37 (Suppl.) (1994), S295

836 Olsen, J. J., R. H. Brooks, J. J. Cush, P. E. Lipsky, E. W. St. Clair, E. L. Matteson,K. N. Gold, G. W. Cannon, C. G. Jackson, W. J. McCune, D. A. Fox, the Xoma RA Investigator Group B. Nelson, T. Lorenz, V. Strand: A double-blind, placebo-controlled study of anti-CD5 immunoconjugate in patients with rheuma-

toid arthritis. Arthritis Rheum. 39 (1996), 1102 – 1108

837 Orfanos, C. E., C. Garbe (Hrsg.): Sklerodermie und sklerodermiforme Dermatosen. Therapie der Hautkrankheiten. pp. 493 – 516. Springer Verlag, Berlin, Heidelberg, New York 1995

838 Osman, M. A., R. B. Patel, A. Schuna: Reduction in oral penicillamine absorption by food, antacid and ferrous sulphate. Clin. Pharmacol. Ther. 33 (1983), 465 – 470

839 Ostendorf, G.-M.: Alternative Verfahren in der Rheumatologie und in der Orthopädie. Akt. Rheumatol. 2, 22 (1997), 75 – 80

840 Østensen, M., B. Aune, G. Husby: Effect of pregnancy and hormonal changes on the activity of rheumatoid arthritis. Scand. J. Rheumatol. 12 (1983), 69 – 72

841 Østensen, M.,G. Husby: A prospective clinical study of the effect of pregnancy on rheumatoid arthris and ankylosing spondylitis. Arthritis Rheum. 26 (1983), 1155 – 1159

842 Østensen, M.: Treatment with immunosuppressive and disease-modifying drugs during pregnancy and lactation. pp. 24 – 28. In: Rheumatology. News and trends. International Conference on Rheumatic Diseases in Pregnancy. Suppl. 1 (1993)

843 Østensen, M.: Optimization of anti-rheumatic drugs treatment in pregnancy. Clin. Pharmacokinet. 27 (1994), 486 – 503

844 Osterwalder, A., G. Müller, E. Frick, M: Nisoli, M. Bianchetti, M.: Femoro-patellar chondropathy. Der informierte Arzt 11 (1990), 687 – 690

845 O'Sullivan, J. B., E. S. Cathcart: Follow-up evaluation of the effect of criteria on rates in Sudbury, Massachusetts. Ann. Intern. Med. 76 (1972), 573 – 577

846 Page, F.: Treatment of lupus erythematosus with mepacrine. Lancet 2 (1951), 755 – 764

847 Pagliano, F.: Contributo clinico alla terapia delle affezioni osteo-articolari. Riv. Ital. Biologisch Med. 6 (1986), 1 – 5

848 Pairet, M., J. van Ryn, A. Mauz, H. Schierok, W. Diederen, D. Türck, G. Engelhardt: Differential inhibition of COX-1 and COX-2 by NSAIDs: a summary of results obtained using various test systems: In: Vane, J., Botting, J. (eds). Selective cyclooxygenase-2-inhibitors: pharmacology, clinical effects and therapeutic potential. Dordrecht: Kluwer Academic Publishers 1997

849 Pairet, M., J. van Ryn: Experimental tests to discriminate between COX-1 and COX-2 inhibition by NSAIDs. William Harvey Research Conferences on selective COX-2 inhibitors. 17. – 19. September 1997. Phuket. Abstract book 10 – 11

850 Paleolog, E. M., M. Hun, M. J. Elliott, M. Feldmann, R. N. Maini, J. N. Woody: Deactivation of vascular endothelium by monoclonal anti-tumoor necrosis factor α antibody in rheumatoid arthritis. Arthritis Rheum. 39 (1996), 1082 – 1091

851 Palmer, H. F., C. J. Moran, M. L. Snaith, J. D. M. Richards, A. H. Goldstone, L. J. Nineham, F. C. Hay, W. J. W. Morrow, I. M. Roitt: Plasma exchange in systemic lupus erythematosus. Ann. Rheum. Dis. 40 (1988) 224 – 228

852 Panayi, G. S., P. Tugwell: The use of cyclosporine A in rheumatoid arthritis: conclusions of an international review. Br. J. Rheumatol. 33 (10) (1994), 967 – 969

853 Panayi, G. S., P. Tugwell: The use of cyclosporin A microemulsion in rheumatoid arthritis: conclusions of an international review. Br. J. Rheumatol. 36 (1997), 808 – 811

854 Panush, R. S.: Kontroversen um Rheumamittel. Eular-Bulletin 1 (1986), 4 – 11

855 Parke, A. L.: Antimalarial drugs, systemic lupus erythematosus and pregnancy. J. Rheumatol. 15 (1988), 607 – 610

856 Parke, A. L., N. F. Rothfield: Antimalarial drugs in pregnancy – the North American experience. Lupus 5 (Suppl. 1) (1996), 67 – 69

857 Parnham, M. J.: Inflammation 93. Drugs News Perspect. 6 (1993), 737 – 742

858 Parrish, J. A., T. B. Fitzpatrick, L. Tannenbam, M. A. Pathak: Photochemotherapy of psoriasis with oral methoxsalen and longwave ultraviolet light. New Engl. J. Med. 291 (1974), 1207 – 1211

859 Parrish, J. A., K. F. Jaenicke: Action spectrum for phototherapy of psoriasis. J. Invest. Dermatol. 76 (1981), 359

860 Partsch, G., Ch. Schwarzer, J. Neumüller, A. Dunky, P. Petera, H. Bröll, G. Ittner, S. Jantsch: Modulation of the migration and chemotaxis of PMN cells by hyaluronic acid. Z. Rheumatol. 48 (1989), 123 – 128

861 Pascale, R., R. Garcea, L. Daino.: The role of S-adenosylmethionine in the regulation of glutathione pool and acetaldehyde production in acute ethanol intoxication. Res. Commun. Subst. Abuse 5 (1984), 321 – 327

862 Pasero, G., F. Priolo, E. Marubini, F. Fantini, G. Ferraccioli, M. Magaro, R. Marcolongo, P. Oriente, V. Pipitone, I. Portioli, G. Tirri, F. Trotta, O. Della Casa-Alberighi: Slow progression of joint damage in early rheumatoid arthritis treated with cyclosporine A. Arthritis Rheum. Vol. 39, No. 6 (1996), 1006 – 1015

863 Patrignani, P., G. Santini, M. R. Panara, M. G. Sciulli, A. Greco, M. T. Rotonod, M. Giamberardino, J. Maclouf, G. Ciabattoni, C. Patrono: Induction of prostaglandin endoperoxide synthase-2 in human monocytes associated with cyclooxygenase-dependent F_2-isoprostane formation. Brit. J. Pharmacol. 118 (1996), 1285 – 1293

864 Paulus, H. E., H. J. Williams, J. R. Ward, J. C. Reading, M. J. Egger, M. L. Coleman, C. O. Samuelson Jr., R. F. Willkens, M. Guttadauria, G. S. Alarcon, S. B. Kaplan, E. J. MacLaughlin, A. Weinstein, R. L. Wilder, M. A. Solsky, R. F. Meenan: Azathioprine versus D-penicillamine in rheumatoid arthritis patients who have been treated unsuccessfully with gold. Arthritis Rheum. 27 (1984), 721 – 727

865 Paulus, H. E., M. J. Egger, J. R. Ward, H. J. Williams, the Cooperative Systematic Studies of the Rheumatic Diseases Group: Analysis of improvement in individual rheumatoid arthritis patients treated with disease-modifying antirheumatic drugs, based on the findings in patients treated with placebo. Arthritis Rheum. 33 (1990), 477 – 484

866 Peacock, D. J. M. L. Banguerigo, E. Brahn: Angiogenesis inhibition suppresses collagen arthritis. Arthritis Rheum. 34 (Suppl.) (1991), 9 – 13

867 Pegg, A. E., H. Hibasami: The role of S-adenosylmethionine in mammalian polyamine synthesis. Elsevier North Holland, inc., Usdin, Borchardt, Creveling, eds. Transmethylation, (1979), 105 – 116

868 Peluso, G. F., A. Perbellini, F. G. Tajana: The effect of high and low molecular weight hyaluronic acid on mytogen-induced lymphocyte proliferation. Curr. Therapeutic. Res. 47 (1990), 437 – 443

869 Pelletier, J.-P., P. J. Roughley, J. A. DiBattista: Are cytokines involved in osteoarthritic pathophysiology? Seminars Arthr. Rheum. 20 (1991), 12 – 25

870 Penneys, N. S., V. Ziboh, N. L. Gottlieb, S. Katz: Inhibition of prostaglandin synthesis and human epidermal enzymes by aurothiomalate in vitro: possible actions of gold pemphigus. J. Invest. Dermatol. 63 (1974), 356 – 361

871 Penning, T. D., J. J. Talley, S. R. Bertensaw: Synthesis and biological evaluation of the 1,5-diarylpyrazole class of cyclooxygenase-2-inhibitors: Identification of 4-[5-(4-methylphenyl)-3-(trifluoromethyl)-1 H-pyrazol-1-yl] benzenesulfonamide (SC-58 635, celecoxib). J. Med. Chem. 40 (1997), 1347 – 1365

872 Perez, M. I., S. R. Kohn: Systemic sclerosis. J. Am. Acad. Dermatol. 28 (1993), 525 – 547

873 Perhala, R. S., W. S. Wilke, J. D. Clough, A. M. Segal: Local infectious complications following large joint replacements in rheumatoid arthritis patients treated with methotrexate versus those not treated with methotrexate. Arthritis Rheum. 34 (1991), 146 – 152

874 Peskar, B. M., T. Schlenker, H. Weiler: Effect of sulphasalazine (SASP) and 5-aminosalicylic acid (5-ASA) on the human colonic prostaglandin system. (Abstract) Gut 23 (1982), A444

875 Peter, H.-H.: Immunmodulation. In: Klinische Immunologie (Hrsg.: Peter, H.-H., Pichler, W. J.), pp. 163 – 178. Urban & Schwarzenberg, München – Wien – Baltimore 1995

876 Petermann, F., M. Deuchert: Die Entstehung von Kortisonängsten. Präv.-Rehab. 5, 3 (1993), 109 – 116

877 Peters, K. M., B. Klosterhalfen: Bakterielle Arthritis. In: Bakterielle Infektionen der Knochen und Gelenke (Eds. K. M. Peters, B. Klosterhalfen), pp. 69 – 89. Ferdinand Enke Verlag, Stuttgart 1997

878 Petitjean, O.: Pharmacokinetics of diacerhein. Osteoarthritis and Cartilage. Vol. 2 (Suppl. 1) (1994), B2, S. 17

879 Petri, M., C. Lakatta, L. Magder, D. Goldman: Effect of prednisone and hydroxychloroquine on coronary artery disease risk factors in systemic lupus erythematosus. A longitudinal data analysis. Amer. J. Med. 96 (1994), 254 – 259

880 Peyron, J. G., E. A. Balazs: Preliminary clinical assessment of Na hyaluronate injection into human arthritic joints. Pathologie-Biologie 22 (1974), 731 – 735

881 Pflaum, S., A. Schnabel, W. L. Gross: Effektivität und Nebenwirkungen von Methotrexat (MTX) plus Cyclosporin A (CyA) bei therapierefraktärer rheumatoider Arthritis (RA). Regionaltagung der Deutschen Gesellschaft für Rheumatologie Düsseldorf. 19. – 21. September 1997. Abstr. P 23

882 Picot S., F. Peyron, A. Donadille: Chloroquine-induced inhibition of the production of TNF, but not of IL-6, is affected by disruption of iron metabolism. Immunology 80 (1993), 127 – 133

883 Pilkington, T., R. N. Brogden: Acitretin: Eine Übersicht über Pharmakologie und therapeutische Anwendung. Drugs 43 (4) (1992), 597 – 627

884 Pillemer, S. R., S. E. Fowler, B. C. Tilley, G. S. Alarcón, S. P. Heyse, D. E. Trentham, R. Neuner, D. O. Clegg, J. C. C. Leisen, S. M. Cooper, H. Ducan, M. Tuttleman: Meaningful improvement criteria sets in a rheumatoid arthritis clinical trial. Arthritis Rheum. 40, 3 (1997), 419 – 425

885 Pinals, R. S., S. B. Kaplan, J. G. Lawson: Sulfasalazine in rheumatoid arthritis. A double-blind, placebo-controlled trial. Arthritis Rheum. 29 (1986), 1427 – 1434

886 Pincus, T., J. A. Summey, S. A. Soraci JR., K. A. Wallston, N. P. Hummon: Assessment of patient satisfaction in activities of daily living using a modified Stanford Health Assessment Questionnaire. Arthritis Rheum., 26 (1983), 1346 – 1353

887 Pincus, T., L. F. Callahan R. V. Burkhauser: Most chronic diseases are reported more frequently by individuals with fewer than 12 years of formal education in the age 18 – 24 United States population. J. Chron. Dis. 40 (1987), 865 – 874

888 Pioro, M. H., J. M. Cash: Treatment of refractory psoriatic arthritis. Rheum. Dis. Clin. North Am. 21 (1995), 129 – 149

889 Piper, P. J.: Formation and actions of leukotrienes. Physiol. Rev. 64 (1984), 744 – 761

890 Polito, C., C. G. Strano, A. N. Olivieri, M. Alesso, C. S. Iammarrone, N. Todisco, M. R. Papale: Growth retardation in non-steroid treated juvenile rheumatoid arthritis. Scand. J. Rheumatol. 26 (1997), 99 – 103

891 Portanova, J. P., Y. Zhang, G. D. Anderson, S. D. Hauser, J. L. Masferrer, K. Seibert, S. A. Gregory, P. C. Isakson: Selective neutralization of prostaglandin E2 blocks inflammation, hyperalgesia, and interleukin 6 production in vivo. J. Exp. Med. 184 (1996), 883 – 891

892 Porter, D. R., H. A. Capell, J. Hunter: Combination therapy in rheumatoid arthritis – No benefit of addition of hydroxychloroquine to patients with a suboptimal response to intramuscular gold therapy. J. Rheumatol. 20 (1993), 645 – 649

893 Poole, P., S. Yeoman, D. Caughey: Methotrexate in older patients with rheumatoid arthritis. Br. J. Rheumatol. Vol. 31, Nr. 12 (1993), 860

894 Poynton, C. H., D. Mort, T. S. Maughan: Adverse reactions to Campath-1 H monoclonal antibody. Lancet 341 (1993), 1037

895 Praprotnik, S., L. D. Tomsic, M. Presetnik, A. Pahor: Effective treatment of systemic lupus erythematosus with cyclosporin A after the failure of cyclophosphamide and steroids. ILAR-Congress of Rheumatology. 8. – 13. Juni 1997. Book of Abstracts

896 Prasit, P.: From a selective to a specific COX-2 inhibitor. William Harvey Research Conferences on se-

lective COX-2 inhibitors. 17 – 19 September 1997. Phuket. Abstract book 27

897 Pratt, W., L. Heck, L. Moreland, W. Koopman, T. Parkhill, G. Pratt, S. Hanavan, N. Wehner, J. Holcenberg, J. Winkelhake: Safety and immunogenicity of a single intramuscular injection of a synthetic HLA-DR4/1-peptide vaccine with alum adjuvant in rheumatoid arthritis patients (abstract). Arthritis Rheum. 38 (Suppl. 9) (1995), S281

898 Presse-Workshop „Vitamin E: Der sanfte Weg in der Rheumatherapie". Chronische Polyarthritis: Wissenschaftliche Basis für Vitamin E. Arthritis + Rheuma 16, Nr. 2 (1996), 112

899 Prince, H. E., R. B. Ettenger, F. J. Dorey, R. N. Fine, J. L. Fahey: Azathioprine suppression of natural killer activity and antibody-dependent cellular cytotoxicity in renal transplant recipients. Transpl. Proc. 16 (1984), 1475 – 1477

900 Pujol, J. P., K. Boumediene, N. Felisaz, P. Bodganowicz, P. Galera: Diacerhein upregulates the expression of TGF-β1 anc TGF-β2 in cultured articular chondrocytes. Diacerhein: Pharmacology and clinical results. Singapore, Satelitensymposium 1997

901 Pullar, T., J. A. Hunter, H. A. Cappell: Sulphasalazine in rheumatoid arthritis: A double blind comparison of sulphasalazine with placebo and sodium aurothiomalate. Br. Med. J., 287 (1983), 1102 – 1104

902 Pullar, T., J. A. Hunter, H. A. Cappell: Does secondline therapy affect the radiological progression of rheumatoid arthritis? Ann. Rheum. Dis. 43 (1984), 18 – 23

903 Pullar, T., J. A. Hunter, H. A. Capell: Effect of sulphasalazine on radiological progression of rheumatoid arthritis. Ann. Rheum. Dis. 46 (1987), 398 – 402

904 Pullar, T., A. J. Birtwell, P. G. Wiles, A. Hay, M. P. Feely: Use of a pharmacologic indicator to compare compliance with tablets prescribed to be taken once, twice and three times daily. Clin. Pharmacol. Ther. 44 (1988), 540 – 555

905 Pullar, T.: Disease modifying drugs for rheumatoid arthritis: Yesterday's treatment today or today's treatment tomorrow? Br. J. Clin. Pharmac. 30 (1990), 501 – 510

906 Punzi, L., F. Schiavon, R. Ramonda: Intra-articular hyaluronic acid in the treatment of inflammatory and noninflammatory knee effusions. Cur. Therap. Res. 43 (1988), 643 – 647

907 van der Putte, L. B. A., O. Sander, R. Rau: Therapie der refraktären chronischen Polyarthritis mit Tumornekrosefaktor α Rezeptor-Fusionsproteinen (TNFR55-IgG1) – Ergebnisse aus doppelblinden placebokontrollierten Studien über 3 Monate. Z. Rheumatol. 57 (1998), 302 – 306

908 Qualitätssicherung in der Rheumatologie (Hrsg.: Deutsche Gesellschaft für Rheumatologie; Kommission für Qualitätssicherung), 5.7 Medikamentöse Schmerztherapie (1995). 5.7.1 – 5.7.7

909 Qualitätssicherung in der Rheumatologie (Hrsg.: Deutsche Gesellschaft für Rheumatologie; Kommission für Qualitätssicherung), 5.5.8 Sjögren-Syndrom (1995). 5.5.8.1 – 5.5.8.4

910 Qualitätssicherung in der Rheumatologie (Hrsg.: Deutsche Gesellschaft für Rheumatologie; Kom-

mission für Qualitätssicherung), 5.6 Reaktive Arthritiden (1995). 5.5.6.1 – 5.5.6.4

911 Qualitätssicherung in der Rheumatologie (Hrsg.: Deutsche Gesellschaft für Rheumatologie; Kommission für Qualitätssicherung), Cyclophosphamid (1995). 5.3.3.9.1 – 5.3.3.9.3

912 Qualitätssicherung in der Rheumatologie (Hrsg.: Deutsche Gesellschaft für Rheumatologie; Kommission für Qualitätssicherung). Infektiöse Arthritiden (1996), 5.5.23.1 – 5.5.23.3

913 Qualitätssicherung in der Rheumatologie (Hrsg.: Deutsche Gesellschaft für Rheumatologie; Kommission für Qualitätssicherung). 5.5 Polyarteriitis nodosa (1997), 5.5.14.1 – 5.5.14.4

914 Qualitätssicherung in der Rheumatologie (Hrsg.: Deutsche Gesellschaft für Rheumatologie; Kommission für Qualitätssicherung). 5.5.16 ANCA-assoziierte Arthritiden (1997), 5.5.16.1 – 5.5.16.6

915 Qualitätssicherung in der Rheumatologie (Hrsg.: Deutsche Gesellschaft für Rheumatologie; Kommission für Qualitätssicherung). 3.8 Lyme-Arthriis (1995), 3.8.1 – 3.8.4

916 Radia, M., D. E. Furst: Comparison of three pulse methylprednisolone regimens in the treatment of rheumatoid arthritis. J. Rheumatol. 15 (1988), 242 – 246

917 Radis, C. D., C. K. Kwoh, M. C. Morgan, J. M. Cash, A. Gallatin, B. L. Stolzer: Risk of malignancy in cyclophosphamide-treated patients with rheumatoid arthritis. A 20-year follow-up study. Arthritis Rheum. Vol. 36, 9 (Suppl.) (1993), Abstr. 159, S65

918 Rahn, H.-D.: Begleitende Therapie durch hydrolytische Enzyme bei arthroskopischer Meniskusresektion. Praktische Sporttraumatologie und Sportmedizin. 3 (1994), 123 – 127

919 Rainsford, K. D., S. Y. Rashad, P. A. Revell, F. M. Low, A. P. Hemingway, F. S. Walker, D. Johnson, P. Stetsko, C. Ying, F. Smith: Effects of NSAIDs on cartilage proteoglycan and synovial prostaglandin metabolism in relation to progression of joint deterioration in osteoarthritis. In: Rheumatology, State of the art, Balint, G., Gomor, B., Hedinka, L., Eds., Elsevier, Amsterdam, 1992, 177

920 Rajapakse, N. A., W. J. Taylor, M. C. Corkill: A retrospective review of Yitrium-90 synovectomy in the treatment of knee arthritis. ILAR-Congress of Rheumatology. 8 – 13 Juni 1997. Book of abstracts 62

921 Ramme, K., R. Stadler: Klinische Anwendung oraler Retinoide in der Dermatologie. Dt. Dermatol. 39 (1991), 763 – 781

922 Rankin, E. C., E. H. Choy, D. Kasimos, G. H. Kingsley, A. M. Sopwith, D. A. Isenberg, G. S. Panayi: The therapeutic effects of an engineered human anti-tumour necrosis factor alpha antibody (CDP 571) in rheumatoid arthritis. Br. J. Rheumatol. 34 (1995), 334 – 342

923 Rashad, S., P. Revell, W. Hemingway: Effect of nonsteroid anti-inflammatory drugs on the course of osteoarthritis. Lancet 2 (1989), 519 – 522

924 Rasker, J. J., J. A. Cosh: The natural history of rheumatoid arthritis: A fifteen year follow-up study. The prognostic significance of features noted in the first year. Clin. Rheumatol. 3 (1984), 11 – 20

925 Rasker, J. J., J. A. Cosh: The natural history of rheumatoid arthritis over 20 years. Clinical symptoms, radiological signs, treatment, mortality and prognostic significance of early features. Clin. Rheumatol. 6 (1987), 5–11

926 Rau, R., G. Herborn, T. Karger: A double blind randomized parallel trial of intramuscular methotrexate and gold sodium thiomalate in early erosive rheumatoid arthritis. J. Rheumatol. 18 (1991), 328–333

927 Rau, R., G. Herborn, B. Schleusser, D. Elhard: Prospective open longterm observation of RA-patients (PAT) treated with Methotrexate (MTX) or MTX and Gold. In: Invitatio ad scientiam (Hrsg. R. Rau) pp. 19–33, Futuramed Verlag Band 2–1, 1992

928 Rau, R., G. Herborn, H. Menninger: Early RA patients withdrawn from gold treatment show sustained improvement 16 months after discontinuation. 25th Scandinavian Congress of Rheumatology. Scand. J. Rheumatol. Suppl. 98 (1994), Abstr. 139

929 Raue, F., A. Grauer: Biphosphonate bei Knochenstoffwechselerkrankungen. Arzneimitteltherapie/ 15. Jahrgang/Heft 6 (1997), 180–187

930 Rayburn, W. F.: Glucocorticoid therapy for rheumatic diseases: maternal, fetal, and breast-feeding considerations. In: Rheumatology. News and trends. International Conference on Rheumatic Diseases in Pregnancy. Suppl. 1 (1993), 29–31

931 Reardon, E. V., C. J. Tuggle, J. D. Clough, A. M. Segal: A prospective study of the use of tidal lavage (irrigation) in patients with arthritis of the knee. Arthritis Rheum. 32 (Suppl. 4) (1989), S138

932 Reginster, J. Y., M. Distel, E. Bluhmki: A double-blind, three-week study to compare the efficacy and safety of meloxicam 7,5 mg and meloxicam 15 mg in patients with rheumatoid arthritis. Br. J. Rheumatol. 35 (Suppl. 1) (1996), 17–21

933 Reinhardt, S., J. Schmitt, W. Söndgen, H. Menninger: Triamcinolonhexacetonid und Natriummorrhuat in der intraartikulären Lokalbehandlung der Kniegelenkssynovitis bei der chronischen Polyarthritis. Akt. Rheumatol. 18 (1993), 50–61

934 Reinhart, W. H., O. Lutolf, U. Nydegger, F. Mahler, P. W. Straub: Plasmapheresis for hyperviscosity syndrome in macroglobulinemia Waldenström and multiple myeloma: Influence on blood rheology and the microcirculation. J. Lab. Clin. Med. 119 (1992), 69–76

935 Research sub-committee of the Empire Rheumatism Council: Gold therapy in rheumatoid arthritis: Report of multi-centre controlled trial. Ann. Rheum. Dis. 19 (1960), 95–119

936 Reynolds, J. E. F. (ed.): Analgesics antiinflammatory agents and antipyretics. In: Martindale: The extra pharmacopoei, 31th Ausgabe, pp. 81–85. Pharmaceutical Press London 1996

937 Richardson, C., P. Emery: The clinical implications of inhibition of the inducible form of cyclo-oxygenase. Drug Saf. 15 (1996), 249–260

938 Richter, C., A. Schnabel, E. Csernok, E. Reinhold-Keller, W. L. Gross: Treatment of ANCA-associated systemic vasculitis with high-dose intravenous immunglobulin. Arthritis Rheum. 37 (1994), 353

939 Ridley, M. G., C. S. Wolfe, J. A. Mathews: Life threatening acute pneumonitis during low-dose methotrexate treatment for rheumatoid arthritis. A case report and review of the literature. Ann. Rheum. Dis. 47 (1988), 784–788

940 van Riel, P. L. C. M., A. Larsen, L. B. A. van de Putte, F. W. J. Gribnau: Effects of aurothioglucose and auranofin on radiographic progression in rheumatoid arthritis. Clin. Rheumatol. 5, 3 (1986), 359–364

941 Riendeau: Biochemical and pharmacological profile of a tetrasubstituted furanone as a highly selective COX-2 inhibitor. British Journal of Pharmacology 121 (1997), 105–117

942 van Rijwijk, M. P.: Management of systemic AA and AL amyloidosis. Z. Rheumatol. 52, 5, Abstract 14 (1993), 6

943 Riley, S. A.: Sulfasalazine-induced abnormal sperm penetration. Dig. Dis. Sci. 33 (11) (1988), 1498

944 Ringe, J. D.: Pathogenese der Kortikoidosteoporose. Fortschr. Med. 108 (1990), 393–396

945 Ringe, J. D.: Calcitonintherapie der Osteoporose. Arzneimitteltherapie 8 (1990), 249–256

946 Ringe, J. D.: Generalisierte Osteoporose bei chronischer Polyarthritis – Pathomechanismen und Behandlungsansätze. Z. Rheumatol. 55 (1996), 149–157

947 Ringe, J. D., E. Schacht: Alfacalcidol in der Osteoporosetherapie. Grundlagen, Behandlungsergebnisse und Perspektiven. Arzneimitteltherapie 1, 2 (1994), 69–73

948 Riskin, W. G., D. B. Gillings, J. A. Scarlett: Amiprilose hydrochloride for rheumatoid arthritis. Ann. Intern. Med. 111 (6) (1989), 455–465

949 Ristimäki, A.: COX-2 in gastric carcinoma. William Harvey Research Conferences on selective COX-2 inhibitors. 17.–19. September 1997. Phuket. Abstract book 13

950 Ritter, J., L. D. Kerr, J. Valeriano-MArcet, H. Spiera: ACTH revisited: effective treatment for acute crystal induced synovitis in patients with multiple medical problems. J. Rheumatol. 21 (1994), 696–699

951 Robinson, D. R.: Regulation of prostaglandin synthesis by antiinflammatory drugs. J. Rheumatol. 24 (Suppl. 47) (1997), 32–39

952 Robinson, D. R.: Eicosanoids and related agents. In: McCarty D. J., Koopman, W. J. eds. Arthritis and Allied Conditions. A Textbook of rheumatology. 13th ed. Philadelphia: pp. 512–528. Lea & Febiger 1997

953 Roenigk, H. H., R. Auerbach, H. Maibach, G. D. Weinstein: Methotrexate guidelines – revised. J. Amer. Acad. Derm. 6 (1982), 145–155

954 Röthlisberger, M. F.: Patientengerechte Arzneimittelinformation aus der Sicht des niedergelassenen Arztes. In: Patientengerechte Arzneimittelinformation durch den Arzt. Schriftenreihe der medizinisch-pharmazeutischen Studiengesellschaft e. V. Umschau, Frankfurt (1981), 70–73

955 Rønningen, H., N. Langeland: Indomethacin treatment in osteoarthritis of the hip joint. Acta Orthop. Scand. 50 (1979), 169–174

956 Ronda, N., V. Hurz, M. D. Kazatchkine: Intravenous immunoglobulin therapy of autoimmune and systemic inflammatory diseases. Vox Sang 64 (1993), 65–72

957 Rook, A. H., B. Freundlich, B. V. Jegasothy, M. I. Perze, W. G. Barr, S. A. Jimenez, R. L. Rietschel, B. Wintroub, M. B. Kahaleh, J. Varga: Treatment of systemic sclerosis with extracorporal photochemotherapy: Results of a multicenter trial. Arch. Dermatol. 128 (1992), 337–346

958 Rooney, M.: Review: Is there a disease-modifying drug for juvenile chronic arthritis? Brit. J. Rheumatol. 31 (1992), 635–641

959 Rooney, T. W., D. E. Furst: Methotrexate. In: Arthritis and Allied Conditions. A Textbook of Rheumatology. Ed. McCarty. pp. 621–636. Lea & Febiger Philadelphia London 1993

960 Ropes, M. W., G. A. Bennett, S. Cobb: 1958 revision of diagnostic criteria for rheumatoid arthritis. Bull. Rheum. Dis. 316 (1958), 450–455

961 Ros, A., G. Wennersten, B. Lagerholm: Long-term photochemotherapy for psoriasis: a histopathological and clinical follow-up study with special emphasis on tumour incidence and behavior of pigmented lesions. Acta. Dermatomyositis Venereol 63 (1983), 215–221

962 Rosenthal, G. J., G. W. Weigard, D. R. Germolec: Suppression of B cell function by methotrexate and trimetrexate. J. Immunol. 141 (1988), 410–416

963 Rosenthal, M.: Effect of a bacterial extract on cellular and humoral immune responses in humans. J. Immunopharmacol. 8 (1986), 315–325

964 Rosenthal, M., I. Bahous, G. Ambrosini: Longterm treatment of rheumatoid arthritis with OM-8980. A retrospective study. The Journal of Rheumatology 18, 12 (1991), 1790–1793

965 Rotenberg, R. J., F. M. Graziano, J. R. Grandone: The use of methotrexate in steroid-resistant systemic lupus erythematosus. Arthritis Rheum. 31 (1988), 612–615

966 Rothfield, N.: Efficacy of antimalarials in SLE. Amer. J. Med. 85, Suppl. 4 a (1988), 53–56

967 Roux, H., C. Naium, J. Alberti: A propos des synoviorthèses isotopiques précoces au cours de la polyarthritide rhumatoide. Rev. Rhum. 43 (1976), 327–332

968 Rubbert, A., G. R. Burmester: Neue therapeutische Möglichkeiten. Internist 34 (1993), 841–851

969 Ruiz de Souza, V., S. V. Kaveri, M. D. Kazatchkine: Intravenous immunoglobulin (IVIg) in the treatment of autoimmune and inflammatory diseases. Clin. Exp. Rheumatol. 11 (Suppl. 9) (1993), 533–536

970 Rumack, C. M., Guggenheim, M. A., B. J. Rumack: Noenatal-intracranial hemorrhage and maternal use of aspirin. Obstet Gynecol. 58 (Suppl. 5) (1981), 52–56

971 Runge, L. A.: Antimalarials. In: Arthritis and Allied Conditions. A Textbook of Rheumatology. pp. 612–631, Vol. 1, 11th Edition (Ed. McCarty), Lea & Febiger Philadelphia London 1989

972 Runge, L. A.: Antimalarials. In: Arthritis and Allied Conditions. A Textbook of Rheumatology. pp. 615–619. Vol. 1, 12th Edition (Ed. McCarty), Lea & Febiger Philadelphia London 1993

973 Russell, A. S., C. Miller: The augmentation of human NK-cell activity by auranofin compared to interferon. Int. Immunopharmacol 6 (1984), 451–431

974 Ryan, F. J., G. Pearce, E. Seeman, C. Formica, P. Delmas: The effects of low dose corticosteroids on bone density, body composition and muscle strength in patients with polymyalgia rheumatica. Arthritis Rheum. Suppl. (1995) 1234, S. 359

975 Rydell, N., E. A. Balazs: Effect of intraarticular injection of hyaluronic acid on the clinical symptoms of osteoarthritis and on granulation tissue formation. Clin. Orthop. Rel. Res. 80 (1971), 25032

976 Ryffel, B.: Pharmakologie von Cyclosporin (Sandimmun). Z. Hautkr. 66 (Suppl.) (1991), 11–14

977 Rynes, R. I., H. H. Bernstein: Ophthalmologic safety profile of antimalarial drugs, Lupus 2, Suppl. 1 (1993), S17-S19

978 Saag, K., C. Fisher, J. McKay, E. Ehrich, P.-L. Zhao, J. Bolognese, B. Seidenberg, B. and B. Daniels for the MK-0966 Phase III Protocol 033 Study Group: MK-966, a specific COX-2 inhibitor, has clinical efficacy comparable to ibuprofen in the treatment of knee and hip osteoarthritis (OA) in a 6-week controlled clinical trial. Arthritis Rheum. Abstr. Suppl. Vol. 41, No. 9 (1998), Abstr. 984, S 196

979 Saal, I. G.: Medikamentöse Therapie der rheumatoiden Arthritis mit langsamwirkenden Antirheumatika. Internist 34 (1993), 9–17

980 Salaffi, F., M. Carotti, C. Cervini: Combination therapy of cyclosporine A with methotrexate or hydroxychloroquine in refractory rheumatoid arthritis. Scandinavian Journal of Rheumatology 25 (1) (1996), 16–23

981 Salmon, S. E., W. S. Dalton: Relevance of multidrug resistance to rheumatoid arthritis: Development of a new therapeutic hypothesis. J. Rheumatol. 23, Suppl. 44 (1996), 97–101

982 Sambrook, P. N., M. L. Cohen, J. A. Eisman, N. A. Pocock, G. D. Champion, M. G. Yeates: Effects of low dose corticosteroids on bone mass in rheumatoid arthritis: a longitudinal study. Ann. Rheum. 48 (1989), 535–538

983 Sambrook, P., J. Birmingham, P. Kelly, S. Kempler, T. Nguyne, N. Pocock, J. Eisman: Prevention of corticosteroid osteoporosis. A comparison of calcium, calcitriol and calcitonin. N. Engl. J. Med. 329 (1991), 1747–1752

984 Sametz, W., H. Juan, M. Arens-Corell: Einfluß des Phytodolor N auf die Prostaglandin (PG) und Thromboxan B_2 Biosynthese und auf die Plättchen-Aggregation. Abstrakt vom XIIth European Congress of Rheumatology, Budapest 1991

985 Sanders, K. M., P. L. Carlson, B. H. Littman: Effects of gold sodium thiomalate on interferon stimulation of C2 synthesis and HLA-DR expression by human monocytes. Arthritis Rheum. 30 (1987), 1032–1039

986 Sander, O., G. Herborn, R. Rau: Tumornecrosis factor α (TNF) blockade enhances Methotrexate (MTX) response in patients with rheumatoid arthritis (RA). Arthritis Rheum. 38 (1995) S266 (abstract)

987 Sander, O., G. Herborn, R. Etzel, R. Rau: H15 (Weihrauch) – eine Alternative bei der Behandlung der c. P.? Regionaltagung der Deutschen Gesellschaft für Rheumatologie Düsseldorf. 19.–21. September 1997. Abstr. P 19

988 Sander, O., Rau, R.: Therapie der refraktären chronischen Polyarthritis mit Tumornekrosefak-

tor α-Rezeptor-Fusionsprotein (TNFR 55-IgG1) – Langzeitbeobachtung an 80 eigenen Patienten. Z. Rheumatol. 57 (1998), 307 – 311

989 Sanna, P.: Langzeitergebnisse der Radiosynoviorthese bei entzündlich-rheumatischen Affektionen. Inaug. Diss. Med. Fakultät der Universität Basel 1990

990 Sany, J., J. Clot, M. Bonneau, M. Andara: Immunomodulating effect of human placenta-eluated gamma globulins in rheumatoid arthritis. Arthritis Rheum. (1982), 17 – 24

991 Sany, K., S. Kaliski, M. Couret: Radiologic progression during methotrexate (MTX) treatment of rheumatoid arthritis (RA). Arthritis Rheum. 33 (Suppl. 9) (1990), S6

992 Sany, J.: Intravenous immunoglobulin therapy for rheumatic diseases. Current Opinion in Rheumatology 6 (1994), 305 – 310

993 Schäffer, M., M. Witte, T. Gottwald, G. Köveker, H. D. Becker: Stickstoffmonoxid: Mediator der Gewebsreparation? Dtsch. med. Wschr. 122 (1997), 339 – 345

994 Schattenkirchner, M.: Die Therapie des Gichtanfalls. In: Handbuch der inneren Medizin (Ed. Schwiegk, H.), pp. 423 – 431. Bd. VII/3. Springer, Berlin 1976

995 Schattenkirchner, M.: Die Goldbehandlung der chronischen Polyarthritis. Eular, Basel 1978

996 Schattenkirchner, M., B. Kaik, H. Müller-Fassbender, R. Rau, H. Zeidler: Auranofin and sodiumaurothiomalate in the treatment of rheumatoid arthritis, a double-blind comparative multicentre study. J. Rheumatol. Supp. 9 (1982), 184 – 189

997 Schattenkirchner, M.: Sulfasalazin (Azulfidine-RA) versus Aurothioglykose in der Therapie der chronischen Polyarthritis – Statusreport über eine offene vergleichende, multizentrische Langzeitstudie. Z. Rheumatol. 46 (1987), 67 – 70

998 Scherak, O., G. Kolarz, Ch. Schödl, G. Blankenhorn: Hochdosierte Vitamin-E-Therapie bei Patienten mit aktivierter Arthrose. Z. Rheumatol. 49 (1990), 369 – 373

999 Schiavinato, A., E. Lini, D. Guidolin: Intraarticular sodium hyaluronate injections in the Pond-Nuki experimental model of osteoarthritis in dogs: II. Morphological findings. Clin. Orthop. Rel. Res. 241 (1989), 286 – 299

1000 Schiff, M., J. Kaine for the Leflunomide RA Investigators Group, J. Sharp, V. Strand: X-ray analysis of 12 month treatment of active rheumatoid arthritis with leflunomide compared to placebo and methotrexate. Arthritis Rheum. Vol. 40, No. 9 (Suppl.) (1998), Abstr. 732, S 154

1001 Schilling, F.: Chronisch-rekurrierende multifokale Osteomyelitis (CRMO). Kasuistik einer adulten CRMO mit Pustulosis palmoplantaris (Ppp). Akt. Rheumatol. 22, 2 (1997), 55 – 65

1002 Schimizu, S., S. Shiozawa, K. Shiozawa, S. Imura, T. Fujita: Quantitative histological studies on the pathogenesis of periarticular osteoporosis in rheumatoid arthritis. Arthritis Rheum. 28 (1985), 25 – 31

1003 Schlaghecke, R., P. Ridderskamp, F. L. Degner, E. Juli: Corticotropin-releasing-Hormon (CRH)-Test

bei der Überwachung der Glukokortikoidtherapie. DMW 115 (1990), 1136 – 1140

1004 Schlaghecke, R., E. Kornely, R. Santen, P. Ridderskamp: The effect of long term glucocorticoidtherapy on pituitary – adrenal responses to exogenous corticotropin-releasing-hormone. N. Engl. J. Med. 325 (1992), 226 – 230

1005 Schmidt, K., R. K. Miehlke, R. Rupprecht: Zur Frage der offenen oder arthroskopischen Synovektomie des Kniegelenks bei chronischer Polyarthritis. Akt. Rheumatol. 20 (1995), 212 – 220

1006 Schmidt, K. L.: Die Therapie der rheumatoiden Arthritis an der Jahrtausendwende. Internist 34 (1993), 831 – 840

1007 Schnabel, A., K. Herlyn, C. Burchardi, E. Reinhold-Keller, W. L. Gross: Long-term tolerability of methotrexate at doses exceeding 15 mg per week in rheumatoid arthritis. Rheumatol. Int. 15 (1996), 195 – 200

1008 Schneider, M.: Plasma- und Lymphopherese bei Autoimmunopathien. Z. Rheumatol. 55 (1996), 90 – 104

1009 Schnitzer, T. J., B. M. Ansell: Amyloidosis in juvenile chronic polyarthritis. Arthritis Rheum. 20 (1977), 245 – 252

1010 Schnitzer, T., C. Morton, S. Coker: Topical capsicin therapy for osteoarthritis pain: Achieving a maintenance regimen. Seminars Arthr. Rheum. Vol. 23, No. 6 (Suppl. 3) (1994), 34 – 40

1011 Schoenfeld, A., Y. Bar, P. Merlob, Y. Ovadia: NSAIDs: Maternal and fetal considerations. In: Rheumatology. News and trends. International Conference on Rheumatoid Diseases in Pregnancy. Suppl. 1 (1993), 16 – 20

1012 Schroder, H.: Methotrexate pharmacokinetics in age-fractional erythrocytes. Cancer Chemother. Pharm. 28 (1986), 203 – 207

1013 Schröder, J. O., H. H. Euler, H. Löffler: Synchronization of plasmapheresis and pulse cyclophosphamide in severe systemic lupus erythematosus. Ann. Int. Med. 107 (1987), 344 – 346

1014 Schröder, J. O.: Behandlung des systemischen Lupus erythematodes. Akt. Rheumatol. 21 : 2 (1996), 89 – 97

1015 Schumacher, G. E.: Practical pharmacokinetic techniques for drug consultation and evaluation II: a perspective on the renal impaired patient. Amer. J. Hosp. Pharm. 30 (1973), 824 – 830

1016 Scott, D. G. I., P. A. Bacon, J. E. Bothamley, J. E., C. Allen, C. J. Elson, T. B. Wallington: Plasma exchange in rheumatoid vasculitis. J. Rheumatol. 8 (1981), 433 – 439

1017 Scott, D. L., D. P. Symmons, B. L. Coulton, A. J. Popert: Long-term outcome of treating rheumatoid arthritis: results after 20 years. Lancet, 1 (1987), 1108 – 1111

1018 Scott, D. L., P. T. Dawes, E. Tunn: Combination therapy with gold and hydroxychloroquine in rheumatoid arthritis: a prospective, randomized, placebo-controlled study. Br. J. Rheumatol. 28 (1989), 128 – 133

1019 Scudds, R. A., G. A. McCain, G. B. Rollman, M. Harth: Improvements in pain responsiveness in patients with fibrositis after successful treatment with amitriptyline. J. Rheumatol. (Suppl. 19) (1989), 98 – 103

1020 Scully, C. J., C. J. Anderson, G. W. Cannon: Long-term methotrexate therapy for rheumatoid arthritis. Seminars Arthr. Rheum. 20 (1991), 317 – 331

1021 Seaman, W. E., D. Wofsy: Selective manipulation of the immune response in vivo by monoclonal antibodies. Ann. Rev. Med. 39 (1988), 231 – 241

1022 Searles, G., R. McKendry: Methotrexate pneumonitis in rheumatoid arthritis: Potential risk factors. Four cases and a review of the literature. J. Rheumatol. 14 (1987), 1164 – 1171

1023 Sebold, J. R., D. A. McCloskey, D. E. Furst: Pilot trial of methotrexat (MTX) in treatment of early diffuse scleroderma. (abstract). Arthritis Rheum. 37 (Suppl. 16) (1994), R35

1024 Segal, A. M., A. P. Koo, L. H. Calabresi, D. Macanec, J. Steinbrunner, C. Wrabel, S. V. Medendorp, W. Wilke: Twenty-year experience of methotrexate (MTX) toxicity in rheumatoid arthritis (RA). Arthritis Rheum. 30 (Suppl. 4) (1987): Abstr. B15, S59

1025 Segal, R., D. Caspi, M. Tishler: Short term effects of low dose methotrexate on the acute phase reaction in patients with rheumatoid arthritis. Rheumatol. 16 (1989), 913 – 916

1026 Segal, R., E. Mozes, M. Yaron, B. Tartakovsky: The effects of methotrexate on the proliferation and activity of interleukin 1. Arthritis Rheum. 32 (1989), 370 – 377

1027 Seideman, P., F. Albertioni, O. Beck, S. Eksborg, C. Peterson: Chloroquine reduces the bioavailability of methotrexate in patients with rheumatoid arthritis. Arthritis Rheum. 37, 6 (1994) 830 – 833

1028 Seidman, P., B. Lindström: Pharmacokinetic interactions of penicillamine in rheumatoid arthritis. J. Rheumatol. 16 (1989), 473 – 474

1029 Seitz, M., M. Franke, H. Kirchner: Induction of antinuclear antibodies in patients with rheumatoid arthritis receiving treatment with human recombinant interferon gamma. Ann. Rheum. Dis. 47 (1988), 642 – 644

1030 Seitz, M., B. Dewald, M. Ceska: Interleukin-8 in inflammatory rheumatic diseases: synovial fluid levels, relation to rheumatoid factors, production by mononuclear cells, and effects of gold sodium thiomalate and methotrexate. Rheumatol. Int. 12 (1992), 159 – 164

1031 Sell, S., I. Gutsche, W. Konermann, J. Zacher: Sonographisch gesteuerte Punktionen bei chronisch entzündlichen Gelenkerkrankungen. Akt. Rheumatol. 18 (1993), 44 – 49

1032 Sewell, K. L.: Treatment of elderly-onset rheumatoid arthritis. Jags, Vol. 39, No. 10 (1991), 1043 – 1044

1033 Sewell, K. L., D. E. Trentham: Rapid improvement in refractory rheumatoid arthritis by an interleukin-2 receptor targeted immunotherapy. (Abstr.) Clin. Res. 39 (2) (1991), 314A

1034 Sewell, K. L., K. C. Parker, T. G. Woodworth, J. Reuben, W. Swartz, D. E. Trentham: DAB$_{486}$ Il-2 fusion toxin in refractory rheumatoid arthritis. Arthritis Rheum. 39, 9 (1993), 1223 – 1233

1035 Shalita, A. R.: Mucocutaneous and systemic toxicity of retinoids: Monitoring and management. Dermatologica, 175 (Supp. 1) (1987), 151 – 157

1036 Sharon, P., W. F. Stenson: Enhanced synthesis of leukotriene B4 by colonic mucosa in inflammatory bowel disease. Gastroenterology, 86 (1984), 453 – 460

1037 Shen, D., D. Azamoff: Clinical pharmacokinetics of methotrexate. Clin. Pharmacokinet. 3 (1978), 1 – 13

1038 Sherrer Y. S., D. A. Bloch, D. M. Mitchell, D. Y. Young, J. F. Fries: The development of disability in rheumatoid arthritis. Arthritis Rheum. 29 (1986), 494 – 500

1039 Sherrer, Y. S., D. A. Bloch, S. Storber, J. F. Fries: Comparative toxicity of total lymphoid irradiation and immunosuppressive drug-treated patients with intractable rheumatoid arthritis. J. Rheumatol. 14 (1987), 46 – 51

1040 Shield, M. J.: Misoprostol: New Frontiers; Benefits beyond the gastrointestinal tract. Scand. J. Rheumatol. (Suppl. 92) (1992), 31 – 52

1041 Shiokawa, Y., Y. Horiuchi, Y. Mizushima, T. Kageyama, K. Shichikawa, T. Ofuji, M. Honma, H. Yoshizawa, C. Abe, N. Ogawa: A multicenter double-blind controlled study of lobenzarit, a novel immunomodulator, in rheumatoid arthritis. J. Rheumatol. 11 (1984), 615 – 623

1042 Shiozawa, S., K. Shiozawa, M. Kita, T. Kishida, T. Fujita, S. Imura: Preliminary report. A preliminary study on the effect of alpha-interferon treatment on the joint inflammation and serum calcium in rheumatoid arthritis. Br. J. Rheumatol. 31 (1992), 405 – 408

1043 Short, C. L.: Long remissions in rheumatoid arthritis. Medicine 43 (1964), 401 – 406

1044 Siegel, L. B., J. A. Alloway, D. J. Nashel: Comparison of adrenocorticotropic hormone and triamcinolone acetonide in the treatment of acute gouty arthritis. J. Rheumatol. 21 (1994), 1325 – 1327

1045 Sieper, J., S. Kary, H. Sörensen, R. Alten, U. Eggens, W. Hüge, F. Hiepe, A. Kühne, J. Listing, N. Ulbrich, J. Braun, A. Zink, N. A. Mitchison: Oral type II collagen treatment in early rheumatoid arthritis. Arthritis Rheum. Vol. 39, 1 (1996), 41 – 51

1046 Sigler, J. W., G. B. Bluhm, H. Duncan, J. T. Sharp, D. C. Ensign, W. R. McCrum: Gold salts in the treatment of rheumatoid arthritis: a double-blind study. Ann. Intern. Med. 80 (1974), 21 – 26

1047 Sileghem, A., P. Geusens, J. Dequeker: Intranasal calcitonin for the prevention of bone erosion and bone loss in rheumatoid arthritis. Ann. Rheum. Dis. 51 (1992), 761 – 764

1048 Silverman, E. D., J. J. Miller, B. B. Bernstein, T. Shafai: Consumption coagulopathy associated with systemic juvenile rheumatoid arthritis. J. Pediatr. 103 (1983), 872 – 876

1049 Silverstein, F. E., D. Y. Graham, J. R. Senior, H. W. Davies, B. J. Struthers, R. M. Bittman, S. Geis: Misoprostol reduces serious gastrointestinal complications in patients with rheumatoid arthritis receiving nonsteroidal anti-inflammatory drugs. Ann. Intern. Med. 123 (1995), 241 – 249

1050 Simon, L. S. Biologic effects of non-steroidal anti-inflam-matory drugs. In: Current Opinion in Rheumatology. Vol. 9, 3 (Ed. G. Hunder), pp. 178 – 182. Rapid Science Publishes. Philadelphia 1997

1051 Simon, L. S., F. L. Lanza, P. E. Lipsky, R. C. Hubbard, S. Talwalker, B. D. Schwartz, P. C. Isakon, G. S. Geis: Preliminary study of the safety and efficacy of SC-58 635, a novel cyclooxygenase 2 inhibitor. Efficacy and safety in two placebo-controlled trials in osteoarthritis and rheumatoid arthritis, and studies of gastrointestinal and platelet effects. Arthritis Rheum. Abstr. Suppl. Vol. 41, No. 9 (1998), 1591 – 1602

1052 Sinclair, R. J. G., J. J. R. Duthie: Salazopyrin in the treatment of rheumatoid arthritis. Ann. Rheum. Dis. 8 (1949), 226 – 231

1053 Singer, D. R. J., D. Roberts, J. Cohen: Infective complications of plasma exchange: A prospective study. Arthritis Rheum. 30 (1987), 443 – 447

1054 Singh, R. B., M. A. Niaz, S. Ghosh, R. Beegum, I. Bishnoi, P. Agarwal, A. Agarwal: Dietary intake and plasma levels of antioxidant vitamins in health and disease: A hospital-based case-control study. J. Nutr. Environmental Med. 5/3 (1995), 235 – 242

1055 Singleton, P. L., A. G. Cervantes: Concomitant gold and hydroxychloroquine therapy for second remission of rheumatoid arthritis (abstract). Meeting of the Southeast Asia and Pacific Area League Against Rheumatism. Bangkok, Thailand, 1984

1056 Situnayake, R. D., K. A. Grindulis, B. McConkey: Long term treatment of rheumatoid arthritis with sulphasalazine, gold, or penicillamine: a comparison using life-table methods. Ann. Rheum. Dis. 46 (1987), 177 – 183

1057 Skopouli, F. P., A. P. Andonopoulos, H. M. Amoutsopoulos: Clinical implications of the presence of anti-Ro (SSA) antibodies in patients with rheumatoid arthritis. J. Autoimmunol. 1 (4) (1988), 381 – 388

1058 Sköldstam, L., K. E. Magnusson: Fasting, intestinal permeability and rheumatoid arthritis. In: Nutrition and rheumatic disease (Ed. Panush, R. S.), Rheumatic Diseases Clinics of North America (1991), 363 – 372

1059 Skosey, I. L.: Gold compounds. In: Arthritis and Allied Conditions (Ed. McCarty, D. I.), pp. 544 – 555, 11th Ed., Lea & Febiger, 1989

1060 Skosey, I. L.: Gold compounds and D-Penicillamine. In: Arthritis and Allied Conditions. A Textbook of Rheumatology. Vol. 1 (Ed.McCarty, D. I.), pp. 603 – 614. Lea & Febiger Philadelphia London 1993

1061 Smith, M. D., J. V. Bertouch, A. M. Smith: The clinical and immunological effects of pulse methylprednisolone therapy in rheumatoid arthritis. I. Clinical effects. J. Rheumatol. 15 (1988), 229 – 232

1062 Smith, M. M., P. Gosh: The synthesis of hyaluronic acid by human synovial fibroblasts is influenced by the nature of the hyaluronate in the extracellular environment. Rheumatol. Int. 7 (1987), 113 – 122

1063 Smith, R. J., J. E. Chin, L. M. Sam, J. M. Justen.: Biological effects of an interleukin-1 receptor antagonist protein on interleukin-1-stimulated cartilage erosion and chondrocyte responsiveness. Arthritis Rheum. 34 (1991), 78 – 83

1064 Smith, W. L., E. A. Meade, D. L. DeWitt: Interactions of PGH synthase isozymes-1 and -2 with NSAIDs, in cellular generation, transport, and effects of eicosanoids (Eds. Goetzl, E. J., Lewis, R. A., Rola-Pleszczynski, M.). Ann. N. Y. Acad. Sci., 1994, 744

1065 Smith, W. L., D. L. DeWitt: Prostaglandin endoperoxide H synthases-1 and -2. Adv. Immunol. 62 (1996), 167 – 215

1066 Smolen, J. S., J. R. Kalden, B. Rozman, D. L. Scott, R. Rosenburg, I. Löw-Friedrich for the European Leflunomide Study Group: Efficacy and safety of leflunomide versus placebo and sulfasalazine in rheumatoid arthritis: a double-blind, randomized, pivotal, phase III trial. 11th Eular Symposium 5. – 8. 9. (1998), S 110, Nr. 155

1067 Smolen, J. S., J. R. Kalden, D. L. Scott, B. Rozman, T. K. Kvien, A. Larsen, I. Loew-Friedrich, C. Oed, R. Rosenburg, and the European Leflunomid Study Group: Efficacy and safety of leflunomide compared with placebo and sulphasalazine in active rheumatoid arthritis: a double-blind, randomised, multicentre trial. Lancet, 353 (1999), 259 – 266

1067a Smyth, C. J. B. A. Bartholomew, D. M. Mills, I. C. Steigerwald, S. I. Strong, S. Recart: Cyclophosphamide therapy for rheumatoid arthritis. Arch. Intern. Med. 135 (1975), 789 – 793

1068 Sönnichsen, N.: Vitamin-D-Therapie. In: Psoriasis und Gelenkerkrankungen (Hrsg. U. Wollina, G. Hein, B. Knopf), pp. 234 – 245. Gustav Fischer, Jena – Stuttgart 1996

1069 Sollberg, S., T. Krieg: Systemische Sklerodermie. In: Rheumatologie in Praxis und Klinik (Eds. W. Miehle, K. Fehr, M. Schattenkirchner, K. Tillmann), Georg Thieme Verlag, Stuttgart – New York. Im Druck

1070 Songsiridej, N., D. E. Furst: Methotrexate – The rapidly acting drug. In: Clinical Rheumatology (Ed. Brooks, P. M.), pp. 575 – 595. Bailiere Tindall, London 1990

1071 Soulillou, J.-P.: Randomized controlled trial of a monoclonal antibody against the interleukin-2 receptor (33B3.1) as compared with rabbit antithymocyte globulin for prophylaxis against rejection of renal allografts. Engl. J. Med. 322 (1990), 1175 – 1182

1072 Southorn, P. A., Powis,G.: Free radicals in medicine. I. Chemical nature and biologic reactions. II. Involvement in human disease. Mayo Clin. Proc. 63 (1988), 181 – 389 u. 390 – 408

1073 Späth, M., M. Berkl, W. Miehle: Mammahyperplasie und D-Penicillamin. Akt. Rheumatol. 16 (1991), 214 – 126

1074 Spangler, R. S.: COX-2 activity can reduce the level of toxicity for a given NSAID but may not be sufficient to overcome toxicities resulting from other mechanisms. Seminars Arthr. Rheum. 26 (1996), 436 – 447

1075 Speed, C.: Monitoring ciclosporine treatment. BMJ Vol. 306 (1993), 396 – 401

1076 Sperber, K., H. Quraishi, T. H. Kalb: Selective regulation of cytokine secretion by hydroxychloroquine: inhibition of interleukin 1 alpha (II-1-α) and IL-6 in human monocytes and T cells. J. Rheumatol. 20 (1993), 803–808

1077 Sperling, R. I., A. I. Benincaso, R. J. Anderson, J. S. Coblyn, K. F. Austen, M. E. Weinblatt: Acute and chronic suppression of leukotriene B4 synthesis ex vivo in neutrophils from patients with rheumatoid arthritis beginning treatment with methotrexate. Arthritis Rheum. 35 (1992), 376–384

1078 Sprekeler, R., E. M. Lemmel, H. J. Obert: Correlation of clinical and serological findings in patients with rheumatoid arthritis treated for one year with interferon-gamma. Z. Rheumatol. 49 (1990), 1–7

1079 Stadler, R., K. Ramme: Aromatische Retinoide. In: Psoriasis und Gelenkerkrankungen (Hrsg. U. Wollina, G. Hein, B. Knopf), pp. 212–225. Gustav Fischer, Jena – Stuttgart 1996

1080 Star, V. L., M. C. Hochberg: Osteoporosis in patients with rheumatic diseases. Rheum. Dis. Clin. of North Amer. 20 (1994), 561–576

1081 Steen, V. D., S. Blair, T. A. Medsger Jr.: The toxicity of D-penicillamine in systemic sclerosis. Ann. Intern. Med. 104(5) (1986), 699–705

1082 Steere, A. C., R. E. Levin, P. J. Molloy, R. A. Kalish, J. A. Abraham, N. Y. Liu, C. H. Schmidt: Treatment of lyme arthritis. Arthritis Rheum. 37 (1994), 878–888

1083 Stefanovic-Racic, M., J. Stadler, C. H. Evans: Nitric oxide and arthritis. Arthritis Rheum. 36 (1993), 1036–1044

1084 Steffen, C., I. Menzel: Enzymabbau von Immunkomplexen. Z. Rheumatol. 42 (1983), 249–255

1085 Steffen, C.: Enzymtherapie. Vortrag 21. Tagung der Deutschen Gesellschaft für Rheumatologie. München 1984

1086 Steffen, C., J. Smolen, K. Miehlke, I. Hörger, J. Menzel: Enzymtherapie im Vergleich mit Immunkomplex-Bestimmungen bei chronischer Polyarthritis. Z. Rheumatol. 44 (1985), 51–56

1087 Stein, A., A. Yassouridis, C. Szopko, K. Helmke, C. Stein: Intraarticular morphine versus dexamethasone in painful chronic arthritis. ILAR-Congress of Rheumatology. 8.–13. Juni 1997. Book of Abstracts 18

1088 Stein, C. M., Pincus, T., Yocum, D., Tugwell, P., Wells, G., Gluck, O., Kraag, G. Torley, H., Tesser, J., McKendry, R. R. H. Brooks for the Methotrexate-Cyclosporine Combination Study Group: Combination treatment of severe rheumatoid arthritis with cyclosporine and methotrexate for forty-eight weeks. An open-label extension study. Arthritis Rheum. 40, 10 (1997), 1843–1851

1089 Steinbach, K., H. W. Bauer: Klinischer Vergleich von Oxaceprol und Diclofenac bei Gon- und Koxarthrosen. Extracta Orthop. 18 (1995), 18–21

1090 Steinberg, A. D., S. C. Steinberg: Long-term preservation of renal function in patients with lupus nephritis receiving treatment that includes cyclophosphamide versus those treated with prednisolone only. Arthritis Rheum. 34 (1991), 945–950

1091 Steinbrocker, O., C. H. Traeger, R. C. Butterman: Therapeutic criteria in rheumatoid arthritis. J. Am. Med. Assoc. 140 (1949), 659–662

1092 Stichtenoth, D. O., J. Fauler, H. Zeidler, J. C. Frölich: Urinary nitrate excretion is increased in patients with rheumatoid arthritis and reduced by prednisolone. Ann. Rheum. Dis. 54 (1995), 820–824

1093 Stichtenoth, D. O., J. C. Frölich: Stickstoffmonoxid und entzündliche Gelenkerkrankungen. Akt. Rheumatol. 6, 21 (1996), 272–278

1094 Stichtenoth, D., Frölich, J.: Avoidance of renal side effects of NSAIDs. William Harvey Research Conferences on selective COX-2 inhibitors. 17. –19. September 1997. Phuket. Abstract book 23–24

1095 Stiehm, E. R., E. Ashida, S. K. Kwang, D. J. Winston, A. Haas, R. P. Gale: Intravenous immunoglobulins as therapeutic agents. Ann. Intern. Med. 107 (1987), 367–382

1096 Stockman, A., P. J. Zilko, G. A. Major: Genetic markers in rheumatoid arthritis relationship to toxicity from D-penicillamine. J. Rheumatol. 13 (2) (1986), 269–273

1097 Stockman, G. D.: Differential effects of cyclophosphamide on the B and T cell compartments of adult mice. J. Immunol. 110 (1973), 277–282

1098 Strand, V., D. Fishwild and the XOMA Rheumatoid Arthritis Investigators Group. Treatment of rheumatoid arthritis with an anti-CD5 immunoconjugate: Clinical and immunologic findings and preliminary results of re-treatment. Arthritis Rheum. (Suppl.) 33 (1990), 25–33

1099 Strand, V., P. E. Lipsky, G. W. Cannon, L. H. Calabrese, C. Wiesenhutter, S. B. Cohen, N. J. Olsen, M. L. Lee, T. J. Lorenz, B. Nelson and The CD5 plus rheumatoid arthritis investigators group: Effects of administration of an anti-CD5 plus immunoconjugate in rheumatoid arthritis. Arthritis Rheum. 36, 5 (1993), 620–630

1100 Strauss, R. G., D. Clavarella, R. O. Gilcher, D. O. Kasprisin, D. D. Kiprov, H. G. Klein, B. C. McLeod: An overview of current management. J. Clin. Apheresis 8 (1993), 89–194

1101 Streit, V., O. Wiedow, E. Christophers: Innovative Balneotherapie mit reduzierten Badevolumina: Folienbäder. Hautarzt 45 (1994), 140–144

1102 Stuart, M. J., S. J. Gorss, H. Elrad: Effects of acetylsalicylic acid ingestion on maternal and neonatal hemostasis. N. Engl. J. Med. 307 (1982), 909–912

1103 Sturm, D.: Die neue ICD-10 (international classification of diseases). Berliner Medizinische Verlagsanstalt 1995

1104 Suarez-Almozaor, M., A. Fitzgerald, M. Grace, A. S. Russell: A randomized controlled trial of parenteral methotrexate compared with sodium aurothiomalate (Myochrysine) in the treatment of rheumatoid arthritis. J. Rheumatol. 15 (1988), 753–756

1105 Suzuki, K., M. Hara, M. Harigai, T. Ishizuka, T. Hirose, Y. Matsuki, Y. Kawaguchi, A. Kitani, M. Kawagoe, H. Nakamura: Continuous removal of anti-DNA antibody, using a new extracorporal immunoadsorption system, in patients with systemic lupus erythematosus. Arthritis Rheum. 34 (1991), 1546–1552

1106 Svartz, N.: Salazopyrin, a new sulfonilamide preparation. Acta Med. Scand. 110 (1942), 577 – 598

1107 Svartz, N.: The treatment of rheumatic polyarthritis with acid azocompounds. Rheumatism 56 – 60 (1948), 1 – 6

1108 Sweeney, T. J., D. J. Mazanec, W. S. Wilke: Methotrexate in the treatment of Wegener's granulomatosis. Arthritis Rheum. 35 (1992), Abstr.

1109 Swierkosz, T. A., J. A. Mitchell, A. Tomlinson, T. D. Warner, C. Thiemermann, J. R. Valle: Co-release and interactions of nitric oxide and prostanoids in vitro and in vivo following exposure to bacterial lipopolysaccharide. In: Biology of nitric oxide. S. Moncada, M. Feelisch and E. A. Higgs (Eds.), London, Portland Press, 1994, in press.

1110 Swinson, C., J. Perry, M. Lumb, A. J. Levi: Role of sulphasalazine in the aetiology of folate deficiency in ulcerative colitis. Gut. 22 (1981), 456 – 461

1111 Szer, I. S.: Chronic arthritis in children. Comprehensive Therapy 23 (2) (1997), 124 – 129

1112 Taffet, S. L., K. M. Das: Sulfasalazine: Adverse effects and desensitization. Dig. Dis. Sci., 28 (9) (1983), 833 – 842

1113 Taggart, A. J., J. Hill, C. Astbury, J. S. Dixon, H. A. Bird, V. Wright: Sulphasalazine alone and in combination with D-penicillamine in rheumatoid arthritis. Br. J. Rheumatol. 26 (1987), 32 – 36

1114 Taggart, A., P. Gardiner, F. McEvoy, R. Hopkins, H. Bird: Which is the active moiety of sulfasalazine in ankylosing spondylitis. Arthritis Rheum. 39, 8 (1996), 1400 – 1405

1115 Taghawinejad, M., R. Fricke: Lasertherapie in der Behandlung kleiner Gelenke bei chronischer Polyarthritis. Z. Phys. Med. Balneologisch Med. Klim. 14 (1985), 402 – 408

1116 Tak, P. P., P. C. Taylor, F. C. Breedveld, T. J. M. Smeets, M. R. Daha, P. M. Kluin, A. E. Meinders, R. N. Maini: Decrease in cellularity and expression of adhesion molecules by anti-tumor necrosis factor α monoclonal antibody treatment in patients with rheumatoid arthritis. Arthritis Rheum. 39 (1996), 1077 – 1081

1117 Takashima, T., K. Kawai, K. Hirogata, A. Miki, H. Mizoguti, P. D. V. Cooke: Inflammatory cell changes in Haversian canals. J. Bone Joint Surg. (Br.) 71 B (1989), 671 – 676

1118 Tan, E. M., A. S. Cohen, J. F. Fries, A. T. Masi, J. McShane, N. F. Rothfield, J. G. Schaller, N. Talal, R. J. Winchster: The 1982 revised criteria for the classification of systemic lupus erythematosus. Arthritis Rheum. 25 (1982), 1271 – 1277

1119 Tanaka, S., F. Kumano, M. Takayama, K. Fukuda: Hyaluronic acid increases proteoglycan synthesis in articular cartilage degrades by interleukin-1. ILAR-Congress of Rheumatology. 8 – 13 Juni 1997. Book of abstracts 48

1120 Tanenbaum, H. Combined therapy with Methotrexate and Prednisone in polyarteriitis nodosa. CMA J. 123 (1980), 893 – 894

1121 Tanimoto, K., K. Nakano, S. Kano,S. Mori, Y. Onasni: Classification criteria for polymyositis and dermatomyositis. J. Rheumatol. 22 (1995), 668 – 674

1122 Tavoni, A., G. Jeracitano, G. Cirgliano: Evaluation of S-adenosylmethionine in secondary fibromyalgia.

ILAR-Congress of Rheuamtology 8. – 13. Juni 1997. Books of abstracts 11

1123 Tegeder, I., H. Wenkel, K. Erb: Okuläre Komplikationen einer antirheumatischen Pharmakotherapie. Arthritis und Rheuma 16 : 1 (1996), 36 – 43

1124 Teodorescu, M., M. McAfee, J. L. Skosey: Covalent disulfide binding of human IL-1 beta to alpha 2-macroglobulin: Inhibition by D-penicillamine. Mol. Immunol. 28 (4 – 5) (1991), 323 – 331

1125 Tesar, V.,I. Ryschlik, J. Zabka, V. Chápová: Cyclosporine in lupus nephritis. Arthritis Rheum. 38 : 9 (Suppl.) (1995), Abstr. 900, S303

1126 Tett, S. E., C. J. Cutler, R. O. Day, K. F. Brown: Bioavailability of hydroxychloroquine tablets in healthy volunteers. Br. J. Clin. Pharmacol. 27 (1989), 771

1127 Thewes, M., R. Stadler, B. Korge, D. Mischke: Normal psoriatic epidermis expression of hyperproliferation-associated keratins. Arch. Dermatol. Res. 283 (1991), 465 – 471

1128 Thiru, S.: Pathological effects of cyclosporine A in clinical practice. In: Sandimmun. Mode of action and clinical application (Ed. Thomson, A. W.), pp. 76, Kluwer, London 1989

1129 Thomas, M. H., L. A. Gutterman: Methotrexate toxicity in a patient receiving trimethoprim-sulfamethoxazole. J. Rheumatol. 13 (1986), 440 – 441

1130 Thomson, B. M., G. R. Mundy, T. J. Chambers: Tumor necrosis factors alpha and beta induce osteoblastic cells to stimulate osteoclastic bone resorption. J. Immunol. 138 (1987), 775 – 779

1131 Tiliakos, N. A.: Low-dose cytotoxic drug combination therapy in intractable rheumatoid arthritis: Two years later. Arthritis Rheum. 29 (1986) (Suppl.), S79

1132 Tillmann, K.: Chemische Synovektomie am rheumatischen Gelenk. Eine wertvolle Ergänzung der lokalen Behandlungsmöglichkeiten. Dtsch. Ärztbl. 83 (1986), 1527 – 1533

1133 Tishler, M., D. Caspi, B. Fishel, M. Yaron.: The effects of leucovorin (folinic acid) on methotrexate therapy in rheumatoid arthritis patients. Arthritis Rheum. 31 (1988), 906 – 908

1134 Tishler, M., D. Caspi, M. Yaron: Methotrexate treatment of rheumatoid arthritis: is a fortnightly maintenance schedule enough? Ann. Rheum. Dis. (1992), 1330 – 1331

1135 Tishler, M., D. Caspi, M. Yaron: Long-term experience with low dose methotrexate in rheumatoid arthritis. Rheumatol. Int. 13 (1993), 103 – 106

1136 Thompson, R. N., C. Watts, J. Edelman, A. S. Russell: A controlled two-centre trial of parenteral methotrexate therapy for refractory rheumatoid arthritis. J. Rheumatol. 11 (1984), 760 – 762

1137 Townes, A. S., J. M. Sowa, L. E. Shulman: Controlled trial of cyclophosphamide in rheumatoid arthritis. Arthritis Rheum. 19 (1976), 563 – 573

1138 Trentham, D. E., R. A. Dynesius-Trentham, E. J. Orav, D. Combitch, C. Lorenzo, K. L. Sewell, D. A. Hafler, H. L. Weiner: Effects of oral administration of Type II collagen on rheumatoid arthritis. Science, Vol. 261 (1993), 1727 – 1720

1139 Tschirdewahn, B.: Auftreten von Rheumaknötchen während einer Therapie mit Methotrexat. Akt. Rheumatol. 18 (1993), M35 – M36

1140 Tubiana, R., C. J. Menkes, B. Galmiche, F. Delbarre: Die intraartikuläre Injektion von β-Strahlern. Ihre Anwendung zur Behandlung der rheumatoiden Veränderungen an der Hand. Therapiewoche 29 (1979), 507 – 513

1141 Türck, D., U. Busch, G. Heinzel, H. Narjes: Clinical pharmacokinetics of meloxicam. Eur. J. Rheumatol. Inflamm. 15 (1995), 22 – 34

1142 Türck, D., U. Busch, G. Heinzel, H. Narjes: Clinical pharmacokinetics of meloxicam. Eur. J. Rheumatol. Inflam. 15 (1) (1996), 23 – 30

1143 Türck, D., W. Roth, U. Busch: A review of the clinical pharmacokinetics of meloxicam. Br. J. Rheumatol. 35 (Suppl. 1) (1996), 13 – 16

1144 Tugwell, P., C. Bombardier, M. Gent, K. Bennett, W. G. Bensen, S. Carette, A. Chalmers, J. M. Esdaile, A. V. Klinkhoff, G. R. Kraag, D. Ludwin, R. S. Roberts: Low dose cyclosporine versus placebo in patients with rheumatoid arthritis. Lancet 335 (1990), 1051 – 1055

1145 Tugwell, P.: Combination therapy with ciclosporine and methotrexate in severe rheumatoid arthritis. N. Engl. J. Med. 333 (1995), 137 – 141

1146 Tugwell, P., Z. Ortiz, B. Shea, M. S. Almazor, D. Moher, G. Wells: The efficacy of folic acid (FA) and folinic acid (FNA) reducing methotrexate (MTX) side effects in rheumatoid arthritis (RA): a cochrane review. ILAR-Congress of Rheumatology. 8. – 13. Juni 1997. Book of Abstracts 67

1147 Tugwell, P., D. Ludwin, M. Gent, R. Roberts, W. Bensen, E. Grace, P. Baker: Interaction between cyclosporine A and nonsteroidal antiinflammatory drugs. J. Rheumatol. 24 (1997), 1122 – 1125

1148 Tugwell, P., G. Wells, B. Shea, J. Peterson, A. Cranney, D. Henry, D. O'Connell, J. Robertson, B. Gillespiel, A.: The effect of hormone replacement: A Cochrane Review Book of Abstracts. Ilar 1997, Abstr. S 25

1149 Tumiati, B., P. Casoli, M. Veneziani, G. Rinaldi: High-dose immunoglobulin therapy as an immunomodulatory treatment of rheumatoid arthritis. Arthritis Rheum. 35, 10 (1992), 1126 – 1133

1150 Tunn, E. D., P. A. Bacon: Differentiating persistent from self-limiting symmetrical synovitis in an early arthritis clinic. British Journal of Rheumatology 32 (1993), 97 – 103

1151 Turner-Stokes, L.: Haematology. In: Oxford Textbook of Rheumatology, Vol. 1 (Eds. Maddison P. I., Isenberg, P. A., Woo, P. u. Glass, D. N.), pp. 367 – 375, Oxford University Press Oxford, New York, Tokyo 1993

1152 Twisk, A. J. T., K. Hoeben-Schornagel, G. Kraal: OM-8980: Its effect on T-suppressor cell migration and on the development of systemic Lupus Erythematosus. Int. J. Immunotherapy, VII (4) (1991), 181 – 187

1153 Tyler, J. A.: Cartilage degradation. In: Cartilage: Molecular aspects (Eds. Hall, B., Newman, S.), pp. 213 – 256. Boca Raton, Fl., CRC, 1991

1154 Ueo, T., H. Okumaura, K. Shimizu, T. Yamamuro: Changes of IL-2 recteptor expression of lympho-

cytes in the peripheral blood and synovial fluid of patients with rheumatoid arthritis treated by a new immunomodulator, disodium-4-chloro 2 – 2'iminodibenzoate. Int. J. Immunother. 4 (1988), 145 – 150

1155 Unger, A., A. Kay, A. Griffin: Disease activity and pregnancy associated α2-glycoprotein in rheumatoid arthritis during pregnancy. Br. Med. J. 286 (1983), 750 – 752

1156 US-Packungsbeilage zu Arava, September 1998

1157 Vagt, C. W., T. Kaiser, G. Leineweber: Wirksamkeitsvergleich der oralen Therapie mit Oxaceprol versus Ibuprofen bei Gonarthrose und Coxarthrose. Rheuma 10 (1990), 263 – 267

1158 Vane, J.: Towards a better aspirin. Nature 367 (1994), 215 – 216

1159 Vane, J. R., R. M. Botting: New insights into the mode of action of anti-inflammatory drugs. Inflamm. Res. 44 (1995), 1 – 10

1160 Vane, J. R.: Mechanism of action of aspirin – like drugs. In: The COX concept re-defining anti-inflammatory therapy. Proceedings of a symposium held at the Cairo International Conference Center 1997

1161 Vener, K. J., A. Reddy.: Timed treatment of the arthritic diseases: a review and hypothesis. Seminars Arthr. Rheum. 22, 2 (1992), 83 – 97

1162 Verstraeten, A., A. Sileghem, J. Dequeker: OM-8980 und D-penicillamine in the treatment of rheumatoid arthritis. A 12-month double-blind randomized study. Scand. J. Rheumatol. 19 (1990), 422 – 431

1163 Veys, E. M., C. J. Menkes, P. Emery: A randomized, double-blind study comparing twenty-four-week treatment with recombinant interferon-γ versus placebo in the treatment of rheumatoid arthritis. Arthritis Rheum. 40, 1 (1997), 62 – 68

1164 Veyver van den I. B., K. J. Mose, C.-N. Ou: The effect of gestational age and fetal indomethacin levels on the incidence of constriction of the fetal ductus arteriosus. Obstet Gynecol. 82 (1983), 500 – 503

1165 Vignon, E., M. Richard, P. Mathieu, T. Conrozier: Effects of non-steroidal antiinflammatory drugs on the enzymatic degradation of the osteoarthritic cartilage. Rev. Rhum. Mal. Osteo-Articulaires 57 (1990), 255 – 263

1166 Vignon, E.: Clinical trials of oral chondroitin sulfate in the treatment of osteoarthritis. In: Advances in anti-rheumatic therapy (Ed. Rainsford, K. D.), pp. 181 – 188 CRC-Press Boca Raton New York London Tokyo 1996

1167 Vince, J. D., D. Kremer: Double-blind trial of diazepam in rheumatoid arthritis. Centre for Rheumatic Diseases and the University Department of Medicine, Royal Infirmary, Glasgow, Vol. 210 (1973), 264 – 267

1168 Vischer, Th.L.: Spontanverlauf der chronischen Polyarthritis. In: Spontanverlauf und Therapiebeurteilung rheumatischer Erkrankungen (Eds. M. Franke, W. Müller), pp. 1 – 5, Steinkopff-Verlag, Darmstadt 1983

1169 Vischer, T. L.: A double blind multicentre study of OM-8980 and auranofin in rheumatoid arthritis. Ann. Rheum. Dis. 47 (1988), 582 – 587

1170 Vischer, T. L.: Follow-up with OM-8980 after a double-blind study of OM-8980 and auranofin in rheumatoid arthritis. Clin. Rheumatol. 9, 3 (1990) 356–361

1171 Vitali, C., H. M. Moutsopoulos, S. Bombardieri, and The European Community Study Group on Diagnostic Criteria for Sjögren's syndrome: Sensitivity and specifity of tests for ocular and oral involvement in Sjögren's syndrome. Ann. Rheum. Dis. 53 (1994), 637–647

1172 Vlaho, M., R. Gross: Veränderte Pharmakokinetik und Dosierung von Antirheumatika, Kortikosteroiden, Zytostatika und Immunsuppressiva bei Niereninsuffizienz. Internist (Berl.) 22 (1981), 629–635

1173 Vogelsang, S. A., S. G. West, J. D. Singleton, R. J. Enzenauer: Long term toxicity and efficacy of methotrexate (MTX) in rheumatoid arthritis (RA) patients. Arthritis Rheum. 33 (Suppl. 9) (1990), 62

1174 Wacker, F.: Effects of diacerhein therapy controlled by magnetic resonance imaging. Osteoarthritis and Cartilage. Vol. 2 (Suppl. 1) (1994), B7, S. 18

1175 Walker, A. M.: Quantitative studies of the risk of serious hepatic injury in persons using nonsteroidal antiinflammatory drugs. Arthritis Rheum. Vol. 40, No. 2 (1997), 201–208

1176 Wallace, D. J., D. G. Goldfinger, G. Savage: Predictive values of clinical, laboratory, pathologic and treatment variables in steroid/immunosuppressive resistant lupus nephritis. J. Clin. Apheresis 4 (1988), 40–34

1177 Wallace, C. A., W. A. Bleyer, D. D. Sherry: Toxicity and serum levels of methotrexate in children with juvenile rheumatoid arthritis. Arthritis Rheum. 32 (1989), 677–681

1178 Wallace, D. J.: Antimalarial drugs. In: Dubois'Lupus Erythematosus (Eds. Wallace, D. J., B. H. Hahn), 4. Lea & Febiger (Philadelphia) (1993), 563–573

1179 Wallace, D. J.: Salicylate and nonsteroidal therapy. In: Dubois' Lupus Erythematosus (Eds. Wallace D. J., B. H. Hahn), 4th, Lea & Febiger: Philadelphia (1993), 560–562

1180 Wallace, D. J.: Antimalarial agents and lupus. Rheum. Dis. Clin. N. Amer. 20 (1994), 243–263

1181 Wallner, B. P., R. J. Mattaliano, C. Hession, R. L. Cate, R. Tizard, L. K. Sinclair, C. Foeller, E. P. Chow, J. L. Browning, K. L. Ramachandran, R. B. Pepinsky: Cloning and expression of human lipocortin, a phospholipase A_2 inhibitor with potent anti-inflammatory activity. Nature 320 (1986), 77–81

1182 Walters, M. T., M. I. Cawley: Combined suppressive drug treatment in severe refactory rheumatoid disease: An analysis of the relative effects of parenteral methylprednisolone, cyclophosphamide, and sodium aurothiomalate. Ann. Rheum. Dis. 47 (1988), 149–162

1183 Walters, M. T., F. K. Stevenson, R. Goswami: Comparison of serum and synovial fluid concentrations of beta 2-microglobulin and C reactive protein in relation to clinical disease activity and synovial inflammation in rheumatoid arthritis. Ann. Rheum. Dis. 48 (1989), 905–911

1184 Wang, M.: Effects of oral chondroitin sulfate in finger osteoarthritis.European Society for Osteoarthrology. 20th Symposium Bari Italy 1994

1185 Walz-LeBlanc, B. A. E., P. Dagenais, M. B. Urowitz, D. D. Gladman: Methotrexate in systemic lupus erythematosus. Arthritis Rheum. 35 (1992), Abstr. 146

1186 Warnatz, H.: Rheumatoide Arthritis und Cyclosporin A: Eigene Erfahrungen und Übersicht. In: Cyclosporin A: Wirkungsmechanismus und klinischer Einsatz (Ed. Trenn, G.), pp. 155–160, Fischer Stuttgart, New York 1991

1187 Waterhouse, L., M. Farr, N. Viner, P. A. Bacon: Does sulphasalazine improve the quality of life of rheumatoid patients? Br. J. Rheumatol. 29, Suppl. 1 (1990), 52–57

1188 Weaver, A., J. Caldwell for the Leflunomide RA Investigators Group, V. Strand: Treatment of active rheumatoid arthritis with leflunomide compared to placebo and methotrexate. Arthritis Rheum. Vol. 40, No. 9 (Suppl.) (1998), Abstr. 593, S 131

1189 Weber, W., L. Harnisch: Use of a population pharmacokinetic model to predict clinical outcome of leflunomide, a new DMARD, in the treatment of rheumatoid arthritis. In: Aarons L., Balant L. P., Danhof M.: European cooperation in the field of scientific and technical research. Brussels: European Commission Directorate-General Sciende, Research and Development (1997), 239–244

1190 Wei, N., J. H. Klippel, D. P. Huston, R. P. Hall, T. J. Lawley, J. E. Balow, A. D. Steinberg, J. L. Decker: Randomised trial of plasma exchange in mild systemic lupus erythematosus. Lancet (1983), 17–22

1191 Weinblatt, M. E., J. S. Coblyn, P. A. Fraser, R. J. Anderson, J. Spragg, D. E. Trentham, K. F. Austen: Cyclosporine A treatment of refractory rheumatoid arthritis. Arthritis Rheum. 30 (1987) 11–17

1192 Weinblatt, M. E., D. E. Trentham, P. A. Fraser: Long-term prospective trial of low-dose methotrexate in rheumatoid arthritis. Arthritis Rheum. 31 (1988), 167–175

1193 Weinblatt, M. E., P. A. Fraser: Elevated mean corpuscular volume as a predictor of hematologic toxicity due to methotrexate therapy. Arthritis Rheum. (1989), 1592–1596

1194 Weinblatt, M. E., H. Kaplan, B. F. Germain: Low-dose methotrexate compared with auranofin in adult rheumatoid arthritis. Arthritis Rheum. 33 (1990), 330–338

1195 Weinblatt, M. E., H. Kaplan, B. F. Germain: Methotrexate in rheumatoid arthritis: Effects on disease activity in a multicenter prospective study. J. Rheumatol. 18 (1991), 334–338

1196 Weinblatt, M. E., B. N. Weisman, D. E. Holdsworth, P. A. Fraser, A. L. Maier, K. R. Falchuk, J. S. Coblyn: Long-term prospective study of methotrexate in the treatment of rheumatoid arthritis. 84-month update. Arthritis Rheum. 35 (1992), 129–137

1197 Weinblatt, M. E., R. Polisson, S. T. Blotner, J. L. Sosman, P. Aliabadi, N. Baker, B. N. Weisman: The effects of drug therapy on radiographic progression of rheumatoid arthritis. Results of a 36-week randomized trial comparing methotrexate and auranofin. Arthritis Rheum. 36, 5 (1993), 613–619

1198 Weinblatt, M. E., J. S. Coblyn, A. L. Maier, R. Anderson, S. Helfgott, L. Thurmond, W. Spreen, J. M. Johnston: Sustained lymphocyte suppression after single dose campath™-1 H infusion: An 8-month follow-up. Arthritis Rheum. vol. 36, 9 (Suppl.) (1993), Abst. 11, S. 40

1199 Weinblatt, M. E., A. L. Maier, S. Blotner, J. S. Coblyn: Long term prospective study of methotrexate (MTX) in rheumatoid arthritis (RA): Update at 11 years. Arthritis Rheum. Vol. 38, 5 (Suppl.) (1995), Abstr. 675, p. 265

1200 Weinblatt, M. E., P. J. Maddison, K. J. Bulpitt, B. L. Hazleman, M. B. Urowitz, R. D. Sturrock, J. S. Coblyn, A. L. Maier, W. R. Spreen, V. K. Manna, J. M. Johnston: Campath-1 H, a humanized monoclonal antibody, in refractory rheumatoid arthritis. Arthritis Rheum. Vol. 38, 11 (1995), 1589–1594

1201 Weinblatt, M. E., J. M. Kremer, J. S. Coblyn, A. L. Maier, S. Helfgott, M. Morrell, V. Byrne, M. Kaymakcian, V. Strand: Leflunomide plus methotrexate in refractory rheumatoid arthritis: a pilot studie. Arthritis Rheum. Abstract Suppl. Vol. 40, No. 9 (1997), Abstr. 974

1202 Weinblatt, M., L. W. Moreland, M. H. Schiff: Long-term and phase III treatment of DMARD failing rheumatoid arthritis patients with TNF receptor p75 Fc fusion protein (TNFR-Fc; Enbrel [abstract]). Arthritis Rheum. 40 (Suppl.) (1997), 126

1203 Weintraub, A.: Psychorheumatologie. Karger, Basel 1983

1204 Weiss, R. F.: Phytotherapie der rheumatischen Erkrankungen. In: Josenhans, G., W. Miehle: Außerschulische Methoden in der Rheumatologie. pp. 71–78. Verlag für Medizin, Heidelberg 1981

1205 Wells, G., P. Tugwell: Ciclosporine A in rheumatoid arthritis: overview of efficacy. B. J. Rheumatol. 32, Suppl. 1 (1993), 51–56

1206 Wendling, D., E. Racadot, J. Wijdenes: Treatment of severe rheumatoid arthritis by anti-interleukin 6 monoclonal antibody. J. Rheumatol. 20 (1993), 259–262

1207 Wendling, D., E. Racadot, J. Wijdenes: Serum levels of IL6, CRP, IL6 receptor and cortisol under anti-IL6 monoclonal antibody therapy in rheumatoid arthritis. Arthritis Rheum. 37 (Suppl.) (1994), S382

1208 West, H. F.: Rheumatoid arthritis: The relevance of clinical knowledge to research activities. Abstracts of World Medicine 41 (1967), 401–417

1209 Wernick, R., D. L. Smith: Central nervous system toxicity associated with weekly low-dose methotrexate therapy. Arthritis Rheum. 32 (1989), 770–775

1210 Westhovens, R., J. Verwilghen, J. Dequeker: Total lymphoid irradiation in rheumatoid arthritis. Arthritis Rheum. 40, 3 (1997), 426–429

1211 Weusten, B. L. A. M., J. W. G. Jacobs, J. W. J. Bijlsma: Corticosteroid pulse therapy in active rheumatoid arthritis. Seminars Arthr. Rheum. Vol. 23, No. 3 (1993), 183–192

1212 White, P. H., B. M. Ansell: Methotrexate for juvenile rheumatoid arthritis. N. Engl. J. Med. 326 (1992), 1077–1078

1213 Wiegand, H. W., A. A. Busslinger, B. K. Jensen: The pharmacokinetics of acitretin: an update. Retinoids Today and Tomorrow 26 (Suppl.) (1992), 26–33

1214 Wiggington, S. M., B. C. F. Chu, M. H. Wiseman, S. B. Howell: Methotrexate pharmacokinetics after intra-articular injection in patients with rheumatoid arthritis. Arthritis Rheum. 23 (1980), 119–122

1215 Wilke, W. S., L. H. Calabrese, A. L. Scherbel: Methotrexate in the treatment of rheumatoid arthritis. Cleve. Clin. Q. 47 (1980), 305–309

1216 Wilke, W. S., Y. R. Sherrer, J. D. Clough: Combination chemotherapy for severe rheumatoid arthritis. IM – Internal Medicine for the Specialist 10 (1989), 59–67

1217 Williams, H. J., I. C. Reading, I. R. Ward, W. M. O'Brien, W. M.: Comparison of high and low dose cyclophosphamide therapy in rheumatoid arthritis. Arthritis Rheum. 23 (1980), 521–527

1218 Williams, H. J., R. F. Wilkens, C. O. Samuelson: Comparison of low-dose oral pulse methotrexate and placebo in the treatment of rheumatoid arthritis – A controlled clinical trial. Arthritis Rheum. 28 (1985), 721–729

1219 Williams, H. J., J. R. Ward, S. L. Dahl: A controlled trial comparing sulfasalazine, gold sodium thiomalate, and placebo in rheumatoid arthritis. Arthritis Rheum. 31 (6) (1988), 702–713

1220 Williams, H. J., J. R. Ward, J. C. Reading, R. H. Brooks, D. O. Clegg, J. L. Skosey, M. N. Weisman, R. F. Willkens, J. Z. Singer, G. S. Alarcon, E. H. Field, P. J. Clements, I. J. Russell, R. F. Hochman, D. T. Boumpas, D. A. Marble: Comparison of auranofin, methotrexate, and the combination of both in the treatment of rheumatoid arthritis. A controlled clinical trial. Arthritis Rheum. 35, 3 (1992), 259–269

1221 Williams, H. J., M. J. Egger, J. Z. Singer, R. F. Willkens, K. C. Kalunian, D. O. Clegg, J. L. Skosey, R. H. Brooks, G. S. Alarcón, V. D. Steen, R. P. Polisson, J. R. Ward: Comparison of hydroxychloroquine and placebo in the treatment of the arthropathy of mild systemic lupus erythematosus. J. Rheumatol. 21 (1994), 1457–1462

1222 Willkens, R. F., M. A. Watson, C. S. Paxson: Low dose pulse methotrexate therapy in rheumatoid arthritis. J. Rheumatol. 7 (1980), 501–505

1223 Willkens, R. F., J. J. Williams, J. R. Ward: Randomized double-blind placebo controlled trial of low-dose pulse methotrexate in psoriatic arthritis. Arthritis Rheum. 27 (1984), 376–381

1224 Willkens, R. F., M. E. Urowitz, J. E. Sharp, D. M. Stablein: Combination therapy of RA with methotrexate and azathioprine: 48 week results. Arthritis Rheum. 36 (Suppl.) (1993): Abstract 86

1225 Willkens, R. F., J. T. Sharp, D. Stablein, C. Marks, R. Wortmann: Comparison of azathioprine, methotrexate, and the combination of the two in the treatment of rheumatoid arthritis. Arthritis Rheum. Vol. 38, 12 (1995), 1799–1806

1226 Wilske, K. R., L. A. Healey: Remodelling the pyramid – A concept whose times has come. J. Rheumatol. 16 (1989), 565–567

1227 Wilske, K. R., L. A. Healey: The need for aggressive therapy of rheumatoid arthritis. In: Rheumatic disease clinics of North America. Current controversies in clinical rheumatology (Eds. Sergment, J. S., Panush, R. S.), pp. 153 – 161, 1993

1228 Wilske, K. R.: Rheumatoid arthritis: combination therapy. ILAR-Congress of Rheumatology. 8 – 13 Juni 1997. Proceedings (1997), 252 – 254

1229 Wiseman, E. H., I. A. Boyle: Piroxicam (Feldene). Clin. Rheum. Dis. 6 (1980), 585 – 613

1230 Wittenborg, A., Th. Brabant, H. Meyer zu Schwabedissen, D. Wenzel, H. J. Bergerhausen, G. Petersen, G. Lorkowski: Treatment of rheumatoid arthritis with vitamin E versus diclofenacsodium. Arthritis Rheum. Vol. 38, Nr. 9 (Suppl.) (1995), Abstr. 759, S279

1231 Wittenborg, A., G. Petersen, G. Lorkowski, Th. Brabant: Wirksamkeit von Vitamin E im Vergleich zu Diclofenac-Natrium in der Behandlung von Patienten mit chronischer Polyarthritis. Z. Rheumatol. 57 (1998), 215 – 221

1232 Wobig, M., A. Dickhut, R. Maier, G. Vetter: Viscosupplementation with Hylan G-F20: a 26-week controlled trial of efficacy and safety in the osteoarthritic knee. Clinical Therapeutics Vol. 20, No. 3, Excerpta Medica (1998), 410 – 423

1233 Wofsy, D.: Treatment of autoimmune diseases with monoclonal antibodies. In: Monoclonal antibody therapy (Ed. Waldman II), pp. 105 – 120. Karger Verlag, Basel 1988

1234 ten Wolde, S., F. C. Breedveld, J. Hermans, J. P. Vandenbroucke, M. A. F. J. van de Laar, H. M. Markusse, M. Janssen, H. R. van den Brink, B. A. C. Dijkmans: Randomised placebo-controlled study of stopping second-line drugs in rheumatoid arthritis. Lancet. Vol. 347 (1996), 347 – 352

1235 Wojtulewski, J. A., M. Schattenkirchner, P. Barceló: X. le Loett, P. J. R. Bevis, E. Bluhmki, M. Distel: A six-month double-blind trial to compare the efficacy and safety of meloxicam 7,5 mg daily and naproxen 750 mg daily in patients with rheumatoid arthritis. Br. J. Rheumatol. 35 (Suppl. 1) (1996), 22 – 28

1236 Wolfe, F., S. M. Kleinheksel, M. A. Cathey, D. J. Hawley, P. W. Spitz, J. F. Fries: The clinical value of the Stanford Health Assessment Questionnaire Functional Disability Index in patients with rheumatoid arthritis. J. Rheumatol. 15 (1988), 1480 – 1488

1237 Wolfe, F., D. J. Hawley, M. A. Cathey: Termination of slow acting antirheumatic therapy in rheumatoid arthritis: A 14-year prospective evaluation of 1017 consecutive starts. J. Rheumatol. 17 (1990), 994 – 1002

1238 Wolfe, F.: Rheumatoid arthritis. In: Prognosis in the rheumatic diseases (Ed. N. Bellamy), pp. 37 – 82. Kluwer Academic Publishers. Dordrecht/Boston/London 1991

1239 Wolfe, F., M. A. Cathey, D. J. Hawley: Measurement of gold treatment in clinical practice : evidence for effectiveness of i. m. gold therapy. J. Rheumatol. 14 (1993), 48 – 66

1240 Wollenhaupt, J., H. Zeidler: Kombinierter Einsatz langwirksamer Antirheumatika in der Therapie der chronischen Polyarthritis. Dtsch. med. Wschr. 122 (1997), 1219 – 1223

1241 Wortmann, R. L.: Management of hyperuricemia. In: Arthritis and Allied Conditions (Eds. McCarty, D. J., Koopmann, W. I.), 13th Edition. pp. 2073 – 2083. Lea & Febiger 1997

1242 Wright, V., Haslock, I., Dawson, D.: Evaluation of silicone as an artificial lubricant in osteoarthritic joints. British Medical Journal ii (1971), 370 – 373

1243 Yang, X., L. Liang, Y. Liu, Y. Pei: Clinical research to four combination therapies in rheumatoid arthritis. ILAR-Congress of Rheumatology. 8. – 13. Juni 1997. Book of abstracts 69

1244 Yocum, D., R. Wilder, S. Wahl, L. Gerber, H. Austin, J. Minor, L. Lesko, S. Dougherty, C. Yarboro, C. Berkebile, J. Klippel: A doubleblind randomized trial of high dose and low dose cyclosporine A in rheumatoid arthritis. Arthritis Rheum. 30 (1987), Supp. S58

1245 Young, H. H., L. E. Ward, E. D. Henderson: The use of hydrocortisone acetate (compound F acetate) in the treatment of some common orthopaedic conditions. J. Bone Joint Surg. (Am) 36 (1954), 602 – 608

1246 Young, J. M., S. Panah, C. Satchawatcharaphon, C., P. S. Cheung: Human whole blood assays for inhibition of prostaglandin G/H synthase-1 and 2- using A23 187 and lipopolysaccharide stimulation of thromboxane B2 production. Inflamm. Res. 45 (1996), 246 – 253

1247 Yu, D. T., P. J. Clements, J. B. Peter: Lymphocyte characteristics in rheumatic patients and response to therapy. Arthritis Rheum. 17 (1974), 37 – 45

1248 Zeidler, H., D. Werdier, A. Klauder: Undifferentiated arthritis and spondylarthropathy as a challenge for prospective follow up. Clin. Rheumatol. (Suppl.) 6 (1987), 112 – 120

1249 Zeidler, H.: Symptom- und problemorientierte Behandlung des Rheumakranken. In: Therapiehandbuch (Eds. Krück, F., Kaufmann, W., Bünte, H., Gladtke, E., Tölle, R., Wilmanns, W.), pp. N1-1 – N1-9, Urban & Schwarzenberg, München – Wien – Baltimore 1992

1250 Zeidler, H.: Kortikoid-Low-Dose-Therapie aus rheumatologischer Sicht. Akt. Rheumatol. 18 (1993), 5 – 7

1251 Zeidler, H., M. Dougados, A. Calin, E. Veys, M. Hettich: Meloxicam bei Spondylitis ankylosans: doppelblinde klinische Prüfung über 6 Wochen im Vergleich zu Piroxicam und Placebo. Regionaltagung der Deutschen Gesellschaft für Rheumatologie Düsseldorf. 19. – 21. September 1997. Abstr. P 31

1252 Zenz, M., I. Jurna: Lehrbuch der Schmerztherapie: Grundlagen, Theorie und Praxis für Aus- und Weiterbildung. Wissenschaftliche Verlagsgesellschaft, Stuttgart 1993

1253 Zenz, M.: Taschenbuch der Schmerztherapie. Wissenschaftliche Verlagsgesellschaft, Stuttgart 1995

1254 Zhao, Z. S., S. S. Yu, W. W. Zhao, J. T. Osterhaus: Celecoxib improves ability to perform daily activities in patients with rheumatoid arthritis (RA).

Eular-Congress Glasgow (1999). Poster Session C – Drugs. p. 204, Abstr. 845

1255 Zhao, Z. S., S. S. Yu, W. W. Zhao, J. T. Osterhaus: Celecoxib reduces pain and improves functioning in patients with osteoarthritis (OA). Eular-Congress Glasgow (1999). Poster Session C – Drugs. p. 204, Abstr. 848

1256 Zimmermann, M.: Pain mechanisms and mediators in osteoarthritis. Seminars Arthr. Rheum. 18 (Suppl. 2) (1989), 22 – 29

1257 Zöllner, N.: Urikosurika und Urikostatika, Insulin und Antidiabetika. Pharmakotherapie von Stoffwechselkrankheiten. In: Pharmakologie und Toxikologie (Eds. Forth, W., D. Henschler, W. Rummel), pp. 238 – 303. Wissenschaftsverlag, Mannheim 1980

1258 Zysset, T., I. Bircher: Dosisanpassung von Medikamenten für Leberpatienten. Internist (Berl.) 3 (1983), 151 – 161

Literatur nach Drucklegung

1259 Acevedo, E., A. Romanowicz, D. van der Heijde, J. Bolognese, B. Seidenberg, E. Ehrich, S. Mukhopadhyay, B. Daniels: Rofecoxib, a COX-2 specific inhibitor (C-2 SI), had clinical efficacy comparable to diclofenac in the treatment of knee and hip osteoarthritis (OA) in a one-year controlled clinical trial. Eular-Congress Glasgow (1999). Poster Session C – Drugs. p. 206, Abstr. 858

1260 Brune, K., B. Hinz: Zum aktuellen Stand der Zyklooxygenase-Forschung. Dtsch. Ärztebl. 95 (1998), A343 – 346

1261 Brune, K., B. Hinz, H.-U. Zeilhofer: Rationale Verwendung nicht-steroidaler antiphlogistischer Analgetika (inklusive selektiver COX-2-Hemmer) in der Praxis. Akt. Rheumatol. Im Druck

1262 Fisch, U. W., H.-G. Brauer, G. Mahr, H. Vergin: Cyclooxygenase-2-spezifische Inhibitoren – eine neue Arzneimittelklasse: Grundlegende Aspekte des Wirkmechanismus. Akt. Rheumatol. 24 (1999), 63 – 68

1263 Fisher, C. J. jr., J. M. Agosti, S. M. Opal: Treatment of septic shock with the tumor necrosis factor receptor: Fc fusion protein. The Soluble TNF Receptor Sepsis Study Group. N. Engl. J. Med. 334 (26) (1996), 1697

1264 Ford-Hutchinson, A. W.: New highly selective COX-2 inhibitors. In: Vane, J., J. Botting (eds.): Selective COX-2 inhibitors. Pharmacology, clinical effects and therapeutic potential. Proceedings of a conference held on March 20–21, 1997 in Cannes, France. Kluwer Academic Publishers, Dordrecht, and William Harvey Press, London 1998, pp. 117–125

1265 Geis, G. S., G. FitzGerald, A. Karim, R. C. Hubbard, K. Harper, S. Yu: A comparative study of platelet function in subjects receiving either celecoxib, a specific COX-2 inhibitor, or ibuprofen, a nonspecific inhibitor of cyclooxygenase. Eular-Congress Glasgow (1999). Poster Session C – Drugs. p. 205, Abstr. 855

1266 Geis, G. S., H. C. Hubbard, E. M. Woods, J. B. Lefkowith, S. Yu, W. Zhao: Efficacy and safety of celecoxib, a specific cyclooxygenase-2 (COX-2) inhibitor, in rheumatoid arthritis. Eular-Congress Glasgow (1999). Poster Session C – Drugs. p. 205, Abstr. 854

1267 Geis, G. S., R. C. Hubbard, E. M. Woods, J. B. Lefkowith, S. Yu, W. Zhao: Efficacy of celecoxib, a specific cyclooxygenase-2 (COX-2) inhibitor, in osteoarthritis of the hip. Eular-Congress Glasgow (1999). Poster Session C – Drugs. p. 205, Abstr. 853

1268 Isakson, P., B. Zweifel, J. Masferrer, C. Koboldt, K. Seibert, R. Hubbard, S. Geis, P. Needleman: Specific COX-2 inhibitors: from bench to bedside: In: Vane, J., J. Botting (eds.): Selective COX-2 inhibitors. Pharmacology, clinical effects and therapeutic potential. Proceedings of a conference held on March 20–21, 1997 in Cannes, France. Kluwer Academic Publishers, Dordrecht, and William Harvey Press, London 1998, pp. 127–133

1269 Krause, A.: Prophylaxe und Therapie der Lyme-Borreliose. In: Lyme-Borreliose (Eds. Krause, A., G. Burmester), pp. 56–59, Thieme, Stuttgart 1999

1270 Needleman, P., P. C. Isakson: Selective inhibition of cyclooxygenase 2. Sci. Med. (1998), 26–35

1271 Truitt, K., W. Ettinger jr., T. Schnitzer, M. Greenwald, B. Daniels, Q. Zeng, B. Seidenberg, E. Ehrich: Rofecoxib, a COX-2 specific inhibitor, had clinical efficacy and overall safety in treating osteoarthritis patients aged 80 years and older. Eular-Congress Glasgow (1999). Poster Session C – Drugs. p. 206, Abstr. 859

1272 Vane, J. R., R. M. Botting: Mechanism of action of anti-inflammatory drugs: an overview. In: Vane, J., J. Botting (eds.): Selective COX-2 inhibitors. Pharmacology, clinical effects and therapeutic potential. Proceedings of a conference held on March 20–21, 1997 in Cannes, France. Kluwer Academic Publishers, Dordrecht, and William Harvey Press, London 1998, pp. 1–17

Sachverzeichnis

Notizen

Notizen

Notizen